口腔医学精粹丛书　“十一五”国家重点图书出版规划项目

唇腭裂修复术与语音治疗

Surgical Repair and Speech Therapy for Clefts

主编 王国民　副主编 杨育生

中国出版集团公司　世界图书出版公司

图书在版编目(CIP)数据

唇腭裂修复术与语音治疗/王国民主编. —上海:
上海世界图书出版公司,2013.1
(口腔精粹丛书 / 邱蔚六主编)
ISBN 978-7-5100-5172-2

Ⅰ. ①唇… Ⅱ. ①王… Ⅲ. ①唇裂—修复术
Ⅳ. ①R782.2

中国版本图书馆 CIP 数据核字(2012)第 216948 号

责任编辑:胡 青

唇腭裂修复术与语音治疗
王国民 主编 杨育生 副主编

上海世界图书出版公司出版发行
上海市广中路 88 号
邮政编码 200083
南京展望文化发展有限公司排版
上海市印刷七厂有限公司印刷
如发现印刷质量问题,请与印刷厂联系
(质检科电话:021—59110729)
各地新华书店经销

开本:889×1194 1/16 印张:18.25 字数:350 000
2013 年 1 月第 1 版 2013 年 1 月第 1 次印刷
ISBN 978-7-5100-5172-2/R·295
定价:260.00 元
http://www.wpcsh.com.cn
http://www.wpcsh.com

《唇腭裂修复术与语音治疗》编写人员

主　　编　王国民

副主编　杨育生

编　　委　万　腾　王国民　王　科　王　悦　方晓燕　姜　虹　吴忆来　吴正一　吴　军　陈　阳　陈振琦　陈利琴　杨育生　张　勇　钱玉芬　姚隆浩　龚　昕　蒋莉萍　穆雄铮

口腔医学精粹丛书

《口腔生物材料学》

《保存牙科学》

《口腔内科学》

《临床牙周病治疗学》

《口腔药理学与药物治疗学》

《口腔颌面种植修复学》

《口腔疾病的生物学诊断与治疗》

《唇腭裂修复术与语音治疗》

《颌面颈部肿瘤影像诊断学》

《口腔颌面肿瘤病理学》

《口腔临床流行病学》

《头颈部血管瘤与脉管畸形》

《颅面部介入诊疗学》

《口腔工程技术学》

《可摘局部义齿修复学》

“口腔医学精粹丛书”编写人员

主　　编　邱蔚六

副 主 编　刘　正　薛　淼　张志愿　周曾同　张富强

主编助理　吴正一

编　　委　（按姓氏笔画为序）

王平仲　王国民　王晓仪　王慧明
毛　青　毛尔加　石慧敏　田　臻
冯希平　台保军　刘　正　孙　皎
杨育生　李　江　束　蓉　肖忠革
吴士尧　吴正一　邱蔚六　余　强
张志勇　张志愿　张建中　张修银
张富强　陈万涛　林晓曦　范新东
周来生　周曾同　郑家伟　胡德瑜
赵怡芳　赵信义　秦中平　徐君逸
郭　伟　赖红昌　薛　淼

序

自20世纪90年代以来，有关口腔医学的专著、参考书籍犹如雨后春笋，数量剧增。书籍编撰的风格各有不同。有的堪称上乘之作，但重复雷同，涉嫌因袭者亦可见到。为此，上海世界图书出版公司要组织出版一些口腔医学参考书时，我们不由得有点心中犯难，就怕写出来的东西又成了重复的陈货。经过一番思考和讨论终于确定了本丛书编写的指导原则，即以专题为主；以临床口腔医学为主；以国内外医学的新成就、新经验为主；并力图打破原来的学科界限和体系来组织编写一批高级口腔医学参考书。

口腔医学是医学中的一级学科。按照多年来的习惯，在临床口腔医学中又可分为若干个亚科，诸如口腔颌面外科学、口腔内科学、口腔正畸学、口腔修复学等等。其中有的与国外相同，如口腔颌面外科学；有的则不尽相同，例如口腔内科学。当代最具创新或创造性的成果都是产生于各学科或多门学科的相互交叉点或切点上，生命科学出现了学科间交叉、整合、重组的趋势。科学研究如此，临床医学亦莫不如此。学科的整合在基础医学方面当为在分子水平上的整合，例如“分子医学”的崛起；在其他方面则表现为学科与学科之间，科学与技术之间，以及自然科学与人文科学之间，生命科学与非生命科学之间的整合重组，近年来山现的所谓“Bio-X”中心，即生命科学与非生命科学结合的体现。为此，口腔医学的各个学科之间也面临着这一命题，而且在国外业已有一定的经验可资借鉴。在这一原则的思想指导下，我们也试图适应潮流，学习国外的先进经验，打破传统的学科系统来出版一些重新整合的专著，如《保存牙科学》、《颌面颈部肿瘤影像诊断学》和与旧的“口腔内科学”概念完全不同的《口腔内科学》等，以适应新形势的需要。

本丛书的主要阅读对象定位为从事临床口腔医学的中高级医务人员及口腔医学研究生。参加本丛书编写的人员绝大多数为从事临床口腔医、教、研工作多年，且具有高级职称的医师、教师。在书中将融合进他们多年的临床经验以及科研成果，相信对临床口腔医学的发展和医疗质量的进一步提高将有所裨益。

本丛书定名为《口腔医学精粹》，是为了鞭策和督促编写者们能尽最大努力做到精心选材、精心构思、精心组织和精心撰写。但也应当看到，“精粹”的东西毕竟是少数，不可能字字精、段段新，为了书籍的完整性，也不可能只介绍新的理论和技术，而丝毫不涉及传统的、经典的理论和技术。读者阅读后如果能感觉到有一些(或不少)新鲜的东西，目的就应该达到了。

由于这是一种尝试，肯定还有不足甚至错误之处，还望读者不吝赐教，以便再版时更正。

任何书籍往往在出版之后感到尚遗留有不少遗憾，我想本书同样如此，只望遗憾愈少愈好。

在构思出版本丛书时，恰逢上海市口腔临床医学中心在上海第二医科大学附属第九人民医院成立(2001)。愿以本丛书的出版作为这一中心建设的考绩，也希望它能有益于临床口腔医务人员业务水平的提高，以造福于广大口腔颌面疾病患者。

于上海交通大学医学院附属
第九人民医院口腔医学院

"Be the change you want to see in this world."

— Mahatma Gandhi

It gives me a particularly great deal of pleasure to write the preface to Dr. Guomin Wang's book, *Cleft Lip and Palate Surgery and Speech Language Pathology*. I have had the opportunity to personally become well-acquainted with Prof. Wang, his work, and, more importantly, his compassionate care of patients with cleft lip and palate. For 30 years, he has been in the Department of Oral and Maxillofacial Surgery, Shanghai 9th People's Hospital, and Shanghai Jiao Tong University, where he has held the rank Professor since November 1997. His approach to the treatment of cleft lip and palate and speech pathology has evolved since training at Showa University in Japan under Prof. Michi Kenichi, and later with Prof. Donald Warren, University of North Carolina Chapel Hill Craniofacial Center, in the United States. He has dedicated his outstanding career to the treatment of cleft lip and palate, having performed over 20,000 surgical corrections in China of patients with cleft lip and palate and other facial clefts. We know that his hope is the improvement of cleft care, the development of training programs, and the delivery of excellence in cleft care in China.

Prof. Wang is a gentle, soft-spoken man who projects kindness that comes from within. His charity work extends beyond China to other countries, including his efforts on behalf of the World Craniofacial Foundation, Operation Smile, Smile Train, the International Cleft Palate Foundation, where he serves on the Board of Trustees, and other NGOs. He is a very diligent, dedicated surgeon who has compiled a very important book that brings attention to children in China born with cleft lip and palate and to the need for the development of multi-disciplinary care. This is an optimal time for improvement in cleft care in his country.

This book brings together those who have developed cleft treatment in China to the present time. It covers the multi-disciplinary care of these patients, including primary and secondary cleft surgery, VCFS and Robineau sequence, velopharyngeal insufficiency, speech disorders and speech-related problems, bone grafting, secondary jaw deformity and orthognathic surgery, nursing care, psychological issues, the treatment of rare facial clefts.

The 21 chapters, written by various experts and edited by Prof. Wang, are extensive, comprehensive, and based on their personal experiences in China. It is intended for all doctors interested in cleft surgery and/or those who participate in cleft team work, as well as medical graduates, patients and their families, and any professionals interested in taking care of cleft patients.

Congratulations to all of them for writing this important text on cleft care. Prof. Wang says as he goes places, he is asked, "How did you get to do so many cases successfully?" "I have never had a good quick answer," he comments, "but I tell them, 'When I write my book, you'll find out.'" So this is his answer, and I'm pleased to write this Preface for this dedicated surgeon.

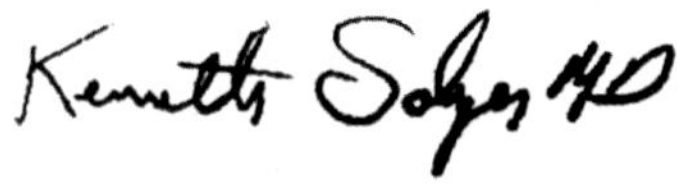

Founder and Chairman
World Craniofacial Foundation
2011.10

欲变世界，先变其身

——莫罕达斯·甘地

我有幸同王国民教授熟识，他对工作及唇腭裂病患的热情一直让我深有感触，此次，受邀为王教授的新作《唇腭裂修复术与语音治疗》一书作序，我感到莫大的荣幸。王教授在上海交通大学医学院附属第九人民医院口腔颌面外科工作了30余年，1997年起被聘为教授。曾先后师从日本昭和大学道健一教和美国北卡罗来纳州立大学的D. W. Warren教授，他对唇腭裂的治疗和语音病理的研究有了突破性的进步。至今，王教授已完成了20 000多例手术唇腭裂和其他颌面部整形手术，他为中国的唇腭裂治疗作出了杰出的贡献。众所周知，他的理想是能完善唇腭裂的治疗，更好地培养年轻医生，并为中国的唇腭裂带来优质的治疗。

王教授言语温和，使人很容易感受到亲切，他的慈善事业不仅仅限于中国，还有许多其他贫穷地区。他为世界颅颌面基金会、微笑行动、微笑列车、国际唇腭裂基金会和其他非政府组织都做出了很大的贡献。他也是一个勤勉、专注的外科医生，这本专著，将给出生在中国的唇腭裂儿童带来福音，也将满足唇腭裂团队协作治疗的需求。对中国的唇腭裂治疗而言，这是带来进步的绝好机会。

此书齐聚了中国现阶段唇腭裂治疗的专家，涵盖了唇腭裂多学科治疗的各个方面，包括唇腭裂的一期和二期整复手术、腭心面综合征和Robin序列征、腭咽闭合不全、语音异常和语音相关的问题、植骨手术、继发的颌骨畸形及正颌手术、护理、心理相关问题、罕见面裂的治疗等等。这21个章节由唇腭裂治疗各专科的专家撰写，基于他们在临床工作中的亲身经验，全面而且深入地介绍了唇腭裂诊治的各个方面。此书是为有志于唇腭裂治疗的医生、唇腭裂治疗团队中的成员、医学院学生、患者以及他们的家属准备的，对于所有有志于唇腭裂治疗的人都会有所帮助和启发。

祝贺所有参编人员，记得王教授曾经说，他所到之处，经常会被人问起，“你是怎样成功地完成这么多病例的?”“这很难简单地回答”他说，“但是我会告诉他们‘当我写书的时候，你们就会找到答案了’。”这就是他的回答，我真荣幸能够为这个专注的医生作序。

Kenneth Salyer MD

世界颅颌面基金会创始人及主席

2011年10月

目 录

第一章　口腔和面部的胚胎发育

第一节　面部的胚胎发育

人类胚胎发育至第3周时已分化成内、外、中三个胚层，胚胎前肠前方出现一个带有内胚层上皮衬里的凹陷，称为口凹，以后发育为原始口腔（图1-1）。口腔内胚层通过薄薄的口咽膜与前肠分隔，至胚胎第4周，口咽膜破裂，口腔和前肠相通。与此同时，胚胎头端膨大形成前脑，其腹侧向前下方隆起宽大的额鼻突向下伸展，在其末端形成一个中鼻突和两侧的两个侧鼻突。中鼻突和侧鼻突之间两侧各有一个凹陷，是为嗅凹，以后嗅凹加深形成鼻孔。在额鼻突形成的同时（图1-2），在口凹的外下方并列着五对鳃弓，其中第一鳃弓分叉衍化成两个上颌突和两个下颌突（上颌突自下颌突上缘长出两个上颌芽而形成）共同参与面部发育。第一鳃弓生长迅速，自两侧向中线生长，两侧下颌突很快融合为一，痕迹也迅即消失，此变化稍纵即逝。因此，下颌突有时被认为是单一的突起，以后形成下颌骨（由第一鳃弓Meekel软骨发育而成），面下部及舌体前2/3。中鼻突自额鼻突分出后继续向下生长，生长速度超过两侧侧鼻突，胚胎第6周时在其末端长出两个小球形突起，称为球状突。胚胎发育第6周，两侧球状突在中线融合形成鼻小柱、唇人中及前颌，并与上颌突形成鼻底和上唇。上唇的中1/3由中鼻突形成，外2/3由上颌突形成。上颌突与侧鼻突形成鼻侧部。此等构建约发生在胚胎第7周后。

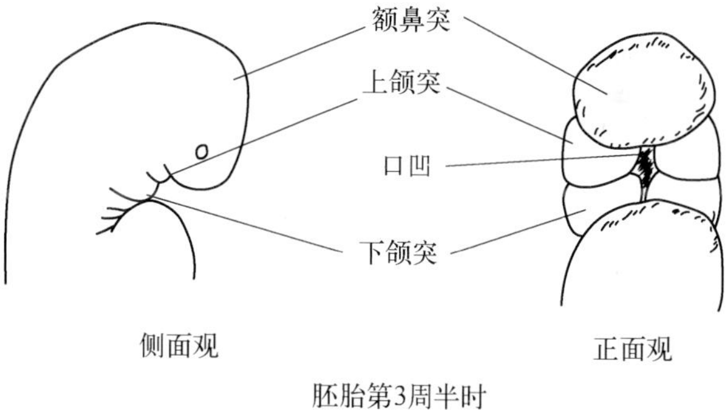

图1-1　人类面部的胚胎发育

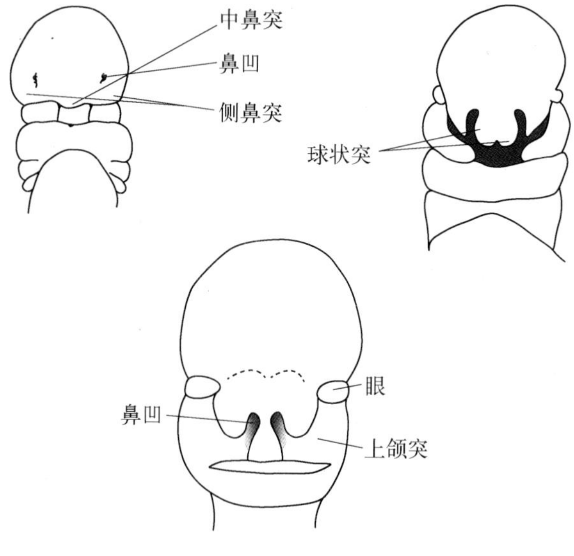

图1-2　胚胎第4～第8周

综合上述，原始口凹是将来口腔（包括鼻腔）发育的基础。在口凹周围先后形成了五个突起，前方的额鼻突和两侧的两对上、下颌突（来自第一鳃弓），因此可以说口腔及面部是由额鼻突和第一鳃弓发育形成的。

第二节 唇裂和其他面裂的形成

面部的发育是以各个突起融合的方式形成的（图 1 - 3）。在胚胎发育第 7 周后因某种因素影响各突起的融合受阻则发生了面裂畸形。最常见的是唇裂。

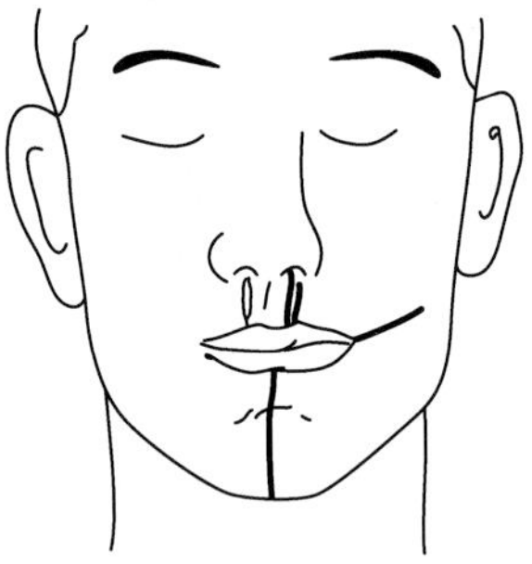

图 1 - 3　面部的发育

当一侧中鼻突未能与另一侧上颌突融合则上唇一侧形成单侧唇裂，若在双侧发生则形成双侧唇裂。又根据突起是部分不融合抑或是全部不融合，形成不同程度的唇裂、牙槽突裂。上颌突和下颌突若未能正常融合则形成面横裂，上颌突和侧鼻突不能融合则成面斜裂。

罕见的病例，有两侧中鼻突未能相互融合在一起，形成上唇正中裂，两侧下颌突未能在中线融合，则成下唇正中裂或下颌裂。

第三节 腭的胚胎发育

腭是分隔口腔和鼻腔的结构，腭的胚胎发育来自球状突和两侧上颌突（图 1 - 4）。

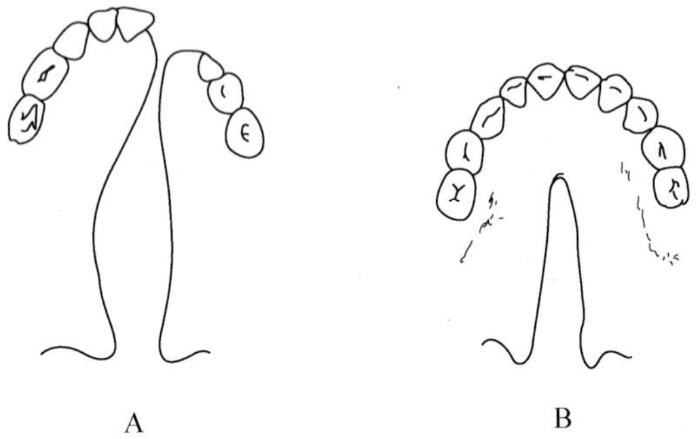

A　　B

图 1 - 4　腭部的发育

A. 完全性腭裂　B. 不完全性腭裂

前面已提到球状突和两侧上颌突参与面部的发育，完成上唇及外鼻的形成，在此同时，球状突和上颌突在口内通过生长和融合形成腭部。

腭部的发育开始于胚胎第 6 周，球状突在口内由前向后生长，称为前腭突（又称中腭突、原发腭 primary palate），形成前颌和鼻中隔；两侧上颌突在其内侧各形成一个腭突，称为侧腭突（又称继发腭 secondary palate）。胚胎发育第 8 周后，两侧侧腭突生长由垂直向迅速改变为水平向，分别在中线生长与前颌骨、鼻中隔相融合形成完整的硬腭，分隔鼻腔和口腔。胚胎第 12 周，两侧腭突在中线融合，形成完整软腭，口腔和鼻咽腔完全分开，完成腭部的胚胎发育。

第四节　腭裂的发生

腭裂的发生相似于唇裂和其他面裂的形成。(图 1－5)在胚胎第 12 周前因某种因素影响了各突起的发育及相互融合，造成各种不同程度的畸形。两侧侧腭突的融合是由前往后的，因此最轻的腭裂畸形应是腭垂裂，其次为软腭裂，更重的是既有软腭裂，又有硬腭裂的完全性腭裂。

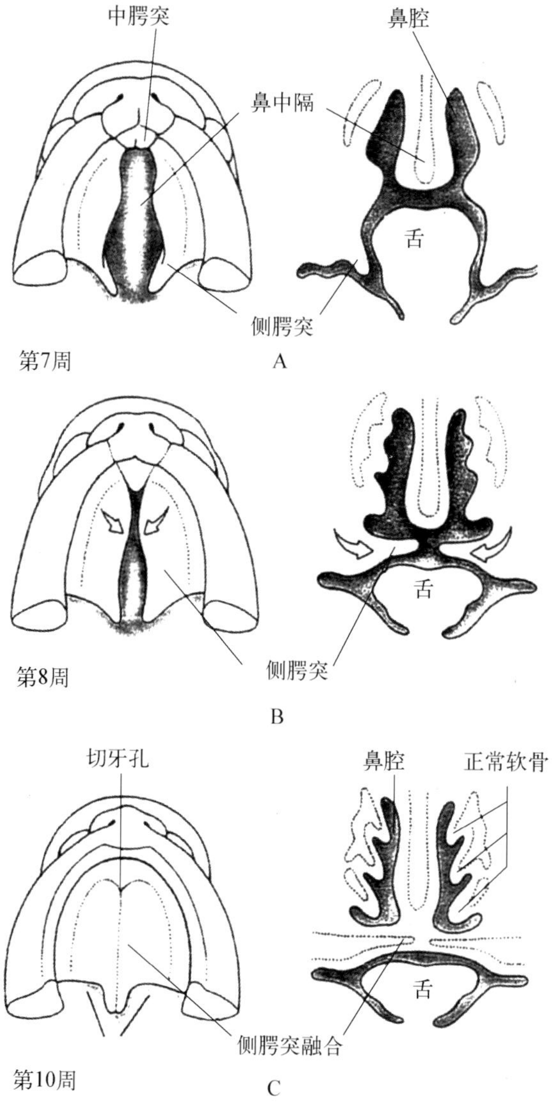

图 1－5　腭裂的发生

A. 胚胎第 7 周　B. 胚胎第 8 周　C. 胚胎第 10 周

如果前腭突和侧腭突融合受阻，出现齿槽裂，可为单侧，也可为双侧，又称原发腭裂(primary cleft palate)，常同时发现有缺牙、牙错位或牙畸形。

两侧侧腭突在与前腭突相融合时，三个结构交接处留有一个孔，称为腭前孔(切牙孔)，鼻腭神经、血管由此通过，是临床上神经阻滞麻醉的进针点。以此为标志，孔前结构包括前颌、牙槽突及上唇为原发腭，孔后结构包括硬腭、软腭及腭垂为继发腭。在临床上医生注意到一个现象，唇全部裂患者(即原发腭的全部裂)可以包括牙槽突裂；而腭全部裂患者(继发腭的全部裂)则不一定具有牙槽裂。由于这一现象，在进行唇腭裂分类时切牙孔常被用作重要标志(图 1－6)。

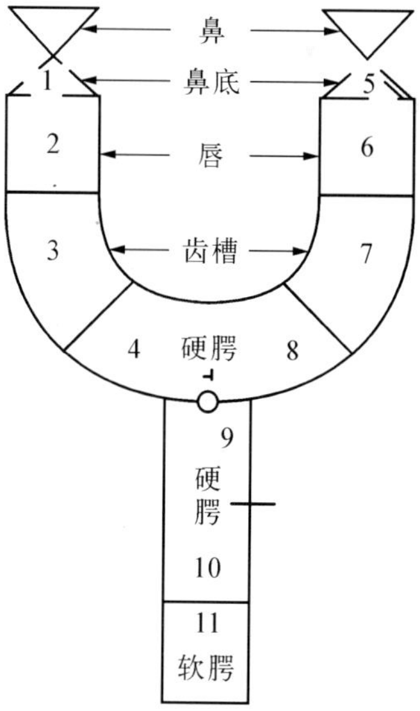

图 1－6　唇裂腭裂分类

参 考 文 献

1. Honigmann K One stage closure of uni-and bilateral cleft lip and palate Br. Oral Maxilolfacical Surg. 1996.
2. Mourougayar, M. S. M. ch (Plastic), F. R. C. S. (Edin) Sutureless Skin clossre for cleft lip repair Cleft Palate & Craniofacial Journal November 2006.
3. Robeits-Harry D, Semb G, Hathein el. al Facial growth in patients with unilatenal cleft of lip and palate; A two-center study, cleft palate. craniofacial J 1996.
4. Fredetie H, Mantini ph D. et. al. Anatomy &. Physilogy for Emergency Case Pearsort eduction Inc. 2002.
5. William J. Larsen Human Embryology. 北京：人民卫生出版社，2002.
6. T. W. Sadller. ph. B. Langinar's Medical Embryology 10th EdilsonU. S. A. 2006.

第二章　口唇的局部解剖

唇区环绕口周，其上界为鼻底，两侧为唇面沟，下以颏唇沟为界、唇作为口腔前壁，在两侧与颊部相连，参与构成口腔的外侧壁。

上、下唇之间形成的横行裂隙被称为口裂，口裂两端为口角，其位置在口内约相当于尖牙和第一前磨牙之间，在施行唇部手术（包括口角开大或缩小等）时须注意此关系。

面部垂直比例，两侧口角间距离在闭口时约等于两眼平视前方时角膜内缘之间的距离（图 2-1）。

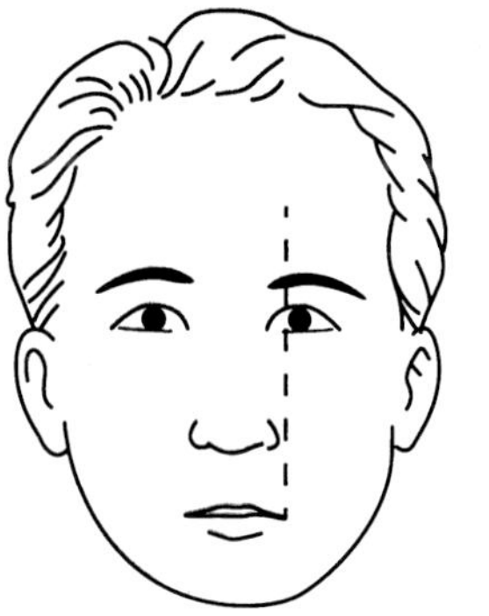

图 2-1　口唇的垂直比例

上唇及面颊部之间以斜行凹陷相连，称为唇面沟，此处组织较松弛，皮肤富延展性，在唇裂术后畸形二期整复时，医生有时在鼻旁切除一侧或两侧三角形皮肤组织再将切口两侧组织滑行拉拢缝合，可达到松弛上唇的效果（图2-2）。

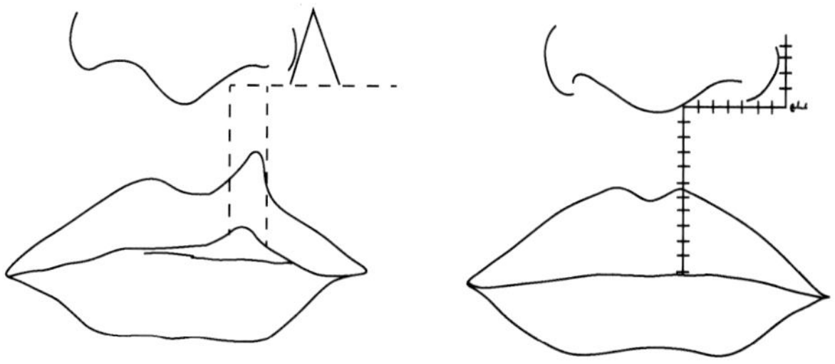

图 2-2　在一侧或两侧鼻旁切除三角形组织

面部各器官和部位存在一定的比例关系，面部自发际至颏下水平分为三等分，发际至眉间点为面上 1/3 眉间点至鼻底为面中 1/3，自鼻底至颏下点则为面下 1/3。口唇即位于面下 1/3（图 2-3）。

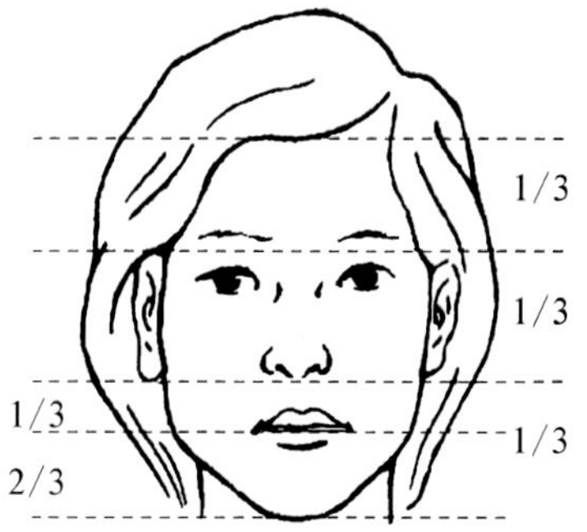

图 2-3　面部垂直距离三等分

面下 1/3 还可被再分三等分，自鼻底至口裂中点、口裂中点至颏唇沟中点、颏唇沟正中点至颏下点，其中、上 1/3 即为上唇高度。

以上这些是生理状态下口唇的位置关系，常被用于面部器官和局部修复时的参考。

此外，研究者观察到鼻唇角（鼻小柱与上唇的夹角）为 90° ～ 100° 被称为美容角（图 2-4）。

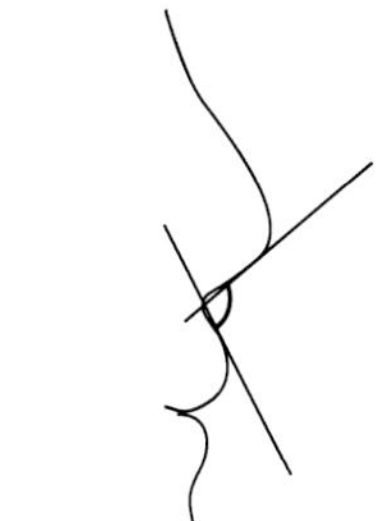

图 2-4　美容角

口裂宽度存在个体差异，即使是同一个体在其一生中也非始终恒定不变，幼年时随年龄增长而增宽，至老年后或可能稍有缩小。

上、下唇的游离缘系皮肤和黏膜的移行部分，被称作唇红。

唇红所显现的红色 是黏膜下层血管乳头的色泽，当人体贫血时显露出口唇苍白，缺氧时则 唇红现紫红色。

唇红厚度在上、下唇各部分均不一致,下唇中央部分唇红较两侧丰满,上、下唇在口角处变薄而互相连接。

唇红和皮肤交界处称为唇红缘,上唇的唇红缘呈现生动的弓形,称为唇弓,有一专有名词 Cupid's bow(丘比特弓)意即爱神之弓。作为一个解剖学名词,如此蕴含美学意境可谓绝无仅有。

上唇唇红缘呈"M"形弓状,在其正中线最低点称为人中切迹,两侧"M"形最高点称为唇峰。唇正中唇红呈珠状突向前下方,为唇珠,此为上唇重要特征性标志,在有些个体(多为儿童)尤其明显,手术中注意勿遭破坏。

上唇皮肤表面正中有纵行浅沟,即人中,人中沟两侧自鼻小柱向下各有一皮肤嵴,延伸至两侧唇峰,称为人中嵴。人中的上、中 1/3 交点是经络穴位人中穴,系急救穴位(图 2-5)。

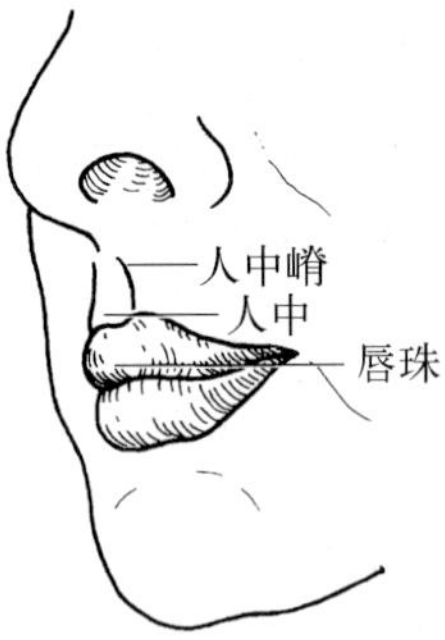

图 2-5　上唇形态

静态时两侧人中嵴并非平行,人中沟下端似稍宽于上端。如前所述,人中的形成源自胚胎时两侧球状突的融合。人中及其附近的形态是上唇区域最重要的特征,而这种特征是由其解剖结构决定的,尤其是口周肌层的特点决定的。

口周最重要的肌肉是口轮匝肌,口轮匝肌位于上、下唇,呈扁环形分层排列于口裂周围,口唇肌的浅层是口轮匝肌的固有纤维,其中层及深层则来自面部其他表情肌。这些肌纤维在口角处呈辐射状加入口轮匝肌。因此,口轮匝肌尽管起着环形肌的作用,但从解剖学意义来讲又不同于人体其他部位的环形肌肉(如贲门括约肌、肛门括约肌等)。口轮匝肌同这些表情肌在一起完成口唇复杂的动作,参与闭口、咀嚼、吸吮、吞咽、呼吸及发音等功能(图 2-6)。

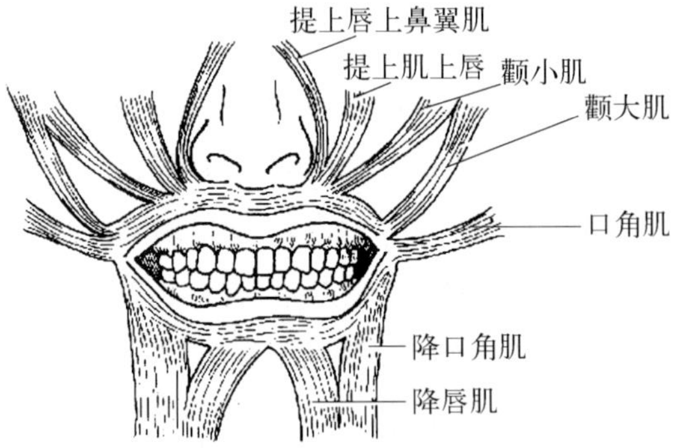

图 2-6　口周肌肉

口唇有辅助咀嚼的作用:

(1) 防止食物及口腔中液体从口裂溢出。

(2) 帮助转运、搅拌食物。

(3) 唇具有敏感的触觉及其他感觉的功能,如对温度的敏感可防止某种不适当的食物进入口腔。口唇的这种功能随着年龄的增长可能减弱。

口轮匝肌除完成口唇复杂的动作外,对上唇人中区域的形态也有重要的作用。

两侧口轮匝肌在中线交叉,附着在人中沟外侧人中嵴皮肤(真皮层),而人中沟处皮下却无肌纤维。如此则形成凹沟形人中及斜坡形人中切迹的外形。口轮匝肌下缘在中线向下突起形成唇珠。

除口轮匝肌外,口周肌中上唇提肌等肌肉也对人中嵴外形起一定作用。上唇提肌起自上颌骨眶下缘和上颌骨颧突附近,垂直下行交织、插入口轮匝肌,部分纤维还插入唇红缘,对唇峰、人中嵴的形态以及唇弓的形成起到一定的作用。

第一节　唇的构造

一、皮　　肤

唇的皮肤层较厚，与浅筋膜及其下方的表情肌结合紧密（图 2－7）。唇部皮肤结构紧密。唇部皮肤多毛囊、皮脂腺和汗腺，好发疖痛。由于面部静脉的特点，袋形静脉瓣尚不能有效阻止血液回流，当面部肌肉收缩或遭挤压时血液反流，因静脉瓣少而较薄弱，唇部脓性感染在面静脉内形成的脓栓可能经由内眦静脉、咽静脉进入颅内海绵窦造成严重的海绵窦血栓性静脉炎，临床上将上唇划入面部危险三角区。

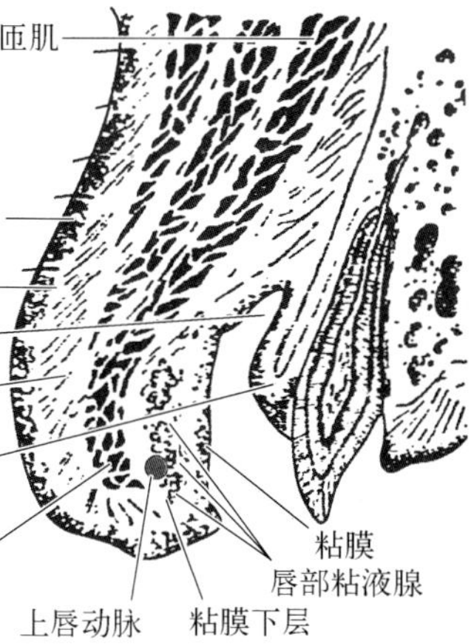

图 2－7　唇的构造

上唇皮肤可见人中、唇红缘等结构，对外形影响很大，术中慎勿破坏。

二、浅 筋 膜

口唇部浅筋膜与皮肤结合紧密，而浅筋膜本身疏松，所以当发生炎症或皮肤被昆虫叮咬时可能出现明显唇部肿胀。

三、肌 肉 层

人类口唇肌肉非常发达又很复杂，既要完成吮吸、进食等动作，又要适应语言及各种表情，总体来讲，口唇肌肉有环状及辐射状分布的两类（图 2－8）。前者收缩产生闭口动作，后者收缩产生张口动作。同时产生人类各种复杂的表情。

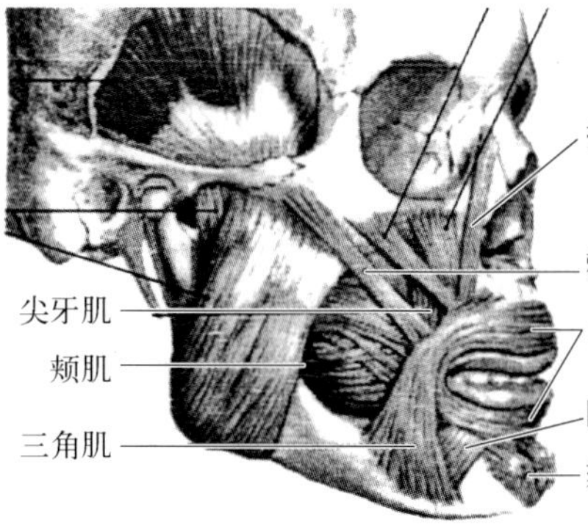

图 2－8　唇部肌肉侧面观

前述口轮匝肌是口唇部唯一环形收缩的肌肉，其他口唇部表情肌则呈辐射状分布，交错编织于口轮匝肌中。

口唇肌肉常被分为浅、中、深三层，浅层肌主要是口轮匝肌的固有纤维，在上、下唇呈扁环形排列，从口唇的一侧至另一侧。

口唇的中层肌是口周其他表情肌如上唇提肌、颧大肌、颧小肌、笑肌、提上唇鼻翼肌、提口角肌等组成。上唇提肌收缩时上提上唇，使鼻唇沟加深。

口唇肌的深层则由颊肌唇部在口角处的部分纤维组成。颊肌在口角处纤维交叉进入上、下层（上分纤维进入下层，下分纤维进入上层），此外还有颏肌纤维加入口唇深层，颏肌呈圆锥形位降唇下肌深面。收缩时上提颏部皮肤并使下唇前伸。

口唇肌肉受面神经颊支及下颌缘支支配运动，当一侧面神经瘫痪，相关的肌肉张力消失，吸吮、鼓气、吹口哨的动作受影响，口唇歪斜，口水外溢。

关于口唇肌肉有以下三点需要注意：

1. 口唇肌肉的解剖颇为复杂，人为的分层仅仅是为了便于叙述，实际上各层肌纤维相互交错、重叠、难以明确区分。

2. 口轮匝肌构成口唇最主要的肌肉，其纤维为环状括约肌样收缩，在手术中处理时，应注意将口唇肌肉对位缝合，以免伤愈后出现隐裂或瘢痕。

3. 一些功能形唇裂修复手术，强调将肌层分离，转位、插入、术中很难达到预想的目的，甚至增加瘢痕，应审慎对待。

四、黏膜下层

黏膜下层含黏液腺，黏液腺似葡萄状成串成囊状，有时易发生黏液腺囊肿。上、下唇动脉在平唇红缘处形成冠状的动脉环，由面动脉的分支上、下唇动脉形成，动脉环近黏膜而远离皮肤，用手指扪压可触知其搏动。手术中可用唇夹或手指暂时压迫以减少出血。

五、黏　膜

黏膜在口腔面开口排出黏液滋润黏膜表面。

黏膜与皮肤移行处称为唇红，唇红与皮肤以唇红缘交界，诚如前述。

轻启口唇可隐约见到上、下唇接触线，分隔唇黏膜的干性部分及湿性部分。湿性部分黏膜表面和颊黏膜相似，光滑而湿润，此部分黏膜不接触阳光，唇黏膜干性部分即暴露在阳光下的部分，仔细观察可见垂直的细纹（唇黏膜的湿性部分不见此细纹），这些细纹与口周环状肌的纤维垂直，或许和皮肤皱纹产生的原因是一致的。

湿性黏膜区上皮无角化或者角化不全，而干性黏膜区则可能出现过度角化。这或许是环境造成的变化。

在口腔前庭中线上、下唇各有一黏膜皱襞称唇系带，呈扇形或线形，一般上唇较下唇明显，儿童的上唇系带可能与切牙孔乳头直接相连，随着儿童年龄的增长逐渐缩小。若因上唇系带宽大，儿童年龄增长时系带未缩小，则可能造成成年后两中切牙之间间隙不能自行消失，会影响恒中切牙的排列，需手术矫正系带。

第二节　口唇的血液循环

口唇的动脉供应来自面动脉（或称颌外动脉）（图2-9）。面动脉自颈外动脉分出，在咬肌附着处前方越过下颌骨下缘，行于面

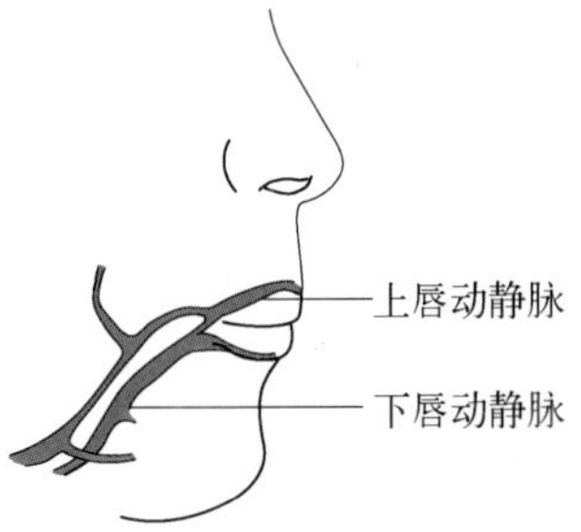

图2-9　口唇的血液供应

部，同名静脉位于其后方。面动脉在近口角出分支为上、下唇动脉。

下唇动脉：近口角处自面动脉分出，迂回前行于降口角肌深面穿入口轮匝肌，沿下唇黏膜下层至中线与对侧下唇动脉吻合，供应下唇肌、黏膜、唇腺，此外还与下牙槽动脉分出的颏动脉相吻合。

上唇动脉：上唇动脉较下唇动脉稍粗，更显弯

曲。在口角附近下唇动脉上方发自面动脉，穿过口轮匝肌和黏膜间前行至中线，与对侧同名动脉吻合，供应上唇肌肉、黏膜及唇腺。

两侧上、下唇动脉均在中线吻合(相当于唇红缘深面)靠近唇黏膜，可以手指扪得环状动脉搏动。唇部手术或外伤时可压迫动脉暂时止血。

上、下唇静脉接受同名动脉供应区的静脉血回流至面静脉(或称面前静脉)在下颌角后下方与从上方下来的下颌后静脉前支汇成面总静脉。

唇部血液供应丰富，循环良好，在口唇区手术常利用此特点进行唇部组织缺损或畸形的修复。有用带血管蒂的组织瓣修复，也有进行血管吻合的游离瓣修复，还有一种不带血管蒂的游离复合唇瓣修复，游离复合唇瓣靠周围组织液存活，均能收到良好的效果。如上唇组织较少或有缺损，可以下唇切取相应大小的一块复合唇瓣(包括皮肤、肌层黏膜下层及黏膜)游离移植于上唇。

第三节 唇部的淋巴回流

唇的淋巴丰富，上唇的淋巴管回流较广泛，除了注入下颌下淋巴结外，有时还可注入耳前淋巴结或颈深上淋巴结，下唇中部淋巴管注入颏下淋巴结，下唇外侧部淋巴管注入下颌下淋巴结，下唇外1/3的淋巴管可通过颏孔进入下颌骨。下唇中线或近中线的淋巴管还可交叉至对侧的下颌下淋巴结(图2-10)。

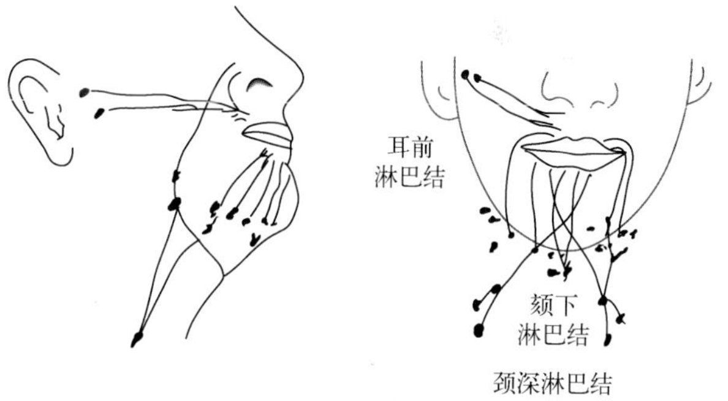

图2-10 唇的淋巴回流

第四节 唇的神经

上唇的感觉神经属于三叉神经第二支上颌神经的分支上唇支分布于上唇皮肤和黏膜，并与面神经分支一起形成眶下丛。

下唇的感觉神经属三叉神经第三支下颌神经的分支。颏神经接受下唇黏膜、皮肤等感觉。

唇的运动神经来自面神经的颊支和下颌缘支(图2-11)。

运动神经由肌肉的深面进入肌肉，下颌缘支在下颌骨体下缘处越过面动脉表面，支配口周肌肉，

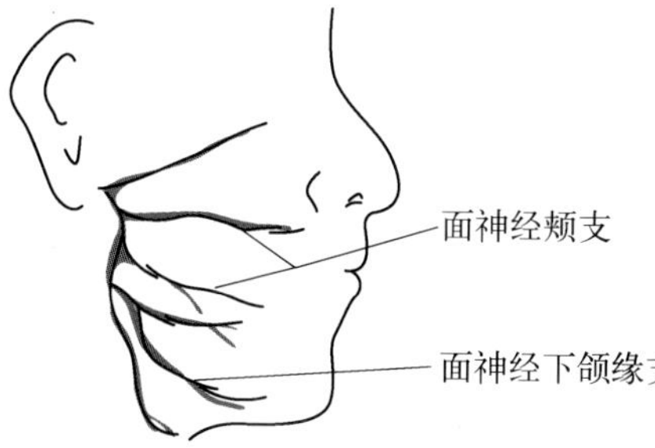

图2-11 口唇的运动神经支配

包括口轮匝肌及其他表情肌。若下颌缘支损伤，可

造成口角歪斜，唇不对称，在笑的时候一侧口角不能降低。

如颊支损伤也可造成两侧不对称，闭口不全，流涎等。

面神经在腮腺内呈网状分支，面神经各支相互吻合。

面神经损伤常造成永久性面瘫，影响口唇外形。

（姚隆浩）

参考文献

1. Susan Standing. Gray's Anatomy. 39th Elsevier Churchill Living stone，2008.
2. Sobotta Atlas of Human Anatomy. 13th Urban and Fischer，2001.
3. Stephen J. Mathes. M. Plastic Surgery Second Edition Elsevier，Inc，2006.
4. Frank H. Netter M. D. Alalas of Human Anatomy Second Edition. 北京：人民卫生出版社，1997.
5. 王翰章. 中华口腔科学. 北京：人民卫生出版社，2001.
6. 皮昕. 口腔解剖生理学. 第6版. 北京：人民卫生出版社，2008.

第三章　唇腭裂的流行病学和相关病因

唇腭裂(cleft lip and palate, CLP)是由于多种因素造成的先天性疾患之一，在胚胎期由一系列转录因子和信号分子共同调控。如果此过程中存在轻微的调控异常，会导致头面部的原基融合或者联合失败，进而导致唇腭裂的发生。进而会导致喂养，语音，听力，心理各方面的发育异常。通常患者在18～20岁之前要经过多次手术，以及正畸，或者牙科治疗。

唇腭裂作为一个系统模型，其中原发腭发育成为上唇和上颌骨。在人类胚胎中，原发腭在接近28 d左右(小鼠为胚胎9.5 d)时，鼻基板内陷中线和两侧的鼻突，发育增大，同时由神经嵴细胞发展而来的两侧上颌突和中鼻突两侧相融合；在此之后，两侧鼻突和中鼻突相融合，时间在第6～第7周之前(小鼠11 d)，融合处的上皮细胞由间充质细胞取代。继发腭发育成为口腔顶部和鼻底部位。原发腭在胚胎第6周时，呈垂直位列于舌缘两侧。大约第9周时(小鼠14.5 d)时，两侧腭突抬升直至融合，第12周之前完成(小鼠15 d左右)。原发腭早于继发腭进行发育，所以融合不全能形成唇裂，同时可以导致继发腭发生错位，因此腭突支架不能接触或融合，从病理类型来看，唇裂可以包含腭裂或者不包含腭裂，而继发腭的融合不全只有腭裂存在。

第一节　唇腭裂的流行病学

总体看来，口面裂活胎大约出生时1/700，但在一些国家和地区各有不同，对58个机构的出生缺陷发病率的调查显示，唇腭裂的患病率为3.4～22.9/10 000，其中单纯性腭裂患病率为1.3～25.3/10 000。原因可能是调查质量的影响，因为单纯性腭裂相对于唇裂伴或者不伴腭裂难于被关注引起的。唇腭裂在拉丁美洲、亚洲(中国、日本)患病率较高，而在以色列、南非、南欧患病率较低。单纯性腭裂在加拿大、北欧较高；拉丁美洲及南非的部分地区较低。

唇腭裂在男性高发，单纯性腭裂则女性多见，在白色人种中男女比例为2∶1，而在日本群体中，CLP也是男性高发。有研究发现，对于女性占优的患病率，其父亲一般在40岁以上。

唇裂伴或者不伴腭裂(CL/P)与单纯性腭裂(isolated cleft palate, ICP)相比，ICP比较多的伴有其他器官畸形，因此临床上诊断更需要注意这些特点。一个对4 000例单纯性腭裂的研究显示，55%的患者无其他畸形，18%的患者伴发器官异常，27%的患者明确诊断为综合征的一部分。另外对CLP的调查显示，5 000名患者中71%的病例为单独发病，29%的患者伴有其他器官异常。

几乎占所有颅面畸形的1/2左右。Marizita对亚洲的唇腭裂人群患病率研究后指出，中国非综合征唇腭裂及综合征唇腭裂1.30‰，日本为1.34/‰，其他亚洲国家总体为1.47‰，总体患病率为1.33‰；其中非综合征唇腭裂中国1.20‰，日本为1.18‰，总体患病率为1.19‰。对于出生缺陷的唇腭裂来说，其患病率低于通常报道的2‰的水平，其原因为这些样本包含出生缺陷和怀孕流产的总和，而且并未区分综合征及非综合征，以及唇腭裂类型如单纯性腭裂、唇裂伴发腭裂等。而中国20世纪60年代统计的结果为1.00‰，1988年为1.82‰。

经济水平在腭裂的患病率上也有研究，但是其相关性需要长时间研究。研究表明，在马尼拉、夏威夷、加利福尼亚的菲律宾人，经济水平较高，其腭裂发生率为1.2/1 000，而经济水平较低的地区的菲律宾人患病率为2/1 000，而当地理位置转换后，经济水平发生改变，其患病率也会改变。

尽管在过去的100年间，患病率和致死率大大地下降了，但是由于监测体系、分类方法、样本对照选择、病例筛选等一些原因，对此类出生缺陷的患病率并无统一标准，特别是发展中国家在所有的人类的出生缺陷疾病中，唇腭裂占有非常大的一部分，并且病因相当复杂，对患者的身体健康影响非常严重。根据解剖学、遗传学、胚胎发育学的研究，唇腭裂分为唇裂伴/不伴腭裂，单纯性腭裂；另外，也可以根据发育畸形或者身体其他部分的畸形，分为综合征的唇腭裂和非综合征唇腭裂。总体来讲，亚洲人和美洲的土著后裔患病率最高，高加索人居中，而非洲黑人患病率最低。

唇和腭的发育从胚胎第4周开始，由神经管背部迁徙而来的神经嵴细胞和中胚层细胞共同形成面部原基，其中涉及细胞的迁徙，分化，调往。在胚胎的第6周早期，中鼻突相互融合，形成原发腭，此区域同时和两侧的上颌突共同形成侧唇。神经嵴细胞来源的继发腭，也是从胚胎第6周开始，从上颌突的内侧腭架发育而出；下唇和颌骨是由下颌突发育而来，两侧下颌突在中线相互融合。在第7～第8周，上皮间充质转化以及细胞调往导致腭架在中线处融合，并提升到一个合适的位置。其中，基质金属蛋白酶，微管和肌动蛋白细胞骨架都涉及上皮间充质的转化过程。

口面结构的形成受到一系列的分子事件调控，如成纤维细胞生长因子（fibroblast growth factors，Fgfs），sonic hedgehog（Shh），骨形态发生蛋白（bone morphogenetic proteins，Bmps），转化生长因子超家族（transforming growth factor b superfamily，Tgf-b），转录因子（如Dlx，Pitx，Hox，Gli T-box家族），其中，细胞外基质（主要是透明质烷）的水合作用对腭架的抬升提供了内在的驱动力，弹性纤维和骨骼肌纤维的收缩，都认为是腭架抬升的关键因素。胚胎期腭部融合主要是由于细胞间分子作用完成，例如有连接1、桥粒、胶原纤维、生长因子、例如TGFa/EGFR和TGF－b3等等。

第二节　唇腭裂的候选基因与功能

发病机制主要有三种观点：多基因叠加模式、主要致病基因遗传模式、多基因作用阈值模式既多对基因对形状产生控制，每对基因的致畸作用微弱，而有在两对以上基因或者更多的致病基因累加到一定程度后，才引起发病。

大量遗传研究显示，唇腭裂的候选基因在染色体上具有较多分布，动物实验证明这些候选基因在发育当中，以及在表型当中的作用占有重要地位，它们大量的是用敲除小鼠来证明基因的功能。全基因组扫描也对候选基因的定位提供了重要的信息。直至今日，13 个全基因组的扫描研究显示，非综合征的唇腭裂群体经过 Meta 分析，其杂合性 LOD 值明显增高，其主要定位于 1q32（IRF6），2p13（TGFA），4p16（MSX1），6p23 - 25，14q24（TGFB3），17q21（RARA），and 19q13（BCL3，TGFB1）等。

一、1q32（IRF6）

Van der Woude 综合征中的 IRF6 基因以往研究较多，通常本综合征是研究唇腭裂的最好模型之一，因为综合征中具有最少的表型组合，即下唇瘘管同时伴有唇腭裂或者单纯性腭裂，其中在人群患病率当中有 12%的患者涉及此基因，而在家系当中如果此基因突变其后代发病率上升 3 倍。连锁分析发现，此综合征的致病基因定位于 1q32 - 41。突变分析证实位点位于 IRF6 基因当中，小鼠模型中发现 Irf6 表达局限于腭部 MEE 细胞，并且在腭突融合之间表达，此区域同时也有 Tgfb3 表达，因此结果表明这两个基因可能存在相互作用。研究发现，IRF6 突变（V274I）导致蛋白结合域的改变，从未推测此基因可能是先天性非综合征唇腭裂的调节基因。传递不平衡检测发现，10 个来自不同群体（亚洲、欧洲和南美洲）的样本中，共计 8 000 多人，发现了此基因具有 V274I 突变，因而进一步证明了 IRF6 是唇腭裂的调节基因之一。另外，在基因的附近区域发现 SNPs（rs2013162，rs2235375，rs2235373，rs2235371）与 NSCLP 有关，但是在样本中测序分析发现并未发现明显的致病突变，另外也有报道称[1]，IRF6 存在无义突变，IRF6 目前作为 NSCLP 的致病基因之一。

1q36（MTHFR）：

MTHFR 是叶酸代谢关键酶之一。MTHFR 中 C667T 突变后，MTFHR 编码合成的酶活性降低，血浆中同型半胱氨酸升高，叶酸水平降低。在阿根廷的样本中，C667T 多态性如果是 TT 纯合型，则 CLP 的发病率升高 3 倍。

二、2p13（TGFA）

Ardinger 通过对染色体的限制片段多态性（restriction fragment length polymorphism FLP）的研究，发现转化生长因子 TGFA 定位于 2p13 区域并与 CLP 有关，TGFA 结合到 EGF 受体后，产生类似 EGF 的信号，TGF - a 在腭部组织，特别是中缝处和临近间充质组织中表达，这表明 TGFA 在腭裂当中也发挥作用。尽管没有定论，但是群体相关研究显示，TGFA 或者它临近的基因在腭裂中发挥作用。

尽管一些基于家系的连锁分析并未发现阳性结果，可能是由于样本量过小所致。其中，Feng 的研究发现 TGFA 的 C2 等位基因与 CLP 相关，另外 Mitchell 使用了 Meta 分析进一步证明了 TGFA 与 CLP 关联。在其他一些研究当中，由于 CLP 遗传异质性的问题，结论也不太相同，如 Shaw 并未发现 TGFA 与 C2 等位基因存在必然的相关关系。Carinci 对 14 个多代的 CLP 家系研究中发现在 2p13 区域中的分子标记与 CLP 关联，进而进一步证明了 TGFA 是致病位点附近的一个基因，因此 TGFA 可能是一个 CLP 的调节基因但并不是一个必需基因。另外有趣的是，Marazita 发现在中国的样本中，TGFA 并不与 CLP 相关，研究中使用的一些阳性分子标签，在欧洲群体中明显，而在中国群体中呈阴性结果，这也从另外一个方面，说明了 CLP 基因定位中的遗传异质性。

三、4p16（MSX1）

MSX1 成为 CLP 的候选基因，是根据小鼠模型 MSX1 敲除后，导致腭裂和少牙畸形而开始的。关联研究显示，MSX1 多态性和 CP 以及 CLP 具有连锁不平衡。MSX 蛋白在上皮间充质相互作用中发挥作用。在颅面部的发育中，如果 MSX1 所在的 4P 片段缺失经常导致腭裂，另外，其外显子 1 无义突变后可以导致牙齿发育不全和各种不同类型的腭裂。对 1 000 无血缘关系的唇腭裂患者进行此基因的测序，发现 MSX1 单独突变可以引发 2% 的唇腭裂。分析唇腭裂和单纯性腭裂的传递不平衡检验中发现，MSX1 在两组中存在明显差异[2]，但在此区域当中，编码区域的突变分析并未发现明显的致病位点。此外，来自荷兰的家系研究中也并未发现牙齿发育障碍以及唇腭裂同时存在，结果表明，此基因也并不能单独导致唇腭裂的发生。随后的报道中出现了矛盾的结论，发现此基因可能跟唇腭裂连锁[3,4]，或者有的报道称此基因并不与唇腭裂连锁[5,6]。尽管研究结果是矛盾的，究其原因此类研究受种族影响可能性较大。而最有说服力的研究，来自对 MSX1 的测序分析，Jezewski 对不同种族的唇腭裂患者进行了比较研究，发现 MSX1 突变对 2% 的非综合征唇腭裂的发病具有作用，而样本中主要是唇腭裂患者。

四、6p23－25

对于此区域的基因定位研究较多，但是结论较少。关于此区域的连锁分析，Davies 报道了三个口面裂患者与 6p 相关，其中涉及了 HGP22 及 AP2 两个基因。在 21 个意大利的样本中发现，6q23 与 CLP 有明显的连锁关系。另外，来自小鼠模型的研究表明，具有 ap2 无效等位基因的小鼠表现为 CLP，其基因下游的 375～930 kb 具有断裂点，从而排除它是候选基因之一。另外，此区域中的 OFCC1 也在腭不发育中表达，但是功能至今不明。

五、14q24(TGFB3)

TGFB3 基因敲除小鼠的研究表明此基因与腭裂相关，TGF－β 在时空上主要表达在发育腭当中，TGFB3 -/-小鼠腭突融合障碍，这表明，此类信号在人类中也发挥作用，其作用位点具有特异性，使得 MEE 细胞不能停止分化，凋亡下降；不能降解基底膜；而且异源性 TGF　β3 促使腭突融合，MEE 细胞物理性接触，腭中缝形成。所以 TGF－β3 是另一条关键的发育通路。但是人类研究结果中却是矛盾的，尽管 Meta 分析中发现过 TGFB3 与 CLP 连锁。但是，只有 15% 的家系能够连锁到此区域，因此表明 TGFB3 可能与部分的 CLP 有关。另外，区域中的 BMP4 以及 PAX9 小鼠也有发现存在口面裂的表现。

六、17q21.1(RARA)

RARA 是维甲酸受体之一，对于口面部的发育非常重要。各种研究报道发现的结果是不一致的。Shaw 研究发现，此基因突变与 CLP 存在连锁关系，同时研究中提出 D17S579 在 CLP 和 CL 中频率较高，因此 RARA 可能是 CLP 的调节基因之一。家系研究的结果也证实此基因与 CLP 有关。但是 Stein 和 Vintiner 的研究并未发现它与 CLP 的连锁关系。

其中来自中国样本中发现，对于 NSCLP 群体 RARA 或者其附近位点可能是致病的候选基因。

七、19q13.1(BCL3，CLPTM1，PVRL2，TGFB1)

基因定位研究发现此区位点与 CLP 具有关联或者连锁关系。其中此区中涉及 4 个主要基因 BCL3，CLPTM1，PVRL2，TGFB1。BCL3 定位于 19q13.1，与细胞的增殖、分化、凋亡有关。Stein 通过对 17 个家系发现原癌基因 BCL3 与 CLP 存在连锁关系。随后对于散发病例及其父母的研究中，也获得了 BCL3 与 CLP 存在连锁不平衡。其中 BCL3 中的 D19S574 具有高度多态性并且与 CLP

连锁。CLPTM1 在胚胎组织中编码跨膜蛋白。PVRL2 编码跨膜糖蛋白，并属于脊髓灰质炎病毒受体家族成员之一，通过对南美群体和 Iowa 群体研究中证实此基因具有 26 个突变体，其中包含两个罕见氨基酸突变体，但是 PVRL2 导致 CLP 的具体机制并不清楚；需要指出的是，同类基因 PVRL1 突变可以导致自体隐性遗传腭裂，其中的 W185X 突变是其主要的突变类型，并且与 NSCLP 有关。而 TGFB1 与骨干发育不良综合征相关，但是此综合征中并没有 CLP 的表型。

八、TP73L

Celli 发现自体显性，四肢畸形，外胚层发育不全，口面裂（ectrodactyly, ectodermal dysplasia, and facial clefts，EEC）。EEC 综合征是一种常染色体显性遗传病，主要表现为外胚层发育不全和唇腭裂。TP73L 定位于 3q27，其中发现 TP73L 基因发生了杂合性的突变，有趣的是，基因不同部位突变，产生不同程度的腭裂，DNA 结合区域错义突变产生唇腭裂，C 末端突变产生唇裂或者腭裂；处于保守区域之外的 N 末端突变只有腭裂的发生或者根本没有发生；至今为止只有少数的非综合征患者进行了突变的扫描，但是没有突变的发生。另外，将 P63 蛋白域突变后，明显具有基因型和表型之间的联系。

九、2.2 染色体的重排

基因组的重排时常发生，导致缺失和重复的两种结果，这种情况最好用 22q11 缺失综合征来解释。

有研究表明，此区域重复后导致腭裂，所以用比较基因组，实时定量 PCR，等位基因丢失可能发现额外的腭裂位点。

VCFS 的经典基因型区域位于 22q11. 2，长 1. 5～3 Mb。Saitta 等研究后指出，减数分裂时同源染色体近端区域的内部交换是导致 22q11 缺失的主要原因之一。研究发现在 22q11. 2 缺失断点区域的低拷贝重复序列（low copy repetitives, LCRs），在减数分裂期间的同源重组介导了缺失或重排的发生，从而产生了各种重组后类型[7]；重组后类型如图 3－1 示。

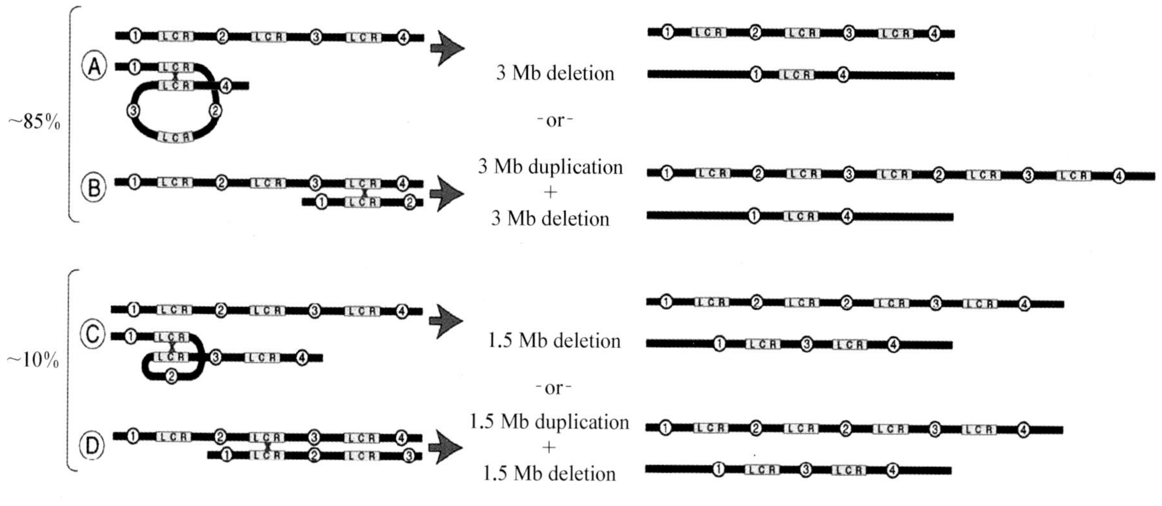

图 3－1 重组后类型

图中的①②③④分别代表 LCR 区间的基因组片段，综合征区域低拷贝重复序列介导发生不同片段基因重组，从而产生各种基因型的不同，临床命名的众多综合征如 der(22)，DGS，VCFS，

CATCH22 等均因基因组重组不同所致，近期研究者通过基因特异性 PCR 或同源性比对证实了 6 个调控单元 LCR22A、B、C 、D、E、F，具有不同程度的序列同源性，在减数分裂期间形成断裂频率不同的重组特性，因而介导了 3 Mb 典型缺失类型，1. 5 Mb 缺失类型，及其他类型重组后类型。

LCR 同源序列分析尚不能解释临床发现的各种缺失类型的原因；更为重要的是经典缺失片段中约 30 个基因的功能及其相互作用还不清楚[8]。这其中含有如 TBX1，CRKl 等候选基因。其中研究较多的候选基因是 TBX1，它位于 1. 5 Mb 的缺失区域，属于 T－box 转录因子家族成员之一。小鼠模型中单独 Tbx1 失活后，可以导致综合征的心脏锥体干及腭裂的发生。另外，CRKL 属于 3 Mb 缺失区域，参与发病机制中细胞信号转导通路中的 TGFβ(非 22q11. 2)通路，从而不能使 Crkl 磷酸化，导致头颅神经嵴细胞分化受阻，咽弓系统不能正常发育，进而咽弓衍化而来的颅，面，腭(腭裂或腭咽闭合不全)，心脏锥体干区域器官发育障碍。因此，本综合征可能除受区域内多个基因的调控外，在 22q11. 2 以外区域也存在调节基因，并与典型区域内 TBX1，Crkl 基因相互作用，调控颅面心部位的器官发育。Baldini 研究表明[9]，22q11. 2 区域的多个候选基因呈现剂量依赖性，纯合性缺失表型比杂合性缺失产生表型的畸形谱更为广泛且严重，并与腭-心-面综合征表型类似。另外，染色体水平上的缺失或者重复类型单独发生时，都将导致综合征的某些表型的出现，但是其严重程度和外显率相差很大。

腭-心-面综合征是遗传性疾病之一，病变累及口腔颅颌面部的综合征，部分具有单基因遗传特征，部分是由生殖细胞和体细胞多个(多次)基因突变引起，但这些疾病的共同特点是遗传物质变化引起。经临床观察，中国腭-心-面综合征患者的表型谱与西方国家患者也有不同，常以先天性腭咽闭合不全和智力发育障碍为主，其发病因素及机制亦可能与国外有所差别。

第三节　唇腭裂的环境因素干扰

唇腭裂中同卵双生的发病的一致率为 25％～50％，这表明除了基因因素之外，环境因素也是致病因素。环境因素包括化学物质药物、调味品、食品添加剂、化妆品等，大多数化学物对人类有益，但有些却能导致胚胎期发育畸形进而导致出生缺陷。此外，还有孕期因素，比如叶酸补充、吸烟、饮酒、接触农药、X 线照射、精神创伤等。

一、药　　物

从 1943 年 Warkany 发现环境因素对于腭裂作用以来，许多研究表明，苯妥英类、丙戊酸类和沙力度胺等药物都对腭裂发生具有致畸作用，现在已知的药物有激素类的可的松、地塞米松等；抗惊厥药中有苯妥英钠、苯巴比妥等、镇静药中的沙利度胺、地西泮等。比如，降胆固醇药(他汀类)可以通过口服而阻止胆固醇的生物合成，从而影响胆固醇依赖性的 Hedgehog 信号，此类信号对一系列组织结构，包括脸部的发育都有重要作用。如果妊娠期有他汀类药物暴露史，31 例先天性缺陷患者中，2 位具有唇腭裂，2 位具有腭裂。另外，肾上腺皮质激素暴露后，也有轻度腭裂的发生。

二、叶　　酸

实验表明酒精和吸烟都能提高唇腭裂的发病率，叶酸能降低发病风险。环境因素对母体和胎儿基因都会产生作用。例如，对 TGFA，TGFB3，MSX1，BCL3，RARA，MTHFR，CYP1A1，NAT1，NAT2，GSTT1 和 EPHX1 基因，但是研究的结果并不一致。近来的 meta 分析表明，吸烟和 TGFA 之间突变存在比较统一的结果。

大量研究显示，叶酸代谢途径对于唇腭裂的预防具有重要作用，补充叶酸后能降低唇腭裂和神经管畸形的发生。研究中，亚甲基四氢叶酸还原酶(MTHFR)基因的多态性做了具体研究，发现 C677T 或 A298C，两位点的突变，都能降低此酶的活性。相关研究的结果仍然存在争议，这可能是分析方法不同所致。亚甲基四氢叶酸还原酶活性不足对于唇腭裂的发生是必须，但并非充分条件。通过线性回归的方法发现，TT 和 AT 型的 MTHFR 和腭裂相关[10,11]。另外研究发现，母源的 MTHFR 变异也和腭裂相关。小鼠中发现，叶酸结合蛋白失活后，可以导致唇腭裂的发生。[12]。

三、二 恶 英

对于最近有研究表明，食物，烟草，汽车废气，工业漂白剂中广泛存在的二恶英会导致发生芳香烃受体突变，由从而导致唇腭裂的发生。其中，芳香烃受体核转位分子 ARNT 作为辅助因子共同介导下游的 TGFA，TGFB，EGF 和 EGFR 等基因。小鼠研究显示，定位于 7 号染色体的 ARNT 内部存在 300 kb 缺失的情况下能导致腭裂发生。[13]

四、吸　　烟

吸烟一直被认为是 CLP 发病的重要因素，孕期吸烟和 CL/P 及 ICP 存在确定的相关关系，人群归因危险度高达 20%。孕期吸烟的负面影响包括主动吸烟和被动吸烟。Meta 分析表明吸烟轻度增加口面裂的风险，相关风险度为唇腭裂 1.34(1.25%～1.44，95% 可信区间)，腭裂为 1.22(1.10%～1.35%)，烟草导致胚胎发育异常的途径可能为两个：(1) 化合物产生具有生物活性的环氧化物，再形成 DNA 复合物，从而诱导突变的产生；(2) 化合物干扰一些生物酶，例如谷胱甘肽硫化转移酶和微粒环氧化物水解酶，促使酶的活性发生改变，进而影响 DNA 的某些位点。日本的研究表明，孕期如果吸烟，唇腭裂的患病率明显上升，虽然吸烟和唇腭裂的关系尚不明确，但是作为一个预防措施应当重视。另外，英联邦的唇腭裂的发病与孕早期存在确定的相关性，并且呈剂量依赖性。在美国人群中，Beaty 的研究结果则相反，孕早期吸烟不会导致唇腭裂的发病风险。

五、营　　养

孕期的营养也是一个因素，多种维生素的摄入可以降低孕早期发生口面裂的风险。Meta 分析显示，多种维生素的摄入可以降低 25%的发病风险。但是多种维生素的补充是否可以预防口面裂需要更多的研究支持，目前由于样本过小且数据不足，因而难以评价结果。在一项匈牙利的研究中，多种维生素的摄入可以降级神经管缺陷，但是对于口面裂的发病并没有直接证据可以预防。研究发现，孕期或者孕前期服用高剂量叶酸 2.5 mg 或者1.0 mg 剂量，前者发病率较高。叶酸缺乏可以导致口面裂，叶酸拮抗后也可以增加口面裂的发病风险，但是在人类中进行叶酸补充进行预防，其结果还尚待确定。北美从 1990 年开始，强制性给予含叶酸的谷物，口面裂的患病率有所下降；在澳大利亚的研究中，叶酸摄入是自愿的，其结果中的患病率无从比较。

第四节 唇腭裂与分子遗传学

一、基因突变及其产生的后果

唇腭裂的大部分研究都是基于基因突变的理论基础。唇腭裂研究需要对基因组有不断认识与探索，因此，基因组研究显得十分重要。同其他物种基因组一样，人类基因组的 DNA 并非是一个静态实体。相反，它将遭受各种不同类型的可遗传改变（突变）；大范围的染色体畸变，其中涉及染色体的丢失或获得，或者染色体的断裂与重接。根据对 DNA 序列的影响，小范围的突变可分为下列类型。

碱基置换——涉及通常为单个碱基的替换；少数情况下几个或成簇的碱基可以通过一种形式的基因转变同时被替换。

缺失——一个或者多个核苷酸从序列中删除。

插入——一个或者多个核苷酸插进序列当中。

突变也可根据它们是否涉及单一的 DNA 序列或者是否涉及两条等位或非等位序列的交换来分类。

新突变可产生于单一个体的体细胞或种系中。如果一个种系突变并无严重损害一个人生育能传递该突变的能力，它将传播于一个（有性）群体的其他成员。因此，源于 DNA 核苷酸序列水平上的差异，而且这种 DNA 是稳定的，且可传至下一代细胞便称为突变。人类子代和亲代之间无论在形态结构、生理活动和生化代谢等方面都很相似，就是由于序列改变所在的基因能被传递下来，而具有遗传性。突变是进化的原动力，但它们也可能导致疾病性。它们可以是某种表形异常的直接原因，也可能导致个体对疾病易感性的增加。通常低水平突变可以视为导致疾病为代价而容许偶然的进化新颖性与造成某个物种一定比例成员死亡之间的一种平衡。

人类基因组的规模，对 DNA 聚合酶的精确度提出了极大的要求：人类细胞的每一次分裂均需要由 60 亿个核苷酸组成的序列别精确的复制。因而，基因突变可能发生在个体发育任何阶段，以及体细胞或生殖细胞周期的任何分期。如果基因显性突变在生殖细胞中发生，它们的效应可能通过受精卵而直接遗传后代并立即在子代中表现出来；如果突变基因是隐性的，则其效应就可能被其等位基因所遮盖。如果突变发生在某一配子中，那么，在子代中只有某一个有可能承继这个突变基因。如果突变发生在配子发生的早期阶段（如发生在成熟分裂的性母细胞），则多个配子都有可能接受这个突变基因，因此，突变基因传到后代的可能性就会增加。携带突变基因的细胞或个体，称为突变体（mutant）没有发生基因突变的细胞或个体称为野生型（wild type）。

变异效应对于携带的有机体既非有害也非有益，这种突变称为中性突变。而有害的基因突变影响到基因表达，或者直接改变一段编码序列，或者通过改变至关重要的基因内或基因外序列。绝大多数被记载的致病性突变均被发现于编码序列中。这将引起遗传性疾病。据估计，人类有 30 000 个结构基因，正常人的基因座位处于杂合状态的可占 18%，一个健康人至少带有 5～6 个处于杂合状态的有害突变，这些突变如在纯合状态时就会产生有害后果。

二、遗传性疾病的概念

遗传性疾病（hereditary disease）简称遗传病，

是指生殖细胞或受精卵的遗传物质(染色体和基因)发生突变(或畸变)所引起的疾病,通常具有垂直传递的特征。遗传性疾病具有三个方面:(1) 垂直传递。遗传病不同于传染病的水平传递,而是具有上代往下代传递的特点。但不是每个遗传病的家系中都可观察到这一现象。因为有的患者是首次突变产生的病例,是家系中的首例;有些遗传病特别是染色体异常的患者,由于活不到生育年龄或不育,以致观察不到垂直传递的现象。(2) 遗传物质(主要是指基因,也可包括染色体)的突变或染色体畸变。(3) 不是任何细胞的遗传物质改变都可以传给下一代,只有生殖细胞或受精卵的遗传物质发生改变才可以传给下一代。例如,腭-心-面综合征的部分病例是在减数分裂时发生了,染色体的重组后,并遗传给了下一代,据统计为50%。

三、遗传因素在疾病及唇腭裂发生中的作用

从环境与机体统一的观点看,疾病是环境因素(外因)和机体(内因)相互作用而形成的一种特殊的生命过程,伴有组织器官形态、代谢和(或)功能的改变。遗传因素是构成内因的主要因素。因此,可以认为,任何疾病的发生都是环境因素与遗传因素相互作用的结果,但在某一具体疾病发生中,环境因素与遗传因素的相对重要性则要具体分析。大致有下面三种情况:第一类是环境因素起主要作用的疾病。第二类是遗传因素起主导作用的疾病。第三类是环境因素与遗传因素都很重要,遗传因素提供了产生疾病的必要的遗传背景,环境因素促使疾病表现出相应的症状和体征。三者之间并无严格的界限,例如非综合征唇腭裂,是环境因素和遗传因素共同作用的后果。腭-心-面综合征具有早前定位较为明确的基因区域,并为小鼠基因纯合子与杂合子基因剔除实验所证实。

四、遗传病的治病基因作用机制

人体细胞的组成、生理功能和生化反应均主要由蛋白质参与。蛋白质的构成单位是氨基酸,它的特异性受基因控制。DNA分子上的遗传信息通过转录传递到mRNA分子上。含有DNA特定遗传信息的mRNA分子穿过核膜进入细胞质,将mRNA分子上转录的遗传密码翻译成氨基酸序列,合成特定的肽链,然后连接成蛋白质分子。如果基因发生了变异则相应的结构蛋白、酶和各种激素也将发生变异,从而导致各种病理和病理生理改变,导致遗传病的发生。遗传病的发病机制主要是由于DNA分子链上某一区域由于某种物理、化学或生物因素引起分子结构的变化,从而导致该分子所控制的形状发生变化。

另一方面基因组的不稳定性同样也可导致遗传病。约10%的细胞的DNA内有双核苷酸或三核苷酸的重复序列,这种重复序列具有不稳定性,其拷贝数会发生扩增而导致突变。早期表现为三核苷酸重复的数量增加,导致体积增大,当超过某一阈值时便引起基因组的不稳定性,这时可以不引起或仅致极轻微的临床表现,但是这种三核苷酸数量的增加在其后的几代中可急剧增加,导致临床发病。这种情况其病越早症状越严重。目前已知至少有17种疾病的产生是由这种变化导致。

遗传病的发病中存在着基因异质性现象,临床上完全相同或极为相似的症候群可以是分别由于两种或更多的基因突变所导致。例如,X染色体上两个不同的座位中任何一个发生突变均导致血友病的临床表现。其一引起VIII因子缺乏,导致甲型血友病,另一突变的结果为IX因子缺乏,导致乙型血友病。再如葡萄糖-6-磷酸脱氢酶缺乏症的变异型多达数百种。遗传性高铁血红蛋白血症可由3个不同的基因座位至少10种不同的突变引起。其中既有等位基因突变,也包括非等位基因性

的基因异质性。我们正在研究的腭-心-面综合征就是一种有着较为广泛基因异质性的常染色体遗传病，目前已知该种遗传病存在于 4q34.2[14]，8p23[15]，9q34.3，10p13－p14，17p13.3[16]，22q11.2，22q13 等遗传位点。例如，4q34.2 的缺失导致了，室间隔、房间隔缺损，肺动脉狭窄，黏膜下裂，第五指异常等与腭-心-面相似的症状；而 10p13－p14 缺失类型中，出现了肾发育不良，甲状旁腺功能减退症，免疫缺陷等症状。虽然各个遗传位点分别处于不同的染色体上，但都能导致相同的腭-心-面综合征的部分临床症状，即表型谱部分一致。而 9q34.3 的位点，具有心脏发育畸形、癫痫、精神障碍等表型(OMIM 610253)也从表型谱上证实了这一点。

五、遗传病的检出方法

1. 群体调查法：调查某一地区一般人群中某遗传病的发病率及先证者亲属中的发病率。假如这两种发病率有明显差异时表明该病可能与遗传有关。

2. 双生儿法：单卵双生儿具有相同的遗传基础，而双卵双生儿则不同，故比较两者患病一致性，若有显著差异便表明该病可能属于遗传病。

3. 家系调查与系谱分析：对初诊患者进行家系调查，制成系谱进行分析，按其传递方式可判断患者是否患有遗传病，并推断其遗传方式。

4. 染色体检查：以判断患者是否患有染色体病。

六、单基因遗传病与唇腭裂

单基因遗传病主要分为常染色体显性遗传病、常染色体隐性遗传病和性染色体连锁遗传病。某些综合征的基因发现均与唇腭裂相关。我们目前所进行的研究主要为常染色体显性遗传病。该种遗传病主要具有下列特征。

1. 除新突变外每一患者的双亲中必有一患者。

2. 患者的子女或同胞中患者与非患者的机会各为一半。

3. 形状的传递与性别无关，即男性与女性患者都可以将遗传性状传递给儿子或女儿，且患病机会均等。

4. 患者的正常子女所生育的后代全部正常。

5. 如该病不损害患者的生存和生育，该性状便呈垂直传递。

常染色体显性遗传病与其他遗传方式的疾病存在着某些不同。在某些情况下常染色体显性遗传病性状的表现程度各不相同。有时常染色体显性遗传病异常基因的表现度极弱，以致有一代携带该基因者不出现临床症状，即该性状不外显。显性性状外显的比率称为外显率(penetrance)，外显率为 100%者称为完全外显，而不足 100%者成为不完全外显。不完全外显有可能是体内、外环境因素影响的结果。例如细胞内除影响性状或疾病的结构基因外，还有修饰基因，可以加强或减弱与该遗传性状有关的结构基因作用。这种不完全外显的现象中隐藏着某种能够控制遗传病发生的因素，从而启发遗传学家去努力探求影响致病基因外显的因素以求找到控制这些因素的方法。某些常染色体显性遗传病于生后数年至数十年后才发病。例如家族性多发性结肠息肉病一直到 40 多岁可能会恶变。前期研究结果证实，腭-心-面综合征的智力发育障碍，在 7 岁之后明显呈下降状态，一般表现为 70 分左右。这种延迟发病的情况也见于遗传性舞蹈病和成年性多囊病，但这种现象并不见于常染色体隐性遗传病。有时某些显性性状呈纯和型时表现的临床症状极重，多致死；其杂合子的表现度介于显性纯和型和正常纯和型之间，但由于这种两个患病成员婚配的机会极少，故该情况极少发生。

一般情况下每组等位基因可以有 2 个以上的成员，如果某一等位基因座位由 3 个或 3 个以上的成员便形成复等位基因。例如，人类的 ABO 血型基因中的 IAB 基因即为共显性。每种常染色体显性遗传病患者均有一些是由于新突变所致，其频率一般为 5×10^{-6}。

新突变患者的发生率与该疾病患者存活至成年且有生育的能力成反比关系。新突变多发生于相对高龄父亲的生殖细胞。Marfan 综合征和软骨发育不全侏儒症均有这样的父亲年龄效应。散发病例父亲的年龄较一般群体中的父亲年龄和由父亲传递而获得突变基因者的年龄均要高出 5～7 岁。如果某疾病的患者于生育年龄前必然死亡，则新发生的病例总是由新突变所致。现已知的近 1 000种常染色体显性遗传病中极少发现有酶缺陷，这与隐性性状的基本缺陷为酶异常不同。目前已知人类大约有 3 000 余种遗传性状（包括遗传病）是按常染色体显性遗传方式传递的。

多基因遗传病与唇腭裂

人类遗传病分为两大类：除了上述单基因遗传病外，临床上还可见到另外一些在人群中发病率较高（>1%），常表现为家族聚集倾向的性状或疾病。如糖尿病、特发性高血压及先天性出生缺陷如非综合征唇裂及腭裂，动脉导管未闭和精神分裂症。这些疾病受多对基因控制，每对基因彼此之间没有显性与隐性的区分，而是共显性。多个基因的任何一个基因对于疾病的发生既不是必要条件，也不是充分条件，这些基因对该遗传性状或疾病形成的作用是微小的，且效应大小不一，通过积累或叠加、也可以是互补地作用于一种疾病的发生，并受环境因素的影响。这样的遗传方式称为多基因遗传。多因子遗传在人群中的分布呈连续变异的形式，为正态曲线分布。例如身高和智商属多因子性状。这些性状在一个随机取样的群体中由低到高逐渐过渡，大多数人接近平均值，位于两个极端者是少数。多基因遗传病的发病存在一个阈值。亲缘关系越远，通过遗传得到相似的基因组合的机会也越少，彼此之间相似的程度也越少。人群作为整体而言，有一些频率低、作用微小但有累积效应的致病基因。如果某一个体通过遗传得到许多这种基因恰到好处地达到阈值，便会使原来不显露的疾病变为明显。这时致病的环境因素便决定该性状或疾病的表现度。患者家系中其他成员是否会发生这种疾病取决于是否获得相似于这种恰到好处的基因的组合。亲缘关系越近者这种可能性也越大。另一方面，决定某一性状所需组合的基因数越多，亲属通过遗传得到这些基因组合的机会便越少。

第五节　唇腭裂的研究方法及其进展

一、定位克隆的基本原理

摩根利用连锁的规律成功地确定了基因在果蝇染色体上的相对位置，并建立了果蝇的基因图。然而由于不能直接在人类中进行繁殖实验，必须使用自然发生的家系资料，经过几十年，只有当先进的统计学技术发展起来之后，这一发现才开始应用于人类的连锁和基因定位的研究。不过，这些技术的应用只是偶尔地发现连锁。只有在体细胞遗传学的新技术，尤其是细胞融合技术出现之后才有所突破。这些技术使得将基因定位于特定的染色体甚至染色带上成为可能。之后，随着分子生物学技术的出现，以及分子遗传标记的发现，使得人类基因的定位取得了进一步的发展。

(一) 连锁分析基本原理

基因定位的连锁分析是根据基因在染色体上呈直线排列,不同基因相互连锁成连锁群的原理,即应用被定位的基因与同一染色体上另一基因或遗传标记相连锁的特点进行定位。生殖细胞在减数分裂时发生交换,一对同源染色体上存在着两个相邻的基因座位,距离较远,发生交换的机会较多,则出现基因重组;若两者较近,重组机会较少。重组DNA和分子克隆技术的出现,发现了许多遗传标记——多态位点,利用某个拟定位的基因是否与某个遗传标记位点存在连锁关系,以及连锁的紧密程度就能将该基因定位到染色体的一定部位,使经典连锁方法获得新的广阔用途,成为人类基因定位的重要手段。

遗传连锁分析的目的是确定不同的遗传位点在染色体上的位置和先后排列顺序,并且估算出不同位点之间的遗传距离。这些遗传距离是通过一些统计学方法来测量的。确定两个基因间距离的遗传单位是厘摩(cM),如果两个基因相距1 cM,当染色体发生减数分裂形成配子时这两个基因之间的重组概率是1%。在连锁分析技术出现之前,人们只能研究表型。因此"经典"的遗传学分析不得不遵循这样一条途径:以表型为起点,由器官、组织、细胞、亚细胞结构逐层深入,直到最底层基因,及其突变。生化遗传学的发展使该方法取得很大成功。在基因产物的水平,例如酶缺陷及血红蛋白变异体方面,这种方法取得了成功的结果。由于通过遗传密码可以将一个氨基酸的改变与DNA分子上相应核苷酸的改变联系起来,据此就可以推断DNA的突变,但是这个方法有很大的局限性。因为在对某种疾病进行研究的初期不可能对生物病因有很深入的认识,而生化指标并不能准确无误地指向某一缺陷,所以很难将疾病的表型和某一酶或者蛋白遗传缺陷联系起来。染色体上两个位点从亲代传给子代时,若相距1 cM,就有1%的重组机会。整个人类基因组含 3.2×10^9 bp,相应约有3 300 cM,每个染色体平均约有150 cM,1 cM约为1 000 kb。因此,一个致病基因和标记位点紧密连锁,两者不需在同一条染色体的同一区段,一条染色体可以产生大量的DNA多态,只要提供足够的家系,按孟德尔方式遗传的疾病都可将其基因定位。在连锁分析中,多态标记是极为有用的。在人类基因组中存在50 000~100 000个串联重复序列家族,它们均匀穿插于基因组,平均50 kb有一个,这些都是很好地遗传标记对突变的检测和基因定位研究起了重要作用。到了20世纪80年代初,随着整个人类基因组中遗传标记的不断发现和完善,有效地用于分析遗传标记与疾病基因的统计方法的发展,以及对DNA片段进行大规模克隆和测序技术的发展,为上述连锁分析的研究奠定了基础。这些技术可以成功地用于确定引起某种疾病的遗传基因。它通过首先确定某一缺陷基因的位置来寻找基因,而不依赖于对该基因正常或异常功能的理解。这一方法称为定位克隆(Positional Cloning)。定位克隆手段来自经典遗传学和分子遗传学的结合。在NSCL/P的研究中,首例全基因组扫描在2000年完成,此实验用5 cM的间距扫描发现了10个可疑位点。随后2002年,Marazita在上海对汉族的NSCL/P进行了一系列扫描,其中发现3q和4q区域,在以往的研究中并未发现,并指出这是中国人所特有的位点。2003年叙利亚家系中检测到17q13.1的LOD值为3.0,具有连锁意义。2003年Marazatia对土耳其18个核心家系进行了10 cM的扫描,TGFa呈阳性结果,由此说明小家系也可检测到连锁和关联关系。总之,定位克隆为唇腭裂的基因定位研究做出了不可磨灭的贡献。尽管有些结果反映在不同的人群和种族当中,但需要指出的是,研究方法的改进是以后进行此类研究的重要措施。尽管如此,定位克隆为研究这些突变引起的精确功能提供了先决条件，从而引发了突变与疾病严重程度和病程变异之间的相互关系的系列研究[17]。从20世纪80年代晚期该方法取得成功后，这种方法已经成功地确定了几百个遗传病的基因。目前，由于人类基因组计划的不断完善，人类染色体上的大部分基因序列已知。随着分子方法在生物学和医学诸多领域的广泛应用，不借助于任何已知的单基因性状或疾病，而直接分析正常基因的方法越来越普遍。

（二）连锁分析的应用

基因定位和基因图谱对遗传学、医学和人类及生物进化的研究都有十分重意义。它可提供遗传病和其他疾病的诊断的遗传信息，可以指导对这些疾致病基因的克隆和对病症病因的分析与认识，这些又取决于遗传图谱和物谱的相互依赖关系。通过多态位点标记进行连锁分析获得物理图谱的位置于遗传作图，同时通过连锁分析（部分有减数分裂的交换）又能指导物理，使基因定位更为精细。连锁分析检测基因突变指导遗传病的诊断过遗传连锁图可以在缺少任何生化或分子性质信息情况下对遗传病进行。例如，应用RFLP进行的临床诊断。应当指出，由于多种遗传标记的定位，RFLP的应用更加广泛。遗传图对疾病诊断的价值最明显的是当某一基因已位于某染色体，但尚未被克隆时，就可依赖于运用一个或多个遗传标记进锁分析，利用它和该基因的重组关系进行基因诊断。连锁分析进行致病基因的鉴别与定位病基因与遗传标记相关进行连锁分析以诊断疾病，然而要认识这种关系就有足够数量家系来确定这种连锁；有适当可提供信息DNA标记。后者较易，则难，尤其是稀少的疾病，患者在年幼时死亡。这时采取两种方法，一是大的家系，并从此家系成员中获得DNA信息，其优点是所有患者都是一个病，并由单一基因突变引起；二是收集大量的小家系。前者如慢性进行性病，例如后者如囊性纤维化（CF）。实际上，人们希望能发现连锁需在大约20 cM或以下，再大的距离一般就难于发现连锁关系，特别是分子遗传学的新进展推出的反向遗传学——定位克隆的策略，更加速了疾病基因的鉴定与定位。一旦通过连锁分析将疾病致病位点定位在染色体上某一区域，便可利用这些遗传标记所提供的信息把患者的染色体排列成单倍型之后与正常人的染色体排列成的单倍型进行比较，通过单倍型在减数分裂过程中的重组现象可以把与疾病表型连锁的单倍型区域缩小到最小的范围。在定位区域内部或者附近选择可疑基因作为候选基因，然后对其进行DNA序列分析，查找缺失或突变。

（三）连锁分析的历史与现状

1. 直接法

在连锁分析的早期阶段人们通过直接观察子代中重组子和非重组子的数量来计算重组率。直接法表面上准确无误，因为所有的重组子都被计算在内。然而实际上由于相位不清，不完全外显，以及其他掩盖基因型的一些因素，直接法仅能从实际信息中提取很有限的一部分，有时甚至会产生偏差。

2. Y统计法

由于家系中父代成员的相位不清，所以不能确定子代究竟是重组子还是非重组子。1931年德国内科医生Bernstein提出了一种间接分析相位的方法。由于子代个体的数目是确定的，其中每一个成员在父代的两种相位下或为重组子或为非重组子。子代中重组子与非重组子个数在两种相位下相互调换，但不论哪种相位子代成员中重组子和非重组子的乘积是不变的，这一乘积值被定义为y。y值的大小依赖于重组率，当重组率为1/2时最大，当重组率为0时最小。Bernstein统计出在不同重组率和家系条件下 y 值的大小，研究者可以根据这一表格估算出重组率。Y 统计法比起直接法是一种进步，但它仍遗漏了一些遗传信息。

3. 同胞对法

1935 年由 Penrose 提出。应用这种方法检出连锁关系，并不依赖于遗传模式，而是依赖于受累的患病同胞对是否共享等位基因。如果两个位点不连锁就会符合孟德尔的独立分配定律，此时 25%的受累同胞对共享父源和母源遗传标记的 0 个等位基因，50%的受累同胞对共享等位基因中的 1 个等位基因，25%的受累同胞对共享 2 个等位基因。如果遗传标记与致病基因是连锁的，受累同胞对共享等位基因就会偏离这一比例。共有 1 个或者 2 个等位基因患病同胞对的比例会升高，共有 0 个等位基因的患病同胞对的比例则会降低。最大或然率法 1922 年 Fisher 提出计算重组率的常用方法，1937 年由 Bell 和 Haldane 应用于多代家系分析。

4. u 值分析

对于仅有两代的小家系，Fisher 提出利用最大或然率计算 u 值的办法进行分析。

5. Lod Scores 法

Lod Scores，是连锁相对于不连锁的概率比数取常用对数，该值为 3 表明连锁相对于不连锁的可能性为一千倍，定义为连锁；反之若该值为 −2 则排除连锁。

LOD=log10(likelihood of data If loci linked at θ/likelihood of data if loci unlinked at θ=0.5)。$0\leqslant\theta\leqslant0.5$ 结果是否阳性根据 LOD 值进行衡量。LOD>3 时肯定连锁，LOD<−2 否定连锁。

θ 值指重组率即发生交换的配子占总配子的数量比。

二、其他基因定位的方法

(一) 体细胞杂交法

体细胞是生物体除生殖细胞外的所有细胞。将从身体分离的体细胞做组织培养进行遗传学研究的学科称为体细胞遗传学。体外培养细胞可人为控制或改变环境条件，并可建立细胞株，长期保存，进行各种正常和病理研究。与基因定位有关的是体细胞杂交(somatic cell hybridization)。细胞杂交又称细胞融合(cell fusion)，是将来源不同的两种细胞融合成一个新细胞。大多数体细胞杂交是用人的细胞与小鼠、大鼠或仓鼠的体细胞进行杂交。这种新产生的融合细胞称为杂种细胞，含有双亲不同的染色体。杂种细胞有一个重要的特点是在其繁殖传代过程中出现保留啮齿类一方染色体而人类染色体则逐渐丢失，最后只剩一条或几条，其原因至今不明。这种仅保留少数甚至一条人染色体的杂种细胞正是进行基因连锁分析和基因定位的有用材料。由于人和鼠类细胞都有各自不同的生化和免疫学特征，Miller 等运用体细胞杂交并结合杂种细胞的特征，证明杂种细胞的存活需要胸苷激酶(TK)。凡含有人第 17 号染色体的杂种细胞都因有 TK 活性而存活，反之则死亡。从而推断 TK 基因定位于第 17 号染色体上。这是首例用细胞杂交法进行的基因定位。由此可见，研究基因定位时，由于有杂种细胞这一工具，只需要集中精力于某一条染色体上，就可找到某一基因座位。

(二) 原位杂交

重组 DNA 技术的建立与分子杂交相结合，从分子水平研究基因定位，发展了一系列有效方法。例如原位杂交(in situ hybridization)就是分子杂交技术在基因定位中的应用，也是一种直接进行基因定位的方法。分子杂交的基本原理是碱基的互补配对，同源的DNA－DNA双链或DNA－RNA链在一定条件下能结合成双链，用放射性或非放射性物质标记的DNA或RNA分子作为探针，可探测到细胞基因组中的同源部分。1970～1978年首次将分子杂交法应用于基因定位，即用α及β珠蛋白基因的cDNA为探针，与各种不同的人、鼠杂种细胞进行杂交，再对DNA杂交情况进行分析，找出cDNA探针与人染色DNA顺序间的同源互补关系，从而将人α及β珠蛋白基因分别定位于第16号和第11号染色体上。

原位杂交的特点是杂交在显微镜载玻片上中期染色体标本上进行。所谓原位即指标本上DNA原位变性，在利用放射性或非放射性标记的已知核酸探针杂交后，通过放射自显影或非放射性检测体系来检测染色体上特异DNA或RNA顺序，可用放射性颗粒在某条染色体的区带出现的最高频率或荧光的强弱来确定探针的位置，从而进行准确的基因定位，但原位杂交必须在已知探针的情况下方可进行，而在未知致病基因时，则无法进行基因定位。放射性同位素标记核酸探针与染色体显带结合进行原位杂交仍有不少缺点和局限性。例如，需要使用放射性核素的特殊实验室，自显影曝光时间长，同位素标记的探针不易保存，放射污染不利健康，特别是高质量的中期染色体标本在细胞培养基础上难以得到，观察费时，对间期核的研究难以进行等。

荧光原位杂交

荧光原位杂交（florescence in-situ hybridization，FISH）是一种非放射性原位杂交方法。用特殊荧光素标记核酸（DNA）探针，可在染色体、细胞和组织切片标本上进行DNA杂交，对检测细胞内DNA或RNA的特定序列存在与否最为有效。探针不是放射性的而是将荧光染料与抗体蛋白结合进行检测。它们具有高度亲和力，有与放射性探针相同或更高的分辨率。现已可用不同的荧光染料同时进行多重原位杂交，显示出不同的荧光色泽。这种多色FISH技术近年来发展迅速，已成为基因定位作图和医学诊断的重要手段之一。1992年运用这种策略已能在中期染色体和间期细胞同时检测7个探针。科学家们的目标是实现24种不同颜色来观察22条常染色体和X、Y染色体。荧光原位杂交法提高了杂交分辨率，可达100～200 kb。此法除了应用于基因定位外，还有多种用途，它已日益发展成为代替常规细胞遗传学的检测和诊断方法。以往腭-心-面综合征基因型的FISH诊断，尽管探针单一，并不能分析出治病基因的精确定位，但从染色体水平上的筛选研究中发挥了不可磨灭的贡献。近来，著名的New England Journal通过小家系发现，染色体水平的基因片段的转移，可以弥补外显率不足，这一重要发现，又一次丰富了腭-心-面综合征发病机制，即基因补偿可以使得表型正常，而基因型异常[19]，从而提示我们在遗传咨询过程中，不但要注意患者的表型，而且对于表型正常的父母，基因分型同样重要。

三、定位克隆的基本步骤

1. 收集家系资料，最重要的是确定所研究疾病的病因确实是由于遗传所引起的，而且诊断一定要确凿、可靠，任何前期工作中的失误或疏忽都会对以后的工作带来不可估量的损失。

2. 应用连锁分析的方法对疾病的遗传位点进行定位。选择足够数量的覆盖整个人类基因组的多态性遗传标记，对家系中成员的样本进行全基因组扫描，确定疾病的遗传位点。

3. 用多个遗传标记的基因分型排列每个家系成员的单倍型。根据单倍型的重组情况确定致病基因在染色体上的精细定位区域，尽可能缩小连锁区域。

4. 在致病区间内利用人类基因组数据库中已

有的数据寻找与疾病的生理生化功能相关的候选基因。

5. 寻找能够引起蛋白质产物结构改变，并引起功能障碍的病理性突变或其他改变，如单碱基改变、插入、缺失突变等。

6. 对突变进行功能研究。

四、遗 传 图 谱

高密度的遗传图谱是连锁分析得以进行的基础。人类遗传学在过去的几年中取得的最为重要的成果就是精细人类基因图谱的构建。其原因很简单：当获知基因的位置外，对它的其他信息均一无所知时，基因图谱是我们找到并分离出基因的唯一途径。在过去的几年间，人们已经用这种定位克隆的方法成功地克隆了许多单基因疾病的基因。而且，目前人类遗传学研究的焦点已经从单基因疾病逐步转移到复杂的多基因疾病。精细的遗传图谱为我们提供了发现并最终分离出易感致病基因的一条途径。

（一）遗传连锁图谱（genetic linkage map）

它由一系列已知间距和前后顺序的遗传位点构成。这些位点通常是一些不具有功能的，严格按照孟德尔方式遗传的分子标记。遗传图谱上的一个个遗传标记就好像是人类染色体上的一个个路标。连锁分析本质上就是确定致病基因位于哪条染色体的那几个路标之间。构建遗传图谱的基本原理是：真核生物体遗传过程中会发生减数分裂，此过程中染色体上的遗传标记物要进行重组和交换。这种重组和交换的概率会随着染色体上任意两点间相对距离的远近而发生相应的变化。遗传标记物是存在于人类基因组上的，在不同个体之间存在差异的遗传物质。它们可以控制物种的表型特征，包括遗传病；它们也可以仅仅是基因型上可以观察到的差异，而不产生表型差异。根据这一点，人们就可以推断出同一条染色体上两点间的相对距离和位置关系，正因为如此，我们得到的这张图谱也就只能显示每个标记之间的相对距离。遗传图谱是根据不同遗传标记物的顺序和它们之间的重组率而确定的。人类遗传图谱的度量单位是厘摩（cM）。1 cM 的定义就是重组率为 0.01，也就是说在 100 个配子中会出现一个重组子，而其他 99 个配子则全部继承了父母的基因型。从序列长度上来讲，1 cM 相当于 100 万个碱基左右，但两者之间没有确切的定量关系。为了测量减数分裂中标记物之间的重组率，必须能从相应的减数分裂中获取到足够的信息。这只有在两个标记物均为杂合子的情况下，才能区分出亲代和子代间是否发生了重组。相邻的两个遗传位点上的等位基因如果位于相同的染色体上，被称为同相，而处在不同的染色体上时称为异相。只有知道了不同等位基因之间的相位，才能分辨出减数分裂产生的配子是否发生了重组。在减数分裂中一套由于紧密连锁而趋向于共同遗传的等位基因，共同构成一个单倍型（haplotype），单倍型中的等位基因由于紧密相邻，更趋向于作为一个整体共同遗传而不会被重组所分离。一旦用一套遗传标记物构建出一精细遗传图谱，疾病的相关基因就可以根据疾病与相应的标记物之间的共遗传现象，而被定位在染色体上的特定位置。我们称这一相对距离为遗传距离，由此构建的图谱也就称为遗传图谱。遗传图谱的重要性在于，它是将具体的生物现象和抽象的基因组之间联系起来的唯一纽带。

基因在遗传图谱上的位置能够帮助我们分离出构成基因的 DNA 片段。这就能使我们能着手研究基因编码的蛋白质和突变对其功能的影响。经典的遗传图谱主要是研究多样性基因的相互关系，这些基因所构成的连锁群（linkage group），以及连锁群中各种多样性基因的线性关系。经典的遗传图谱不能告诉人们某个基因的具体位置，更不能克隆这一基因。物理作图（physical mapping）是从DNA分子水平制作基因图。它表示基因（包括遗传标记）在染色体上的实际距离，是以碱基对为衡量标准，物理图谱（physical map）最终是以精确的DNA碱基对顺序来表达。物理图谱的作用就是描述DNA序列在基因组中的位置，如果将遗传图谱和物理图谱相比较，我们就可以根据基因的遗传位点直接它在基因组中的相应DNA序列。

在整个人类基因组中只有很少的一部分DNA是编码蛋白质的，基因是由转录成mRNA的DNA所构成的。如果将所有的原始mRNA分子排列，就建出由表达的DNA序列所构成的图谱。此时，一旦遗传图谱和物理图谱分基因所定位的染色体区域，我们就能将注意力集中于DNA表达序列。遗传图谱，物理图谱和表达图谱的结合能极大地加快基因的寻找。自1973年第一次国际人类基因组制图（human genome mapping，HGM）召开以来，至今已定位的基因达4 000多个，而且有一大批克隆和DNA遗传标记被定位。这些成果有力地推动了遗传咨询、基因诊断和治疗的进展，对医学理论和临床实践的发展起着十分重要的作用。在过去的十几年中，人类遗传连锁图谱的研究大大巨大推动人类遗传学的。其经历了从经典的基因连锁图谱到现代的DNA标记连锁图谱的过程。遗传图谱的构建需要稳定的家系来源。

在实验动物中可以通过大量的交配而精确测量重组率，而这在人类家庭中不可能做到的。现在这一难题已被成功地运用计算LOD值的数学方法加以解LOD值计算是通过计算两点间在给定的重组率之下相互连锁的概率与相互锁的概率的比值，来判断两者间是否连锁的数学方法，判定连锁的阈值。不同家系在同一位点计算出的LOD值可以相加。

（二）遗传连锁标记

遗传连锁图谱人类基因组中最早的图谱诞生于20世纪70年代，它是以酶的多态性，疾病基因，血型分类和其他的单基因表达产物作为标记物建立起来的。由于这些标记物之间的连锁不十分紧密，所以最初的连锁图谱的分辨率很低，基因组上的许多地方都是空白。这时的人类遗传图谱由于可用的遗传标记物的稀少和基因组的巨大而进展缓慢。

（三）第一代遗传标记物

到了20世纪80年代，人们开始认识到基因组上许多不具有表型的DNA序列也具有多态性，遗传图谱的构建也随之产生了突破性进展。这些标记物被称为无意义的多态性分子。这些标记物中最先被应用的是限制性片段长度多态性（Restriction Fragment Length Polymorphism，RFLP）。它是由于某一位点单个碱基的多态性而造成某一限制性酶切位点的有无。现代连锁图谱的概念最早由Botstein等人提出，当时由于DNA限制性内切酶和连接酶的应用，限制性片段长度多态性成为一种崭新的DNA多态性标记。Botstein等提出来利用RFLP作为标记去构建多态性基因与这些标记得连锁关系进而可以确定多态性基因的位置；随后亨廷顿舞蹈症成为第一个被确定为与某个RFLP标记连锁的常染色体遗传病。1987年著名杂志Cell上发表了人类基因组第一张RFLP标记图谱。这一图谱在人类遗传学研究的历史上具有巨大的影响，为许多单基因疾病的成功克隆奠定了基础，但RFLP图谱有很大的局限性。RFLP主要研究对象是各种形式的序列水平上的DNA限制性酶多态性，包括单碱基改变、插入、缺失突变、长度重复多态性等引起的酶切位点的获得或丢失，检测的手段主要是限制性酶切和 Southern 杂交，然而这一方法的研究使得人类遗传的研究进入分子水平成为可能。

（四）第二代遗传标记物

由于在某一酶切位点只能是有或无两种状态，因此一个位点上只能有两种等位基因。在群体中最大杂合度只能是 50%。遗传标记物只有在杂和状态时才能提供遗传信息，因此许多 RFLP 标记物提供的信息非常有限。所以 RFLP 图谱出现不久人们又开始寻找更为实用的多等位基因的遗传标记物。除了经典的 RFLP 之外，大量其他的 DNA 标记被发现，这包括可变数量串联重复（variablenumber of tandem repeat，VNTR），小卫星标记（microsatellite marker）和微卫星标记（minisatellite marker）的开发和使用。这些标记物能具有更高的杂合度。小卫星标记物为 10 到 100 bp 片段的多次重复，其分子量多为 0.5～40 kb。小卫星的重复次数可用 Southern 杂交确定，因此也被成功地用于构建遗传图谱。然而，小卫星标记物倾向于聚集到染色体末端，因此，它的用途也不尽如人意。另外 Southern 杂交的方法，既费时又费力，而且也很不经济。小卫星标记物的片段很大，因此 PCR 的扩增也很不方便，它逐渐为更为有效的微卫星标记物所取代。微卫星标记物多为 2～4 个核苷酸片段的重复，它在染色体中的分布更为常见，也较为广泛。以 CA 重复为基础的微卫星标记物现已成为构建遗传图谱的基础，通过 PCR 很容易地就能确定其片段大小。微卫星标记由（CA）n 重复序列组成，大量分布于基因组中，每一个单位的重复数目同样是非常不同的。通过鉴定利用这些标记两侧的、可用于聚合酶链式反应扩增的特异 DNA 序列，可以成功地将特异的（CA）n 探针定位在基因组中。应用这些标记可以将许多重要遗传病的基因定位到特定染色体的位点上。应用模型计算表明，对于整个人类基因组作图，以及对于一特定遗传病基因座至少有一个紧密连锁的标记可用于遗传咨询和产前诊断而言，只需要几百个随机散布在人类基因组中的此种标记。高密度的微卫星遗传图谱目前已经构建完毕并可以供研究者自由使用。这一技术和策略的发展大大加快了孟德尔方式遗传病的基因定位和克隆工作的速度，并在一定程度上推动了许多复杂的多基因遗传病的研究。目前人类精细的遗传图水平可达 1 cM即 1 000 kb(1 Mb)左右。目前对于新的遗传标记的研究主要是通过来自许多已知标记位点基因型的三代大家系的经培养的永久性淋巴细胞系进行的。这种家系主要来自美国犹他州盐湖城和法国 CEPH 家系。两组家系均由用大量遗传标记分型的核心家系（双亲和大量子女）组成。科学界可以得到这些家系的 DNA 以用来进一步进行基因作图。随着可得到的 DNA 标记越来越多，连锁分析正变得越来越重要，这种连锁关系不仅包括两个基因座之间的连锁关系，而且还包括一个疾病基因和一套标记（单倍型）之间的连锁关系。这样的单倍型越来越广泛应用于许多研究以及遗传咨询和产前诊断。利用这样的遗传标记，其基因型的组合能提供连锁信息的家系的比例有明显增加。

（五）第三代遗传标记物

如果一个群体存在两种以上的等位基因，其中最低的基因频率也比突变所能维持的高，即称为 DNA 多态性。实践中，当最低频率≥0.01，即认为是多态性。人类在基因上的相似率达到 99.9%的单核苷酸多态性（single nucleotide polymorphism，SNPs）是人类基因变化的一种最常见形式。SNPs 是指在基因组的一个特异和定位的位点出现两个或多个的核苷酸可能性，SNPs 出现的频率估计是每 1 200～15 000 bp 之一。作为基因变异的起因，

SNPs在对疾病的认识、治疗和防治方面有着巨大的潜力。SNPs还可以揭示遗传因素对人的行为和个性的多方面影响。

当人类基因组大致框架图公布时，科学家已经鉴别了超过百万个SNPs。目前，已鉴定和放入数据库中的SNPs超过150万个。并非所有SNPs都导致疾病；SNPs还可以用来测定个体对药物治疗的应答，或作为易患某种疾病的危险人群的标记物。与SNPs相关的各种类型的例子有以下这些疾病：无义突变（A－U）导致镰刀型贫血病，V因子1691G－A等位基因参与深静脉血栓形成，以及细胞色素P450（CYp）基因的几种形态影响药物代谢等等。

除了产生可分辨性状外，SNPs在遗传学上最重要的意义在于可以作为遗传图谱制作的分子标记，使科学家可以定位一个重要基因。因为当一个SNPs位置靠近一个编码基因的序列时，这个SNP极有可能同那个基因一同遗传，研究人员可以比较一个个体的已知SNP图谱和对照组的同一SNP图谱，如果受影响个体的图谱发生了变化，这种差异可能与遗传因素有关。绘制一个有效图谱所需的SNP的数目据估计在100 000（每30 kbDNA有一个SNP）到100万（每3 kb或更短距离有一个SNP）之间。一般而言，图谱上的SNPs越多越好，理想的数目是600 000到100万。随着SNP的数目有可能增加到几百万个，研究人员面临的艰巨任务是找到那些有价值的位点。其中一种方法是筛选DNA片段的序列改变。筛选方法是通过比较实验样品和已知序列的样品的结果，可以确认序列改变。筛选样品的序列改变较之测序更节省时间，并且可以将样品的范围缩小，找到最有研究价值的SNP样品。

由于SNP在基因组内的数量巨大且目前各种新技术开发和检测手段的进步可以允许人们迅速地检测大数量的SNP来弥补其低多态性的不足。从目前来看，SNP有着许多优越性：如SNP的位点的丰富性以及多种非凝胶基础上的SNP的检测手段如DNA芯片以及微列阵的技术。遗传图谱的构建是人类基因组研究必不可少的一步，它对于搞清基因的功能、定位及分离克隆新基因、排列DNA片段、研究染色体上基因的排列顺序等起到不可估量的作用。遗传图谱在过去几年的基因组研究中发挥了巨大的作用，以致同样的策略也被应用于其他模式生物如小鼠以及植物遗传学的研究中。

第六节　人类基因组计划

经过许多世纪对外部宇宙的探索，我们至少对比较容易接近的部分有了大致的了解，正如维度概念一样，正在不断地增加。而对于内部世界，同样是一个令人惊叹的领域。直到现在对于内部世界的探索在规模上一直是适度的和局限的。运用显微镜研究细胞及亚细胞结构提供了进入内部世界的一条主要途径，生物化学和分子、细胞生物学的开拓性进展紧随其后。为给新的探索阶段铺平道路，这个催化剂就是人类基因组计划（human genome project，HGP）。唇腭裂研究随着基因组计划的实施也在不断发展，一些候选基因以及候选基因之间的关系正在被阐明，人类基因组计划对于唇腭裂研究的重要而又深远。

（王　科）

参考文献

1. Vieira AR, Avila JR, Daack-Hirsch S, Dragan E, Felix TM, Rahimov F, Harrington J, Schultz RR, Watanabe Y, Johnson M, Fang J, O'Brien SE, Orioli IM, Castilla EE, Fitzpatrick DR, Jiang R, Marazita ML, Murray JC. Medical sequencing of candidate genes for nonsyndromic cleft lip and palate. PLoS Genet 2005, 1: e64.
2. Lidral AC, Romitti PA, Basart AM, Doetschman T, Leysens NJ, Daack-Hirsch S, Semina EV, Johnson LR, Machida J, Burds A, Parnell TJ, Rubenstein JL, Murray JC. Association of MSX1 and TGFB3 with nonsyndromic clefting in humans. Am J Hum Genet 1998, 63: 557 - 568.
3. Hecht JT, Mulliken JB, Blanton SH. Evidence for a cleft palate only locus on chromosome 4 near MSX1. Am J Med Genet 2002, 110: 406 - 407.
4. Fallin MD, Hetmanski JB, Park J, Scott AF, Ingersoll R, Fuernkranz HA, McIntosh I, Beaty TH. Family-based analysis of MSX1 haplotypes for association with oral clefts. Genet Epidemiol 2003, 25: 168 - 175.
5. Mitchell LE, Murray JC, O'Brien S, Christensen K. Evaluation of two putative susceptibility loci for oral clefts in the Danish population. Am J Epidemiol 2001, 153: 1007 - 1015.
6. Koillinen H, Ollikainen V, Rautio J, Hukki J, Kere J. Linkage and linkage disequilibrium searched for between non-syndromic cleft palate and four candidate loci. J Med Genet 2003, 40: 464 - 468.
7. Shaikh TH, Kurahashi H, Saitta SC, O'Hare AM, Hu P, Roe BA, Driscoll DA, McDonald-McGinn DM, Zackai EH, Budarf ML, Emanuel BS. Chromosome 22 - specific low copy repeats and the 22q11. 2 deletion syndrome: genomic organization and deletion endpoint analysis. Hum Mol Genet 2000, 9: 489 - 501.
8. Kobrynski LJ, Sullivan KE. Velocardiofacial syndrome, DiGeorge syndrome: the chromosome 22q11. 2 deletion syndromes. Lancet 2007, 370: 1443 - 1452.
9. Baldini A. DiGeorge syndrome: an update. Curr Opin Cardiol 2004, 19: 201 - 204.
10. Rubini M, Brusati R, Garattini G, Magnani C, Liviero F, Bianchi F, Tarantino E, Massei A, Pollastri S, Carturan S, Amadori A, Bertagnin E, Cavallaro A, Fabiano A, Franchella A, Calzolari E. Cystathionine beta-synthase c. 844ins68 gene variant and non-syndromic cleft lip and palate. Am J Med Genet A 2005, 136A: 368 - 372.
11. Tang LS, Finnell RH. Neural and orofacial defects in Folp1 knockout mice [corrected]. Birth Defects Res A Clin Mol Teratol 2003, 67: 209 - 218.
12. Abbott BD, Probst MR, Perdew GH, Buckalew AR. AH receptor, ARNT, glucocorticoid receptor, EGF receptor, EGF, TGF alpha, TGF beta 1, TGF beta 2, and TGF beta 3 expression in human embryonic palate, and effects of 2, 3, 7, 8 - tetrachlorodibenzo-p-dioxin (TCDD). Teratology 1998, 58: 30 - 43.
13. Olshan AF, Shaw GM, Millikan RC, Laurent C, Finnell RH. Polymorphisms in DNA repair genes as risk factors for spina bifida and orofacial clefts. Am J Med Genet A 2005, 135: 268 - 273.
14. Tsai CH, Van Dyke DL, Feldman GL. Child with velocardiofacial syndrome and del(4)(q34. 2): another critical region associated with a velocardiofacial syndrome-like phenotype. Am J Med Genet 1999, 82: 336 - 339.
15. Devriendt K, Matthijs G, Van Dael R, Gewillig M, Eyskens B, Hjalgrim H, Dolmer B, McGaughran J, Brondum-Nielsen K, Marynen P, Fryns JP, Vermeesch JR. Delineation of the critical deletion region for congenital heart defects, on chromosome 8p23. 1. Am J Hum Genet 1999, 64: 1119 -1126.
16. Greenberg F, Courtney KB, Wessels RA, Huhta J, Carpenter RJ, Rich DC, Ledbetter DH. Prenatal diagnosis of deletion 17p13 associated with DiGeorge anomaly. Am J Med Genet 1988, 31: 1 - 4.
17. Motulsky AG. If I had a gene test, what would I have and who would I tell? Lancet 1999, 354 Suppl 1: SI35 - 37.
18. Ott J, Bhat A. Linkage analysis in heterogeneous and complex traits. Eur Child Adolesc Psychiatry 1999, 8 Suppl 3: 43 - 46.
19. Carelle-Calmels N, Saugier-Veber P, Girard-Lemaire F, Rudolf G, Doray B, Guerin E, Kuhn P, Arrive M, Gilch C, Schmitt E, Fehrenbach S, Schnebelen A, Frebourg T, Flori E. Genetic compensation in a human genomic disorder. N Engl J Med 2009, 360: 1211 - 1216.

第四章　唇腭裂的分类

唇腭裂的临床表现是多种多样的，其病因是复杂和多因素的，这也决定了其治疗方式的千变万化，单一的治疗模式难以满足不同患者的需要。在制定相应的治疗计划，选择治疗方式前，需要对其有一个明确的分类，以据此选择合适的治疗方式和评估治疗效果。

但唇腭裂的分类方式在不同年代、不同地区都不尽相同，各有所长。至今都未有一种分类能被所有人接受而作为统一的分类标准。在本章节中仅对一些较有代表意义的分类方法做简要的阐述。

一、Davis、Ritchie 分类法

1922 年，在圣地路易斯的美国医学年会上，Davis 和 Ritchie 在经过多年的临床病例积累后，提出了一种新的分类方法，虽然在当时也曾受到该学术领域中其他专家的质疑，但在那个年代，相对于其他复杂和不明确的分类方法，他们所提出的分类无疑是最好的，而且在此之后沿用了许多年。

这种分类方法是以牙槽嵴的情况为参照主体，将所有的唇腭裂畸形分为三大类：第一类为牙槽嵴前裂，即为单发唇裂，再根据单侧，正中，双侧分为 1，2，3 亚类，例如：单侧唇裂即为 I 大类的 1 小类。第二类为牙槽嵴后裂，即为单发腭裂，分为软腭和腭垂裂（1 亚类），硬腭裂（2 亚类），每个亚类又可分为 1/3、2/3、3/3 裂。第三类则为牙槽嵴裂，代表同时存在唇裂和腭裂，也可根据单侧，正中，双侧分为 1，2，3 亚类。

虽然该分类方法在发表后盛行一时，但仍具有其局限性，其一：它未将各种不同程度的不完全性裂再细分；其二：对于牙槽嵴和唇部均裂开而腭部完好的畸形，不能给予明确的分类。

二、Veau 分类

1931 年，Veau 提出了一种更为简单的分类规则：第一类为软腭裂；第二类为双侧不完全性腭裂（裂隙累及切牙孔之后的双侧硬腭和软腭）；第三类为单侧完全性唇腭裂，双侧完全性唇腭裂则成为第四类（图 4－1）。

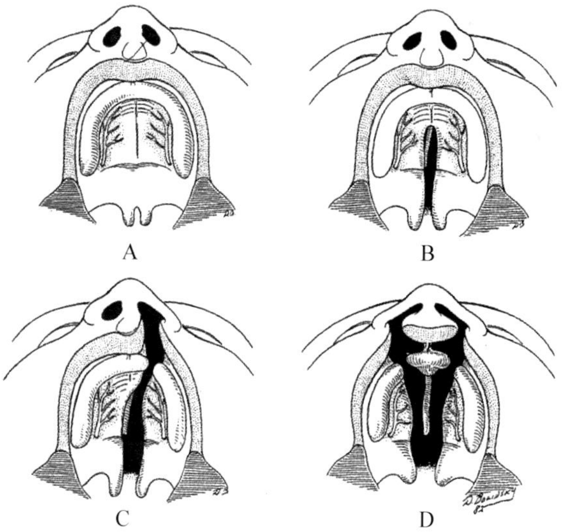

图 4－1　Veau 分类

A. 软腭裂；B. 双侧不完全性腭裂；
C. 单侧完全性腭裂；D. 双侧完全性腭裂

但他的缺点是对唇裂畸形不像腭裂畸形那样重视，而且也未把单侧不完全性腭裂包括在内，所以也不能算完善，但 Veau 的分类法仍是唇腭裂外

科较为通用的分类，而且延至今日。

华西大学口腔医学院的宋儒耀教授根据上述不足，提出了改良的 Veau 分类法，即分为六大类：腭垂裂和黏膜下裂；软腭裂；单侧不完全性腭裂；双侧不完全性腭裂；单侧完全性唇、腭裂；双侧完全性唇、腭裂。

三、Fogh-Andersen 分类法

Fogh-Andersen 在 veau 的分类基础上，根据唇腭裂畸形的解剖特点分为三个主要类别：第一类为唇裂，无论是单侧还是双侧，包括各种不同程度。第二类为唇裂伴腭裂，也是临床上最多的一类，第三类为腭裂，可以是软腭裂，也可以是软硬腭都裂开，裂隙都在正中，而且向前不过切牙孔。第四类则为较少见的典型性面裂。

四、Vilar-Sancho 分类

1957 年马德里儿科学会召开的学术会议上，把唇腭裂畸形分为 7 类：单侧完全性唇腭裂，不完全的单侧裂，完全性的双侧裂，腭裂，完全裂和不完全裂，稀有面裂，曾经治疗过的病例。西班牙的外科医生 Vilar-Sancho 在 1962 年肯定了这种分类方法，认为其简单明了，便于掌握。同时建议在各个分类之内加上一些希腊文、拉丁文、英文的缩写字母：希腊字母 K(Keilos)代表唇，G(Gnato)代表牙槽嵴，U(Urano)代表硬腭，S(Stafilos)代表软腭；英文字母 d 代表右侧，l 代表左侧，s 代表双侧，i 代表不完全性，o 代表手术后。

五、Kernahau、Stark 分类

1958 年，Kernahau 和 Stark 根据胚胎学将切牙孔视为分类的关键，并将唇腭裂畸形分为两大类。他们将胚胎发育第 4～第 7 周，切牙孔之前的源于原发腭(primary palate)的唇、牙槽嵴、前腭的裂隙定义为原发腭的裂开，而在胚胎发育第7～第 12 周，源于继发腭突的软腭和硬腭的开裂，称为继发腭的裂开。

这种分类在 1967 年被国际修复外科联盟所认可，并沿用至今。

六、国际上通用的分类方法

1967 年在罗马会议上，提出的官方的裂隙分类方法：主要分为四大类：第一类为原发腭的开裂，包括左右侧唇裂及牙槽突裂；第二类为原发和继发腭的开裂，包括了左右侧唇裂、牙槽突裂，以及左右侧的硬腭开裂；第三类：为继发腭的开裂，左右侧硬腭裂，及中线位置的软腭裂；第四类，为含罕见性的面裂，包括上唇的正中裂，包括或不包括前颌的发育不全；面斜裂；面横裂；下唇裂；鼻裂及其他十分罕见的面裂。

这种分类方法其实同 1942 年的 Fogh-Andersen 分类方法同 1958 年的 Kernahau、Stark 的分类方法有相似之处，1972 年，Spina，Psillakis 等将这两种分类方法的重点聚焦于腭前孔，将各种裂隙分为四类：切牙孔前裂；平切牙孔处裂，切牙孔后裂，以及罕见的面裂。

七、Y 形图示记录分类法

1971 年，Desmond Kernahan 巧妙提出了 Y 形的分类方法，他用三条相交的臂来代表原发，继发腭，而切牙孔则位于三条臂的交点位置。

Y 的左右两条臂分别可分为三个区，其中 1，4 代表右侧和左侧上唇，2，5 代表右侧和左侧的牙槽，3，6 代表的是从牙槽到切牙孔的位置，自切牙孔向后，7，8 代表硬腭，9 代表软腭(图 4－2)。

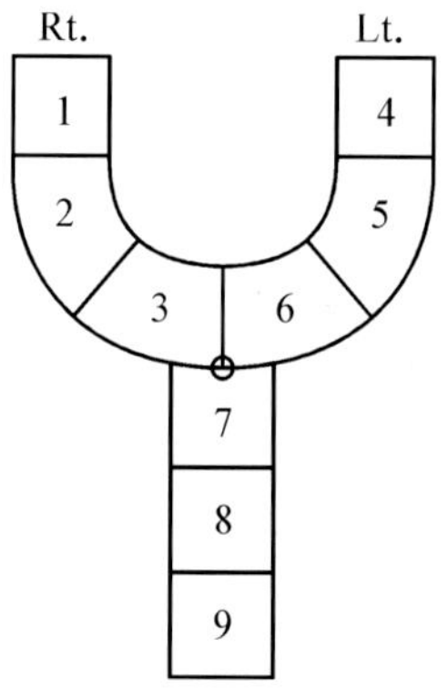

图 4-2　Y 形图示记录分类法

八、改进的 Y 形图示记录法

1972 年，埃及人 Nabil Elsahy 改进了 Y 形图示记录法(图 4-3)，他在 Y 形的两个上臂顶端加了两个小三角，来代表鼻底。

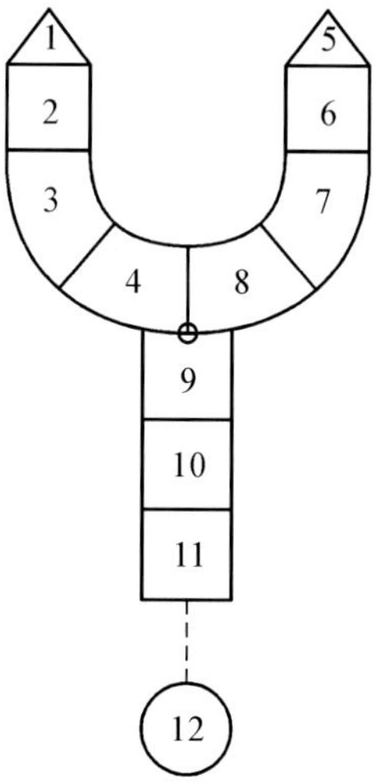

图 4-3　改良 Y 形图示记录分类法

1 代表右侧鼻底
2 代表右侧唇部
3 代表右侧牙槽突
4 代表右侧牙槽突到切牙孔之间的部位
5 代表左侧鼻底
6 代表左侧唇部
7 代表左侧牙槽突
8 代表左侧牙槽突到切牙孔之间的部位
9,10 代表硬腭
11 代表软腭
12 代表咽腔

他还在 Y 下臂的末端加了个小圆形来代表咽腔。

这样的改进更具有代表性，更符合临床检查和生理表现，患者的各种畸形能在图形上清楚地表达出来，不管在治疗中还是治疗后。

但是改进的分类方法仍有缺点：只能表达 74%唇腭裂患者的临床情况，也不能数字化，不方便电子化储存。

Friedmen(1991)，Smith(1998)等学者也分别对其作了改进，使之逐渐具备图示标志简捷和易于数字化的特点。我国南京医科大学附属口腔医院的袁治和刑树忠医生又在前者的基础上研制出了改良的 Y 分类方法，并用四个数码表示唇、腭裂畸形的程度：0 表示情况正常，1 表示不完全裂，2 表示完全裂，3 表示隐裂；用三个数码表示鼻底的情况：0 表示情况正常，1 表示不完全裂，2 表示完全裂，3 表示隐裂。此方法简单明了，且采用两位数系统编码，便于通过计算机进行统计记录。

九、LAHSHAL 分类法

1989 年，Kriens 提出了一种新的标识方法，称为 LAHSHAL 分类法，这种分类方法用解剖部位的字母缩写来标识（L 为 Lip 的缩写，A 为 Alveolus 的缩写，H 为 Hard palate 的缩写，S 为 Soft palate 的缩写)，从右到左记录患者的裂隙状况(患者的右侧显示在字码图的左侧，患者的左侧显示在字码图的右侧)，并用大小写来区分完全性裂与不完全性裂(大写表示完全性裂，小写表示不完全性裂)。例如：LAs 代表右侧完全性唇裂，牙槽嵴裂和软腭裂；SHAL 代表左侧完全性唇、腭裂。LAHSHAL 分类法被认为检索简便，分类可靠，可重复，便于资料分类存储，被德国颅面裂协会推荐应用于颅面外科、正畸科、耳鼻咽喉科、语音矫正等科。

十、临床分类法

我国临床分类多根据裂隙的部位及裂开的程度进行分类。

(一) 根据裂开的部位和程度分类

1. 单侧唇裂

(1) 单侧不完全性：为一侧上唇裂隙，可隐裂，或大部分离开，但患侧鼻底部皮肤未裂开者(图4-4)。

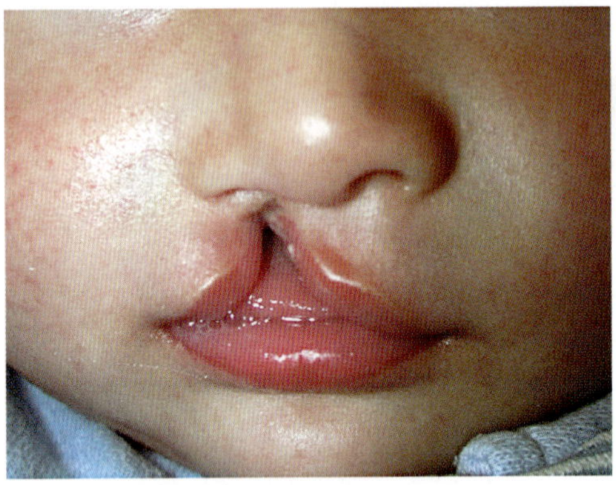

图4-4 单侧不完全性唇裂

(2) 单侧完全性：一侧上唇完全裂开至鼻底(图4-5)。

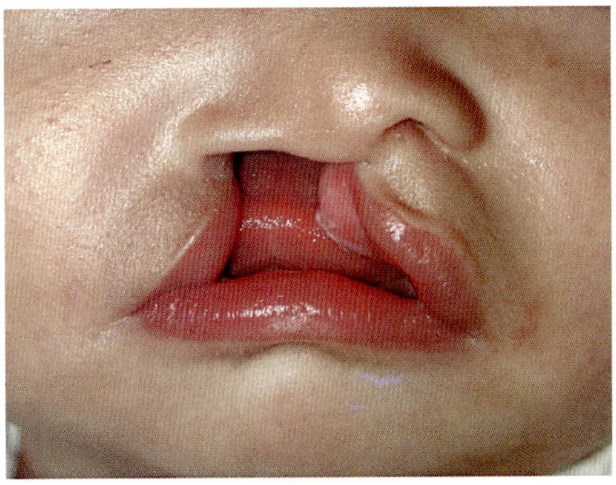

图4-5 单侧完全性唇裂

2. 双侧唇裂

(1) 双侧不完全性(图4-6)。

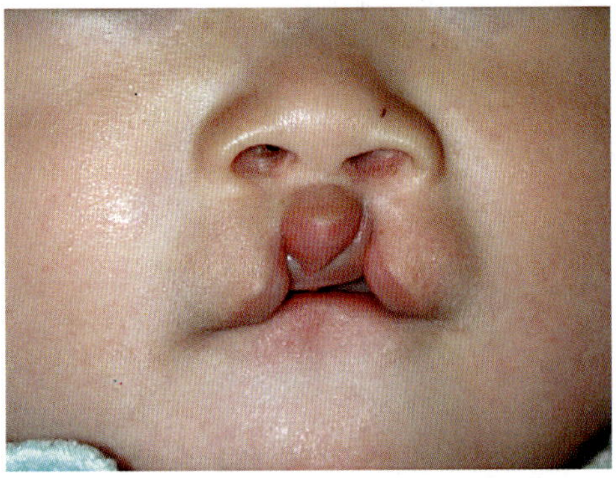

图4-6 双侧不完全性唇裂

(2) 双侧完全性(图4-7)。

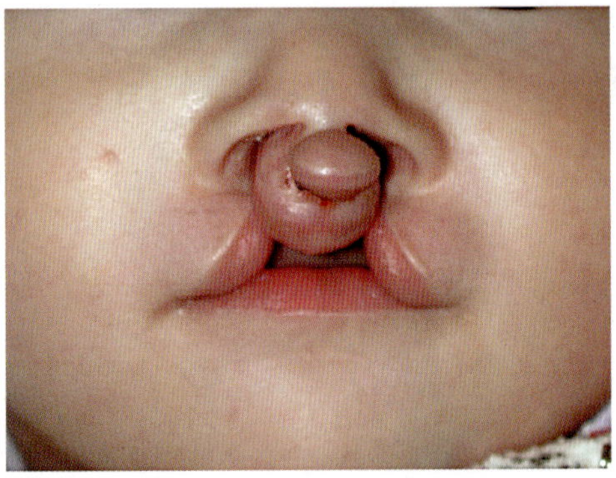

图4-7 双侧完全性唇裂

(3) 双侧混合性：一侧上唇完全裂开，另一侧上唇部分裂开的唇裂。临床上应特别注意的是一侧上唇完全裂开，另一侧为隐裂者。若不仔细检查，往往被误认为是单侧唇裂(图4-8)。

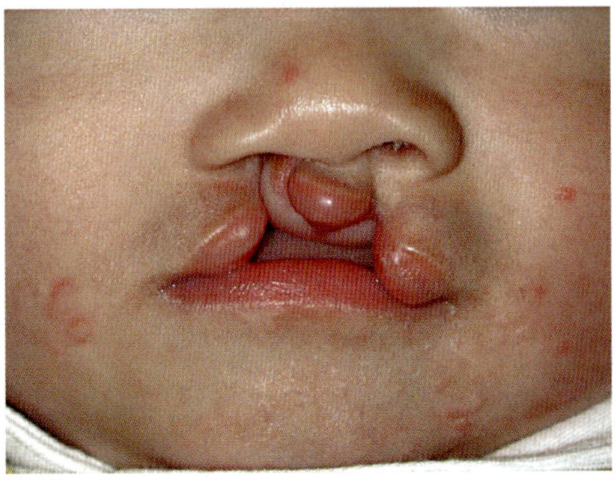

图4-8 双侧混合性唇裂

3. 软腭裂

软腭部分不同程度的裂开，无左右之分，这类患者中综合征患者较多见，在病史询问及体格检查时应特别注意（图4－9）。

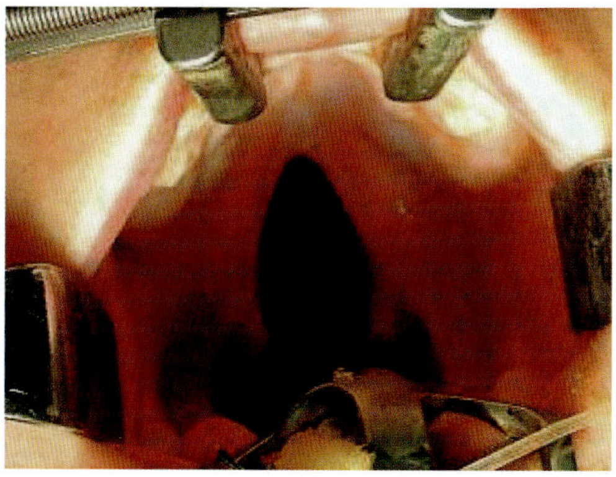

图 4－9　软腭裂

4. 不完全性腭裂

自腭垂起裂开，但牙槽嵴完整，临床上有些患者的裂隙呈宽大的"U"字形，在手术中应格外注意减张（图 4－10）。

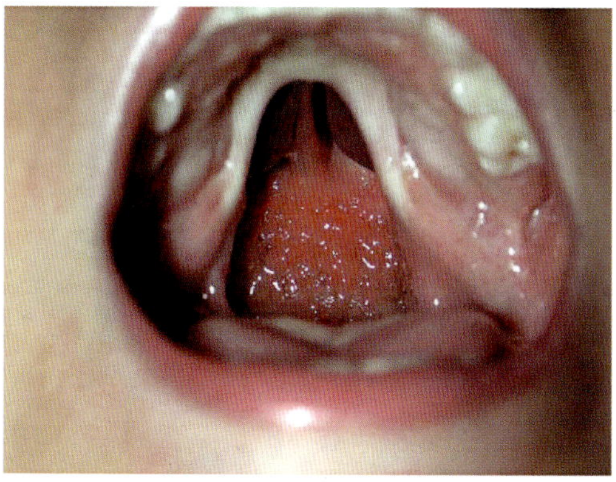

图 4－10　不完全性腭裂

5. 单侧完全性腭裂

常与同侧完全性唇裂相伴，牙槽嵴裂隙的宽度与腭裂裂隙宽度成正比，腭裂畸形越严重，牙槽嵴裂隙的宽度也越大，手术难度相应增加（图 4－11）。

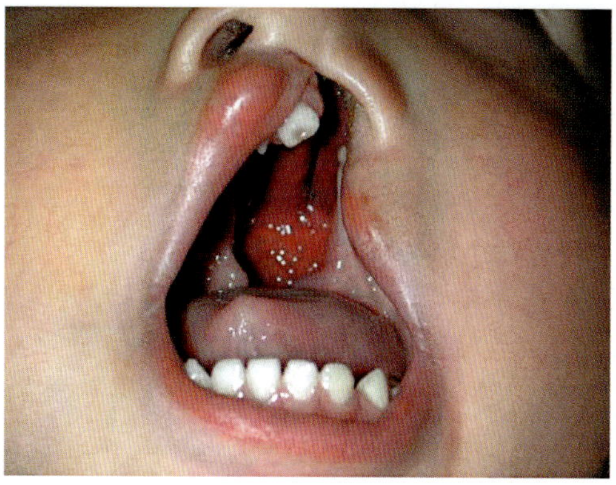

图 4－11　单侧完全性腭裂

6. 双侧完全性腭裂

这是腭裂畸形中最为严重的一种，尤其是前颌骨孤立突出于前方，与两侧牙槽嵴距离相距较远者（图 4－12）。

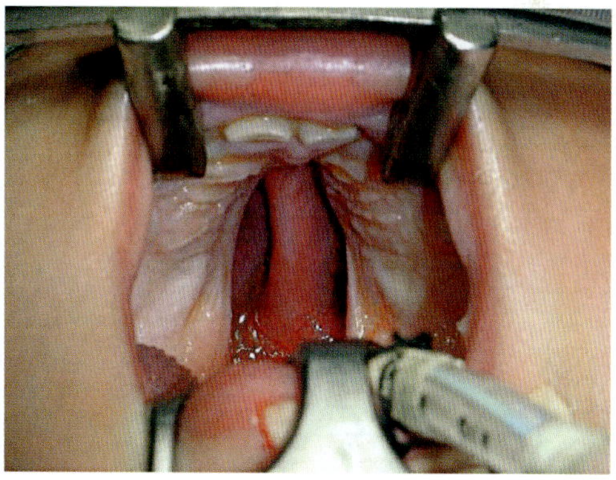

图 4－12　双侧腭裂

（二）三度分类

1. 唇裂

（1）Ⅰ度唇裂：裂隙仅限于唇红部。

（2）Ⅱ度唇裂：裂隙由红唇至部分上唇，未至鼻底。

（3）Ⅲ度唇裂：上唇到鼻底完全裂开。

特别值得指出的是，临床上可见一些隐性唇裂患者（图 4－13），这类患者的唇部皮肤和黏膜基本完整无裂开，但仔细检查可发现唇峰处唇线断裂，白唇部有浅沟状的凹陷，两侧鼻孔不对称，在上唇活动时畸形则更为明显。

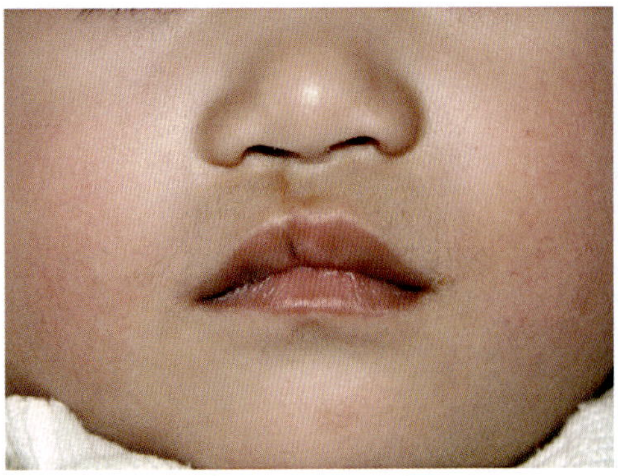

图 4－13　唇隐裂

2. 腭裂

（1）Ⅰ度腭裂：腭垂裂。

（2）Ⅱ度腭裂：部分腭裂，未至切牙孔。根据裂开的部位又分为浅Ⅱ度，仅限于软腭，深Ⅱ度，包括部分硬腭离开（不完全性腭裂）。

（3）Ⅲ度腭裂：自后向前至切牙孔全部裂开，包括牙槽突裂开。

在临床上，除上述各典型类型外，还可见到少数非典型病例：如黏膜下裂（隐裂）；一侧完全，一侧不完全（双侧混合性腭裂）；腭垂先天性缺失；腭部先天性穿孔（图 4－14）；一侧软腭发育不全等。

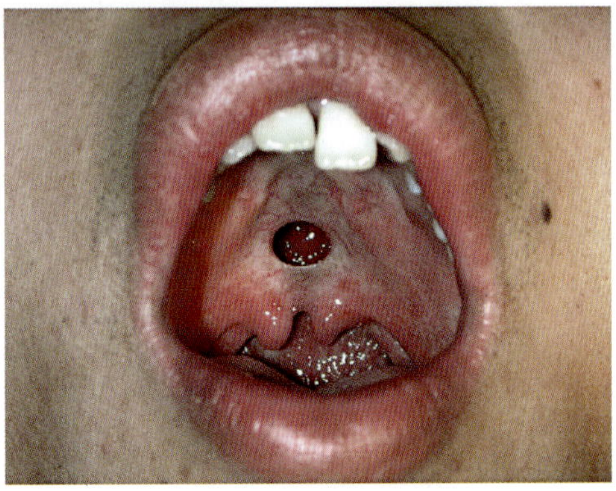

图 4－14　先天性腭部穿孔

十一、分 类 法

1973 年，Tessier 以眶为中心，用一系列面部子午线标明裂的位置，眶上为颅裂，眶下为面裂。颅面裂被编为 0～14 号（图 4－15），沿眶排列，利于临床分裂，特定线很强。1～3 号裂累及上唇，4～6 号裂是口-眼裂，7～9 号是面侧裂，其余的都为睑裂以上裂。Tessier 分类法较为精确地描述了颅面裂的部位，尤其对于那些非典型性面裂有了较好的分类，但对于裂隙的程度和种类的定义仍嫌欠缺。

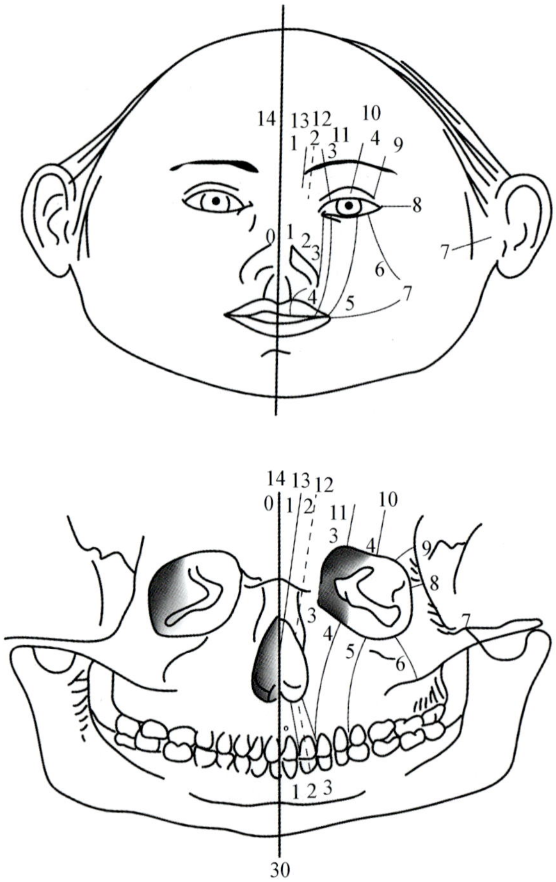

图 4－15　Tessier 分类法

十二、综合征性和非综合征性唇腭裂

唇腭裂的表现是多种多样的，其病因的复杂和多因素性，使得它的分类也较为困难。它常常作为综合征的一种表征，根据国家生物信息（National center for biotechnology information，NCBI）网站的数据，同唇裂伴（不伴）腭裂（CL/P）相关的遗传性疾病可达 174 种，同单纯腭裂（CP）相关的可达 312 种；而根据伦敦畸形数据库，有 205 种疾病可同 CL/P 相伴发，而多达 441 种疾病可与 CP 伴发。

据统计，大约有 75％的 CL/P 和 50％的 CP 是单发和非综合征性的。单纯性或非综合征性唇腭裂不伴发或仅伴发一种异常，或伴发两种轻微畸形，而综合征性唇腭裂患者则会出现多种表现，一定会伴有一种主要的全身异常，或三种以上的轻微畸形。

明确区分综合征性和非综合征性唇腭裂对于制定临床治疗方案和估计预后是非常重要的。例如：同样是腭裂，腭-心-面综合征的患者腭裂修复术后的语音效果相对要差；在腭咽闭合功能不全的外科治疗中，咽后壁组织瓣转移术占了相当多的比例，但对于 Treacher Collins 综合征的患者，由于上呼吸道狭窄，咽瓣手术显然并不适宜。

综上所述，对唇腭裂进行临床分类的主要目的是为从事该领域的临床人员提供一种简便直观的记录方法，有利于比较不同患者间的畸形程度，同时也有利于从事这一医疗领域临床医生之间的交流。如国内著名唇腭裂研究学者王光和教授所提出的："由于唇腭裂发生的部分和范围有很大的变异，且形态差异与胚胎发育之间的关系较为复杂，从而使对该畸形进行准确，全面的分类也变得比较困难。"一种理想的分类方法既能最大限度反映畸形的形态学特征，及胚胎发生基础，同时也应该简单、明了、实用、便于在临床推广应用和交流。

（吴忆来）

参考文献

1. Joseph E Losee, Richard E, Kirschner. Comprehensive cleft care[M]. First edition, 2009, 21 - 33.
2. D. Ralph millard. Cleft craft: the evolution of its surgery[M]. First edition, 1976, 41 - 53.
3. 石冰. 唇腭裂修复外科学[M]. 成都：四川大学出版社，2004.
4. 宋儒耀，柳春明. 唇裂与腭裂的修复[M]. 第 4 版. 北京：人民卫生出版社，2005.

第五章 唇腭裂的序列治疗

第一节 唇腭裂序列治疗的介绍

唇腭裂是人类颌面部最常见的先天性畸形之一，其发病率仅次于先天性心脏病。唇腭裂的发病率虽然很高，但据国内外众多文献报道，唇腭裂患者经过合适的治疗，其治疗结果往往是十分令人乐观和满意的。长期以来国内外众多学者都在积极寻找和研究如何有效地预防和减少或避免唇腭裂的发生。然而，纵观这些年来各国科学家在该领域中的研究结果仍然似乎难以得到令人满意或高兴的结果，可谓是茫茫大海，难以有比较明确或乐观结果。因此，各国同行也逐渐清醒地认识到在难以找到有效的预防方法时，如何正确面对每一位唇腭裂患者，努力不断提高唇腭裂患者的治疗结果自然就成为各国同行的共识，早在20世纪20年代欧洲一些学者首先提出了由多个相关学科的专科医师组成的唇腭裂治疗小组，通过这些多学科专家精心和合理治疗的唇腭裂患者，其结果完全不同于一般方法治疗的患者，局部的畸形和功能障碍得到了明显的改善；在局部畸形得到大大改善的同时，当时有学者指出：在通过外科手术方法修补他面部畸形的同时，不应忽略恢复他们的功能，也应弥补他们的身心健康。通过近一个世纪的发展，源于欧洲的这种唇腭裂序列治疗模式已被全世界各国所接受，并已被大家公认为是治疗唇腭裂最科学、最佳的治疗组合或模式。不少国内外著名和有影响的唇腭裂治疗研究中心的治疗结果和经验告诉我们，对唇腭裂患者的治疗并非仅仅是一门简简单单的外科修补术，它的治疗方法和过程既复杂，又漫长，再也不是、事实上也不可能哪一位能者，和某一个大学科能独立完成的疾病。在患者不同的年龄，不同的局部畸形，治疗内容和专业人员都是不同的，对他的治疗是序列和团队，并应提倡个体化治疗体系。

唇腭裂的病因非常复杂，仍在不断的研究中，遗憾的是至今仍然未有明确和满意的答案，但在国外同行们似乎惊人的一致认为唇腭裂的发生与遗传和环境因素的关系最为密切。由于唇腭裂患者因畸形的部位、程度和合并症状各异，临床上所出现的症状也难以一致，有影响形态和容貌：如不同程度的唇部裂开；有影响功能的：如腭裂患儿术前进食困难，术后患者的异常语音，咬㕮错乱等；有影响身心健康者：如因初期修复效果不佳或口唇瘢痕或异常语音等症状给患者成长过程中带来的各种影响等。由此可见，如何正确治疗唇腭裂患者并非是一名能手或一门学科能胜任的，它需要一个专业的治疗小组，这就是目前国内外同行要求推行的理想治疗模式——唇腭裂序列治疗。事实更是如此，在对唇腭裂治疗的评价，我们不宜于用“好”或“不好”简单地加以评价，笔者认为：一个受唇腭裂患者信任的专业机构，至少应具备以下几个条件：① 有一定的历史，证明唇腭裂治疗需要时间，和病例的积累；② 有一支专业的团队，在唇腭裂治疗需要一组医生为他服务；③ 良好的医疗技能：有一位或一批成熟的医疗技术出众的专业学者，他应该既能胜任一线临床工作的医生，又具备一定的领导能力，两者缺一不可；④ 善于临床资料收集、总结、随访；⑤ 善于发挥团队各级人员的长处等是能否保持中心长期不衰的先决条件，要求各参与科室的专业人员能百花齐放，在治疗上有比较统一的治疗观点，相互联系，各自承担起自己的强项部分工作，作为一个整体中不可缺的部分而充分发挥作用。

我国的现状

对源于欧美发达国家的唇腭裂序列治疗模式，不但在欧美、日本等发达国家得到迅速发展和普及，而且其对世界各国的唇腭裂治疗方式和理念也带来了不小的影响和冲击。我国从20世纪90年代初，一些学科或中心纷纷建立了具有一定规模，和符合自身科室发展的唇腭裂序列治疗小组，不少单位受其影响或因唇腭裂患者治疗的需要也正在规划或不断完善中。然而，由于国情不同，我国目前已建立或正在建立的唇腭裂序列治疗小组和运作模式难以完全同国外相一致。因此，我们应该按照每个中心具体实际情况建立或开展符合国情、可操作性的唇腭裂序列治疗小组，而并非盲目照搬或模仿国外的运作模式。

事实上，目前我国对唇腭裂治疗的现状有喜，有忧，国内学者王国民曾对1997～2001年国内有影响力的9种口腔医学专业杂志上发表与唇腭裂相关文章内容、作者及其所属单位等作了分析与统计，临床占77%，基础研究为23%。临床作者中79%的作者来自大学教学医院，基础论文作者中92%是大学的研究人员。同时他对同年全国唇腭裂学术大会发表的107篇学术论文作分析，涉及唇腭裂临床方面的文章占89.72%，其内容涵盖了外科手术，语音，正畸，专科护理等方面，但在唇腭裂新生儿的喂养指导、唇腭裂患者的心理治疗，相关医疗咨询等方面的文章都是空缺，更遗憾的是缺少具有一定质量和长期临床随访结果的报告。对唇腭裂患者的临床随访工作大家都公认十分重要和有必要，但在临床上并没有被大家所重视，2008年在美国的一次唇腭裂国际学术大会上有国外学者指出，发达国家和发展中国家在唇腭裂治疗上的最大区别并不是仅仅体现在临床方面，而主要体现在对患者的临床随访方面，这一点在目前的我国已显得十分突出，应该加以重视和关注，对患者治疗结果的随访制度应尽快受到国内同行的重视，应把它视为是临床治疗中的一个重要组成部分。事实上，临床治疗结果的随访和一些医疗信息的反馈不够重视也是目前国际性的一个大问题。2004年美国的一位学者对全美224个唇腭裂治疗研究中心以及34个被国际唇腭裂协会认可的国际唇腭裂治疗研究中心的书面调查，调查内容主要针对手术时机（surgical timing）和术者技能方面。并同时对6 432例接受治疗的新患者进行了调查、随访，其返回率达54.5%。笔者最近在国内的一次临床病例随访中，其返回率仅17%，而范围远远小于前者的调查，虽不能认为在国内目前对唇腭裂患者术后随访率远远低于该结果，但如果不引起国内同行对临床随访工作的认识和重视，这一局面将很难得到改变。

我国人口与民族众多，幅员辽阔，各民族的生活习惯也不同，各地在唇腭裂临床治疗领域中的发展存在着很大差距，整体水平还有待努力提升，要达到真正意义上的唇腭裂序列治疗和规范治疗还需各方加倍努力，其中不能忽视患者和家属在治疗和随访时的良好配合。首先应该重视各地和部门的宣传，使决策机构和相关学科和广大患者充分认识到建立规范唇腭裂序列治疗小组的重要性和必要性。经各学科共同合作紧紧抓住唇腭裂序列治疗中最合适时机，努力把并发症降至最低。尽快抓紧制定符合国情、简便、实用的唇腭裂临床指南用于指导临床治疗，逐步加快和规范国内的唇腭裂序列治疗模式和进程。在国民经济不断提高的同时，尽快引入医疗或国民健康等保险制度，减轻先天性颌面部畸形患者和家属的经济负担，使每位唇腭裂患者能在合适时机获得既理想又规范，而且满意的治疗效果。同时不忽视对现有临床资料的管理和随访，应尽快被我国同行视为是唇腭裂序列治疗中的一项必不可少的治疗程序。

第二节　唇腭裂治疗团队的组成与工作的开展

唇腭裂序列治疗（team approach）是治疗的需要，也是目前被国内外同行公认和合理的唇腭裂个体化治疗模式。专家针对唇腭裂患者在不同时期发生的畸形作出针对性的合适治疗，因此，常常在治疗过程中需要团队间的专科医师针对患者的治疗方案或计划进行互相讨论和交流，各自提出最佳和可行的治疗计划。长期以来，国内外唇腭裂团队活动的主要方式最常见的有以下两类：多学科形式（the multidisciplinary team approach）和各学科间的小组形式（the transdiciplinary team）。前者是目前国内外最常见和流行的序列治疗活动模式，它常常以制定比较全面的具有针对性和可操作性强的治疗计划。这一模式团队组成的特点是各小组成员散布在不同的学科，平时各自在所在科室独立工作，只有在定期病例讨论（团队活动）时大家才相聚在一起面对面地提出自己的工作内容，有的医生会说出在治疗过程中的经验和教训，常常提出一些值得争议的内容，供大家讨论。后者的形式远不如前者流行，其具体团队活动内容是各小组成员有义务和责任进行最初的独立评价结果，把其信息必须及时告知小组的每个成员，有专人整理后把将要执行的治疗计划反馈团队人员，得到大家的同意或认可后方可进行，对一些临床罕见和复杂的病例常常需要主要相关专科医师有面对面的讨论也是值得提倡的。

一、team的基本作用

不同的team，其临床活动形式完全不同。一个有影响力和有活力的team一般都建立在大的医疗中心，如医科大学，教学医院或有相当医疗实力的地区医疗中心，才能比较顺利地进行真正意义上的team活动。team应有实质性医疗活动，而并非是一种形式，team活动主要任务是制定卓有成效的针对患者不同时期的理想治疗计划，才能使team的日常临床工作得以维持和开展，才能吸引更多的唇腭裂患者前来就诊，因此，team的盛衰与team的领导者和活动内容关系密切，纵观或分享国外一些成功和有影响力team领导者的经验，一个理想或出色的team领导者应能出色从事和完成以下工作：① 妥善协调和处理患者与team的关系，能分清轻重缓急，善于平衡各科和不同专科人员间的能力；② 合理地管理好team地运作，善于系统性地思考问题；③ 与患者和他们的家属保持良好的关系；④ 作出合理的针对性和可行性强的治疗计划；⑤ 既熟悉本专业和了解相关专业学科的内容外，还应具备一定的社会活动能力等；⑥ 本人应具备良好的专业知识，并有乐于为大家服务的理念。

二、唇腭裂序列治疗的主要组成

近来，在国内真正展开唇腭裂序列治疗的中心并不多，主要局限在一些历史悠久医学院的附属医院或医疗中心。上海交通大学医学院唇腭裂治疗研究中心自20世纪90年代以来就实施了序列治疗的临床工作，主要参加者由口腔颌面外科、正畸科，整形外科医生和语音病理师。每月有一次活动，主要内容是面对面地讨论大家关心的疑难病例。由一位医生负责准备每个需讨论病例的各种所需资料，包括：病例介绍，影像测量数据，上下颌模型，诊断和讨论目的，然后大家各自针对患者治疗计划提出可行性方案。应该指出的是在一些疑难的病例，一次讨论常常是不够的，中途根据患者治疗的需要有时需要1次以上或更多次病例讨论。在唇腭裂患者治疗过程中有没有team活动，病例的治疗结果完全不同。临床上有些患者或家属有时会对此不理解，使有些患者和他们的家属配合不够理想，他们认为到医院里还有这么多与治疗无直接相关的事，故在首诊治疗时专科医生应该针对患者的实际病情与治疗方案和他们有耐心和通俗的说明，从而使他们在治疗过程中能有良好的配合和互动，简明扼要向他或他的家人说明为何需要有这么一次多学科的病例讨论。应该看到的是，尽管国内team治疗模式开展不久，但在临床上几乎没有或很少有患者或他们的家人不愿接受team讨论的病例。

国外曾有一位学者统计了欧洲14个唇腭裂治疗研究中心治疗患者的临床结果，其结果明确地告诉同行，有序列治疗和无序列治疗活动的唇腭裂中心，无论在病例数量上，还是在治疗结果都有着显著性差异，有序列治疗活动的中心，患者远远多于一般无team活动的中心，治疗项目和治疗效果也远远优于后者。由此可见，唇腭裂序列治疗它虽然由欧美人首先提出，但它的治疗模式和影响力早已超越其这些地区，已在全世界该领域逐渐被人接受。唇腭裂患者的临床表现是非常复杂，专科医生在操作技能上和所掌握知识面也是参差不齐的。由此可见，唇腭裂序列治疗team是一个既需要专科医生掌握良好的操作技能，又需充分发挥不同专业人员技能和良好合作治疗模式的理想平台，它是建立在良好运作的前提下才能使一些复杂的唇腭裂患者得以获得理想和满意的治疗效果。纵观国际上那些成功的team的经验和教训，似乎让我们引以为戒，少走弯路，我们应该清醒地认识到：作为唇腭裂序列治疗team提供医疗服务的能力是非常重要和有必要的，而非单个人的能力，需要team的集体智慧，因为每个人所掌握和认识常常是非常有限，就这一点不应争议。在team人员对什么是高质量有着不同的看法时，他们实际提供的医疗服务所获得的医疗质量有时就会非常成问题或糟糕。如果想让他们都提高治疗质量，应该尽快使team专科医生要有一个共同的对高质量的认识；如果没有或缺乏统一认识，到最后常常可能是注定难以达到良好或理想的医疗质量而非提高医疗质量。

目前国外较为流行的唇腭裂序列治疗team参与为主和专业人员远远多于国内的中心。美国UNC的Warren教授领导下的颅颌面外科中心是国际上一所非常著名和有影响力的唇腭裂治疗研究中心，是什么力量和原因使它几十年来久盛不衰？他们在每周二中午有一次唇腭裂序列治疗team活动，边进餐，边讨论，每次被讨论的病例有1～7例不等，假期时病例会多一些，但一般不会超过8个病例，平时也就1～3个病例。该中心有一名专职秘书负责资料保管、收集和team活动时的记录，因team活动时大家常常发表意见激烈，一般记录是有难度，常规用录音机记录当时大家的发言内容，然后有专职秘书进行整理成文后，作为病史和讨论结果被记录和保留在患者的病历中；team活动的组长每周由不同参与科室的教授或主任轮流执行，Warren教授告诉笔者这种活动从20世纪60年代中期就开始，沿用了30余年。由此可见，team活动除了有利于优化唇腭裂患者的治疗效果外，同时也建立了一支在国际上有影响力的专业团队和中心，培养了一批又一批高水平的唇腭裂专业人才。

目前，欧美比较多的唇腭裂治疗序列治疗team参与的专业人员如图5-1所示。

综上所述，国内唇腭裂序列治疗team虽然已在全国各地展开工作已有20余年，但无论在形式上，还是在实际收效上和国外现有的水平都存在着不少差距，如何尽快缩小和他们的差距也许真是我们这代人应该考虑和做的实事之一。

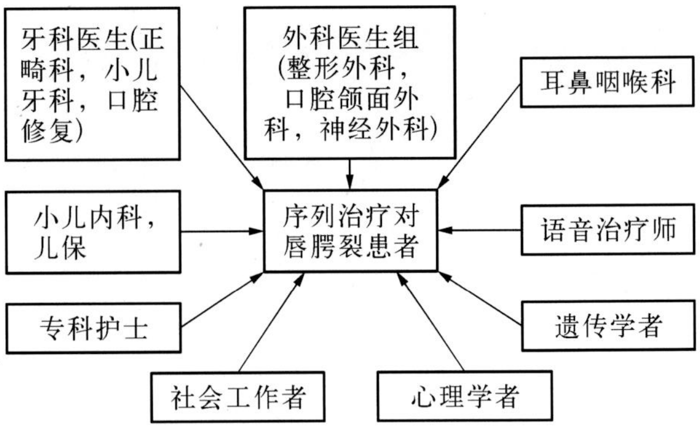

图5-1　唇腭裂序列治疗team的组成

（王国民）

参考文献

1. 王国民. 努力提高我国唇腭裂序列治疗的整体水平(述评). 中华口腔医学杂志, 2004, 39(5): 353-3354.
2. Karin V, Snehlata O, William Y, et al. Team care for the patient with cleft: UCSF, Protocols and Outcomes. The Journal of Craniofacial Surgery, 20(Sup. 2); 2009, 1668-2671.
3. Wanda M. G., Gordian R: A longitudinal cephalometric study from age 5 to 18 years on individuals with complete bilateral cleft lip and palate. The Journal of Craniofacial Surgery, 20(sup 2), 2009, 1672-1682.

第六章　唇腭裂患儿的喂养指导

营养(nutrition)是指人体吸收、利用食物中营养素和其他活性物质的过程。良好的营养状态是保证小儿正常生长发育的物质基础，也是帮助儿童预防急、慢性疾病、保证健康成长的重要因素。唇腭裂患者的外科手术年龄多数处于婴幼儿时期，而这个年龄段，尤其婴儿期是一生中生长发育最快的时期，随着从母体获得的免疫力的逐渐消失，自身免疫力还未产生；幼儿期生长发育仍较快，尤其语言和智能的发育加快，这就要求摄入比成年人或大龄儿童相对更多的热量和营养素。同时，婴幼儿的消化系统和神经系统尚未发育完善，胃容量小，消化功能弱，乳牙萌出后咀嚼食物的能力还较差，综合这些因素，小儿易患营养不良、腹泻、消化功能紊乱等疾病。因此，合理地喂养是婴幼儿能获得良好营养状态的关键，既要满足小儿的营养需要，同时也要考虑到小儿的消化功能。

第一节　唇腭裂患儿的喂养概述

一、唇腭裂患儿的进食特点

唇腭裂患儿由于特殊的解剖结构，唇部裂开、口鼻腔相通，口腔内不能或难以形成一个完整的密闭结构而无法形成有效吸吮所必需的负压；腭裂患者软腭的肌群组成虽与正常人的软腭相同，但由于肌纤维结构的改变，中断了腭咽部完整的肌环，无法形成腭咽闭合，造成口、鼻腔相通，导致吸吮等功能的障碍，或使乳汁从鼻孔溢出；腭-心-面综合征患者的腭部形态可以完全正常，但功能却十分低弱，这些都影响了患儿的正常母乳喂养，迫使有些家长改成人工喂养，既增加了喂养难度，也在一定程度上影响了患儿的营养状态以及健康成长。

二、唇腭裂患儿喂养指导的重要性

一个正常喂养的步骤包括完整、相互协调的吸吮、吞咽和协调的过程。吸吮是依靠一个封闭的口腔吸吮乳头产生负压的过程。而唇腭裂患儿大都无法做到，在喂养时还会产生一些危险因素，如吸吮无效、吸入过多的空气、乳汁从鼻腔溢出、过长时间的喂养使患儿产生疲乏等，这些都会导致患儿进食量的不足、体重不达标，无法达到健康成长的要求。

经调查，唇腭裂患儿家长喂养知识的掌握程度与其文化程度呈正相关，而唇腭裂患儿相当一部分来自农村，其父母受教育程度普遍较低。美国腭裂颅面协会明确将营养状况评估及对患儿进食进行管理、提供指导和教育，掌握每周患儿营养摄入量和体重变化作为护理学在唇腭裂序列治疗中的法定内容，由此可见对唇腭裂患儿进行喂养指导的重要性。唇腭裂患儿自出生起家长即应得到系统的、持续的喂养教育和指导，在保证其健康成长的同时，也能使患儿在各个年龄段顺利得到综合序列治疗，避免各种并发症的发生。

医院内的喂养指导、健康教育患儿只能在有限的住院期间得到，远远不能达到唇腭裂家庭的需要，因此国内很需要有专业人员的介入，以社区为范围、家庭为单位、每一个居民为对象，对于唇腭裂患儿这类特殊人群的家庭从患儿出生起即进行针对性的喂养指导和健康教育，使综合序列治疗能全面地得到体现。

第二节　唇腭裂患儿的喂养方式

一、母乳喂养

母乳是婴儿最理想的天然食品，因为母乳的营养成分最适合婴儿的需要，含有多种免疫因子，有助于增强婴儿的抗感染能力，也不容易发生过敏，既方便，又经济。美国儿科科学院和卫生与人类服务部建议6个月内的新生婴儿使用母乳喂养。因此，一般情况下，单侧不完全性唇裂以及合并牙槽突裂的患儿可以有正常的吸吮功能，不影响母乳喂养，哺乳时应注意患儿体位，母亲斜抱婴儿呈45°，切忌平卧喂奶，以免引起呛咳和逆行性中耳炎。即使患儿失去部分的吸力，吸奶时可用手指堵住唇裂处，帮助唇部闭合，使患儿顺利吸吮。

母乳喂养唇腭裂患儿时，母亲可取坐位，哺乳一侧的脚稍垫高些，将患儿抱在怀中，患儿的头靠在母亲的前臂，脸侧向母亲胸部，使患儿的嘴与母亲的乳头在同一水平位置上，便于患儿容易咬住乳头，母亲用对侧的手指托起乳房，将乳头和部分乳晕送入患儿口内。哺乳后应将患儿轻轻抱直，头靠在母亲的一侧肩部，背向外，轻拍患儿背部，使哺乳时吞入的空气排出，防止平躺后溢乳。

溢乳在普通的婴儿中虽也常见，而唇腭裂患儿由于哺乳时会吞入大量的空气，因此家长更应小心乳汁从鼻子中反流，如出现这种现象，应将患儿前倾位，便于清除鼻子和口内的乳汁，防止呛咳、引起吸入性肺炎。在哺乳过程中，唇腭裂患儿有时乳汁会从鼻子中流出，此时应停止喂哺，将患儿前倾，擦净鼻腔内的乳汁，休息一会儿后再重新喂哺。

二、奶瓶喂养

对于双侧唇裂或唇腭混合裂等畸形程度严重、不能正常吸奶的患儿，母乳喂养困难较大，母亲可用手法或奶泵挤奶，然后再用奶瓶喂给患儿，也可直接使用奶瓶喂养。

奶瓶选择原则：能有效地降低吸吮阻力，使乳汁更容易流出，保证患儿能顺利吸到乳汁，但也不能速度过快，要让患儿在吸的间隙能调整呼吸，防止呛咳。

（一）奶瓶的种类

1. 奶嘴孔带“十”字切口的硬质奶瓶（图6-1）

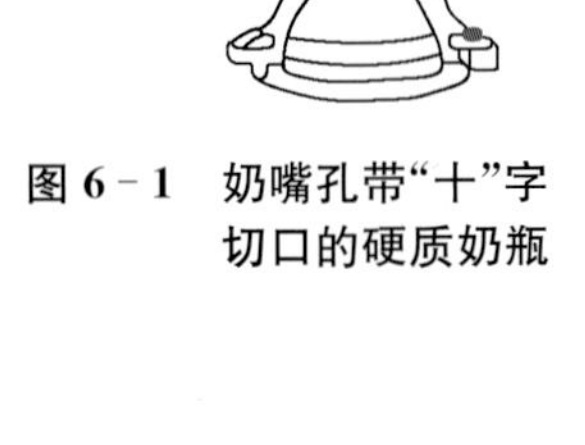

图6-1　奶嘴孔带“十”字切口的硬质奶瓶

这是一种最简单的改良后的奶瓶，与普通奶瓶相比，无需很大的吸力，奶汁更容易流出。奶嘴上的“十”字切口经过几次吸吮后，逐渐加大，直到患儿能够以正常的速度和频率进行吸吮。切口如果太小，患儿因不能顺利地吸出奶汁而容易疲劳，同时也不能达到正常的奶量；切口如果过大，患儿会因为短时间内进入口内的奶汁速度过快、量过多，不能协调吸吮和呼吸节奏，造成从鼻腔反流或是从口内流出。测试正常的“十”字切口大小，可将奶瓶倒立，奶汁以 1～2 滴/s 流出速度为宜。值得注意的是，必须经常检查奶嘴上的“十”切口大小，并加以调整。

2. 带快流速奶嘴的奶瓶（图 6－2）

这种奶瓶是由一个带有快流速的奶嘴和一个可挤压的用于增加流速的瓶身组成，对于唇腭裂患儿能够有效地进行喂奶。奶瓶中有一根管子，这是内置导气管系统，能够消除大多数奶瓶中的真空和气泡。导气管可把空气引到奶瓶顶部，奶液顺畅地流到奶嘴，宝宝吸奶不费劲，也减少了打嗝、吐奶，因为没有真空，能有效防止液体流入耳中，从而可防止因喂奶患上中耳炎。另外，如果奶瓶中有空气进入，奶液中的维生素 C 会被氧化，使维生素 C 减少，而这种奶瓶内有导气管，使空气和奶液有效分隔，奶液中的营养成分不被空气氧化，婴儿对奶液中维生素 C 营养的吸收也可提高。奶瓶的奶嘴如母亲乳房，让婴儿吸吮时更舒适。

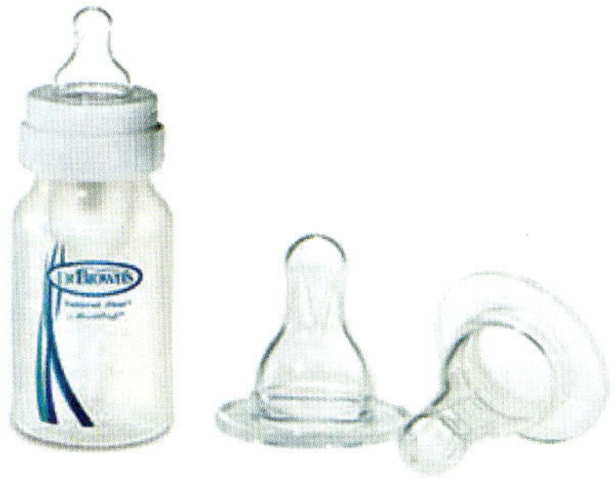

图 6－2　带快流速奶嘴的奶瓶

3. 贝亲奶瓶（图 6－3）

这是一种由儿童医疗事业机构在日本生产的奶瓶。Y 型口奶嘴，较宽，2 倍厚度，奶嘴底部位置由单向活瓣组成。宽的奶嘴会跨过裂口，使奶嘴在患儿口内稳定。奶嘴厚的一侧（空气阀门的一侧）能挤压硬腭，奶嘴薄的软的一侧在舌头上方，用于优化挤压。当薄的一侧被挤压时，奶汁流入患儿口内，奶嘴底部的空气阀门能重新注入牛奶，单向活瓣避免了牛奶从奶嘴向奶瓶的回流，减少空气的摄入。这种奶瓶能让患儿控制流速。由于奶嘴比较大，喂奶时家长应观察患儿是否因流速过快而感到不适，如果患儿吞咽了几次而没有呼吸，出现咳嗽，说明流速太快，应拿开奶嘴，等患儿恢复后再继续喂奶，并应减慢流速，患儿和家长都需要一段时间来适应，尤其刚开始使用时应仔细观察，随时调整流速。

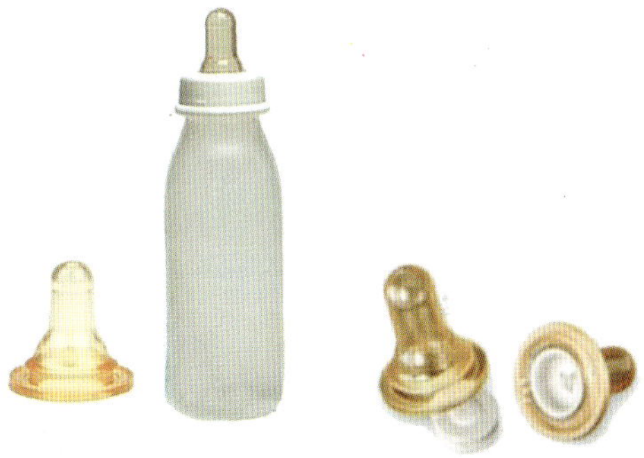

图 6－3　贝亲奶瓶

4. 美赞臣奶瓶（Enfamil 唇腭裂奶瓶）（图 6－4）

这种奶瓶的侧边是软的，可以被挤压，奶瓶带有一个长的十字奶嘴，也可替换为一个宽底的奶嘴，这样会提供更好的挤压效果。使用这种奶瓶时，应在患儿开始吸吮几秒后才能进行挤压，挤压的力度应由轻到重，同时根据患儿的表情进行调节，直到患儿能够接受的流速。一般每 2～3 s 挤压一次，充分地挤压后奶瓶内应有一连串的泡泡冒出。患儿的舌头活动会使奶嘴碰到裂口的边缘，应紧握奶瓶，以避免奶嘴对裂口部位的摩擦而引起疼痛。

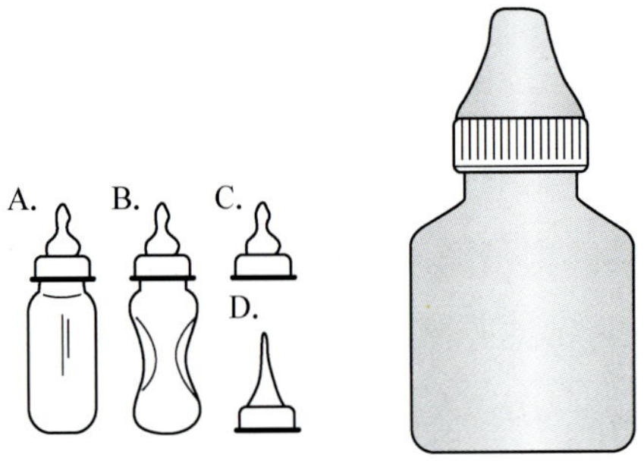

图 6-4　美赞臣奶瓶(Enfamil 唇腭裂奶瓶)

5. 特殊奶瓶(美德乐奶瓶)(图 6-5)

这款奶瓶是由一位患有罗宾序列征孩子的母亲所设计。整个奶瓶由四个部分组成,奶嘴、奶瓶、盘和硅胶圈。软硅胶奶嘴有一个储奶部分,能容纳27ml 牛奶,并有一个狭缝的开口,储奶部分有三个刻度用来标记相对应患儿嘴部的位置,白色的硅胶阀安装在一聚丙烯盘上,阀门和盘一起用硅胶圈连接的瓶上(80 ml 或 150 ml 的带奶嘴的瓶)。使用前,奶瓶内注入母乳或牛奶,把奶嘴、奶瓶、盘和硅胶圈组装在一起,由于奶嘴的部件比较多,安装时应注意正确进行,以免影响奶瓶使用的成功率。为了给奶嘴注奶,可将瓶子竖起,空气会进入奶嘴,倒转奶瓶,重复动作直到奶嘴被注满奶水。

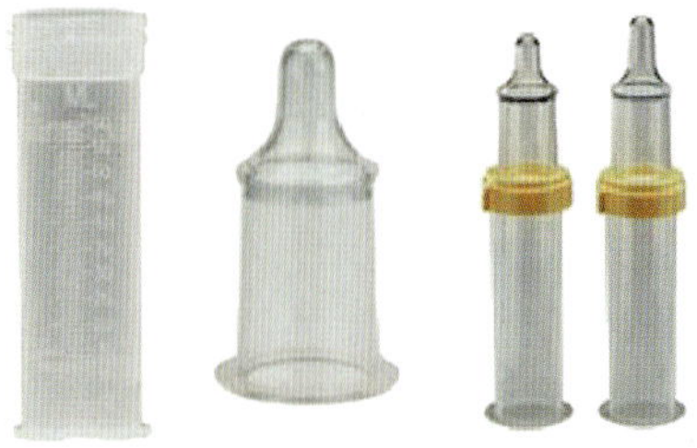

图 6-5　特殊奶瓶(美德乐奶瓶)

喂奶时,流量的控制要依靠奶嘴上端裂口的方向:无流出(短线),中流速(中线)45°,高流速(长线)90°。将奶嘴放入患儿嘴内,短线对于患儿的鼻子,奶嘴开口是平的或 0 流量,这给了婴儿在开始喂奶前的调整时间,奶嘴是可以转到中流或高流位置。许多患儿能够适应并使用这个充足的流速,如果不够的话可以挤压奶瓶来增加流速,这需要大力挤压奶嘴的储奶部分。

以上介绍了不同类型的奶瓶,唇腭裂患儿在喂养上存在着不同程度的障碍,应该根据患儿的各自情况选择合适的奶瓶、奶嘴进行喂养。

(二) 奶瓶喂养方法

唇腭裂患儿采用奶瓶喂养的关键是要有正确的喂养姿势。根据唇腭裂畸形程度的不同,可采取不同的坐卧姿势,角度的选择以患儿吞咽时不发生呛咳为标准,一般采取 45°的半坐卧位至 90°的座位。将患儿抱在腿上,把奶嘴沿一侧面颊放入口内,这样奶汁借重力作用沿咽部进入胃内,而不是流入鼻腔或耳道,减少喂奶时呛咳、奶从鼻腔内溢出及耳道感染的机会。同时,要尽量使患儿的下颌贴向胸部,以改善吸吮效果,减少吸入胃内的空气。喂奶时,不要把奶嘴放置在裂孔的一边,更不能放置在裂孔处,要让患儿的舌去适应,去寻找奶嘴,这样可减少患儿呕吐。

喂奶要有规律,采取少量多次的喂奶方法。喂奶速度要根据患儿的吞咽速度加以调整。每次喂奶时间尽量在 30～45 min 内完成。唇腭裂患儿吸吮时比正常儿更加用力,容易疲倦,有时吮吸时消耗的能量多于从奶中得到的能量。

三、汤匙喂养

对于唇腭裂畸形程度较重的患儿,如母乳或奶瓶喂养困难较大,患儿不能进行有效的吮吸,可采用汤匙喂养;由于唇裂术后的患儿不宜进行母乳喂养和奶瓶喂养,也需采用汤匙喂养。汤匙应选择圆钝的、大小合适的塑料制品,避免使用质薄的、过大的成人使用的汤匙,以免碰伤患儿唇部,或者因每匙流质过多而引起呛咳。对于因为手术需要而改成汤匙喂养的患儿,为了减少患儿的不适应程度,可选用连匙奶瓶(图 6-6),这种奶瓶的奶嘴部分被一个软质小匙所替代，即可达到汤匙喂养的要求，又可让患儿看到奶瓶，得到心理安慰。另外，唇腭裂患儿跟正常婴儿一样，在4～6个月后，应该添加辅食，品尝不同质地和味道的食物，使口腔和面部得到正常的发育。在喂给患儿半流质、软食和块状食物时可用汤匙喂养。

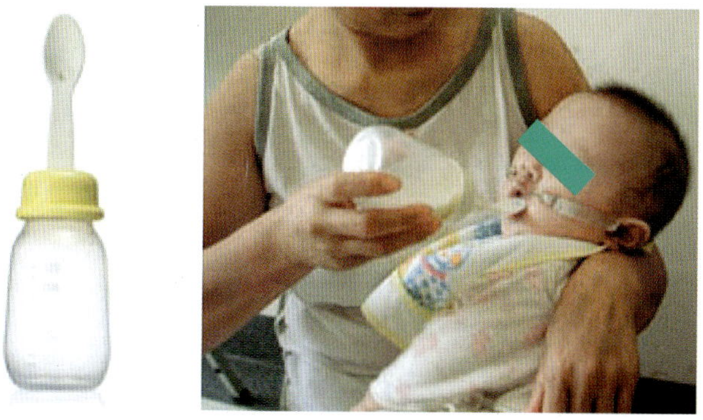

图6-6　汤匙奶瓶

喂食时把患儿抱起，将匙子放在健侧唇部，贴近下唇，避免接触唇裂处，这样习惯后在术后喂食时可避免接触创口，以免引起伤口感染。然后将匙内流质倒入患儿口内，待咽下后再喂入第二匙，喂食的速度可根据患儿的情况而定，应避免在患儿哭闹的时候或是入睡时喂食，以免引起呛咳。汤匙喂养能避免把太多的空气吸入胃里，打嗝及呛咳发生率低，另外还能加强唇部的运动。

四、管 饲 喂 养

对于Robin's序列征患儿来说，如果呼吸道阻塞的程度比较严重，少数患儿可能还会有口腔运动和吞咽功能的障碍，这类患儿的喂养难度更大，需要放置一根鼻胃管来提供必需的营养，让患儿获得良好的营养支持，直到患儿的呼吸情况比较稳定，并能尝试经口进食为止。最初的管饲喂养由护士来完成，至患儿的情况稳定后才会指导家长进行喂养，之前应让家长充分了解患儿的情况、耐受力、掌握喂养方法以及如何确定胃管在胃内的方法等。

第三节　婴幼儿的营养需要

唇腭裂序列治疗是患者从出生到长大成人的每一个生长发育阶段，有计划地分期治疗其相应的形态、功能和心理缺陷。其中，口腔颌面外科的手术治疗是在患者的婴幼儿阶段，因此，合理、充足的营养提供不仅是生长发育的需要，同时也是为手术治疗做准备。

一、婴儿期饮食特点

根据母亲、婴儿各自的不同情况，婴儿喂养的方法可分为母乳喂养、混合喂养和人工喂养三种。婴儿长到4个月后，无论哪种喂养方法都不能满足其生长发育的需要，更不能单纯地依靠增加每日的乳量来满足婴儿的需要，那么就要逐步向固体食物进行转换（辅食添加），这也是为断乳做准备，并逐步培养婴儿良好的饮食习惯。而不同喂养方式婴儿的食物转换目标也有不同，母乳喂养婴儿的食物转换问题是帮助婴儿逐渐用配方奶或兽乳完全替代母乳，同时引入其他食物；混合喂养和人工喂养婴儿的食物转换是逐渐引入其他食物。

二、婴儿辅食添加的原则

应遵循由少到多、由稀到稠、由细到粗、由一种到多种的原则。由于婴儿的胃肠功能不够完善，容易发生消化吸收功能紊乱，添加辅食时，要让婴儿有个适应的过程，首先选择的食物必须易于吸收、能满足生长需要、又不易产生过敏的食物，通常是谷类及其制品，然后是蛋黄、鱼类、细嫩的蔬菜，再是肉类、全蛋、豆类，最后过渡到易消化的家庭食品（表 6－1）。此外，辅食添加应有适当的时间，过早加入固体食物会增加食物过敏、肠道感染的机会，时间过晚将错过味觉、咀嚼功能发育的关键年龄，造成不良饮食习惯、断奶困难、婴儿营养不足等。

表 6－1　辅食添加顺序

年　龄	添 加 食 物	补 充 物 质
1～3 个月	果汁、菜汤、鱼肝油	维生素 C、维生素 D、铁
4～6 个月	米糊、奶糕、稀粥、蛋黄、鱼泥、菜泥、水果泥（过渡到半流质饮食）	热量，动、植物蛋白质、维生素、矿物质
7～9 个月	米粥、面条、蛋、肝泥、肉末、豆腐、饼干（过渡到固体食物）	热量、蛋白质
10～12 个月	稠粥、软饭、豆制品、碎菜、碎肉、水果（直至断奶）	各类营养物质

表中 1～3 个月的婴儿添加的食物，不是真正意义上的辅食，它们的作用是补充母乳或牛乳中维生素 D 的不足以及人工喂养时维生素 C 的损失。

三、幼儿期的进食特点

进入幼儿期（1～3 岁），生长逐渐平稳，较婴儿期旺盛的食欲略有下降，但仍属生长发育迅速增长的阶段。随着乳牙的逐步长齐，咀嚼和消化能力的逐步成熟，幼儿神经心理的发育，表现出自我进食欲望，食欲满足，个体即会产生愉快、满足的体验，食欲是一种心理反应，此时正是培养幼儿良好的独立进食习惯的时机；幼儿的进食同时还受到家庭中大人们饮食习惯的影响，此时小儿的进食过程形成了以后接受食物的类型；幼儿阶段的进食还有一个特点，即食欲的波动，如一天中早餐吃得很少，中餐吃得较多，而晚餐又吃得少，这种波动说明幼儿已有调节进食的能力，不宜过度地强迫其进食。综合这些特点，幼儿期应养成小儿定时进食、不挑食、不偏食的良好饮食习惯。

四、幼儿的饮食安排

幼儿期活动量增大，每日应供给足够的能量，其中蛋白质、脂肪、碳水化合物三者之比为 10%～15%∶25%～30%∶50%～60%。每日的膳食中应确保优质蛋白质的供给，应占蛋白质总量的 50%左右，包括牛奶、鱼、瘦肉、蛋、豆制品等；每日的膳食安排要合理，做到粗细搭配、荤素适宜，饮食品种要多样化，引起幼儿的食欲，注意进食黄绿色的蔬菜和新鲜水果，补充矿物质和维生素，虽然蔬菜和水果都含有维生素，但它们的营养成分各有不同，因此不能用水果代替蔬菜；幼儿的膳食应避免油腻过重、油炸质硬的食物，避免吃花生、豆粒、瓜子等食物，以防吸入气道引起窒息；为了保证每餐的进食量，不宜给幼儿吃过多的零食，尤其在餐前禁食零食。

五、婴幼儿期的营养缺乏症

营养不良（malnutrition）多见于婴幼儿，由于摄入不足，或食物不能被充分吸收，以致不能维持正常的代谢，迫使机体消耗自身组织，出现体重不增或减轻，生长发育迟缓，脂肪逐渐消失，肌肉萎缩，同时可造成全身各系统功能紊乱，免疫力低下的一种临床综合征。唇腭裂畸形就是营养不良的病因之一。根据程度不同，临床上可分为三类，详见表 6－2。

表 6－2　婴幼儿营养不良的分度

分　度	体重低于正常均值	身　长	消　瘦	皮　肤	精神状态
Ⅰ度	15%～25%	无影响	不明显	干燥	无明显变化
Ⅱ度	25%～40%	稍低于正常	明显	干燥、苍白	情绪不稳定
Ⅲ度	40%以上	明显低于正常	皮包骨样	苍白、无弹性	委靡、烦躁与抑制交替出现

营养不良的预防主要从不同的病因入手，采取有效的预防措施；婴幼儿家庭能从社区中得到科学育儿知识的指导、母乳喂养、混合喂养及人工喂养的具体执行方法；养成小儿定时进食、不挑食、不偏食的良好饮食习惯。

（陈利琴　方晓燕）

参 考 文 献

1. 胡嫦. 儿科护理学[M]. 北京：中国医药科技出版社，2005，24. 122.
2. 邱蔚六. 口腔颌面外科学[M]. 第 6 版. 北京：人民卫生出版社，2008，405. 408.
3. 郭红卫. 营养学[M]. 北京：科学出版社，2000，78.
4. 于秀荣，于金香. 先天性唇腭裂患儿修补术前后的喂养护理[M]. 中华护理杂志，2001，412－414.
5. Joseph E. Losee, Richard E. Kirschner. Comprehensive Cleft Care[J]. the United State: McGraw-Hill Professional 2008, 155. 158. 161.
6. 黎海芪. 儿科学[M]. 北京：高等教育出版社，2003，38.
7. Jane B, Buth B. Pediatric nursing: cleft lip and cleft palate. Connecticut: Appleton & Lange. 2005, 495－488.
8. 赵琦，王岩，付丽华，等. 腭裂患儿的指导及护理体会[J]. 中国伤残医学. 2008，105.
9. 戴宝珍，余剑珍. 临床护理教程[M]. 上海：复旦大学出版社，2006，206.
10. 姜安丽，石琴. 新编护理学基础[M]. 北京：高等教育出版社，2000，227.

第七章　唇腭裂手术麻醉

唇腭裂(图 7－1)是口腔颌面部常见的先天性畸形,国内发病率约为 1.6∶1 000。近年来随着社会压力的不断增大和环境的改变,其发病率呈现出一个上升的趋势。据报道,全世界每小时约有 15 000 条新生命诞生,由此可见唇腭裂患儿的数量还是很可观的。由于唇腭裂畸形可导致患儿进食、语言和听力等多项生理功能的障碍,因此国内外多公认早期修复的理念。目前多主张畸形修复的整个手术治疗过程在小儿时期完成,单侧唇裂修复术在 3～6 个月的年龄施行(有特殊手术需要者,提前至出生后 2 周)、双侧唇裂修复术在 6～12 个月的年龄施行、腭裂修复术在 12～18 个月的年龄进行。小儿时期尤其是新生儿、婴幼儿的各项生理功能都发生迅速而急剧的变化,与成人差别甚大。在实施麻醉时,必须熟悉与麻醉有关的解剖生理特点,选用适合的麻醉方法和监测手段,尽可能保持其生理内环境的稳态,以安全渡过麻醉手术期。

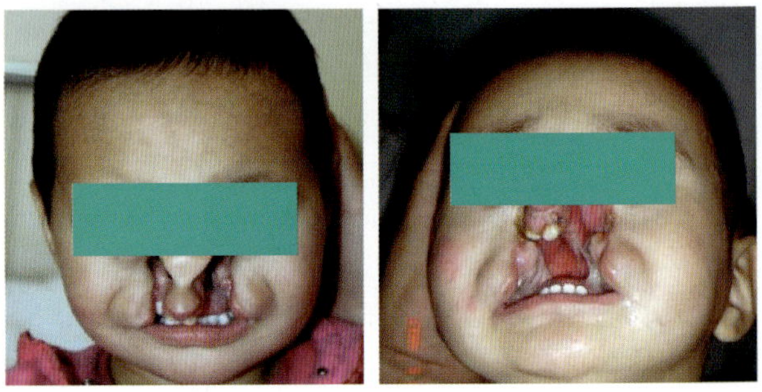

图 7－1　小儿唇腭裂

第一节　唇腭裂患儿的解剖生理特点

一、解 剖 特 点

(一) 气道特点

婴幼儿的舌体比成人的相对更长更大,会厌比成人的更长且不灵活,它呈 U 或 V 形,而成人的会厌更扁平和易于弯曲有弹性。婴幼儿的舌骨与甲状软骨相连,导致舌根部将会厌压低,更导致舌根部进一步突入咽腔。随着年龄的增长,舌骨与甲状软骨分离,会厌变得越来越垂直。到了成年,会厌与咽前壁的角度从 45°逐渐变得更加靠近舌根部。

婴幼儿的喉部比成人的要向前倾许多。刚出生时,声门裂位于第三和第四颈椎间隙对面的水平,即环状软骨的下缘。在 13 岁时,可达到成人的位置。此时环状软骨的下缘位于第七颈椎的对面,而声门裂位于第四和第五颈椎间隙对面的水平。这些不同点造成了婴幼儿喉头位置比成人前倾。为了暴露婴幼儿的喉部,需在头的自然位置垂直放入咽喉镜片,抬高婴幼儿的上背部和肩部以利于颈部的拉伸,这样可以暴露会厌,并避免喉镜片放入后会掩盖住喉头。对喉部组织的轻柔操作是十分重要的，使用过度的暴力是不必要的，会引起出血和气道的损伤。

声带的组成包括前部的韧带部分和后部的与勺状软骨相接的软骨化部分。随着年龄的增加，由于韧带部分的延长，其总长度增加 50%～80%，声带的长度也增大。与此同时，软骨化部分成角度地弯向气管并延伸，婴幼儿的声带是呈凹状的，随着年龄的增长，凹面变小。随着成长，甲状软骨的移位也使声带变直。在婴幼儿，声带的凹陷可能阻止弯形的气管内导管通过，这时换一根稍细的导管在喉镜的帮助下有利于成功。当过度抬高喉镜时，偶尔可发现气管的角度向前增大很多，气管导管送入时感受到阻力，更有甚者，气管内导管的头端可能卡在声带的上方。这时只要轻轻放松喉镜，插管就能成功。

婴幼儿上呼吸道最狭窄的位置是在环状软骨水平，而成人上呼吸道的最狭窄处位于声门裂。当气管导管不能通过环状软骨环水平时需要换一根细一点的导管。临床上当气道的压力较高时，通常宁可允许导管有少量的漏气。如果插入的气管导管号码太大，可能导致气道的损伤，引起喉部的水肿，拔管后可能发生上呼吸道梗阻。

（二）颅颌面畸形

唇腭裂畸形和近 150 种综合征相关，以颅颌面畸形综合征较为多见。最常见的是 Pierre Robin 综合征，表现为小颌、腭裂和舌后坠等畸形，受累小儿出生后即表现出明显的气道问题，插管非常困难。尽管 Pierre Robin 综合征患儿的气道缺陷可随年龄增大得到缓解，但早期施行腭裂修复手术有助于改善其气道畸形、进食和提高语言能力。其他常见的综合征包括 Goldenhar 综合征、Klippel Feil 综合征、Treacher-Collin's 综合征等。Goldenhar 综合征表现为一侧面部发育不良、下颌骨发育不良和颈部脊髓畸形。Klippel Feil 综合征表现为外耳和眼部畸形包括脊柱融合、颈胸椎侧凸和高腭弓等畸形特征，脊柱融合可造成颈部后仰严重受限。Treacher-Collins 综合征表现为小下颌、小口、鼻后孔闭锁、眼睛和耳朵异常。对于这些颅颌面畸形的患儿，处理气道困难成了麻醉管理的主要问题。有些患儿术前气道梗阻症状明显，表现为夜间睡眠后打鼾，甚至出现阻塞性睡眠呼吸暂停，在哺乳时则可能发生窒息。此外，部分颅颌面畸形患儿随着面部发育，气道情况会发生改变，一生中可能有一段时间存在困难插管，对这些患儿应预先设计各种气道管理方案并准备多种气管插管装置。对于那些未出现明显气道梗阻症状者，也需警惕其存在气道困难的潜在危险。

（三）先天性心脏病

唇腭裂伴先天性心脏病的发生率高达 3%～7%，以单纯的房间隔和室间隔缺损最为常见。有些患儿无症状，常未被察觉。患儿母亲叙述其平时喂食困难，有容易疲乏、口周青紫等表现，尤其是喂食或哭闹时。若患儿出现皮肤黏膜发绀，则多提示伴有动静脉血液分流、循环缺氧严重。这类患儿存在呼吸、循环代偿功能减退的问题。

二、生 理 特 点

（一）慢性鼻溢液

唇腭裂患儿常有慢性鼻溢液，这是由于喂食后反流入鼻咽的缘故，有时很难将其与呼吸道感染的症状区分开来。是否存在发热、流脓涕、咳嗽、肺部干湿啰音和血白细胞计数增多等有助于作鉴别慢性鼻溢液与支气管炎、鼻窦炎或上呼吸道感染等疾病。而家长们提供的原来有无慢性溢液或溢液在外观及程度上有无改变等病史往往也可帮助诊断。通常,伴急性呼吸道感染的患儿,应暂缓手术。

(二)早产

唇腭裂患儿中早产儿发生率较高。一般而言,年龄越小,手术麻醉风险越大。早产儿可能存在呼吸中枢发育不完全,全麻后出现呼吸暂停和心动过缓等并发症的发生率明显高于足月儿,多发生在手术中或术后12 h之内。部分早产儿可能存在肺支气管发育异常,患儿肺顺应性降低、V/Q比例失调、氧分压下降、呼吸急促、氧耗升高、肺部感染可能性增加,严重者可产生肺高压和肺源性心脏病。早产儿还可能存在动脉导管未闭,可导致左-右分流、左室肥大、肺血流增加,并且产生充血性心力衰竭。因为细胞和组织免疫力下降,早产儿易发生肺部感染、皮肤感染、口腔感染、肝炎、败血症和脑膜炎等感染性疾病。这些严重并发症的发生率与妊娠后年龄密切相关。目前,临床上较多采用妊娠后44周作为早产儿实施手术的相对安全年龄(妊娠后年龄的计算是从受精卵产生至小儿出生后的目前阶段止,即出生时孕龄加上出生后年龄)。由于早产儿吞咽反射不健全,在进食时气道的防御功能存在缺陷,围术期发生窒息的可能性较大,因此即使是最小的手术也需要住院治疗,至少要求术后严密观察24 h,以防意外发生。

此外,妊娠后年龄小于44周的早产儿吸入高浓度氧后发生晶状体后纤维增生症的易感性明显增加。当视网膜动脉氧分压增高时,高氧可引起血管收缩,毛细血管内皮肿胀和视网膜边缘退行性变即晶状体后纤维增生,最终可导致新的血管形成及纤维化、出血和视网膜剥离。这一时期中,若实施择期手术,需应用相对低的吸入氧浓度以使 PaO_2 不致过度升高。氧过多有潜在的危险,但低氧血症也会导致永久性的脑损害甚至死亡。因此,一旦术中须增加氧供时应立即给予提升氧浓度。

(三)营养不良

唇腭裂患儿由于上唇及腭部裂开,不能形成一个完整闭合的负压腔,吸吮动作常难以完成,常有喂食困难,甚至有些患儿一出生即以胃管鼻饲喂养,丧失了正常的吞咽和消化功能。患儿基本不是母乳喂养,营养成分不足,易出现营养不良性贫血,加重了其发育障碍。因此,患儿整体的营养及生长发育情况常较正常同龄儿差,从体重、身高、头围的测量数据上可表现出来。这类患儿体格状况欠佳,麻醉用药应视其具体情况而定,避免药物过量。由于合并其他严重畸形或患儿母亲缺乏经验,唇腭裂患儿还常伴有轻度慢性脱水存在。当患儿术前禁饮禁食后,其脱水程度将会进一步加重,在腭裂手术中尤须值得注意,有可能导致在失血的情况下输血输液量的估计不足。有人发现,给予患儿术前2 h进食清淡液体并不会增加胃酸量或胃容量却可使脱水症状得到改善,但胃排空奶制饮料或母乳较清淡液体速度减慢,不宜喂食。

(四)贫血

新生儿在出生后3个月中,渐渐由出生时的胎儿血红蛋白转变为合成与成人相同的血红蛋白。故出生后2～3个月的时期即是血红蛋白处于最低值的所谓生理性贫血期,以后随时间推移逐渐恢复至正常。严重贫血可导致重要脏器血供、氧供减少,并与围术期心脏停搏发生率的增加有关,故应暂缓手术。唇裂修复术的时机恰好在3～6个月,这一阶段中患儿的贫血状况很可能还未出现明显改善,若手术范围相对较大如双侧修复时,则应推迟择期手术日期至血红蛋白数量恢复。理想的状况是患儿的血红蛋白达到100 g/L以上。

第二节　麻醉前准备与用药

一、体 格 准 备

对于唇腭裂患儿病情的复杂性，麻醉医生在术前必须要有清楚的认识。完善麻醉前准备可将患儿调整至最佳生理状态，以提高其对麻醉手术的耐受力。麻醉前访视时，应仔细复习病史资料、体格检查和实验室检查，了解患儿是否合并其他的先天性畸形，评估有无气道困难存在、有无呼吸和循环代偿功能减退、有无营养不良和发育不全，是否存在呼吸道感染和严重贫血等。

（一）术前气道评估

准确预测患儿有否气管插管困难存在十分重要，有助于选择好合适的诱导方法和插管技术，以降低气道困难的死亡率。气道困难的最常见病因是下颌发育不全。正常情况下，使用喉镜暴露在舌前方能见到会厌和声门，但小下颌使得舌体移动的潜在空间明显减少因而暴露不佳。舌体的移位度和声门的可视度在一定程度上取决于下颌、舌体的大小以及颈椎和颞下颌关节的伸展度等。术前预测时，应使患儿颈部后仰、张口，用手指测量其舌骨至下颌骨支内侧缘间的距离，可估计出插管时所暴露的空间大小。稍大年龄小儿此距离约为 3 cm，年龄小的距离也成比例缩短。有些患儿下颌骨看似发育正常，但下颌骨的形状可能存在异常。由于下颌骨下空间狭小，结果发生插管困难。一些小儿可能没有呼吸道先天畸形，但有扁桃体肿大、喉乳头状瘤、气管异物、颈部包块或者前纵隔包块等合并症。对这类小儿必须仔细询问平时对运动的耐受情况，何种情况下出现发绀和胸骨上凹下陷明显，睡眠时是否有鼾声或发绀和胸骨上凹下陷，睡眠是否较深，睡眠有无喜好体位等。

（二）呼吸系统准备

上呼吸道感染为小儿常见疾病，在发病期间，呼吸道由于炎症反应激惹，围术期憋气、氧饱和度降低、喉痉挛、支气管痉挛等呼吸道合并症的发生率明显增加。根据 2 万例大样本前瞻性研究，发现这些合并症发生的可能性可能较正常高出 2～7 倍，全麻和气管插管者则高出 11 倍。对于疑有呼吸道感染的患儿，选择性手术应延期至明确诊断。需要注意的是，麻醉医生必须根据患儿的具体情况进行分析评估，例如，小儿流涕不一定是上呼吸道感染的临床表现，据统计小儿每年有近 20%～30%的时间会出现流涕，非感染性流涕并不需要延迟手术。通常，处于感染前驱期的患儿会表现出间断性不适、烦躁、胃口下降，伴有或不伴咽部充血、红肿，血白细胞计数升高或正常，胸部摄片大多正常。既往病史、体格检查和辅助检查对于判断患儿是否存在急性上呼吸道感染及病情严重程度是十分重要的。术前应详细询问呼吸系统疾病史、用药史、传染源接触史、家族史、围生期病史等。体格检查应包括呼吸频率、呼吸节律、呼吸幅度、吸呼时间比、是否有发绀等。辅助检查包括血常规、胸部 X 线检查，必要时可行动脉血气分析、痰液检查和肺功能检查。体格检查和辅助检查有阳性发现自然有助于诊断，但若结果正常也并不能排除有存在呼吸道早期感染的可能。另外，因正常时小儿体温会出现波动且在脱水状态下小儿更易发生体温变化，故不能仅根据体温高低来判定患儿有否感染。通常38℃及38℃以上提示有感染，38℃以下不能排除感染但感染可能性较小。一般认为，小儿单纯上呼吸道感染2～4周之内，呼吸道的应激性均较高，至少应该在感染症状消失1个月后再考虑重新安排手术。

哮喘也是小儿的一种常见疾病，控制不佳的哮喘患儿围术期可能出现严重的呼吸问题，部分患儿即使在无症状期也有肺功能的减退。过敏原、室温过低、运动、焦虑和呼吸道感染等都可能诱发哮喘，导致此类患儿发生急性支气管痉挛甚至气道堵塞。术前访视时应仔细询问病史，包括既往发作史、发作程度、治疗史、手术麻醉史等。体格检查如生命体征、有无气短、咳嗽、咳痰、喘鸣、有无发绀和听诊呼吸音等对于判断病情也十分重要。对于有哮喘史但目前无症状不需常规药物治疗和有哮喘反复发作需预防给药但不处于活动期的患儿不需做进一步的处理，对于哮喘发作期或缓解期症状加重者则需延期手术。

（三）循环系统准备

有先天性心脏病的患儿在行唇腭裂修复术前，应进行充分的准备。麻醉医生对小儿先天性心脏病要有一定的认识，至少在第一次接触患儿时能发现其异常病史及体征，然后请儿科医生进一步会诊及做必要的检查。先天性心脏病可分为非紫绀型和紫绀型。非紫绀型先天性心脏病可分为左向右分流型(如在唇腭裂患儿中较常见的单纯的房间隔和室间隔缺损)和无分流型。紫绀型先天性心脏病可分为右向左分流或以向右为主的双向分流型。一般情况下左向右分流的非紫绀型先天性心脏病患儿可以耐受麻醉和手术。而紫绀型先天性心脏病患儿通常存在不同程度的慢性缺氧，易引起代谢性酸中毒，对麻醉耐受性差。此外，该类患儿通过红细胞增多、红细胞比容和血红蛋白增高代偿其慢性缺氧，由此导致的血液黏滞度增加、血管阻力增大易引起血栓形成。

体检时应检查是否有身体发育迟缓、指甲及口唇紫绀(可在哭闹运动时加重）以及呼吸增快。通过心电图检查，了解心肌供血及传导功能等。超声心动图检查十分必要，可以了解先天性心脏病的类型、有无血液分流及其类型和分流量的多少，对于右向左分流有明显肺动脉高压者应先行心脏手术，待情况稳定后再行唇腭裂修复术。pH、$PaCO_2$、PaO_2可明显地影响肺血管阻力，术前行动脉血气分析，检查是否存在缺氧、代谢性酸中毒等，有助于判断是否可行唇腭裂修复术的麻醉。常规行胸部X线检查，尤其是那些左向右分流先心病患儿，肺血流量增多或左心流出受阻使肺动脉血流增多或肺静脉淤血，易导致肺部感染等呼吸道疾患。

麻醉前还应检查患儿的血红蛋白水平以了解其血液的携氧能力并为术中输血治疗提供参照值。伴有严重贫血时，应使选择性手术延期施行。对于唇裂修复术的时机选择目前国内外较为一致，临床上常采用三个“10”的规则，包括体重＞4.54 kg，血红蛋白＞100 g/L，白细胞计数≤10×10^9/L。

（四）禁食和禁饮

对选择性手术，麻醉前应按常规禁食、禁饮。术前禁食的最终目的是避免反流和误吸，但是过长时间禁食会导致脱水、低血糖等不适症状，因此禁食时间需根据情况进行调整。小儿术前禁食时间不宜太长：① 6个月以下的小儿为4 h；② 6个月～2岁的小儿为6 h；③ 2岁以上的小儿为8 h；④ 成人术前应禁食、禁饮8～12 h。有研究发现，婴幼儿饮用低脂奶和人奶的胃排空时间为2.75 h，而饮用葡萄糖水则为1.75 h。不同的乳液由于组成成分不同，胃排空时间也有差异，以酪蛋白为主的奶制品类似牛奶，在胃内形成不可溶的凝乳后消化吸收较慢，以乳清为主的奶制品类似人奶，从胃排空的速度相对较快，不同乳液的胃排空速度由快到慢依次为：人奶、以乳清为主的配方奶、以酪蛋白为主的配方奶、牛奶。目前 ASA 指南推荐的最短禁食禁饮时间见表 7-1。

表 7-1 ASA 指南推荐的最短禁食禁饮时间

饮食种类	最短禁食禁饮时间(h)
清流	2
母乳	4
婴儿配方奶	6
动物乳	6
易消化的食物	6

二、心理准备

(一) 患儿的准备

婴幼儿时期患儿的认知能力有限，一般而言，6 个月的小儿会因离开父母、陌生环境等而感到害怕，1 岁的小儿则已开始有一些初级简单的心理活动。随着年龄的增长，唇腭裂患儿因无法掩饰的外貌畸形和语言功能异常，在与人交往中有意无意地遭到排斥，会造成自卑、敏感、悲观等心理障碍。通常此类患儿在具有较强自我保护意识的同时又渴望得到认可和关爱。部分患儿性格孤僻，不善表达自己的内心活动，不愿与人交往，社会适应能力和学习能力下降。有一部分已接受了早期手术治疗的患儿，手术麻醉的痛苦体验与不良回忆常使其对再次手术存在极度恐惧、焦虑甚至拒绝心理。麻醉医生应了解患儿的心理行为特点，术前与患儿多接触，对其表现出关怀并耐心引导，和患儿建立起一种友好相处的关系，增加患儿对麻醉医生的信任度，消除其恐惧心理。在术前访视时可以与患儿做游戏以减轻患儿的紧张感，在交流中发现并表扬患儿的优点则有助于其增强自信并更好地配合麻醉。通过各种措施抑制与阻断不良的心理活动，无疑对减少麻醉用药量、维持生理状态稳定和减少术后并发症都有着重要意义。

(二) 家长的准备

唇腭裂患儿的出生对其家长也是一个心理上的巨大挑战。由于患儿的畸形外貌与预想中的巨大反差，家长也常会出现失望、焦虑、自卑等心理问题，甚至有个别家长嫌弃患儿。在访视时麻醉医生也应与家长做好沟通，改变其观念，鼓励父母给予患儿更多的爱和关注，帮助其建立一个温馨的家庭氛围，这也有助于减轻患儿的心理障碍。等待手术与麻醉的期间，患儿家长常表现出极度的焦虑感。术前应对家长进行耐心的解释，简单讲解相关的围术期医学知识，并介绍近期的成功病例，它可消除家长的顾虑并增强其信心，使其能在安抚患儿与做好麻醉前准备工作上发挥积极作用。

三、麻醉前药物准备

麻醉前用药主要包括麻醉性镇痛药、镇静安定药、抗胆碱能药等，多在麻醉诱导前 1～2 h 经肌内注射给予。合理的用药方案应尽力做到个体化，麻醉医生需结合患儿年龄、身体和心理状况、药物反应以及手术麻醉史等作综合考虑。通常 1 岁以内的婴儿在麻醉前无需使用镇静药物；对 1 岁以上的小儿，可视具体情况在麻醉前给予镇痛镇静药物。苯二氮䓬类是目前应用较广泛的一类药物，可减轻患儿焦虑并有遗忘作用。麻醉诱导前 30 min 给予咪达唑仑口服糖浆 0.5 mg/kg 可使患儿更配合。这对于有先天性心脏病的患儿是有益的，可以使其在麻醉诱导时不过多激动挣扎，能平稳度过麻醉诱导期，这方面其实是很关键的，试想如果患儿哭闹不止，心脏做功又怎么会不增加呢！麻醉前使用少量阿托品，可防止反射性心动过缓和明显减少分泌。婴幼儿麻醉前肌注用药剂量见表 7-2。

表7-2 婴幼儿麻醉前用药剂量(mg,肌内注射)

年　龄	体重(kg)	戊巴比妥钠(直肠)	吗　啡	哌替啶	阿托品	地西泮
新生儿	3.3	30		3.0	0.15	0.66
6个月	8.1	45		7.0	0.2	1.6
1岁	10.6	60	1.0	10.0	0.2	2.0
2岁	14.0	60	1.5	12.0	0.3	2.8
3岁	15.0	90	2.0	15.0	0.3	3.0

第三节　麻醉实施与管理

一、麻醉方法选择

(一) 基础麻醉

氯胺酮静脉基础麻醉的方法至今在国内仍被广泛用于小儿麻醉。氯胺酮是一种常用的麻醉药物,由于抑制丘脑-皮质通路和兴奋边缘系统而产生分离麻醉作用。临床上患者保持一种木僵状态:眼睛睁开并有凝视,表情淡漠,肌张力增强。该药有强大的镇痛作用及遗忘作用,但不是完全的意识丧失。氯胺酮较适用于短小手术,应用后上呼吸道骨骼肌张力能很好维持,上呼吸道反射也可维持,术中基本能保持自主呼吸,不产生明显的呼吸功能抑制,不影响对二氧化碳的反应性。给药2~3 min后可引起呼吸频率减慢,当快速大剂量给药或与阿片类药合用时才产生明显的呼吸抑制。氯胺酮可引起呼吸道分泌物增加,还有兴奋心血管中枢的作用,造成血压和心率同时上升。氯胺酮的常用剂量为4~7 mg/kg肌内注射、1%溶液0.5~2 mg/kg静脉注射。静脉注射30 s左右起效,肌内注射则需3 min才能起效。1次静脉注射后麻醉持续时间约为10 min,之后可选用诱导量的1/4~1/2作为维持量。由于缺乏呼吸道保护和有效呼吸支持,这种方法已逐渐淘汰。

(二) 全凭静脉麻醉

异丙酚、芬太尼类药物复合中短效非去极化肌松药,是比较理想的全凭静脉麻醉药组合,尤其适合于时间较短的手术。气管内插管有助于维持气道通畅,便于清理气道、实施人工通气。肌松药不仅可有助于呼吸管理,而且能松弛口咽部肌肉以利腭裂手术操作。由于手术时间较短以及新生儿和婴幼儿的全身肌肉发育较差,故应掌握好药物的用量,最好选择较短时效的药物。异丙酚和瑞芬太尼起效快、作用时间短,术后苏醒快速平稳。肌松药首选非去极化类,如罗库溴铵、阿曲库胺等。适当辅助局部麻醉可显著减少全麻药物使用量,有利于患儿苏醒。

(三) 静吸复合全麻

目前,国际上普遍采用静吸复合的平衡麻醉技术,即挥发性吸入麻醉药-氧化亚氮-氧气吸入。常用的挥发性吸入麻醉药有七氟烷和异氟烷。静脉麻醉药和麻醉镇痛药也以短效药物为主,比如异丙酚、瑞芬太尼。肌松药可选择短效非去极化肌松药罗库溴铵。

（四）全麻复合外周神经阻滞

近年来，国内外对小儿外周神经阻滞正越来越关注。在围术期，外周神经阻滞可以提供超前及延迟的镇痛。一般在麻醉诱导后、手术开始前是实施神经阻滞的最佳时机。唇裂手术患儿全麻诱导后可行眶下神经阻滞。一旦神经阻滞起效，将减少全麻药物的用量。眶下神经是三叉神经的终末支，支配上唇、下眼睑、两者之间直至鼻旁的皮肤和黏膜的感觉。它从眶下孔穿出，位于颧骨突出部位（鼻外侧的骨性突起）的内侧，所以很容易被阻滞。阻滞成功可麻醉上唇、鼻翼、鼻中隔、下眼睑和面颊的中部。需注意的是，婴幼儿尤其是早产儿的血浆白蛋白含量较低，蛋白结合力下降。如果选择蛋白结合率较高的局麻药，可能导致游离药物浓度升高，增加局麻药毒性反应的潜在风险。目前临床上常用药物为 0.25％布比卡因加 1∶200 000 的肾上腺素。

二、麻醉实施

（一）麻醉诱导

麻醉诱导过程会在患儿记忆中留下深刻印象。从清醒状态过渡到麻醉状态应当是愉快和平静的经历，不过，若实施不当也有可能成为心理创伤，治愈后经常萦绕在患儿脑中的可怕的创伤性噩梦。对小儿没有一成不变的行之有效的诱导方法，在很多情况下都应因人而异地选择使用。在唇腭裂手术患儿，吸入诱导较为常用。

1. 常用吸入诱导药物

（1）七氟烷：是一种略带香味、无刺激性吸入麻醉药物。七氟烷具有对呼吸道无刺激、麻醉效力强、麻醉深度易调节、起效和苏醒迅速的特点，适宜用作唇腭裂患儿麻醉诱导药物，但由于诱导时需使用高流量气体，故费用较高。七氟烷对血流动力学的影响主要表现为呈剂量依赖性的抑制心肌收缩力、降低收缩压、扩张外周血管，但对心率影响相对较小。七氟烷对呼吸有较强的抑制作用，高浓度七氟烷吸入诱导时患儿常发生呼吸暂停，因此诱导时适宜进行辅助通气。

（2）氧化亚氮：为无色、味甘、对呼吸道无刺激的气体。具有较强的镇痛作用，但麻醉作用较弱。临床上常将氧化亚氮与其他麻醉药物合用，可加速诱导，降低合用药物的最低肺泡有效浓度，减少总的用药量。氧化亚氮对心血管系统影响较小，同时可减轻含氟麻醉药物对心血管的抑制作用。单独使用时对呼吸抑制作用小，对通气量无明显影响，但在与其他麻醉药物合用时，呼吸抑制作用可能增强。当吸入 50％的氧化亚氮时还可减弱患儿对缺氧的反应。

2. 临床上常用诱导方法

（1）10～12 岁以下：适宜使用吸入麻醉诱导如七氟烷-氧化亚氮-氧气。小儿吸入诱导的方法是：家长陪同小儿进入手术间。小婴儿可由家长抱着，大一点的孩子可坐手术床上。可连接 SpO_2 监测探头。将呼吸囊内的气体排空后，开氧化亚氮和氧气（氧化亚氮/氧气：75/25），总流量 5～6 L/min。将面罩靠近小儿面部（也可将手握住螺纹管接头代替面罩），由于氧化亚氮较空气重而下沉，小孩很快就昏昏欲睡，此时紧扣面罩，将七氟烷开至 6％～8％，并适当减少氧化亚氮流量，增加氧气流量（50∶50）。当患儿意识消失后，逐渐减少七氟烷吸入浓度至 2％～3％维持。连接心电、血压监护，建立静脉通道。

（2）10～12 岁以上：可采用静脉麻醉诱导。静脉穿刺前可于穿刺部位涂抹“恩纳”减轻穿刺痛，“恩纳”是由利多卡因和丙胺卡因混合而成的乳膏，涂抹于手术区域，并用专门的密封膜封闭至少 1 h 后才能施行静脉穿刺。开放静脉后给予芬太尼2～3 μg/kg，丙泊酚 2～3 mg/kg 和肌松药行气管插管。

(3) 对于不合作的小儿，不宜继续强迫小儿入睡，应中止吸入诱导，改用静脉、肌内、直肠给药进行诱导。若肌内或静脉注射运用熟练，可使注射时不适减少到最低程度。1～4 岁的小儿因不能忍受吸入诱导或不乐意接受静脉、肌内注射，给予咪达唑仑糖浆口服或直肠给药应是理想的方法。

（二）气管插管操作

1. 无气道困难

对于麻醉前预测无气道困难的患儿，可在麻醉诱导后保留自主呼吸或使用肌松药进行气管插管。而肌松药通常应在确认面罩通气无异常后再使用。局麻药喷雾如 7%利多卡因气雾剂可帮助完善咽喉气管内黏膜的表面麻醉。较深麻醉或肌肉松弛的状态有利于插管时喉镜充分暴露和减少咽喉反射，但若插管不顺利有导致通气无法维持的危险。插管时轻轻压迫环状软骨有助于暴露声门。腭裂患儿插管时，喉镜凸缘叶常会嵌入裂隙中，使喉镜在喉部移动困难，并可能对咽喉组织造成损伤、出血。采用低凸缘的弯镜片如 Robert Shaw 或 Oxford 镜片有助于解决这一问题，但多数情况下，在口咽腔有足够空间的患儿中，使用标准的直型 Miller 镜片已能满足需要。合并有唇、腭裂的患儿，其裂隙较宽，特别是某些左侧腭骨有缺损的患儿，插管时喉镜片凸缘叶易嵌入左侧齿槽裂隙，导致声门显露困难。在左侧齿槽裂隙充填纱布或在插管时尽量避开裂隙有助于声门的显露。插管时如采用短效肌松药琥珀胆碱(2 mg/kg 静脉注射)，大多小儿都会发生心动过缓。用药前经静脉注射少量阿托品能有效预防心动过缓。

2. 伴有或可能有气道困难

唇腭裂伴先天性颅颌面畸形的患儿在麻醉后维持气道常有困难。在插管前判断患儿插管的困难程度，根据具体情况设计诱导计划十分关键。例如，在 Pierre Robin 综合征的患儿中，小下颌和高喉头使得喉镜下无法窥见会厌和声带而造成插管困难，较大的舌体嵌于腭部裂隙中还有导致气道完全阻塞的可能。多采用让患儿俯卧使其舌、下巴前移的方法以获得暂时的通气。而已有慢性气道阻塞的患儿在插管过程中对缺氧的耐受力极差，将会在短时间内导致去氧饱和的发生。因此，对于可能存在气道困难的患儿麻醉诱导时都不能使用肌松药插管，以防意外。

临床上，处理成人气管插管困难有多种方法，这些方法用于小儿中将会有所不同。若患儿小于 2 岁，可采用直接喉镜在清醒辅助表面麻醉下插管。尽管插管前给予纯氧吸入，但喉镜暴露和气管内插管时屏气、心动过缓、低血压、发绀仍时有发生。插管过程中持续吸入纯氧能减少 PaO_2 的降低程度、消除心动过缓和低血压。对年龄稍大的婴幼儿，使用清醒喉镜插管常有一定困难。患儿的不合作、口咽部肌肉对抗和反射过于活跃等，都可能会影响插管操作的顺利进行。

经鼻盲探插管在成人较易完成，但在婴幼儿中很少能成功。由于婴儿喉头位置(C_2～C_4)比成人(C_4～C_6)更向前和向头侧、新生儿的声门下腔偏向后和向下等解剖因素的影响，使得经鼻盲探时气管导管常难以调整到位。另外，婴幼儿咽喉组织受机械刺激后易引起水肿，1 mm 的水肿能使气道横截面积减少 50%以上，严重水肿可致通气完全堵塞。因此，对婴幼儿应采用明视下气管插管，以减少盲探插管所造成的损伤。

小儿纤维支气管镜的外径约为 3.5 mm，可插入 ID 4.5 mm 的气管导管内，实施明视下引导插管，在有气道困难的婴幼儿病例中十分有用。对大于1岁的小儿可用纤维光导支气管镜作直接引导插管，小于1岁的小儿则利用其可视性以窥视气管导管通过另一鼻孔插入至喉部的操作情况作间接引导插管。

3. 气管导管的选择

婴幼儿气管内导管号码的选择十分重要，婴儿的公式与较大的儿童的公式是不同的，具体的气导管号码选择见表7-3。小号的带套囊的导管在选择时需要选更小的号码。在插管前必须准备好大一号和小一号的气管导管备用。

表7-3 气管导管号码选择

年 龄	导管号码
早产儿	2.5
足月新生儿	3.0
2～8个月	3.5
8～12个月	4.0
18～24个月	4.5
＞24个月	4+年龄/4

4. 导管位置的确认

气管导管的位置可以通过喉镜直视下显露声门、两肺呼吸音的听诊、查看胸廓运动、呼气末二氧化碳分压($PETCO_2$)测定等确认。另外，腭裂手术常需采用过度后仰的体位(图7-2)，在放置手术体位和术中移动头位时还可使导管产生2 cm左右的移动。因而需加强这方面的观察和监测。若气管插管过深，可使导管进入一侧支气管引起单肺通气。一旦发现插管过深，应逐渐向外拔出导管，至两肺呼吸音相同后再退出2 cm即可，并需按常规方法重新确认导管的位置。插管前应选择合适的气管导管长度(门齿至气管中段的距离)，一般为成年男性23 cm，女性22 cm。儿童为导管头端进入声门后2～3 cm，或根据公式：长度=年龄(岁)/2+12。此时气管导管顶端基本处于气管的中部，减少了气管导管误入支气管或滑出气管的机会。

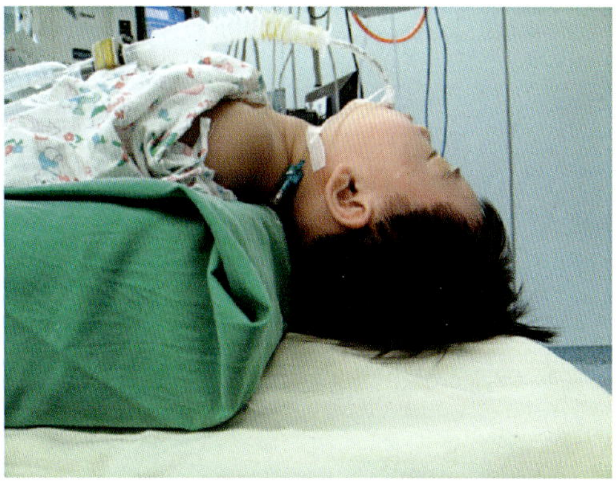

图7-2 腭裂患儿过度后仰的体位

5. 导管的固定

由于婴幼儿的上呼吸道最狭窄部位在环状软骨水平处，通常对6～8岁以下的小儿导管套囊无需充气，而选用合适管径的导管应以气道压力达到15～20 cmH_2O时有管周漏气为宜。留存一定的漏气空间可避免导管壁过度压迫造成咽气管黏膜的缺血性损害以及术后发生的反应性气道水肿。但导管套囊不充气的缺点在于术中导管不易固定使滑出的发生率增加。使用RAE导管对预防导管的突然滑脱有一定作用。在唇腭裂手术中，固定气管导管时还应注意不能对唇和面部周围组织形成压力或外形上的改变，以利于手术修复的进行。通常将导管维持于中线位置，并用胶纸直接固定于两颊旁。

6. 气管插管相关的并发症

(1) 插管时并发症

1) 牙齿损伤：牙齿损伤在美国是麻醉相关医疗诉讼中最常见的原因。牙齿损伤病例中约有55%为全麻苏醒过程中咬在口咽通气道上用力过度引起，损伤程度可表现不一，如牙釉质破裂、牙本质破裂、牙髓及牙根损坏、牙齿撕脱或脱落等。若牙齿撕脱松动，应立即给予固定，否则牙齿脱落后会阻塞气道危及生命。对于仅靠牙冠固定的牙齿，应在拔除后用生理盐水湿纱布包裹以备再植用。

如果牙齿发生碎裂应找出所有碎片以防误吸。当术前检查发现患者有牙列异常、牙周病时，应告知患儿家属潜在的损伤牙齿的可能性。此外，采用清醒经鼻盲探插管有助于避免插管操作中的牙齿损伤。

2）颈椎棘突损伤：未完全成骨，严重的骨质疏松，唐氏综合征，Morquio 综合征，溶骨性损害均存在颈椎损伤的风险。

3）插管造成的软组织损伤：置入喉镜片或气管导管时可发生上下唇的挫伤或撕裂伤。手表、进行插管的手臂或袖子擦过眼部有可能使角膜上皮擦伤。上海交通大学医学院附属第九人民医院采取眼内涂抹抗生素眼膏后以医用手术薄膜封眼的措施起到了很好的保护效果。

4）咽喉部的损伤：小的损伤包括撕裂伤、声带麻痹，杓状软骨半脱位，声带血肿，在插管时发生率高达 6%，但很少出现长时间的后遗症。

5）气道反射：刺激咽部或喉部黏膜会导致迷走神经喉支介导的反射，如喉痉挛，支气管痉挛，心动过缓，心律失常。交感神经亢进可导致高血压和心动过速。另外，咽喉部的碰触也可导致咳嗽、恶心、呕吐，使眼内压和颅内压升高。在插管前可能发生误吸。

6）插管误入食管：未发现气管导管误入食管是最严重的并发症。有很多方法可用于检测是否插管至正确位置，但其金标准是存在呼气末二氧化碳。

7）支气管内插管：插管时气管导管较易进入右主支气管。由此引起的单肺通气可导致肺不张、低氧和高碳酸血症。此类情况的发生多与麻醉医生经验不足、插管后没有进行两肺听诊、气管导管固定不牢、体位的变动等因素有关。

8）气管或支气管破裂：此类并发症多由于管芯突出导管尖端、插管时用力过度或多次插管引起。一旦发生需要紧急胸腔引流和开胸修补术。

（2）术中并发症

1）漏气：为患儿选择的气管导管号码不合适是主要原因。在腭裂患儿更容易造成术中口腔内血液或组织碎片进入气道。

2）梗阻：气管导管梗阻可由外部力量如腭裂开口器引起。但是，随着手术器械技术的革新，新型的腭裂开口器（见图 7－3）的压舌板对导管有一定的保护作用，操作合理一般不会发生导管的梗阻。导管自身因素（如导管扭曲或套囊阻塞）也是引起梗阻的原因之一。然而管腔的阻塞（如分泌物、血液、肿瘤、异物）也较为常见。此时需要灌洗和吸引，必要时重新放置导管。

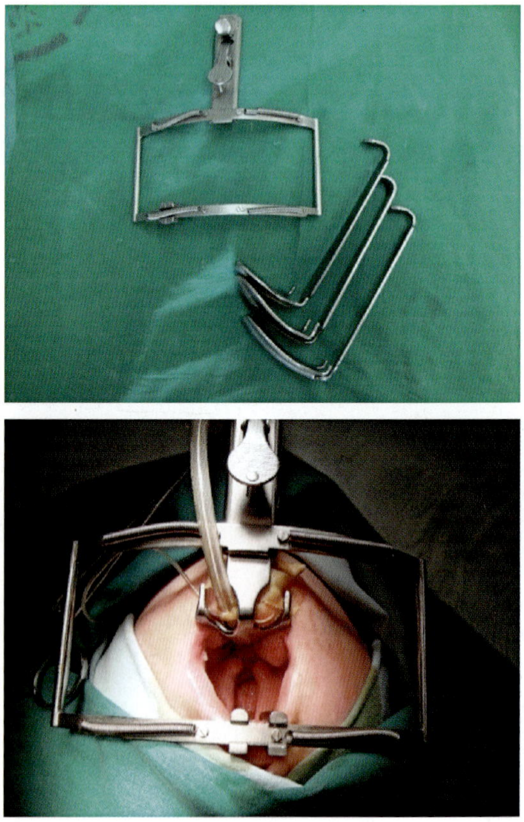

图 7－3　腭裂开口器

3）气管导管移位：头部的屈伸可使导管前进或后退一段距离，可造成支气管内插管或导管拔除。例如腭裂手术患儿插管后需要摆放特殊体位，体位改变后必须重新听诊以确定导管位置。

4）脱水或低温：无湿化或加温气体装置的气体传送系统易出现此类并发症。脱水可使分泌物黏稠，降低纤毛功能，使术后肺部并发症的发生率增高。

（3）术后并发症

1）喉水肿：可分为声门上、声门或声门下水肿，是拔管早期最重要的并发症，常见于小儿。婴幼儿声门下区域具有脆弱的呼吸上皮细胞，其黏膜下结缔组织疏松，易被损伤而出现水肿。环绕声门下区域的环状软骨呈不可扩张性，是小儿气道最狭窄部位，可限制水肿向外扩大。婴幼儿声门下即使轻度水肿亦可能引起气道梗阻。患儿可在拔管 6 h 内出现吸气性喘鸣。一旦发生喉水肿，可吸入湿化的、加温的氧气，局部喷雾 1∶1 000 肾上腺素，静脉使用类固醇激素的效果尚不确定。如发生严重的气道梗阻可行气管切开。未经妥善处理，吸气性喘鸣减轻或消失，可能提示上呼吸道完全性梗阻。

2）咽喉痛：有报道咽喉痛的发生率高达 90%。拔管后咽喉痛或声嘶的相关因素包括导管过粗、女性、使用润滑剂。

3）气道黏膜缺血、损伤：多因充气套囊压力过高、导管留置时间过长及经常移动导管等引起，严重溃疡者日后可形成环形瘢痕，造成气管狭窄。采用高容量低压套囊的导管，并对需长时间留置导管者定时放松套囊可予以预防。气道黏膜受损后易引发各种感染如咽喉炎、气管炎甚至肺炎等，应注意避免。喉部的溃疡可在 6 h 内发生，大多可痊愈无后遗症。一旦喉部或气管坏死出现，通常需要外科手术干预。

4）声带麻痹：声带麻痹可发生于迷走神经或喉返神经受到手术损伤。也可能是由于套囊使喉返神经压迫至甲状软骨上所致。此外，对环氧乙烷消毒导管的局部反应也可能与其有关。

5）喉部功能障碍：拔管后即使清醒的患儿也会有一段时间存在喉部功能障碍。这可能是由于全麻药的残余抑制了机体保护性反射。此时患儿拔管可能发生分泌物、血液或异物吸入。

6）环状软骨脓肿：这种并发症十分罕见，发生于环状软骨后区域，继发于黏膜损伤后细菌感染。

7）喉痉挛：喉痉挛为拔管后上呼吸道梗阻的最常见原因。当麻醉深度过浅，不足以预防喉痉挛反射时，分泌物或血液刺激声带局部可引起喉痉挛。因此，在清醒与深麻醉状态之间麻醉状态的患儿，气管拔管后最容易发生喉痉挛。发生喉痉挛后应托起下颌进行持续气道正压供氧，同时加深麻醉，必要时可给予肌松药行气管插管甚至气管切开。

（三）麻醉维持

唇腭裂患儿常采用吸入麻醉药维持麻醉，以麻醉性镇痛药作辅助用药。可依据手术预计时间和可能出现的术后不适程度来指导用药。有报道，在患儿中早期使用少量芬太尼（2～3 μg/kg）有助于其麻醉后平稳恢复，大多患儿麻醉苏醒平稳、拔管时哭闹减少。平稳的苏醒可减少气道损伤、伤口渗血，无疑对术后恢复极为有利。适当辅助局部麻醉可显著减少全麻药物使用量，有利于患儿苏醒。

三、术中麻醉管理与监测

（一）气道和呼吸监测与管理

术中可通过观察患儿胸廓的起伏和节律判断潮气量是否足够，听诊两肺呼吸音判断有无单肺通气、支气管痉挛等，观察口唇、甲床颜色判断有无缺氧，观察有无颈外静脉怒张判断胸内压的高低。同时可监测呼气末二氧化碳分压和动脉血气、脉搏血氧饱和度、潮气量、气道平均压、吸气峰压、吸入氧浓度等。呼气末二氧化碳分压与动脉二氧化碳分压相近。动脉血二氧化碳和呼气末二氧化碳分压差反映了肺内通气、血流的关系，两者差值增大说明死腔增加或肺内分流增加。在小儿气管插管定压控制呼吸管理中，我们要强调随时注意潮气量和呼气末二氧化碳波形的变化。两者的突然变化往往说明呼吸道有问题，应立即进行评估。在小儿气管插管定容控制呼吸管理中，则要随时注意气道峰压和呼气末二氧化碳波形的变化。

目前婴幼儿唇腭裂手术中施行机械通气较常采用定容控制呼吸，通常潮气量设定为 10～15 ml/kg，呼吸频率为 20～25 次/min，吸呼时间比 1∶1.5。术中应根据患儿的具体情况调整呼吸机参数。通过增加吸入气流量、增高吸气峰压、增大吸呼比或增高呼气末正压可以使气道平均压上升。增高的气道平均压可增进氧合，同时可影响肺内血流灌注，使血流分布到通气较差的区域，但过高的吸气峰压容易造成肺损伤，临床上一般将吸气峰压限制在 30 cmH_2O 以下。术中控制呼吸时，为使通气均匀、改善氧合、减少对血流动力学的影响，通气频率常低于患儿自主呼吸频率。通气频率的改变会影响到气道平均压及氧合，也会使二氧化碳排出情况发生改变。过高的通气频率还会增加功能残气量导致肺顺应性的下降。

手术时，患儿头部周围被手术医生占据，头位常因手术操作而变动，麻醉医生应严密观察，及时发现导管的扭曲、折叠、滑脱及接口脱落等异常情况。对于有先天性心脏病的患儿，呼吸管理更应得当，缺氧、高碳酸血症、过高的肺泡压力可使肺循环阻力上升。术中 $PaCO_2$ 保持在 4～5.3 kPa（30～40 mmHg）最为理想。如果保留自主呼吸，则尤其要注意避免缺氧和二氧化碳蓄积。

（二）循环监测与管理

加强对循环系统的监测十分重要。唇腭裂患儿术中一般只需无创性监测，主要包括心电图、无创动脉压、尿量等。心电图是一项必需的常规监测项目，婴幼儿心肌顺应性差，迅速改变每搏量的能力小，一旦发生心动过缓心输出量将明显减少，术中应根据患儿年龄设定适当的报警范围。无创动脉血压的测定有助于判断麻醉深度和循环容量等，特别是使用吸入麻醉的患儿术中低血压并不少见。血压计的袖套气囊的选择很重要，袖套过宽则测出血压偏低，袖套过窄则测出血压偏高。如果使用上肢血压计，其袖套气囊应能包裹上臂长度的 2/3 才能测出较为准确的数据。正常情况下尿量和循环容量有直接的相关性，是判断循环容量和心输出量的一个重要依据，在出血较多的患儿可以作为一个辅助判断的手段。新生儿尿液浓缩和稀释功能有限，直至 2 岁时才能接近成人水平。除新生儿外，尿量达到 0.5～1 ml/(kg・h)说明肾脏灌流充足。

术中失血量受较多因素的影响，诸如患儿循环系统和血液系统功能、麻醉状态、使用药物、手术修复条件、手术医生技术等。失血量可由纱布、吸引瓶中血量和连续监测的血球压积变化来估算。一般情况下，单侧唇裂修复手术失血量多在 20～30 ml 以内；双侧唇裂、腭裂修复手术失血量为 50～100 ml 不等；而齿槽突裂修复手术需植骨移植、创面较大，手术失血量为 100～200 ml。临床上并不存在完全安全的血制品。由于献血前的筛选检查具有一定漏检率，并且乙型肝炎病毒、丙型肝炎病毒、艾滋病病毒等均存在窗口期现象，因此输血有增加传染疾病的危险。输血反应也是需要考虑的一个问题。目前传统的输血观念已在改变，外科手术中减少输血或不输血将成为今后的发展趋势。目前多主张唇腭裂修复手术不输血，以补充平衡液和血浆代用品为主。术中根据术前血红蛋白基础水平，已有的潜在疾患和术中失血估计量，可综合考虑决定是否需要输血。通常认为，血红蛋白 90～100 g/L 或血细胞比容 28%～30%仍属正常范围（对正常机体而言）。临床上，更多情况下，输血仅在小儿失血量≥10%甚至 20%时才予以考虑。如果必须输血，最好选择成分输血。成分血是采血后将各类有用成分用科学方法进行分离，根据实际需要输入有关血液成分。成分血中有效的血液成分浓度高，浓缩红细胞中每袋含有 200 ml 全血中的全部红细胞，总量为 110～120 ml，血细胞比容70%～80%，氧运输能力和体内存活率与全血相同。与库存全血相比，成分血含钾、枸橼酸盐等物质更少。因而成分输血具有疗效好、不良反应小、节约血资源和便于保存和运输等优点。

手术过程中，患儿的输液量取决于每日需要量、术前体液负平衡程度、术中由手术创伤引起的细胞外液转移和丢失。患儿因为禁食禁饮而导致的液体缺失通过将患者(每小时的需求量)×(禁食禁饮的小时数)而计算出来。儿童只要4～6 h的禁食禁饮就会导致缺水。婴儿只要2 h的禁食禁饮就会导致缺水。对于新生儿，哭闹、出汗、过度通气和放射热都可导致不显性失水。发热导致脱水，体温每提高1℃，丢失水分将会增加12%。当婴儿在较高湿度的环境或湿化气体通气时，不显性失水可降低30%～35%。在术中，需要通过监测临床症状和体征(心率，血压，尿量)来进行适当的液体治疗。

低钠血症是小儿术后较为常见的水电解质紊乱。手术麻醉期间损失的是细胞外液，有较高的钠含量。当术中丢失液体超过维持正常循环所必需的限度时会激活抗利尿激素分泌机制，此时如果用5%的葡萄糖等低渗液体进行补偿，将会导致稀释性低钠血症。婴幼儿一旦发生有临床症状的低钠血症将会导致严重的后果。因此，术中应输注晶体液，包括乳酸林格液或0.9%生理盐水。晶体液不能提供热量，故还应按每分钟4～6 mg/kg的用量输注葡萄糖液。需要注意的是，早产儿和新生儿的葡萄糖消耗量更高，可每分钟高达8 mg/kg。此外，婴幼儿对胰岛素的敏感性低于成人，体重越轻对糖的耐受性越差。糖输入不足或过多引起的低血糖或高血糖均会导致严重的后果。一旦发生低血糖，患儿可表现为烦躁不安、嗜睡、发绀和抽搐等。高血糖则可能导致患儿发生高渗性利尿、昏迷和难以纠正的电解质紊乱等。因此，较为谨慎的做法是术中监测血糖，根据结果调整糖的输入。

术中输液标准如下：手术第1小时10～15 ml/kg，随后每小时用量为基础需要量2～4 ml/kg加上创伤需要量2～4 ml/kg。术后输液量取决于每日需要量，术中体液负平衡的程度以及手术创伤引起的继续损失量。小儿每日输液需要量见表7-4。

表7-4　小儿每日输液需要量

体　重	每日输液需要量
<10 kg	100 ml/kg
10～20 kg	1 000 ml+50 ml/kg(超过10 kg每千克增加量)
>20 kg	1 500 ml+20 ml/kg(超过20 kg每千克增加量)

(三) 体温监测与管理

婴幼儿调节体温的能力有限，虽然也能在一定范围内保持体温的恒定，但容易受环境因素影响，在麻醉状态下尤其如此。患儿体温低于36℃称为体温过低，低温易导致患儿发生苏醒延迟、呼吸抑制、凝血障碍等，严重者可出现室颤和心搏骤停。唇腭裂手术过程中常需采取各种措施保持体温恒定。临床上常用于监测中心温度的部位包括食管、鼓膜、直肠等。食管温度能迅速反映心脏及大血管内血液温度变化。鼓膜温度主要反映脑内温度。对于婴幼儿，直肠测温较易耐受，可使用直肠电子温度计连续监测术中体温变化，它可较准确地反映患儿的中心温度，但直肠测温反应较慢，在体内温度迅速变化时往往无法及时反映。而且，直肠测温还会受到探头置入深度及粪便的影响。

新生儿和婴儿术中易有大量热量丧失，这是由于相对大的体表面积、缺少皮下组织、呼吸热量转移的增多和不成熟的下丘脑体温调节中枢等因素所致。促使热量丧失增多的因素包括麻醉前用药、身体裸露、手术室寒冷、静脉麻醉药、肌松药、输液输血、手术时间长、麻醉气体干燥，还有患儿的年龄、身材和体格状况等。低温可使麻醉药物清除减慢、苏醒延迟。采用下列方法有助于保持体温：保持手术室室温恒定、用手术巾覆盖患儿身体和头部非手术区、给予液体或血液加温、使用辐射加热器、使用电热毯或循环水毯保暖、加温湿化吸入气体、冲洗液保持温暖等。辐射加热器可能导致皮肤烧伤、不显性失水增加、高热，使用时应注意仪器与患儿间的距离及使用时间的长短。使用电热毯或循环水毯时，患儿背部受压血流减少，加热时易出现组织损伤，因而需注意控制加热温度。

当患儿出现低温，予各种方法进行复温的同时，应警惕复温性休克的发生。复温性休克可能是由于外周血管扩张、血管阻力下降导致血容量相对不足、血压下降。通常与复温速度、复温的方法和低温的程度有关。主要表现为休克、呼吸暂停和抽搐。临床上复温速度不能过快，以 0.5～1.0℃/h 为宜。一旦发生复温性休克，应及时补充血容量、适当使用血管活性药物。

婴幼儿手术中也易发生体温升高。引起体温升高的主要原因有使用颠茄类药物、手术室室温高、多层手术巾覆盖、灯光照射、轻度脱水和术前存在感染等。对一般的体温升高，多以物理降温为主。若出现高热，需积极查找病因，及早排除恶性高热的可能。

第四节 麻醉后恢复

目前临床上有两种拔管方式：清醒拔管和深麻醉拔管。前者指意识完全恢复后再拔管；后者指通气量足够，患者意识尚未恢复即拔管。唇腭裂手术后患儿口咽部创面组织水肿及舌后坠，加上气道保护反射尚未完善，易造成急性气道梗阻，一般不适合深麻醉拔管。必须严格掌握好拔管指征：只有在患儿意识清醒、保护性气道反射完善、潮气量和每分通气量恢复正常、估计拔管后无引起呼吸道梗阻的因素存在后方可拔管，拔管时做好再次插管准备。拔管前应吸净口、咽、气管内分泌物，尽可能置入胃管吸引。腭裂手术后，应尽可能减少经鼻或口做口咽部吸引，也不主张放置口咽通气道，以免损伤缝合修补的部位。对术前已有中、重度气道阻塞的患儿，常需在其舌上用一缝线悬吊以在发生舌后坠时能牵拉缝线使舌根远离咽后部。婴幼儿对缺氧的耐受力较差，由于拔管前气管内吸引可引起咳嗽、屏气致呼吸节律不均从而导致通气量减少，因此吸引时间不宜过长。拔管前应充分吸氧，以避免低氧血症。值得注意的是切忌将患儿无意识的动作视为苏醒。采用脑电双谱分析(BIS)技术有助于监测与判断麻醉后苏醒程度，十分简便、有效。脑电双谱指数(BIS)的范围为 0～100，随逐渐苏醒，数值增大。根据我院临床经验，BIS 在 85 以上，患儿已基本苏醒，可给予拔管。通常待患儿苏醒拔管后，并确定气道保护性反射和通气功能恢复良好，才可给予适量的麻醉性镇痛药以实施术后镇痛。

（姜　虹）

参考文献

1. 朱也森. 现代口腔颌面外科麻醉[M]. 济南，山东科学技术出版社，2001.
2. 王国民. 努力提高我国唇腭裂序列治疗的整体水平[J]. 中华口腔医学杂志，2004，39(5)：352－354.
3. Keith G. Allman，Iain H. Wilson. Oxford handbook of anaesthesia 2th ed. New York：Oxford University Press Inc.，2006.
4. 杭燕南，庄心良，蒋豪，等. 当代麻醉学[M]. 上海：上海科学技术出版社，2002.
5. 施小彤，刘敬臣. 小儿麻醉前用药研究进展[J]. 广东医学，2006，27(5)：764—766.
6. 张莉，张锦，任素杰，等. 手术前后小儿及家长心理调查分析及麻醉前用药途径的选择[J]. 中国医科大学学报，2003，32(1)：62 - 64.
7. 邓晓明，罗茂萍，唐耿志，等. 小儿七氟醚加 N_2O 快速吸入和常规吸入诱导的比较[J]. 临床麻醉学杂志，2000，16(3)：149.
8. 徐辉，耿清胜，但颖之，等. 光索在儿童颌面瘢痕畸形困难气管插管中的应用[J]. 中国口腔颌面外科杂志，2003，1(3)：185 - 186.
9. 纪均，黄慧敏，姜虹，等. 脑电双频指数评估小儿术后镇静深度的可行性. 上海交通大学学报[J](医学版). 2007，27(2)：218 - 220.

第八章　唇腭裂婴儿术前鼻-牙槽骨塑形

先天性唇腭裂是口腔颌面部最常见的先天畸形，其发病率近 20 年在世界范围内有上升的趋势。随着整复手术方法的不断改进，治疗效果得到很大的提高，但由于唇腭裂本身存在着严重的组织缺损，上颌骨连续性丧失，上颌骨各骨段发生组织移位，单纯手术治疗并不能解决唇腭裂的所有方面。唇腭裂患者鼻畸形有其特有的解剖学基础：鼻软骨解剖位置的异常及其附近组织结构异常是唇腭裂伴发鼻畸形发生的原因之一，即梨状孔区域患侧上颌骨发育不良导致鼻缺乏足够的硬组织支持；其次，异常肌肉的牵引力亦是鼻畸形发生的重要原因，导致唇腭裂患者鼻畸形程度随时间推移而加重。单侧唇腭裂患侧、健侧鼻翼软骨相互分离并向下外方移位，失去正常鼻翼软骨外侧角与内侧角之间应有的角度，导致鼻尖在患侧过分扁平歪斜，鼻小柱向健侧偏斜移位，患侧鼻孔拱状形态消失而塌陷，患侧鼻翼基部因牙槽突裂和患侧牙槽骨发育不良及移位而致后移和下陷（图 8－1）。双侧唇腭裂的上颌骨被分裂为与鼻中隔相连的成半岛状的前颌骨和两侧骨段；前颌骨受犁骨生长和舌运动向前上的压力影响，向前方显著突出；前唇减小、鼻尖低平、鼻小柱短小甚至消失，以致鼻尖和前唇相接触；双侧鼻翼扁平塌陷，鼻翼基部下移和后陷（图 8－2）。传统的手术目标是修复缺损的上唇、鼻小柱、人中，结果在鼻唇联合部产生严重的瘢痕，需要更多额外的手术增进最初的手术效果，并纠正手术本身引起的缺陷。

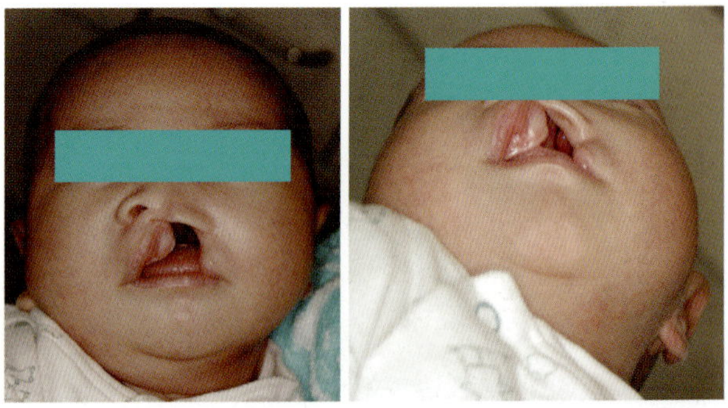

图 8－1　单侧唇腭裂：患侧鼻翼基部向下、向外移位，患侧鼻翼塌陷，鼻小柱偏健侧

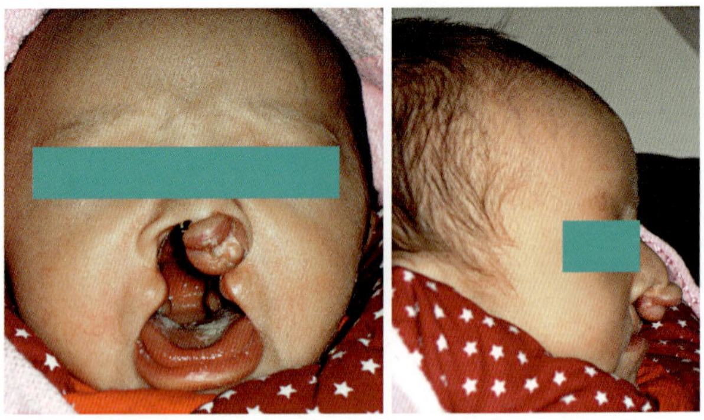

图 8－2　双侧唇腭裂：鼻小柱缺少或变短，前颌骨向上旋转位于上颌牙弓外

唇腭裂修复的根本目标是恢复正常的解剖结构。手术前的理想状态是不足的组织被伸展、错位的结构被重新放置，尽可能少地采用手术侵入修复。自 20 世纪 50 年代 McNeil 首先提出针对完全唇腭裂的“Presurgical Orthopedics”理论和技术以来，术前矫形治疗能在手术前明显减小齿槽和硬腭裂隙的宽度。现代术前正畸已有 50 多年历史，各种正畸方法的不断提出弥补了手术的一些缺陷并取得了很多的成果。1969 年 Rosenstein 介绍了被动控制概念，1975 年 Georgiad 采用口内钉分离两侧上颌并回纳前颌骨，1980 年 Latham 报道口内钉-螺旋装置前移患侧上颌，Hotz 等 1987 年利用上颌骨自身的生长发育潜能，应用弹性树脂材料做成的上颌腭板引导错位的上颌骨段复位生长，1990 年 Millard 和 Latham 介绍钉-螺旋装置对合牙槽嵴后，用骨膜修复牙槽嵴裂的方法-牙龈骨膜成形术(GPP)。这些方法主要针对的是矫正上颌骨裂隙与齿槽裂隙，对鼻部畸形及唇部软组织缺损并无很大的帮助。1999 年，美国纽约大学 Grayson 等首先提出唇腭裂婴儿术前鼻-牙槽骨塑形（nasal-alveolar molding，NAM）的方法与技术，其最大的特点是在口内矫正器的唇侧边缘引出鼻撑以获得良好的支抗来塑形鼻孔，并且可以控制鼻撑的方向，为唇腭裂序列治疗开辟了新的途径。NAM 具有① 缩窄齿槽及腭部裂隙，恢复正常牙弓形态；② 改善鼻部形态，延长鼻小柱；③ 还原裂隙周围软组织的位置；④ 减少齿槽裂植骨概率；⑤ 减少唇腭裂手术的次数，为患者节约费用。随着研究的逐步深入和方法的不断改进，术前正畸已取得了很大的进展，并成为唇腭裂序列治疗中的一个重要阶段。

唇腭裂婴儿术前正畸治疗的原则：

1. 提高患儿父母对唇腭裂的认识，树立“通过序列治疗后患儿可以获得较为正常的容貌和口腔功能”的信心，这是治疗的重要保证。

2. 有利于患儿的喂养。

3. 有利于帮助建立舌的正常位置。

4. 为外科整复手术创造条件，减小手术难度和提高手术效果。

第一节　鼻-牙槽骨塑形矫治器的制作和临床应用

一、适 应 证

唇腭裂婴儿术前鼻-牙槽骨塑形的原则是越早越好，完全性单侧或双侧唇腭裂新生儿，出生后由儿科医师进行健康评价，排除心、脑等严重系统性疾病，患儿家长能积极配合治疗即可开始治疗，对影响治疗的旦生牙应考虑拔除。鼻-牙槽骨塑形的理论基础是婴儿出生后 1 个月内软骨具有高度的可塑性。Matsuo 研究认为，围生期婴儿体内来自母体的雌激素水平较高，使透明质酸含量增加，其可抑制软骨细胞间质的连接，降低韧带、软骨和结缔组织的弹性，增加可塑性，利于胎儿娩出。婴儿软骨具有高度的可塑性是由于体内透明质酸水平高的缘故，婴儿刚出生时体内来自母体的雌激素水平最高，随着时间推移，雌激素水平逐渐下降，出生后 1 个月内软骨的可塑性逐渐下降，6 周左右逐渐丧失可塑性。因此，应在鼻翼软骨矫正的最佳时机尽可能早的开始鼻-牙槽骨塑形，软骨的塑形治疗在出生后 3～4 个月内最为成功。

二、NAM 治疗过程

（一）取模

取模前至少禁食 4 h，为确保患儿口腔印模制取的安全，取模均在手麻室进行，在心电监护下取模。一旦发生呼吸道意外，便于及时抢救。患儿保持清醒状态，选用形状、大小合适的特制小托盘(托盘为自制的自凝塑料个别托盘)，采用 3M 重体硅橡胶材料，印模要求清晰、准确地显示出口内上颌骨的形态、位置、黏膜转折、唇系带、上颌结节、裂隙及中隔情况（图 8－3）。在整个取模过程中，确保患儿呼吸道通畅。取模完成后，仔细检查患儿口腔内是否有印模材料碎屑。获得理想的印模之后，灌注硬质石膏模型。

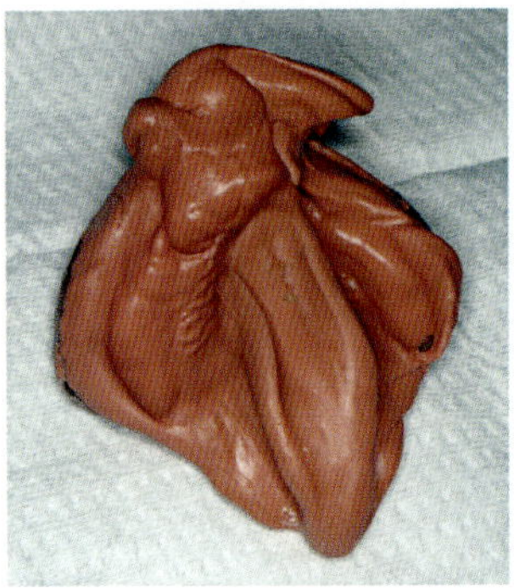

图 8－3　单侧唇腭裂印模，清晰、准确地显示口内上颌形态

（二）口内上颌塑形基托的制作

用蜡填塞去除模型裂隙中倒凹，填平牙槽裂隙。基托用透明自凝塑料（丙烯酸树脂）制作，厚度约 2 mm，覆盖整个牙槽嵴和硬腭，边缘伸展至两侧颊黏膜移行处及上颌结节，唇颊系带处作适当缓冲。在基托前份唇裂对应部位制备固位柱，单侧唇腭裂一个固位柱，双侧唇腭裂两个固位柱，固位柱与合平面成 45°，长度适当，在其前端有一宽约1.5 mm、深 2.0 mm 左右的槽沟（图 8－4）。矫治器戴入后，固位柱应避免压迫下唇，不妨碍下唇的运动和奶瓶的喂养，抛光后在患儿口内试戴。矫治器戴入后，医生用示指稳定矫治器，观察患儿吸吮时是否有呕吐发生，如果出现呕吐，说明基托后缘过长，应适量磨除。

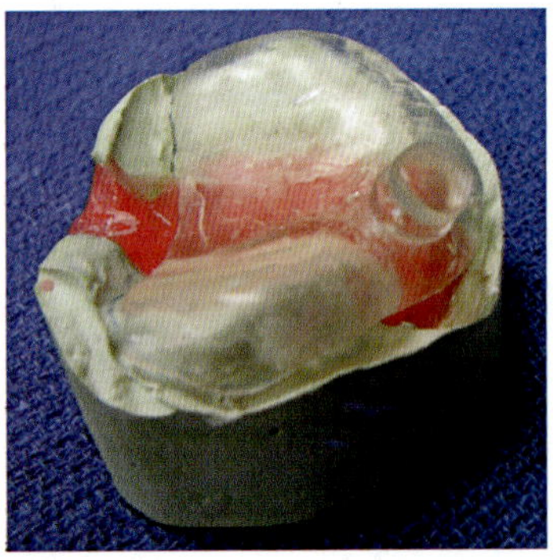

图 8－4　口内矫治器

（三）鼻-牙槽骨塑形实施步骤分 3 个阶段进行

1. 排齐牙槽骨

用适当长度的医用透气胶带，一端穿进直径 4.6 mm 的正畸牵引橡皮圈（AO 公司）后折叠，将橡皮圈套在固位柱的槽沟内，胶带斜向外上黏于患儿面颊部，力值为牵引圈形变为原来的 2 倍。

单侧完全性唇腭裂矫治器调整的原则是：塑形裂隙两侧的大小牙槽骨，使牙槽骨裂隙减小，排列成较为规则的弧形（图 8－5）。通过选择性地磨除部分塑料，使牙槽骨朝期望的位置移动；同时在相应部位添加 1～1.5 mm 软塑料，使牙槽骨移动减小裂隙宽度。具体操作方法：通过在大块骨段的唇侧部位的组织面添加软塑料引导其向内、朝裂隙处移动，同时磨除腭侧相应部位的塑料；引导小块骨段向外侧移动，选择性地磨除小块骨段唇侧组织面的塑料 1～1.5 mm，同时添加等量的软塑料在腭侧的相应部位（图 8－6）。

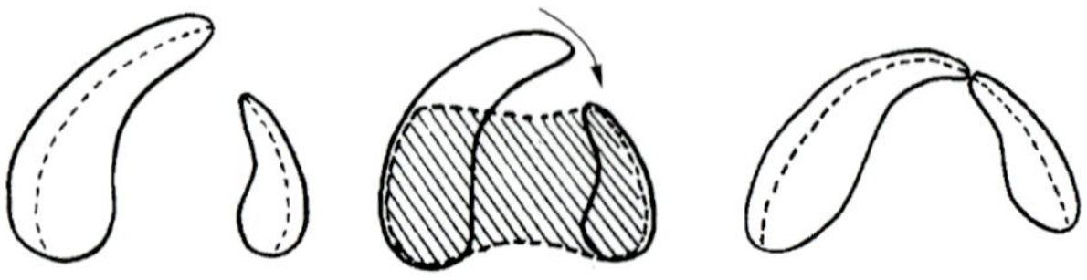

图 8－5　单侧完全性腭裂上颌牙槽骨矫形示意图

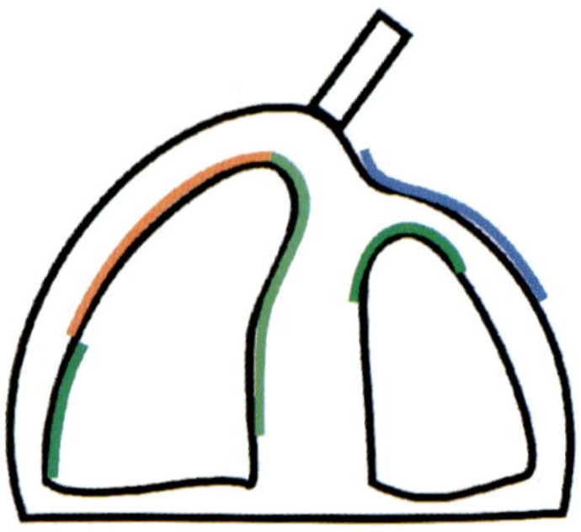

图 8－6　UCLP NAM 每周调磨的部位，达到减小裂隙的宽度，排齐牙槽骨。蓝色表示：增加 1 mm 的硬塑料；红色表示：增加 1 mm 的软塑料；绿色表示：去除 1 mm 的硬塑料

双侧完全性唇腭裂矫治器调整的原则是：使两侧后牙槽骨排齐，前颌骨后退。每周复诊时在前颌骨的组织面适度添加软塑料，厚度 1.0～1.5 mm，使前颌骨逐步后退，相对应部位进行缓冲；对两侧牙槽骨缩窄的患儿，可在基托颊侧区域加适度自凝塑料，内侧调磨缓冲，诱导缩窄的牙槽骨向外扩展，有足够的空间容纳后退的前颌骨及调整中线（图 8-7）。

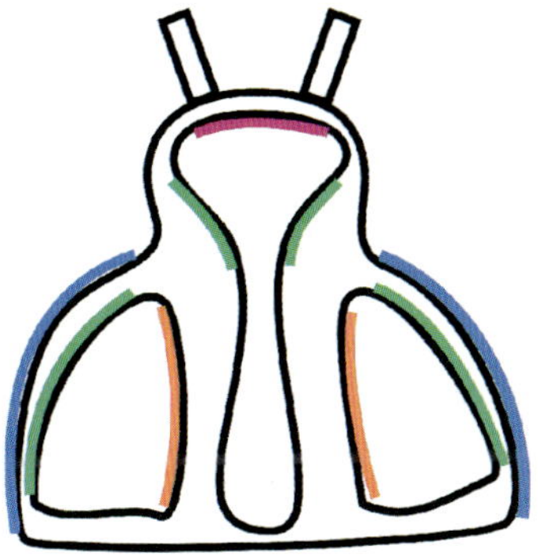

图 8-7 BCLP NAM 每周调磨的部位，达到后退前颌骨，减小齿槽裂隙，排齐牙槽骨。蓝色表示：增加 1 mm 的硬塑料；红色表示：增加 1 mm 的软塑料；绿色表示：去除 1 mm 的硬塑料

使前颌骨后退的力量来源有 3 个：① 在基托前颌骨的组织面加软衬；② 鼻撑推鼻尖向前的反作用力使前颌骨后退；③ 唇部胶带牵引提供的外在压力。要求给予前颌骨持续的轻力，防止加力过大引起梨状骨的扭曲，进而阻止前颌骨的继续后退，并容易导致复发。

2. 鼻软骨塑形

单侧唇腭裂当口内牙槽嵴的裂隙减小至 6 mm 时；双侧唇腭裂当前颌骨经口内塑形板矫正后退至适当的位置，即可进行鼻畸形矫正。从基托的唇缘在固位柱的上方，用直径 0.9 mm 的不锈钢丝弯制适当的弧形至鼻部，末端回弯成"肾形"，内层由丙烯酸树脂制成，外层覆盖软塑料，呈前后两叶状突起，调整不锈钢丝的位置，使鼻撑末端正好伸入两侧鼻孔内，两叶状突起一个位于鼻尖，推鼻尖向前，其反作用力使前颌骨继续向后移动；一个位于鼻孔的边缘，纠正塌陷的鼻翼边缘。每周复诊时加力调整，力的方向向前，大小为鼻尖的皮肤微微泛白（图 8-8）。在上述两个过程中实施适度的唇组织牵张，使上翘的唇组织逐步恢复形态，将唇裂隙逐渐变小。使唇裂修复术前及术后的肌张力下降，减少瘢痕的形成。

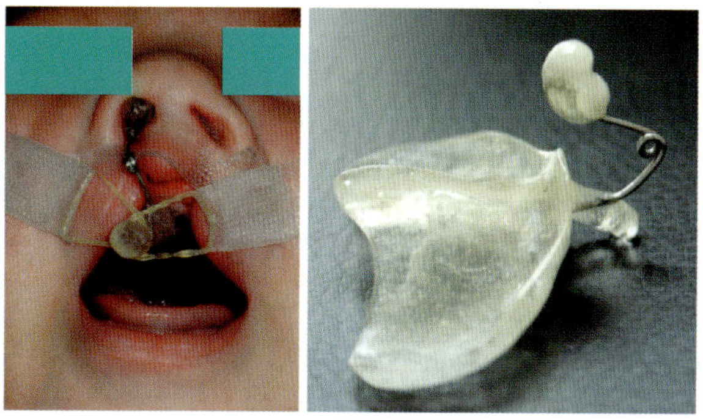

图 8-8 单侧唇腭裂 NAM 戴用情况和矫治器

在鼻矫正时应避免鼻撑使用不当引起鼻孔过度扩张。引起鼻孔过度扩张的原因有：① 牙槽裂未减小，过早加鼻撑；② 鼻撑加力为矢状向前，而不是向上施力；③ 鼻翼未松弛。

3. 鼻小柱延长

用少量医用透气胶带，一端穿进直径 4.6 mm 正畸牵引橡皮圈后折叠，黏于上翘的唇组织上，向下将橡皮圈套在两个固位柱的槽沟内，胶带位于唇牵张胶带的下方，当鼻撑向前方加力时，可以使鼻小柱得到延长，及垂直向延伸较短的前唇（图 8-9）。

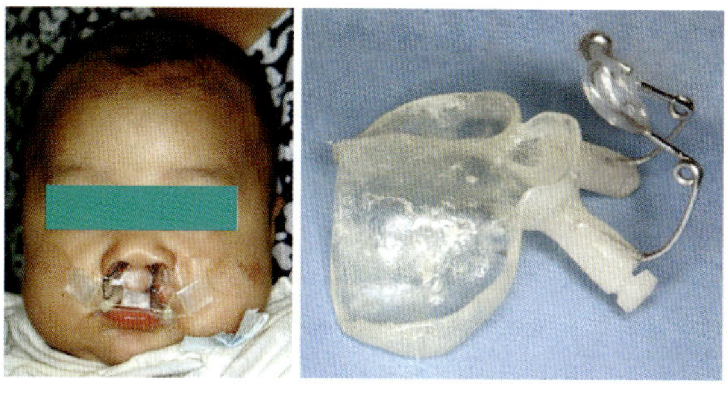

图 8-9 双侧唇腭裂 NAM 戴用情况和矫治器

4. 疗程

患儿每周复诊1次，对矫治器进行相应的调整，在需要加力的区域加软塑料，相对应的区域调磨缓冲，恢复上颌牙槽骨的形态；鼻部塑形可通过调整不锈钢丝和用软塑料重塑鼻撑的形态达到逐步对鼻软骨的塑形和延长鼻小柱。矫治器要求全天戴用，喂奶后拿下清洗，每日更换口外胶带及牵引圈，直至唇裂修补术前，单侧平均疗程3～4个月，双侧平均疗程5～6个月。

NAM的治疗需要患儿父母非常积极的合作，首先患儿父母必须认知术前矫形治疗的重要性，为了达到成功的治疗结果，患儿父母的合作是不可缺的。患儿戴上NAM后通常需要每周复诊，给路程远的患儿家庭带来一定的困难，尽管如此，事实证明对患儿父母常常是有益的经历，他们能每周面对面地和医生交流，他们的疑问及时得到解答，恐惧、不知所措的心情得到缓解，有利于治疗的顺利进行。同时患儿父母主动参与唇腭裂患儿的治疗，增进了父母与患儿的感情。

5. 并发症

(1) 黏膜溃疡　口内基托压迫及摩擦可导致接触面溃疡。最常发生的部位是唇系带位置和前颌骨切牙位置。每次复诊时都要检查这些部位，并作适当调整。若鼻撑加力太大会使鼻翼内侧黏膜破溃，鼻撑的加力应控制在鼻尖皮肤微微泛白。

(2) 胶带长期接触引起面颊部皮肤过敏性皮疹　建议去除胶带时用温水，小心缓慢地进行以避免对皮肤的刺激，每日更换胶带的粘贴位置，可以起到很好的效果。

(3) 患儿父母未按照医生要求佩戴矫治器会错过治疗的最佳时机。固定胶带力量不足会使裂隙关闭的进程变缓；同时不能最大限度地扩展裂隙周围的软组织；加大NAM脱出到舌后缘阻塞呼吸的概率。虽然阻塞呼吸发生的概率很小，但有时后果会比较严重。可在矫治器基托的腭部安置孔洞，在阻塞呼吸时留下气道，避免严重并发症。

术前鼻-牙槽骨塑形是一种无创、安全、可行、经济的唇腭裂序列治疗方法。提高鼻的对称性，延长鼻小柱，抬高鼻翼，改善鼻外观，最大限度地减小了手术的范围和难度，致术后瘢痕组织减少，获得更为满意的术后效果，避免了手术在唇-鼻小柱结合处的瘢痕(图8-10，图8-11)。

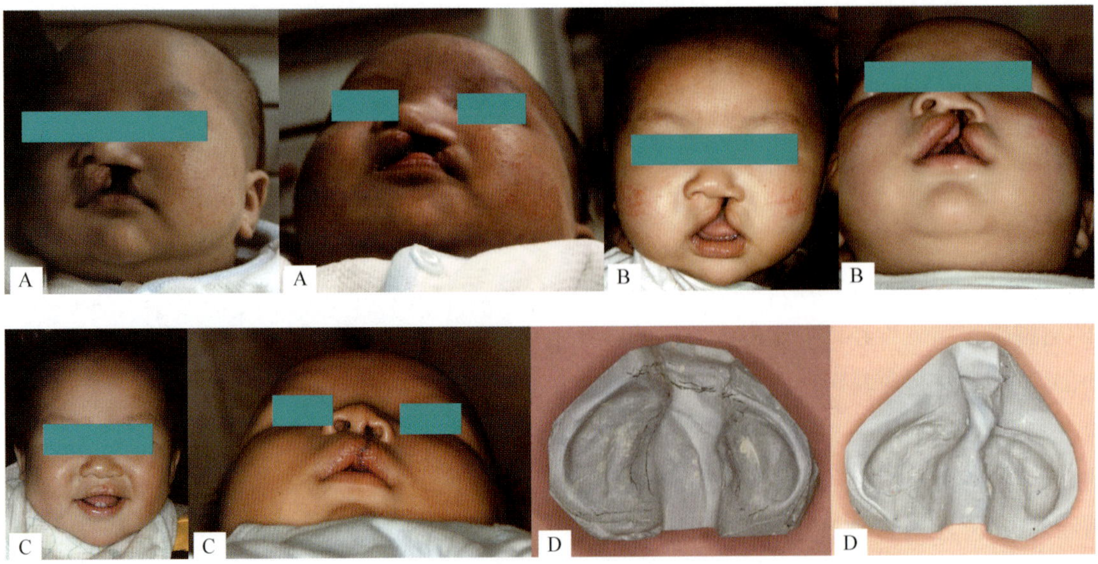

图8-10　左侧完全性唇腭裂患儿

A. NAM治疗前；B. NAM治疗后；C. 唇裂修复术后；D. NAM治疗前后的模型

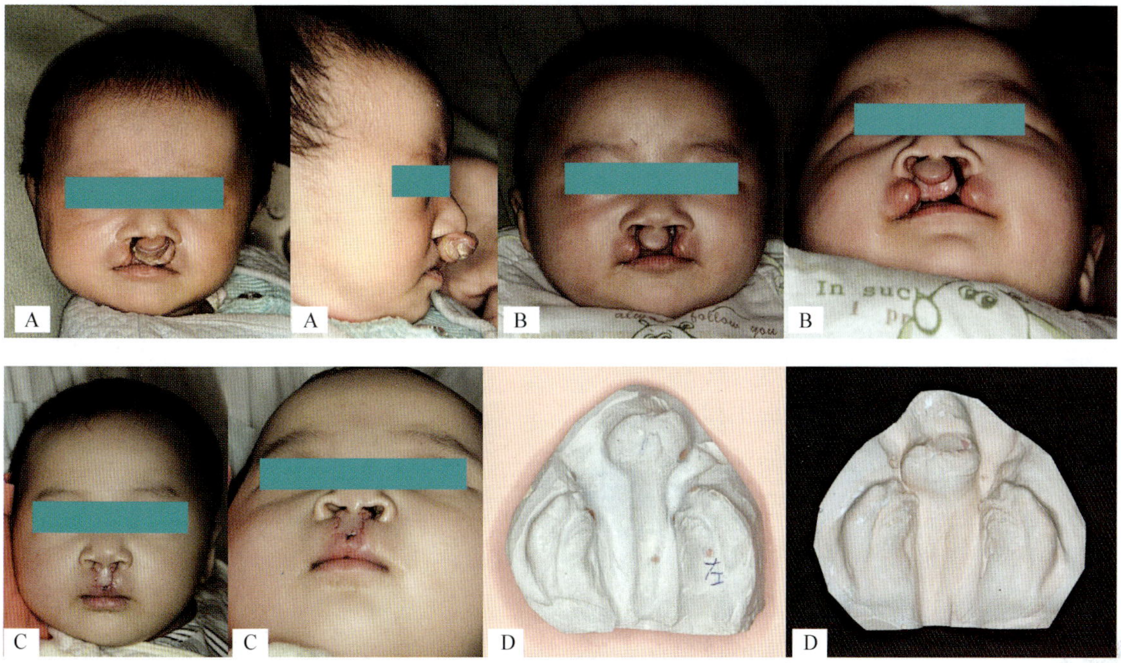

图 8-11　双侧完全性唇腭裂患儿

A. NAM 治疗前；B. NAM 治疗后；C. 唇裂修复术后；D. NAM 治疗前后的模型

目前在国内外，唇腭裂婴儿术前鼻-牙槽骨塑形(NAM)工作已开展了近 10 年的时间，据相关报道已取得了令人较满意的初步效果，但在设计模型时，主要根据临床医生的个人经验和粗略的测量数据制订治疗方案，通过每周调整矫治器，缓慢地排齐上颌牙槽骨，引导上颌骨的生长，临床操作没有统一量化的标准，精确性不够，同时临床操作需要患儿的配合，复诊频繁，费时费力。

近年来，随着计算机软硬件技术、图像采集与处理技术、三维数字化成像技术等的飞速发展，计算机技术在口腔正畸学领域得到了越来越广泛的应用。应用激光扫描技术对唇腭裂患儿殆模型进行扫描，获取三维数字化模型，根据腭裂类型进行分类，建立唇腭裂患者数字化数据库，分析比较不同类型患儿的生长发育特点。另外，通过计算机辅助设计三维模拟牙槽骨的移动过程，建立唇腭裂患儿的数字化正畸治疗系统。结合快速成型技术及压模技术，实现唇腭裂婴儿术前矫正的个性化精确设计。

第二节　建立唇腭裂婴儿术前数字化正畸系统

一、建立唇腭裂婴儿的三维数字化牙颌模型数据库

通过激光扫描技术获得上颌牙槽骨模型三维结构信息。

激光扫描法(laser scan)自 20 世纪 80 年代末用于牙颌模型三维重建后得到迅速发展，其原理是应用激光三角测距法测出物体匀速螺旋旋转轴到物体表面的距离。根据检测部件的位置和距离计算出该点的三维坐标，由计算机分析处理后进行整合重建。此法的主要优点是操作简便、抗干扰能力

强、精度高、立体重构快捷。应用自带的软件，可立即得到彩色的三维图像并进行修改，该模型可在软件平台上任意角度旋转，获得各个角度的视图效果，任意放大率来观测模型，进行任意部位三维测量。

石膏模型扫描：对模型激光扫描，进行除噪、消除阴影、消除层差、平滑等一系列处理，以 STL 文件存储。三维数字化模型可实现术前正畸治疗进展的记录观察，同时也易于正畸医生和外科医生进行病案的讨论交流，为远程网上诊断和治疗提供信息载体。通过采集每个新唇腭裂患儿的三维数字化模型，根据腭裂情况进行分类，形成数据库，以指导术前正畸临床治疗，并为教学和科研提供丰富的资料，三维数字化牙颌模型数据库的建立也是新兴的口腔正畸信息学的一项重要内容。

二、建立唇腭裂婴儿术前数字化正畸系统

主要内容有：牙颌模型数字化技术、矫治过程计算机辅助设计技术、快速成形技术以及热压模成形技术。

（一）采用三维激光扫描和逆向工程等技术建立腭裂的数字化模型

牙颌模型数字化是矫治过程计算机辅助设计的基础，在此基础上，可对腭裂进行矫正过程设计以及矫治器的制作。在牙颌模型的数字化技术中，主要包括激光扫描技术。

石膏模型扫描：采用 Konica Minolta Vivid 910（Konica Minolta，Tokyo，Japan）对模型进行激光扫描，调整摄像头的焦距、光圈，使获得清晰的数字化模型图像，在系统软件中重建三维图像，以 STL 文件存储（图 8－12）。

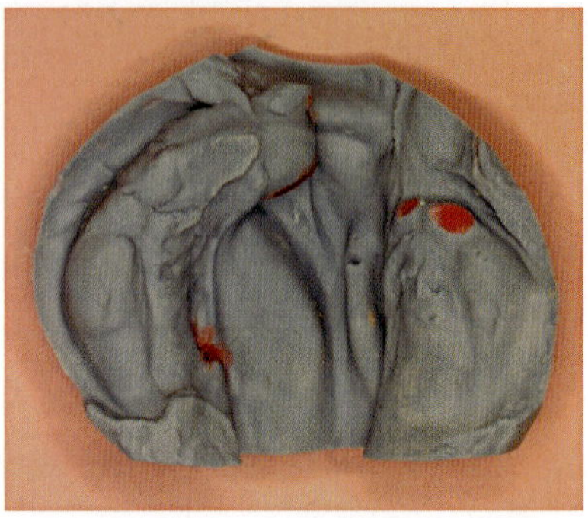

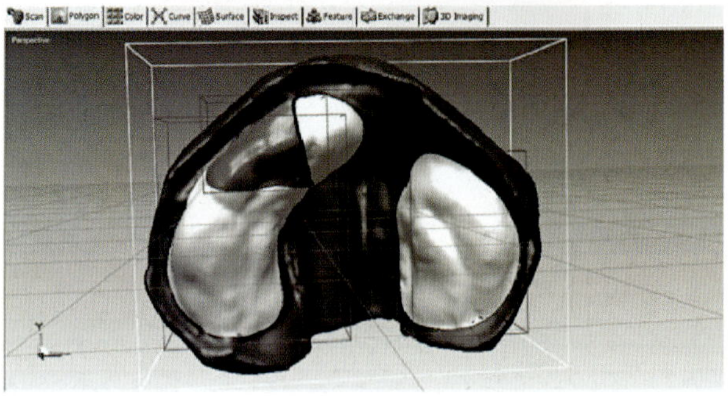

图 8－12　石膏模型三维激光扫描获得的图像

（二）矫治过程计算机辅助设计（computer aided design，CAD）

矫治过程计算机辅助设计是以牙颌数字模型为基础，分析和实现主诊医生的矫治方案，并以数字模型的形式输出方案。对三维数字化牙颌模型进行诊断、分析；牙槽骨的分割、移动；最终状态设计、分步设计，结合牙颌模型数据库进行牙弓弧度分析，予以个性化的骨块移动轨迹设计，实现治疗效果的三维动态演示与修改，并以数字模型的形式输出方案。

根据临床设计，实现虚拟矫治过程，通过虚拟治疗来选择制定最佳治疗方案，使矫治更为精确。在 RapidForm 2006（INUS，Seoul，South Korea）软件平台上分步骤移动错位的上颌牙槽骨，予以个性化的骨块移动轨迹设计，使骨块量化移动，缓慢排齐上颌牙槽骨，把临床矫治过程转化为一系列数字化模型（图 8－13）。

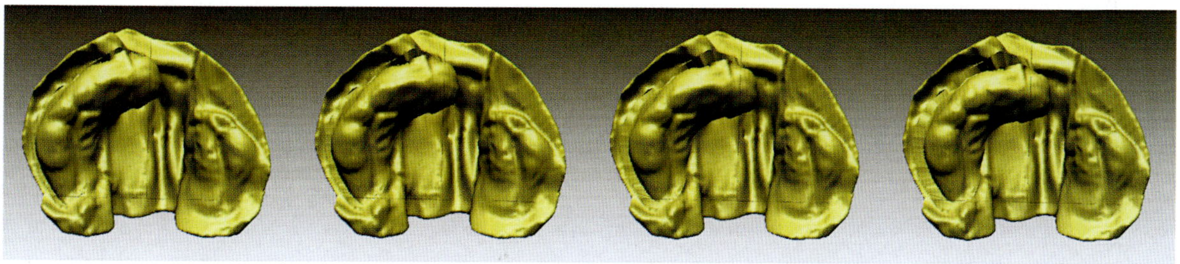

图 8-13　计算机辅助设计显示牙槽骨裂隙减小，弧形得到纠正

（三）快速成形技术

腭裂矫正器母模是患儿在治疗过程中某一阶段的牙颌模型的期望结构，实际上也是一个牙颌模型，存在着结构复杂且不规则的特点。而快速成型技术正是满足这一要求的最佳途径。快速成型技术（rapid prototyping technology，RP）是一种能够形成固体形状的新型现代制造技术，是机械工程、计算机辅助设计与制造、检测技术、激光技术及材料科学等高科技技术的综合。快速成型技术是将复杂三维实体模型离散成二维或一维几何，分别加工成型并以一定方式堆积成目标三维实体的成型技术。在矫治器制作中，由于患儿的个体差异和矫治过程中每一阶段牙槽骨的渐变，因此，矫治器的制作只能采取高精度的定制加工技术-快速成形技术来生产矫治过程中的每一副牙颌模型，并以此为母模加工矫治器（图 8-14）。

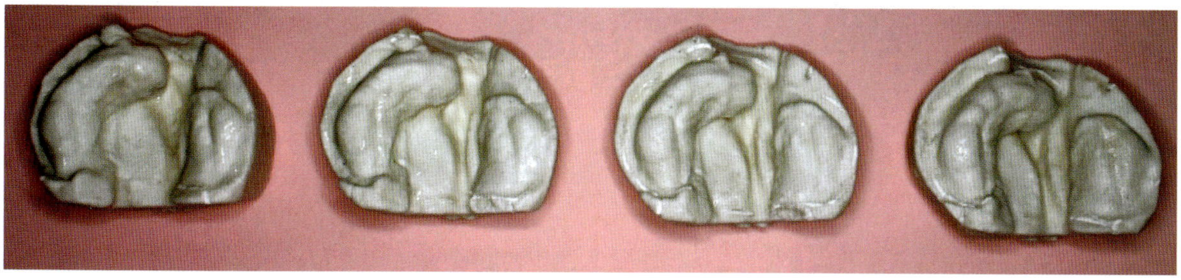

图 8-14　快速成型打印的母模

（四）热压模成形技术

通过快速成型可以将根据治疗设计形成的阶段性的数字化牙槽骨矫正过程加工成为实体模型，然后通过热压模成形技术加工出系列的矫治器。所谓热压模成型技术，是指通过使用压缩空气产生的正压力或者使用真空装置产生的负压力，将热塑性塑料加热、软化从而进一步成形的一种加工技术。

用厚度 2.0 mm Temp Splint 为每一过程制作一个矫治器，添加固位柱和鼻撑后，定期应用于患儿（图 8-15）。

（五）临床应用

患儿每月复诊 1 次，根据进程给患儿家长 4 个矫治器，要求按序号每周更换一个。在持续轻力的作用下，错位的上颌骨各骨段从一开始就朝着最终的位置移动，实现计算机模拟的矫治目标，达到高效、简洁、精确且量化的术前矫治（图 8-16，图 8-17）。矫治器要求全天戴用，喂奶后拿下清洗，每天更换口外胶带及牵引圈，直至唇裂修补术前。

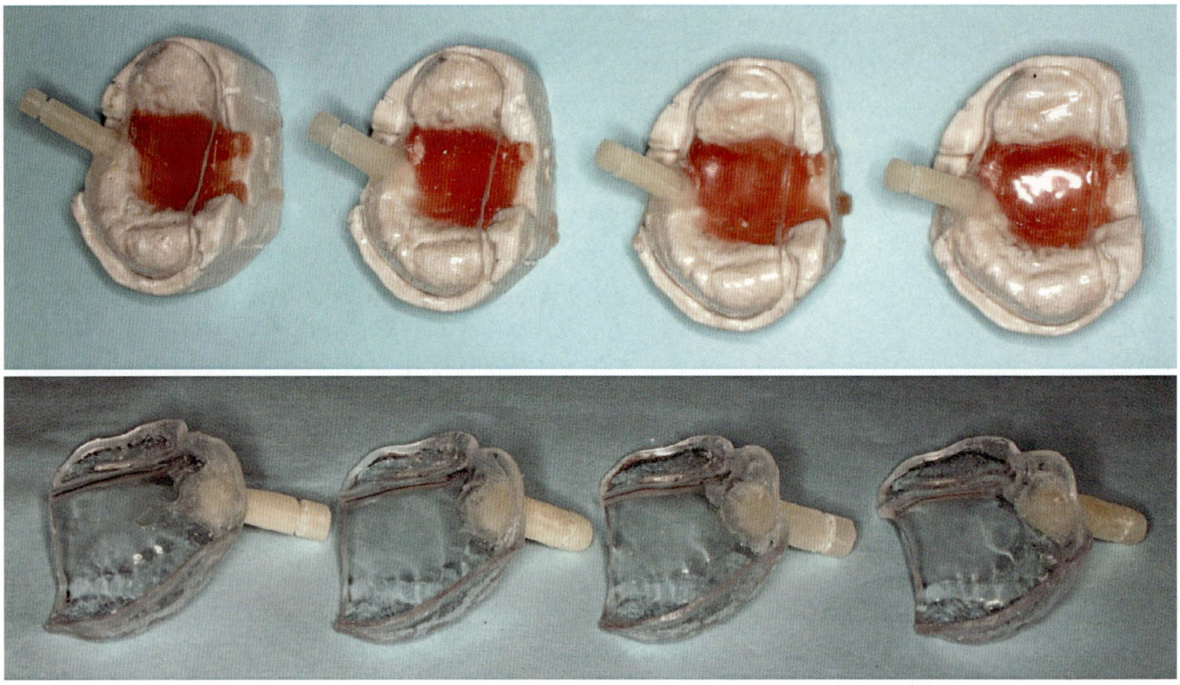

图 8－15　压模成形的系列矫治器

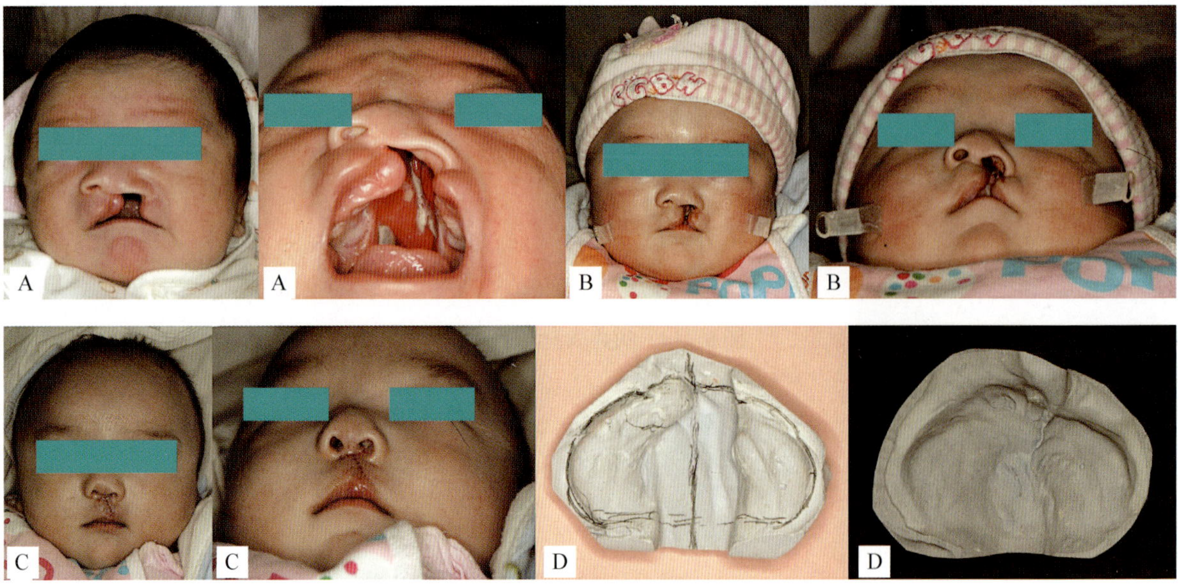

图 8－16　左侧完全性唇腭裂患儿

A. NAM 治疗前；B. NAM 治疗后；C. 唇裂修复术后；D. NAM 治疗前后的模型

我国地域广阔，医疗资源分配相对不均，能进行术前矫治的医院很少，而原有的 NAM 矫治器复诊频繁（每周 1 次），调整没有统一的量化标准，主要是根据医生的临床经验，椅旁操作时间长。将模型数字化技术和计算机辅助设计应用于唇腭裂婴儿术前矫形治疗将进一步提高新生儿唇腭裂术前正畸治疗的准确性及外科修复效果。分阶段给患儿几个矫治器，按序号每周更换一个，复诊时间可以大大延长，在总疗程不变的情况下，可减少复诊次数和椅旁操作时间。如患儿能良好配

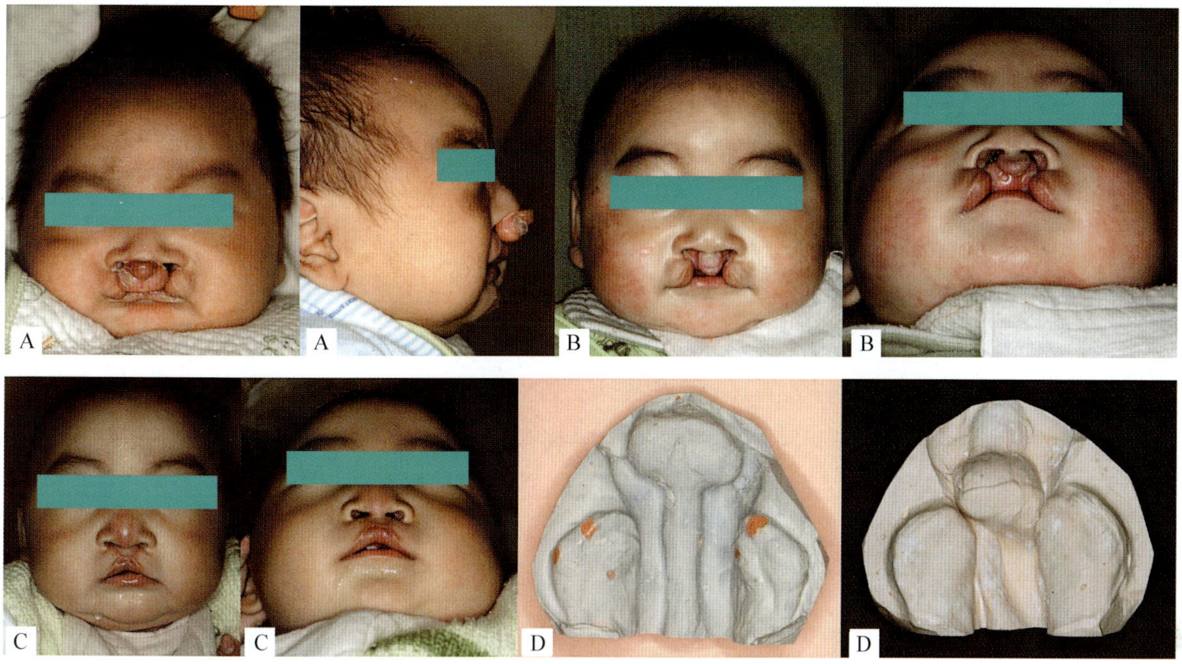

图 8-17　双侧完全性唇腭裂患儿

A. NAM 治疗前；B. NAM 治疗后；C. 唇裂修复术后；D. NAM 治疗前后的模型

合，错位的上颌骨各骨段从一开始就朝着最终的位置移动，实现计算机模拟的矫治目标，达到高效、简洁、精确且量化的术前矫治。通过对软件的进一步熟悉、更多病例的积累，有望进行远程网上诊断和治疗，使更多的唇腭裂患儿得到术前矫正的机会，为外科整复手术创造条件，减小手术难度和提高手术效果，使唇腭裂的序列治疗日臻完善。

（龚　昕）

参考文献

1. Li A, Sun Y, Wang G, et al. Anatomy of the nasal cartilages of the unilateral complete cleft lip nose [J]. Plast Reconstr Surg, 2002, 109(6): 1835 - 1838.
2. Grayson BH, Santiago P, Brecht L, Cutting CB. Presurgical nasoalveolar molding in patients with cleft lip and palate[J]. Cleft Palate Craniofac J. 1999, 36: 486 - 498.
3. Matsuo K, Hirose T, Tonomo T. Nosurgical correction of congenital auricular deformities in the early neonate: a preliminary report [J]. Plast Reconstr Surg, 1984, 73(1): 38 - 50.
4. Grayson BH, Maull DJ. Nasoalveolar molding for infants with clefts of the lip, alveolus, and palate [J]. Clin Plastic Surg, 2004, 31(2): 149 - 158.
5. Grayson BH, Cutting CB. Presurgical nasoalveolar orthopedic molding in primary correction of the nose, lip, and alveolar of infants born with unilateral and bilateral clefts [J]. Cleft Palate Craniofac J, 2001, 38(3): 193 - 198.
6. Koželj V. Experience with presurgical nasal molding in infants with cleft lip and nose deformity [J]. Plast Reconstr Surg, 2007, 120(3): 738 - 745.
7. Grayson BH, Maull DJ. Nasoalveolar molding for infants with clefts of the lip, alveolus, and palate [J]. Clin Plastic Surg, 2004, 31(2): 149 - 158.
8. Kusnoto B, Evans CA. Reliability of a 3D surface laser scanner for orthodontic application [J]. Am J Orthod Dentofac Orthop, 2002, 122(4): 342 - 348.

第九章　唇裂的整复方法

外科手术整复是治疗唇裂畸形的唯一方法。治疗效果除了同手术方法的选择、器诫、术者技巧有关外，还由于唇裂常伴发有其他的相关畸形，要了解其畸形特点，根据正常人唇的解剖形态，应用唇裂整复的序列概念，才能得到满意的治疗效果。

唇裂整复的目的是恢复上唇的正常形态和功能。正常上唇有完整的口轮匝肌结构，且与邻近的面部表情肌有着固有的连接，从而具有吸吮及唇部各种细腻的表情等功能。

唇裂的外科手术由最初的简单缝合，直线缝合，到以后的曲线切口直线缝合，矩形组织瓣修复，三角形组织瓣修复和旋转推进组织瓣修复，已经历了好几个世纪。经过长期的临床实践，不断改进和创新，现代的手术方法，已经能够收到比较满意的修复效果。但是，由于每种手术方法均有各自的优缺点，加之唇裂之间存在着个体差异，故至今尚无任何一种手术方式能适合于多种类型的唇裂患者，因此，术者应根据不同病例的个体特点，选用适宜的手术方法，灵活应用才能达到比较理想的效果。

唇裂修复术的操作，包括定点划线、切开、缝合三个主要步骤，这其中包含了很多要素，定点时要认准并保留既存的正常解剖结构和标志，尽量保留足够多的组织，以备二期手术有修复的余地，定点应准确，避免原则性错误，即切开时要再次确认瓣的位置是否准确，以免无法纠正，适当注意两侧的对称性，其实很多病例无法做到两侧口角到唇峰的距离等长，不然两侧的唇高又不容易控制；反之只注意唇高，可能使患侧唇峰定点偏外侧较多，导致术后中线偏移明显，唇珠偏斜，二期手术难以纠正，如何取舍要根据术者自己丰富的临床经验。切开时要准确，以使创缘整齐，并需在解剖结构移位的地方做松解切口以达复位目的，手术操作时应沿定点的亚甲蓝线垂直整齐的切开，用小镊子轻夹轻捏组织，止血要准确及时，避免蚊式钳钳夹过多的组织而引起的组织变形，如裂隙过宽而存在较大张力时，需在口腔前庭黏膜转折处做松弛切口以减少缝合张力，同时要避免由于牙槽部的塌陷造成组织的内卷，使两侧唇红的厚薄出现较大的差异，缝合时应使各层组织准确对位，用细针细线分别缝合皮下组织及皮肤，要做到对等平齐，轻度外翻，操作轻柔精细，减少组织的损伤，这些都有利于尽量减少手术本身引起的瘢痕，尤其是唇峰点及唇红对合要准确，避免唇峰点分离，口轮匝肌要对位缝合，避免沟状凹陷以及患侧唇部组织下垂，双侧唇裂手术时，应尽量把侧唇的肌肉留给做唇珠的部分，可以避免“口哨样”缺损畸形，同时要做到组织完全无张力。

（一）单侧唇裂修复术

1. 唇粘连术

Randall 为了提高完全性唇裂的手术效果，提出了切开唇裂边缘组织，对唇裂部位进行部分封闭的极简单的唇粘连手术方法。该手术将完全性唇裂改变为不全性唇裂，降低其在数月后进行唇裂修复术的难度，从而使上唇和外鼻获得接近正常的外形。

如图 9－1A—C 所示，Randall 最初设计了在两侧唇裂的边缘部形成宽短的三角瓣，并将其重叠缝合的唇粘连术方法。

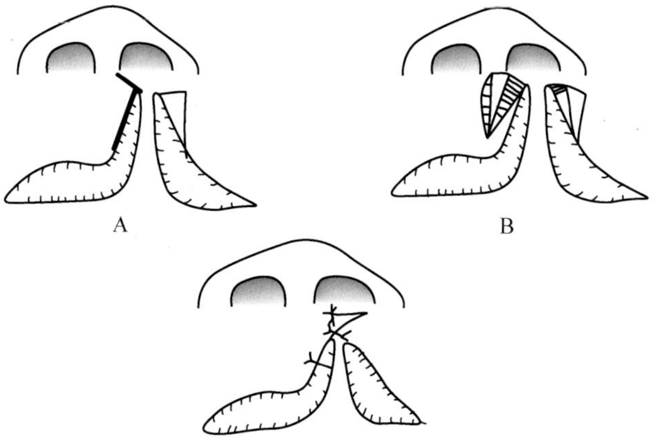

图 9－1　Randall 唇粘连术之三角瓣重叠缝合示例

A. 定点　B. 切开　C. 缝合

以后，Randall 等为了降低唇部张力，采用了如图 9－2 所示的在唇裂缘形成基部相对较宽的两个矩形瓣，并在组织内的行减张缝合，这种减张缝合用 3—0 号的尼龙线，缝合针从黏膜侧开始，在离缝合线 1. 0～1. 5 cm 的皮肤处穿出，然后再从该针孔重新穿入。由此再通过肌肉层与对侧相对的皮肤部位穿出的基础上，再次从同一针孔穿入，通过唇组织全层，尔后从黏膜侧穿出并打结完成手术。利用该方法缝合唇裂后，不需要再对上颌组织进行剥离。

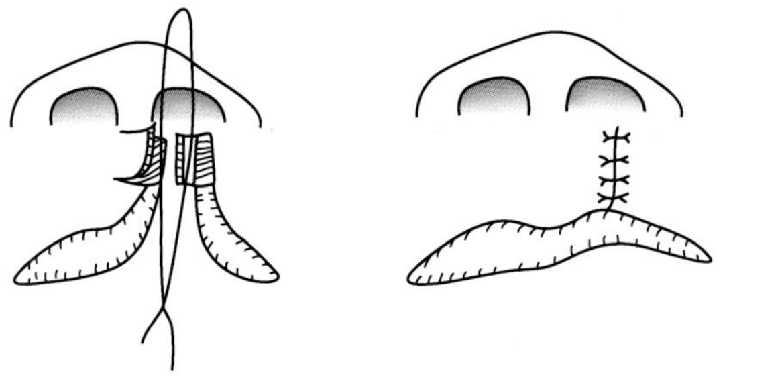

图 9－2　Randall 唇粘连术之矩形瓣重叠缝合示例

现在通过鼻模的应用，可以缩小裂隙及改善牙槽骨段的弧度，减少术后组织的张力，完全可以一次完成手术。

2. LeMesurier 矩形瓣法（图 9－3）

按常规做鼻底定点 1、1′，3、3′点为健、患侧唇峰。在 3、3′点外上方分别定 2、2′点，使 2—3＝3′—2′，且此长度应稍短于唇高的 1/3。患儿唇高一般为 12 mm，故 2—3 或 3′—2′一般不超过 4 mm。自 2′点沿 1′—2′延伸至 4，使 2′—4＝3′—2′，且 1′—4 大致平行于红白唇嵴。患侧矩形瓣 3′—2′—4 的旋转角度决定唇峰高度，影响人中形态，旋转过大则唇峰位置过高。由于术后两侧生长不均衡，健侧常偏短，故设计时宜使患侧较健侧略短 1～2 mm。线 1′—4 一般为直线，也可轻度向裂隙侧凸出。1′—2′—3′组织瓣向上旋转以助修复鼻底。健侧裂隙边缘自 1 至 3 切开，待上部切口分层缝合后，再作 3—2 切口，以便正确掌握 3—2 的长度和角度。红唇部多用直线缝合，若患侧红唇薄弱，则用健侧红唇全层插入。

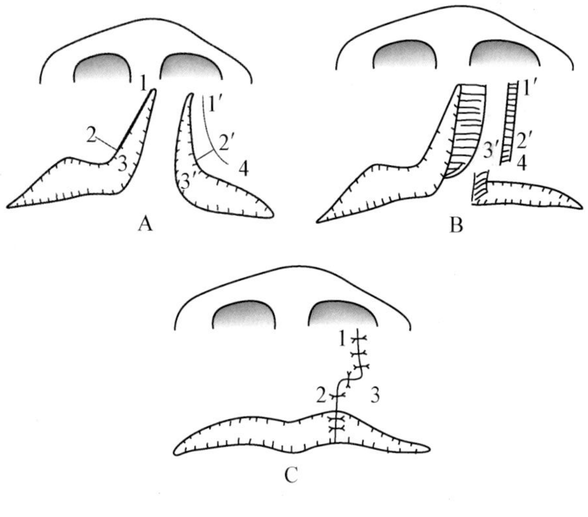

图 9－3　LeMesurier 矩形瓣法

A. 定点　B. 切开　C. 将组织瓣向内上旋转以形成鼻底
D. 唇红部直线缝合

这种矩形瓣法的优点是红白唇嵴自然，对患侧红唇破坏小，唇峰形态好，适用于裂隙较宽的病例，但人中下部有瘢痕，后期有两侧生长不均衡倾向，运用灵活性小，术中切开后不易修改，患侧常较健侧长，术中须作适当调整。

3. Rose-Thompson 直线缝合法(图 9－4)

此法的优点是切口瘢痕与人中嵴重叠,定点精确和操作简单,但牺牲组织较多,适于 I°唇裂或唇隐裂。该手术须将远期瘢痕挛缩的可能性考虑在内。与任何唇裂修复术一样定点是关键步骤,须参照健侧鼻底,用细针头蘸亚甲蓝在患侧鼻底定点 1、1′,1—1′间距离为健侧与患侧鼻底宽度之差。将偏斜的鼻小柱推向中线使之恢复正常位置,有助于准确定点。测量健侧鼻底至唇峰的高度,并作为患侧定点的标准,在两侧唇峰点定 2、2′,宜用弧形切口可增加上唇高度。定点划线后局部用含肾上腺素局麻药浸润,以利止血并便于操作。皮肤切开,充分分离肌层和黏膜,准确对位,注意与皮肤切口的一致性,缝合不宜过紧。用可吸收线作皮下缝合,以减小皮肤切口张力,减轻皮肤的缝合瘢痕。唇红部可做"Z"字成形术,以防止直线瘢痕收缩。

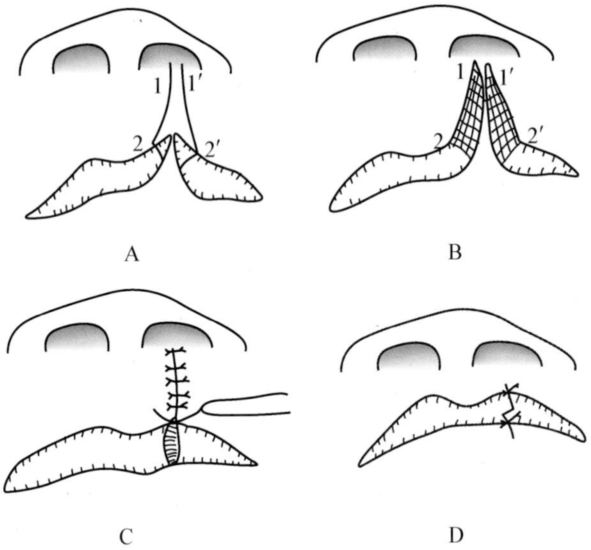

图 9－4　Rose-Thompson 直线缝合法

A. 定点　B. 切开　C. 肌肉及皮下对位缝合　D. 红唇"Z"成形术

4. 下三角瓣手术法(图 9－5)

此法由 Tennison 于 1953 年提出的术式改良而来。本法的优点是定点测量明确,初学者易于掌握,并保存了唇缘的自然解剖结构,术后患侧的唇高易于恢复,与健侧对称。其缺点是在患侧要切除一些正常的唇组织,故术后上唇横向组织较紧而具张力。另一缺点是由于三角瓣嵌入上唇下 1/3 部,瓣尖又恰在人中下份,破坏了人中凹的正常形态,有损于术后的外形效果。在很多病例,特别是不完全性唇裂,术后远期常可出现患侧唇高过长的现象,二期修复时是一个较困难而且需要特别加以注意的问题。

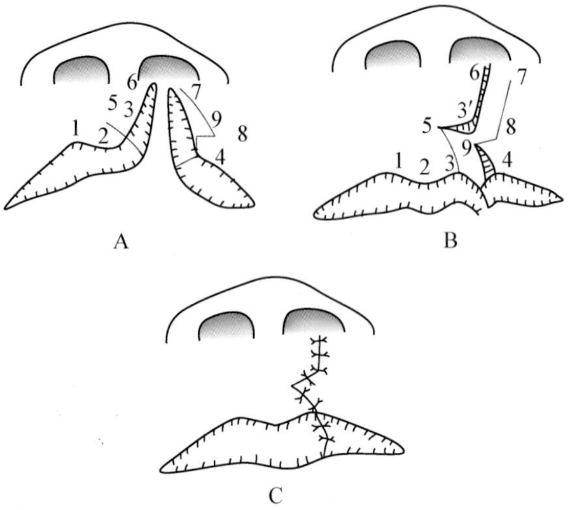

图 9－5　下三角瓣手术法

A. 定点　B. 切开　C. 缝合

(1) 定点　健侧唇峰点定为 1,人中切迹定为 2,以 1—2 的长度在唇红缘等距测量定点 3,然后在患侧裂隙的唇缘上定点 4,4 点至患侧口角的距离约等于 1 点至健侧口角的距离,前者通常略短。如此则能保持术后两侧唇峰口角距的对称。3、4 两点缝合后即构成患侧唇峰。

在健侧鼻底线的中点定为 a 点,并由此点至健侧唇峰点 1 点作连线,a—1 的距离即为健侧唇的高度,修复后的患侧唇高应与此相等。

以健侧鼻孔底中点 a 点,将其分别至健侧鼻翼基部及健侧鼻小柱根部的距离测出,然后在患侧的裂隙两侧鼻底的相应部位,以此距离等量测定而得出 6 点和 7 点,应使 6、7 两点缝合后的患侧鼻底宽度与健侧相等。

以健侧唇高 a—1 距减去患侧唇高 3～6 距离

即为健患侧唇高差，以 X 表示，即患侧修复后的唇高应为 3—6+X。

Tennison 法之所以又习称为下三角瓣法，乃是在健侧唇裂隙边缘的下方设计一三角形缺隙而由患侧唇作成相似的三角形组织瓣嵌入以修复之。故在健侧唇裂隙边缘 3 点处，向健侧唇的方向作一切口线，此线的要求是长度应为 X(即健患侧唇高度差值)，同时还要使此切口线与 3～6 连线呈 120°。此切线的末端即定为 5 点。当切开 3～5 连线，将 3～6 连线复位至垂直向，并使 3 点与 1 点居于同一水平线上时，则在 3～6 线的下方形成一个以 X 为边长的等边三角形缺隙，即可使患侧具有与健侧相等的唇高。

在患侧鼻翼下方的皮肤上先以 7 点为圆心，以 3—6 距离为半径画弧线，4 点为圆心，以 3—5 距离(即 X)为半径画弧线，两弧线的相交点定为 8 点。再分别以 4 点及 8 点为圆心，以 3—5 距离为半径，在 7—8 连线内侧皮肤上画弧线相交于 9 点，然后用亚甲蓝分别连接 3—6、3—5，7—8、8—9 及 9—4 连线。可见在患侧的 7—8 距离加 8—4 距离即与 a—1 距离相等而作为患侧修复后达到与健侧相等的唇高，至此，定点即告完成。

(2) 切开　选用 11 号尖刀片，按所画的各连接线分别行全层唇组织切开，画线外的红唇缘近裂隙末端的红唇组织应暂时保留，以备修整红唇时使用。在 7—8—9—4 连线内上方所遗留的小块组织，可经过适当修整后向上方旋转，用以修复鼻底部的缺隙，如不需要，可将其切除。

对裂隙较宽，为减少缝合张力及恢复鼻小柱和鼻翼的正常位置，应加做松弛切口以减张，通常可在裂隙两侧的口腔前庭黏膜转折处做水平向切口，但一般仅做在患侧即可。切开黏膜和肌层直至骨膜上，切口的长度应根据松弛的范围而定。切开后即可用刀柄或骨膜剥离器将唇颊部软组织自骨膜上剥离，剥离的范围可达梨状孔边缘、眶下孔区域及后方的磨牙区，但应根据裂隙大小、鼻小柱及患侧鼻翼基部移位的程度而定。

(3) 缝合　用 5—0 的可吸收线和 6—0 的尼龙线按各创口及组织瓣相应位置的各点分层缝合皮肤、肌层及口腔黏膜。在单侧完全性唇裂尚需封闭患侧鼻底裂隙，除可使用患侧 7—8—9—4 连线内侧上方组织转移至鼻底以修复外，还可采用在鼻底裂隙两侧各做一矩形黏骨膜瓣，向下翻转缝合、置线头于口腔侧以修复作成口腔面组织，再拉拢缝合鼻小柱裂侧及患侧鼻翼基部内侧的皮肤，以修复鼻腔侧。

5. 旋转推进法(Millard 法)

又称上三角瓣法，为 Millard 在 1958 年所提出，后经国内外学者们做了不少的改进，形成了许多改良方法。本法的主要优点为：切除组织少，可最大限度地保留唇部自然的解剖结构，上唇下始组织丰满、松弛，并恢复了唇下缘，自然的前翘患侧唇部下份的瘢痕线与人中嵴相近似，以及鼻小柱复位较完全等。其缺点是：定点的灵活性较大，使初学者不易掌握，在部分完全性唇裂患者会出现患侧唇高不足。Millard 方法有 I 式和 II 式之分。

(1) Millard I 式旋转推进法(图 9-6)　此法定点步骤灵活，而不像其他方法可以实际测量，先定点唇峰和人中切迹，若患侧唇峰不明显，可根据人中切迹至健侧唇峰距离测定。定出鼻底点 6、7 及唇峰点 3、4 后，在鼻小柱根部偏健侧定 5 点，患侧鼻翼基底稍外下方定 8 点。

沿定点划线。5—3 呈弧线，下段基本与人中嵴平行。先切开 5—3，切口长度以使唇峰扭转下降至正常位置。因此可根据情况调整 3 点位置，若下降不足，可将 5 点外移，但不可超越鼻小柱健侧边缘，否则健侧唇高也会加长。患侧 7—4 切开后，长度应与 5—3 相等。裂隙较宽时，4 点可稍外移。切开 7—8，旋转患侧鼻翼使之恢复正常位置。不完全唇裂患侧鼻底较宽时，可于鼻底切除一小三角形组织。旋转健侧 6—3—5 组织瓣至鼻底。此瓣

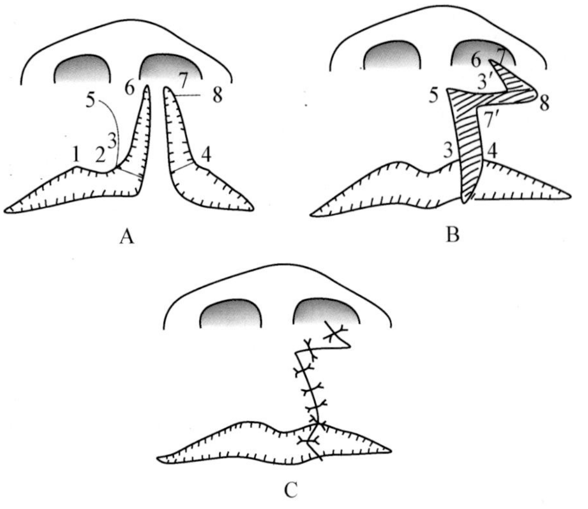

图 9-6　Millard I 式旋转推进法

A. 定点　B. 切开　C. 缝合

的旋转有助于矫正向健侧偏斜的鼻小柱的位置。若患侧唇高不足，可自 2′点沿红白唇嵴稍向外延长，延长过多，可使患侧唇宽度减小。

此法运用灵活，整个手术过程中各步骤可不断进行修改调整。切口瘢痕位于人中嵴和鼻底，唇弓和人中嵴外形好。唇下半部丰满微翘。后期两侧生长不均衡现象少见。术后短期内，由于切口周围充血等反应，患侧可能稍显短，后期可自行恢复。鉴于以上优点，此法被称为不完全唇裂的最佳修复方法。

在裂隙较宽的完全性唇裂，为形成足够大的患侧组织瓣而将 4 点外移，从而牺牲过多红唇组织，造成唇弓不对称是本法的最大缺点。

(2) Millard II 式旋转推进法(图 9-7)　针对 Millard I 式手术方法的不足，特别是难以使裂隙宽的完全性唇裂中唇弓充分旋转下降的缺陷，Millard 设计了旋转推进 II 式法。保留唇弓形态仍为定点设计中须遵循的原则。6、7 及 3、4 定点方法同 Millard I 式。5 点位于健侧鼻小柱边缘和唇中线之间。自 3 点沿人中嵴向上并转向外侧至 5 点全层切开。Millard II 式法与 I 式法的主要区别在于自 5 点起向外下方延长至 p 点，这一步骤称为“back-cut”。X 点一般不越过健侧人中嵴，p 点位置灵活，可根据旋转量进行调整。患侧自 7 点起沿鼻翼基底作弧形切口。剖开 6—3、7—4 裂边缘，切除少量红唇。健侧旋转下降后应使 3—p 等于 7—4。用小拉钩牵引患侧鼻孔顶端，充分游离组织瓣 6—3—p。在 3—5 弧线上定点 9，使 5—9 大致等于 5—p，并将此两段切口相对缝合。通过鼻翼旁弧形切口和龈颊沟松弛切口将患侧鼻翼和唇部在骨膜上广泛剥离。然后做 7—p 尖角对位缝合。切口 3—p 与 7—4 不一定相等，可在保证 2 点位置正确的前提下进行调整。关闭鼻底时，注意保持两侧唇高一致。有时可在 4 点内上方形成一小三角瓣，插入 2 点上方小切口内，如此处理，可望获得更好的红白唇嵴外形。分三层关闭伤口。

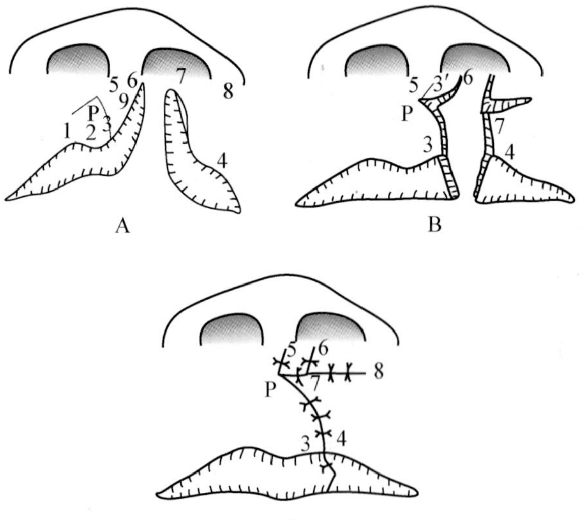

图 9-7　Millard II 式旋转推进法

A. 定点　B. 切开　C. 缝合

此法除具有 Millard I 式法全部优点外，尚可延长鼻小柱，矫正鼻穹隆畸形，鼻翼外形好。手术方法非常灵活。但是，很难用 Millard II 式手术在不同病例中得到相同的效果。Millard I 式中用于修复鼻底的瓣在 II 式中用于延长鼻小柱，因此，对患侧瓣提出了额外要求，增加了既要患侧瓣向健侧充分推进，又不明显影响患侧唇宽的手术难度，即有可能使唇高得到充分降低，但由于瓣的横行转移，导致鼻孔过小，且由于鼻解剖特征的种族及组织量的差异，Millad II 式某些优点的体现程度，如变健侧旋转瓣修复患侧鼻底为延长鼻小柱，会有一定的变化。

6. 上海交通大学医学院附属第九人民医院的唇裂修复方法（图 9－8）

（1）定点　无论不完全性或完全性唇裂，患侧鼻翼下方的 8 点都不切开，这样就少了一条横行的瘢痕，术后效果更美观，而且同样能够获得足够的唇高，先定点唇峰和人中切迹，若患侧唇峰不明显，可根据人中切迹至健侧唇峰距离测定。定出鼻底点 6、7 及唇峰点 3、4 后，在鼻小柱根部偏患侧定 5 点，至此，定点即告完成。

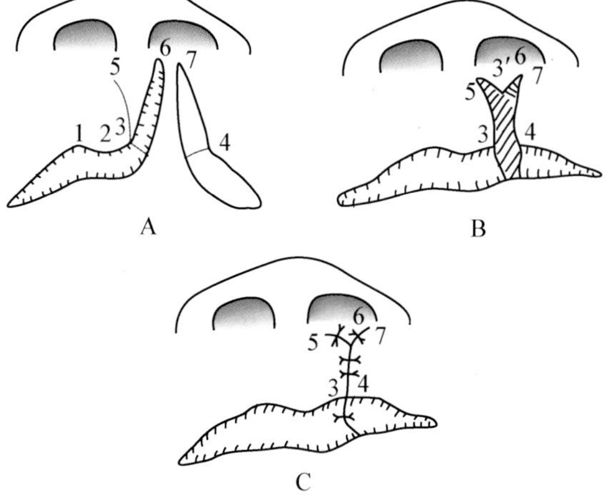

图 9－8　改良 Millard 旋转推进法

A. 定点　B. 切开　C. 缝合

（2）切开　选用 11 号尖刀片，按所画的各连接线分别行全层唇组织切开，画线外的红唇缘近裂隙末端的红唇组织应暂时保留，以备修整红唇时使用。健侧黏膜翻转向前庭沟区，缝合在原来唇系带剪开后遗留的创面，使得唇裂修复术后有良好的前庭沟深度，同时进行肌功能修整，能够使肌肉得到良好的复位，和错位的皮肤产生一定的分离，对裂隙较宽，为减少缝合张力及恢复鼻小柱和鼻翼的正常位置，应加做松弛切口以减张，通常可在裂隙两侧的口腔前庭黏膜转折处做水平向切口，但一般仅做在患侧即可。切开黏膜和肌层直至骨膜上，切口的长度应根据松弛的范围而定。切开后即可用刀柄或骨膜剥离器将唇颊部软组织自骨膜上剥离，剥离的范围可达梨状孔边缘、眶下孔区域及后方的磨牙区，但应根据裂隙大小、鼻小柱及患侧鼻翼基部移位的程度而定。

（3）缝合　用 5—0 的可吸收线和 6—0 的尼龙线按各创口及组织瓣相应位置的各点分层缝合皮肤、肌层及口腔黏膜。在单侧完全性唇裂尚需封闭患侧鼻底裂隙，除可使用患侧 7—4 连线内侧上方组织转移至鼻底以修复外，还可采用在鼻底裂隙两侧各做一矩形黏骨膜瓣，向下翻转缝合、置线头于口腔侧以修复作成口腔面组织，再拉拢缝合鼻小柱裂侧及患侧鼻翼基部内侧的皮肤，以修复鼻腔侧。

红唇的修复是唇裂修复的一个重要部分，也是相当有技术难度的一部分，一方面红唇部本身就是很精细的解剖结构，有很强的立体感；另外唇部位于脸部较中心的位置，常处于美学焦点上，稍有左右侧不对称，就会被放大，显得很明显，常用的方法有三种：第一种是直线缝合法，即将裂隙缘两侧红唇末端组织修整后对位缝合。此法易在术后红唇游离缘遗留下凹陷畸形。若能将两红唇末端组织中的肌组织从红唇和膜下分离出来对位缝合，再缝合黏膜层，则可以明显减少这种红唇游离缘凹陷畸形的发生（图 9－9）。第二种方法是用健侧红唇末端组织形成的三角形红唇肌瓣，插入患侧红唇沿红唇干湿黏膜交界线切开的切口中，用健侧红唇上尚存的唇珠形态恢复红唇的外形。其缺点是红唇上的切口缝合线与白唇上的切口缝合线方向一致，易产生术后伤口瘢痕的收缩而使唇峰上移（图 9－10）。第三种方法是用患侧红唇末端组织形成的三角形红唇肌瓣，插

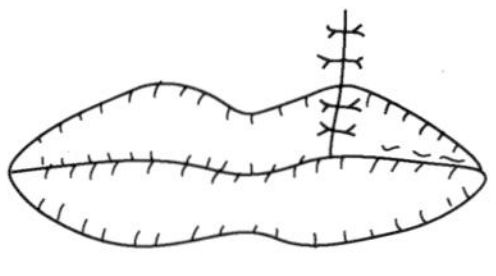

图 9－9　直线缝合法

入健侧红唇沿红唇干湿黏膜交界线切开的切口中，用患侧红唇组织重建唇珠的形态。如此缝合后，皮肤和红唇的切口不在同一方向的直线上，避免了切口瘢痕组织收缩的影响（图 9－11）。上述几种方法，术者应视术中患者的实际情况和自身操作技术的熟练程度，实行个性化设计。

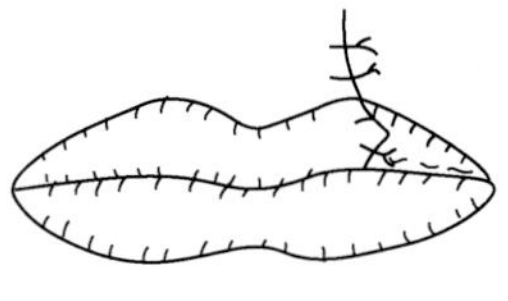
图 9－10

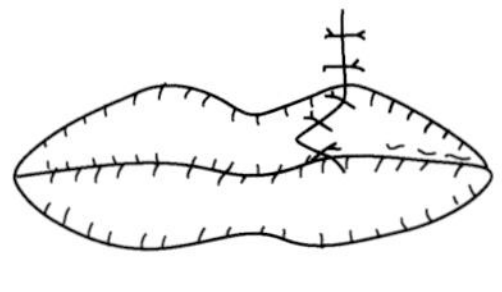
图 9－11

（二）双侧唇裂整复术

双侧唇裂的组织畸形程度比单侧唇裂为重，手术难度也比单侧唇裂大，目前所采用的术式，按其前唇的发育情况分为前唇原长修复术和前唇加长修复术两种。

1. 前唇原长修复术（图 9－12）

此类型的手术方法较多。此法的定点设计和操作均较简单，效果较好，适用于正在生长发育阶段的婴幼儿以及前唇发育较好且长度足够的成年病员。本法在手术后短期内上唇可稍嫌短小，但随着上唇功能的恢复和年龄的增长，其高度会逐渐恢复正常，故远期效果良好。

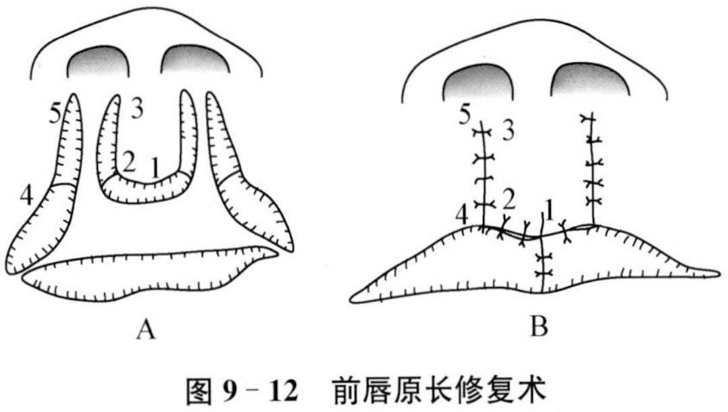

图 9－12　前唇原长修复术

A. 定点　B. 缝合

（1）定点　点 3 定在鼻小柱基部稍外，点 2 定于前唇缘，相当于术后唇峰的位置，点 1 定于前唇红唇缘中点，即术后人中切迹处，点 2—3 连线即为修复后的人中嵴，故两侧点 2—3 连线的位置应参照正常人中形态来调整，切不可以前唇原有的形态作为修复后的人中，以免术后上唇形成三等分的不良外观。

在侧唇上先定点 4，定此点时应考虑修复后上下唇宽度的协调性，点 4 不应仅定于侧唇的红唇最厚处，可用下唇 1/2 宽度或接近此宽度，由口角测量而定出点 4。沿红唇皮肤嵴向上连线至点 5，再作点 2 至点 3 连线。按同法完成另一侧定点。

（2）切开　沿 2—3 连线切开至皮下，2—1 连线切开并剥离并翻起前唇外侧缘的皮肤黏膜瓣向口腔侧，作修复口腔黏膜层之用。再于侧唇部 4—5 连线全层切开，刀片尖端可向外侧倾斜，以保留足够多的红唇组织。仔细止血，如需修复鼻底者，同单侧唇裂鼻底修复法。另一侧切开相同。

（3）缝合　为了使鼻翼基部获得良好的复位，宜采用自点 2 及点 4 两唇峰点开始的由下而上的分层逆行缝合法，保证两侧上唇高度的对称性。

按同法进行另一侧的缝合。

双侧唇裂的红唇整复后常因前唇下端的红唇组织菲薄而显得不够丰满，其解决的方法主要有两种：一种是用去上皮的两侧唇唇红末端组织瓣做衬里，用前唇唇红黏膜组织瓣覆盖其表面形成唇珠，另一方法是利用前唇唇红黏膜瓣做前庭衬里，用两侧唇红组织瓣在中线对位缝合修复唇珠。

2. 前唇加长修复术（图 9－13）

此类手术中以双侧矩形瓣的术式较为常用。此法是将侧唇的唇组织转移到前唇的下缘，以缩减上唇横向距离来增加上唇纵向长度，故用此法修复后的上唇在术后短期内虽有较好的外形，但随着上唇的生长发育和年龄的增长，却可逐渐出现上唇下部过紧而上部突出，上唇横向过窄而纵向过长，红唇缘内翻的现象。故此法仅适用于前唇短小的成人及前唇特小的幼儿患者。

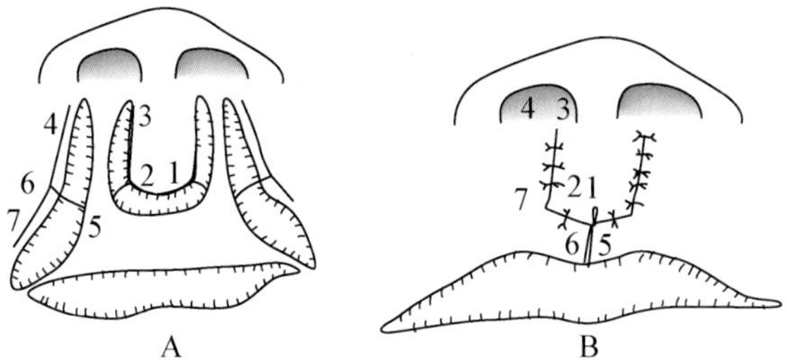

图 9－13　前唇加长修复术

A. 定点　B. 缝合

(1) 定点　点 1、2、3 的确定同原长修复术，点 4 定于侧唇鼻底平鼻翼基部平面的红唇皮肤交界处，点 5 位于裂隙两侧唇缘，约相当于唇峰内侧的人中切迹处的位置。根据点 2—3 的距离定出点 6，应使点 4—6＝2—3，在点 4—6 连线上定点 7，应使点 6—7＝1—2，角 567 接近 90°。点 5—6 的长度灵活性较大，一般约为上唇全长的 1/3，旋转后作为上唇中央全长的下份。还应注意，点 6 至红唇缘的距离一般应稍长于点 7 至红唇缘的距离，如此可形成较为明显的唇弓外形。

(2) 切开及缝合　按照定点划线，切开唇组织，将点 4 与 3、点 6 与 1、点 7 与 2 相对缝合。最后将两侧唇红组织瓣相对缝合修复唇珠。

（三）功能性唇裂整复术

功能性唇裂整复术并不是一个单独的手术，是指在唇裂整复术时，将移位的口轮匝肌解剖分离，并复位回到正常位置，使术后上唇的功能活动恢复正常。方法如下。

(1) 定点　按常法在红唇缘处定出各点，然后在患侧鼻底裂隙两侧定出两点。沿红唇皮肤嵴连接裂隙两侧的连线，同时标划出健侧人中嵴及患侧的鼻唇沟线，此两线即分别为健侧和患侧解剖分离口轮匝肌的外侧范围。双侧唇裂则按保留前唇长度的手术法定各点，其肌解剖的范围则为双侧的鼻唇沟。

(2) 切开及肌解剖　沿裂隙两侧的连线切开并向口腔侧翻起黏膜瓣，用 15 号刀片或小眼科剪分别在两侧创口的皮肤和肌之间，肌和口腔黏膜之间按前述解剖范围锐性解剖分离口轮匝肌。然后在健侧的鼻小柱基底深面，切断在前鼻棘的异常附着肌，并将肌束旋转向下。此时在前鼻棘处可形成小盲袋，同时还需在健侧唇珠位置也分离形成另一个小盲袋。在患侧，应剪断异常附着在鼻翼基部及梨状孔外侧缘的肌束，形成一较宽大的肌瓣，并也将其旋转向下。双侧唇裂同样经两侧侧唇缘切口，按单侧唇裂患侧的肌解剖方法进行，与此同时还需将前唇的口腔侧黏膜，自前庭沟黏膜转折处切开，并将口腔黏膜瓣向下方翻起，或在前唇侧方切口的两侧由皮下分离成贯通隧道，以备两侧肌瓣能在中线相互缝合。

(3) 缝合　先缝合两侧自裂缘内翻的黏膜瓣以修复口腔侧，将患侧肌瓣向下旋转并牵拉向健侧，用手术剪将此肌瓣分为上 2/3 及下 1/3 两个瓣，上份肌瓣缝合于前鼻棘下的盲袋内，下份肌瓣则缝于健侧唇珠部位的盲袋内，以支撑形成丰满的唇珠，健侧肌瓣则与患侧两肌瓣间行交叉缝合，如此即完成口轮匝肌的重建。皮肤创口的缝合可酌情选用 Tennison 术式或 Millard 术式。红唇可按常规方法整复。

对双侧唇裂，先将两侧唇裂缘翻向口腔侧的黏膜瓣在前唇的口腔侧相互缝合，然后将两侧肌瓣在前唇的皮肤下在中线处行端端缝合，最后缝合皮肤。修整红唇时，可先将两侧唇的末端创口在中线相互缝合以后，再将翻起的前唇黏膜瓣覆盖于其表面，小心切除覆盖区域内的口腔黏膜上皮后，逐一对位缝合创缘。

（杨育生　张　勇）

参 考 文 献

1. 邱蔚六. 口腔颌面外科学. 第 6 版，北京：人民卫生出版社，2008，375－398.
2. 王光和. 唇腭裂的序列治疗. 北京：人民卫生出版社，1995.
3. 石冰. 唇腭裂修复外科学. 成都：四川大学出版社，2003.
4. Randall P. History of cleft lip nasal repair. Cleft Palate-Craniofacial J，1992，29：527－530.
5. Millard DR. Discussion：Unilateral cleft lip repair. Plast Reconstr Surg，1987，80：517.
6. Noordhoff MS，Chen YR，Chen KT，et al. The surgical technique for the complete unilateral cleft lip-nasal deformity. Operative technique in plastic and Reconstructive Surgery，1995，2：167－174.
7. Mulliken JB. Repair of bilateral complete cleft lip and nasal deformity-state of the art. Cleft Palate Craniofac J，2000，37：342.
8. Randall P，Whitaker LA，LaRossa D. The importance of muscle reconstruction in primary and secondary cleft lip repair. Plast Reconstr Surg，1974，54(3)：316－323.
9. Le Mesurier AB. A method for cutting and suturing the lip in the treatment of complete unilateral clefts. Plast Reconstr Surg，1949，4：1－12.
10. Noordhoff MS. Reconstruction of vermilion in unilateral and bilateral cleft lips. Plast Reconstr Surg，1984，73(1)：52－61.
11. LaRossa D. Respecting curves in unilateral cleft lip repair. Oper Tech Plast Recon Surg，1995，2：182－186.
12. Grayson BH. Presurgical nasoalveolar molding in infants with laeft lip and palate. Cleft palate Craniofac J，1999，36(6)：486－498.
13. Cho BC. New technique for correction of the microform cleft lip using vertical interdigitation of the orbicilaris muscle through the intraoral incision. Plast Reconsttr Surg，2004，114：1032.
14. Byrd HS，Salomon J. Primary correction of the unilateral cleft nasal deformity. Plast Reconstr Surg，2000，106(6)：1276－1286.
15. Salyer KE，Genecov ER，Genecov DG. Unilateral cleft lip － nose repai-long-term outcome. Clin Plast Surg，2004，31(2)：191－208.

第十章 面横裂与罕见面裂的整复术

本书是以唇腭裂整复术与语音治疗为主要内容的专业参考书，但无论在临床上，还是在和国内外同行的学术交流中都常常就有关面横裂和一些罕见的面裂患者的治疗感到困惑，同时大家几乎都有同感，“现在有关这方面的文章和参考书不多”。事实也是如此，目前几乎很难有比较全面介绍这方面的参考书和文章。面横裂的发生率远比唇腭裂低，罕见的面裂在临床上就更少了，加上部分患者可能去其他科室就诊。笔者对上海交通大学医学院唇腭裂研究中心的住院患者进行了观察和统计，2007 年 4 月 1 日至 2010 年 4 月 30 日在该中心接受住院手术的患者共 3 462 例，面横裂仅 29 例，面斜裂就更少了，共 3 例(含 1 例双侧面斜裂)。由此可见，面横裂，面斜裂在临床上确实不多见，但还是有，尤其在那些以唇腭裂患者为主的临床科室。现在的相关教科书，或参考书一般都有这方面内容的章节，但多是非常简单的介绍，和一些如何手术的线条图。有些内容与现代医学的发展难以同步，与现代医学的要求有距离。如何使这些特殊患者能得到良好的医疗服务是时代赋予我们这一代从事该领域人员义不容辞的责任和义务，正是在这种感受和冲动下，完成了这一章节。

第一节 面横裂的介绍

文献中有关面横裂的英语名词有两种，国内的教科书中最常用的是“horizontal cleft”，而国外的文章多以“Transverse facial clefts”多见，两者有何区别吗？英汉医学字典的解释是：前者以口腔科学者多用，后者常常以胚胎学者多用。在此追求两者的真实意义没有多大实际意义。面横裂与唇腭裂一样是面裂大家庭中的一员，仅仅其发生率在临床上远较唇腭裂罕见。世界卫生组织将罕见病的定义是：患病人数占总人口的 0.065%～0.1%之间的疾病。目前在世界卫生组织已公布的将近 5 000～6 000 种罕见病中，有无提及面横裂这一先天性疾患我们还不十分清楚，但按其定义面横裂、面斜裂理应属于罕见性先天性疾患。

面横裂患者在临床上有单侧和双侧之分，患者在患侧常常可伴有一个或多个畸形的增生物，临床上称之附耳，其形态和大小各异，有的可伴有瘘口或瘘道，附耳多伴有软骨，以及同侧下颌骨，和面部一般都小于健侧，因此，临床上面横裂患者的面部常常是不对称的，根据患者畸形的部位，临床上又可分为第一、第二鳃弓综合征。面横裂的临床诊断一般并不困难，目前治疗方法主要以外科手术为主。外科手术的整复术方法不少，但国内外报道最多的外科整复术方法有“Z”或“W”术式，或局部直线整复术。Rogers 和 Mulliken 在 2007 年报道了 1980～2001 年在美国哈佛医学院儿童医院住院手术的 13 例面横裂患者，他们的平均年龄在 11 个月，并对其进行了随访。目前很难在国内某一本专著或教科书，或相关文章中能看到有关面横裂治疗方面的详细内容。笔者对 2007 年 4 月 1 日～2010 年 4 月 30 日在上海交通大学医学院唇腭裂治疗研究中心住院手术病例共 3 462 例，其中面横裂患者有 29 例，女性：18 例，男性：11 例；年龄最小 3 个月，最大 72 个月，平均 13.1 月；上海籍 6 例，23 例来自全国各地。29 例面横裂中双侧 4 例，右侧 16 例，左侧 9 例。本组病例接受手术时平均年龄略大于美国学者 2001 年报道的平均 11 个月。由此可见，即便是在像本中心以唇腭裂患者治疗为主的医疗专科设施，临床上面横裂患者也远较唇腭裂患者少见，但在临床上还是偶尔可见，因此，根据我们在临床上治疗中的经验和教训，吸收和分析国内外学者已报道的内容，从而提出我们在临床上进行面横裂整复术的方法。

面横裂由于在胚胎发育时上颌突与下颌突未能正常完全融合而产生的一种先天性颌面部畸形，也是一种在临床上比较少见的先天性面裂畸形。在临床上可以是单侧，其主要临床表现为两侧口角不对称，同侧可以伴有附耳（图 10－1，图 10－2，图 10－3，图 10－4）；也可有双侧面横裂，临床表现为巨口症（图 10－5，图 10－6）。应该指出的是面横裂患者除口角，颊部畸形外，同时可伴有患侧面部，和下颌骨，颈部的发育异常。最常见的临床表现是患侧面颊部，或颈部发育畸形，使患侧面颈部两侧不对称，有些患者在同侧耳前，腮腺区等部位可有

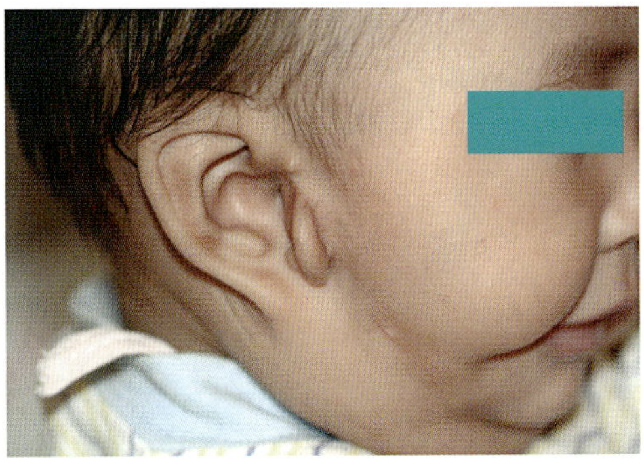

图 10－1　面横裂的附耳（单个，局部凹陷）

瘘口（或瘘道），最常见的是附耳。面横裂和唇裂一样都属先天性颌面部畸形，因此，对面横裂患者的外科治疗应尽早，既可改善患儿的进食，有效地减少或避免患儿流涎，同时有助于预防牙颌畸形的发生。

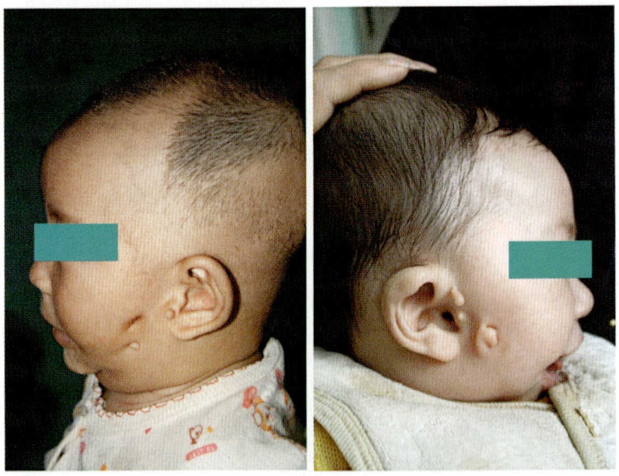

图 10－2　面横裂的附耳（多个附耳）

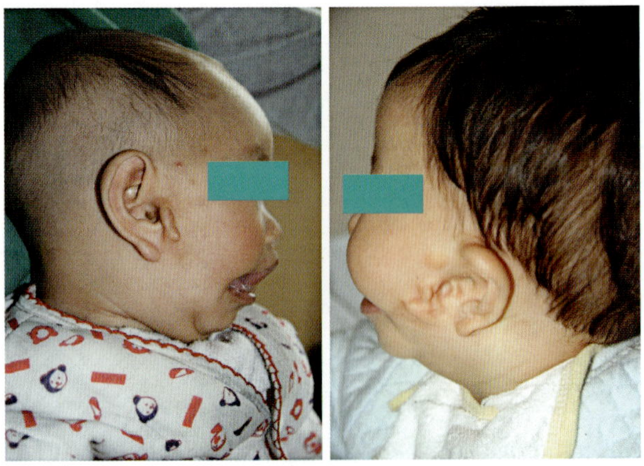

图 10－3　面横裂的附耳（不规则，伴小下颌）

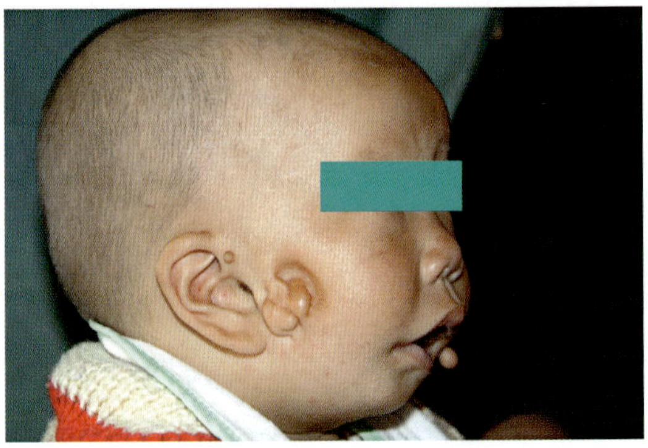

图 10－4　面横裂的附耳（局部形态各异，对侧也有）

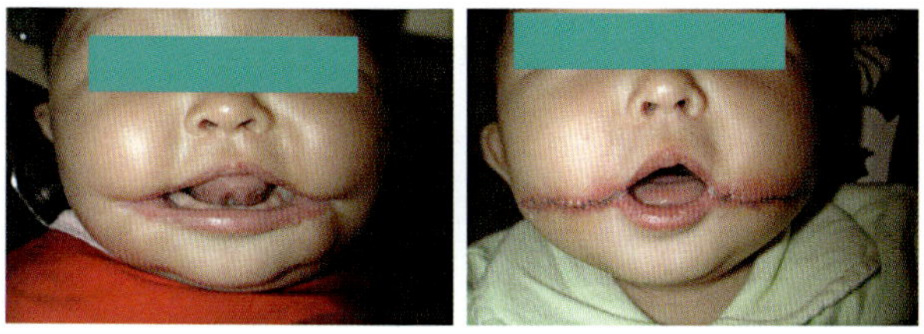

图 10－5　双侧面横裂术前，术后

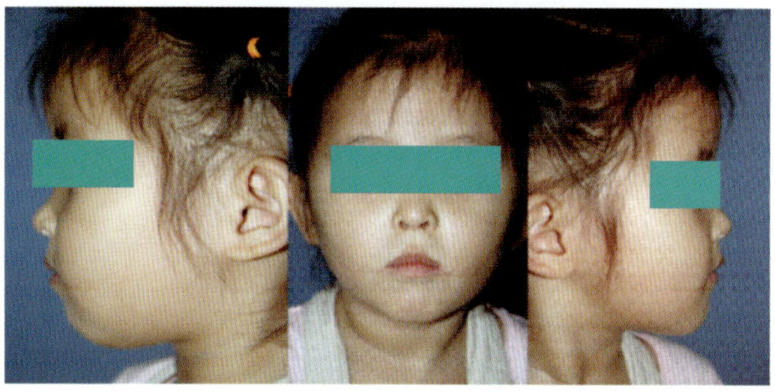

图 10－6　双侧面横裂术后 3.5 年

第二节　外科手术方法

就面横裂整复术的术式远远没有唇腭裂整复术那么多，目前国内外报道的主流术式还是比较集中，国内外学者对其的治疗观点也非常相似。建议尽早行面横裂整复术，通过手术既可改善患儿面部的局部畸形，也可减少或避免患儿流涎的临床症状；更重要的是可以尽早消除或减轻由于患儿面部畸形给家人带来的身心影响。

一、适应证

在临床上面横裂有单侧和双侧之分，单侧面横裂的手术适应证和单侧唇裂整复术相似，全身无器质性疾患，营养和生长发育基本正常者，局部无湿疹，或皮肤糜烂等症状，一般在 3 个月以上可以进行面横裂整复术。双侧面横裂的手术远较单侧复杂，所需手术时间，术中出血等都不同于单侧面横裂整复术，因此，不建议尽早手术，一般可在 6 个月或更大一些时根据患儿的实际情况选择手术时间。本组病例中接受手术时年龄最小 3 个月，患儿平均手术时年龄是 13 个月，但从近来国内外学者对面横裂整复术的报道，患者接受手术时的年龄几乎都在 10 个月以上比较多见，2001 年美国学者报道也是在 11 个月。另一方面，这可能与面横裂在临床上比较少见，以及患者家属对该先天性畸形认识不够也有一定的关系。对每一位从事该临床的专业人员，不应忽视这些信息，它至少说明目前在面横裂的手术年龄上还有值得进一步讨论的空间。本组临床实践体会是：面横裂整复术虽然任何年龄都可进行，但在年龄大一些的患儿手术时操作相对比小年龄者要容易一些，术后长期效果也比前者理想。同时笔者在此特别需要指出的是：术者如果操作尚不熟练者，不应一味追求小年龄手术；对术者所在设施麻醉技术力量有限，也不提倡过小年龄手术；为了方便手术操作，建议麻醉时选择鼻插管；如果患儿在插管麻醉时不顺利，或患儿手术时间过长时，手术当天不宜返回原病房，必要时可带鼻插管 1～3 d，一旦发生呼吸困难，建议尽早气管切开，不应盲目等待。

二、手术方法

（一）口腔颌面部软组织的解剖，生理特点

人类口腔颌面部的皮肤薄而柔软，尤其婴儿更为明显，其皮下组织疏松，血管、神经分布丰富，从

而使人类的面部表情显得丰富多彩，这与局部皮肤易于伸展活动是难以分开的，因此，术者有必要掌握或熟悉该部位的解剖生理特点，有利于提高临床专科医生在该部位的整形手术和外伤缝合术。颏部、鼻翼、人中等的皮肤与皮下组织紧密贴合，在临床上常常不容易分离，在清创、缝合时应特别注意，以免术后影响局部外形或效果。在口腔颌面部，特别在青壮年这些部位的皮脂腺，毛囊和汗腺等十分丰富，临床上这些部位容易发生炎症，或皮脂腺囊肿。这一区域血管密集，血运丰富，非常有利于组织再生，同时这些区域的抗感染力强，也有利于伤口的愈合。正是由于这一特点，一旦这些部位的外伤，或手术中也较其他部位容易出血。口腔颌面部浅层血管吻合支非常密集，该区域往往多围绕与自然开口部的周围，如口腔、鼻腔等部位。口腔颌面部的静脉与颅内静脉窦关系密切，因此在炎症时应该特别注意这一解剖特点，预防口腔颌面部炎症向颅内蔓延的可能性。

口腔颌面部皮肤和皮下组织的弹性纤维，以及肌纤维自然相连，使局部皮肤在外伤或手术切开后，创缘容易裂开，因此，临床专科医生在缝合这一部位时，应特别注意防止创缘皮肤内卷的倾向，以免术后影响伤口愈合或裂开。同时，特别应该指出的是：临床专科医生在口腔颌面部进行外科手术时，在设计皮肤切口的方向原则上应尽可能考虑与皮纹或自然沟相一致或接近，这样既有利于切口的早期愈合，也有利于术后瘢痕不过分显露。口腔颌面部表情肌丰富，在该区域手术时，应该特别注意对表情肌的正确对位缝合，避免由于临床医生操作的原因使表情肌因缝合不佳或错位使患者术后的面部表情功能受到不同程度的影响。另外，局部皮下的面神经、血管以及腮腺导管等的穿行，手术医生除在临床上应注意皮肤皱纹及自然沟的走向外，不应忽视对上述部位的重要组织结构的保护。

（二）常用的手术方法

面横裂的外科整复方法既要顾及患者术后的功能恢复，又应严格遵守整形外科颌面部手术的原则。术者在设计切开时应该充分考虑术后瘢痕是否符合局部隐蔽的原则。前者是注重对患侧口轮匝肌的正确复位和重建，后者是要求术后使局部瘢痕畸形降到最低，力尽隐蔽或处于比较自然的状态。国外学者比较流行“Z-plasty”（图 10－7）或“W-plasty”术式，图（10－8）所示的面横裂成形术术式目前已很少在临床应用。本组资料的病例都没有选择和使用该术式，从理论上讲国外的这种流行术式有利于减少或降低患者术后局部瘢痕的收缩，可有效防止术后局部瘢痕过度收缩而影响患者面部美观，事实上正是由于这些试图减轻瘢痕收缩的附加切口，在临床上并没有或难以真正达到其目的，反而使患者局部的瘢痕比直线缝合更加明显，更糟糕的是这一术式为以后的再次手术增加了不小的难度（图 10－9）。不应否认可能亚洲人与欧美皮肤结构有所不同或区别。本组病例的随访结果显示：术者在术中正确处理患侧口轮匝肌的复位，轻巧和微创的手术过程，面横裂局部直线缝合的术后结果远远较“Z-plasty 和 W-plasty”整复术的瘢痕显得隐蔽或轻微。

面横裂整复术的主要原则是：双侧口角大小和形态力求相似；患侧口角瘢痕隐蔽，；口轮匝肌对位正确，口角形态自然。

国外学者常用面横裂整复术的术式有面横裂成形术；“Z”成形术或“W”成形术，本文仅介绍目前国内最常用的面横裂整复术方法。

1. 定点：首先确定口角的位置，单侧面横裂口角的位置一般不难确定，临床上常常以健侧口角作为标准，但笔者建议患侧可以比健侧小 2～3 mm，如患侧完全等同健侧的长度，术后患侧在视觉上仍有偏大的感觉。

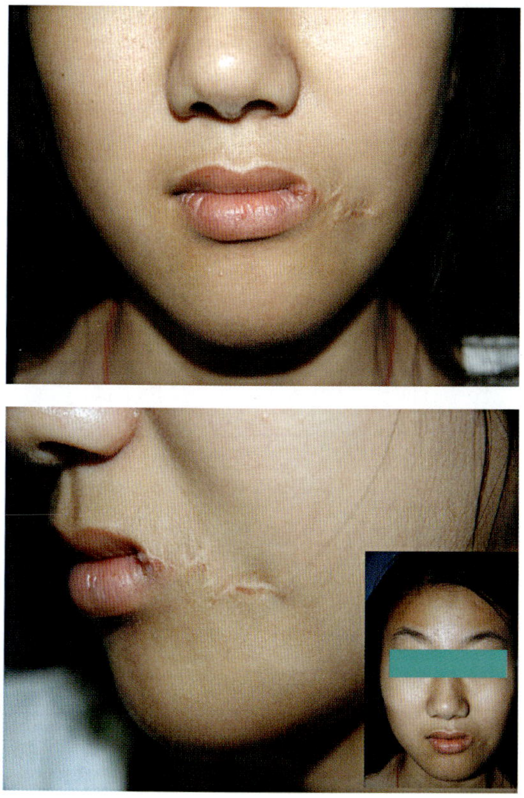

图 10－7　面横裂修复术－Z 字成形术后局部瘢痕

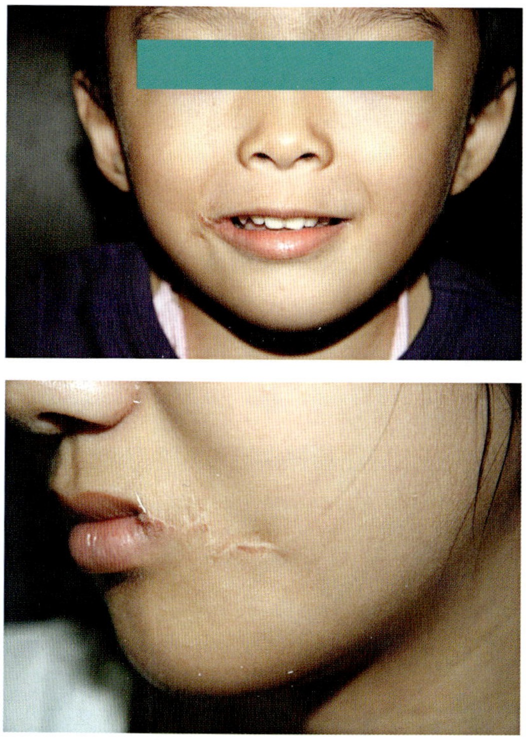

图 10－8　面横裂 Z 形切口(再次整复术困难)

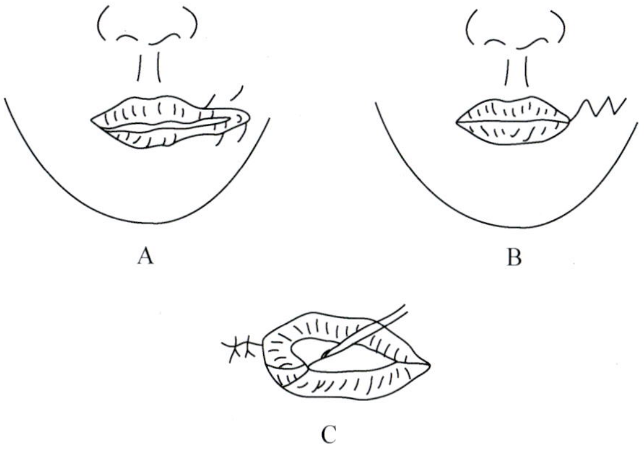

图 10－9　面横整复术(Z 型切口)

A. 切口设计　B. 缝合后　C. 口角形成术

双侧面横裂的口角位置可以在口角外侧画一连线为 A，再由患侧瞳孔向下画一垂直线 B，A 与 B 二线的交叉点即使术后双侧口角的位置。在预成的口角处的上唇缘处定 C，下唇缘定 D，以后将 C，D 两点以外的裂隙相缝合，即可关闭裂开的面横裂(图 10－10)。

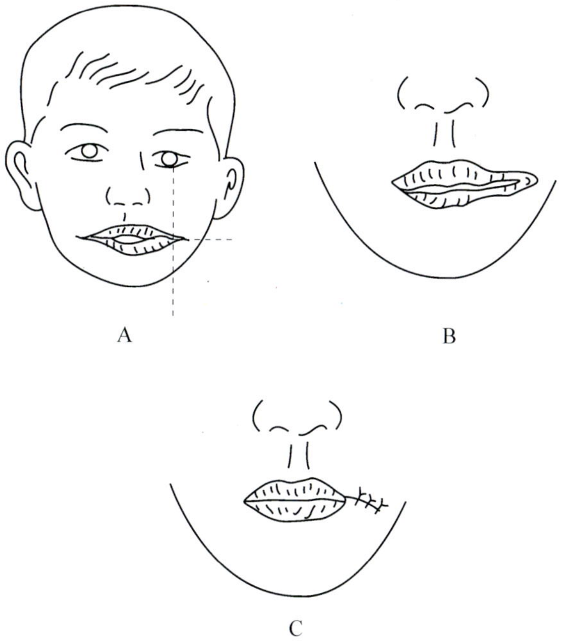

图 10－10　面横裂整复术(直线缝合)

A. 确定口角部位　B. 切口设计　C. 缝合后

2. 切开与缝合：从口角的外侧缘，紧沿裂隙的上下缘皮肤与唇红黏膜交界处各行一切口，切开皮肤，肌层，但不宜切透黏膜，同时应注意刀与黏膜的方向，建议尽量多留肌层，以便缝合后的黏膜形成口腔黏膜在无张力下进行。在有些面横裂畸形并不严重的患者，不应随意延长切口，紧沿裂隙边缘切开皮肤，肌层，黏膜；按黏膜层，肌肉层，皮肤分层缝合；在面横裂畸形严重患者，也可在裂隙皮肤延长处作一个或多个"Z"形交叉缝合，这样可以避免或减少伤口愈合后瘢痕直线收缩(这一方法在本组病例中没有应用)。为了使患者术后患侧口角圆钝，可在切开翻转的上(或下)唇红部按唇红部留约 1 cm 长切断，同时在唇黏膜内侧作一附加切口，使成为一蒂在近中线侧的唇黏膜瓣。在缝合口角时，将上(或下)唇红黏膜切除约 0.5 cm 后形成创面，翻转 180°缝合，形成口角形态。

3. 术后护理和并发症的防治：面横裂整复术后的处理同唇裂整复术后几乎相同，但在对有些插管时不顺利患者，应特别注意术后的气道护理，个别患者可以带管 1～3 d，建议手术者和麻醉科医生共同商讨后，制定术后个体化的术后医嘱。建议在有条件的设施术后患者应进复苏室，完全清醒后拔管，观察 2～6 h 后，无特殊异常即可返回病房。术后当天应严密观察患者全身和局部病情的变化，尤其是应特别关注气道的变化，不应随意忽视患者和家属的每一个主诉。值得指出的是，如果患者在插管时不顺利，或手术时间过长等，应特别注意术后对患者的严密观察，必要时建议可带气管插管入 ICU 病房观察。

全身的观察：体温、血压、心率、呼吸、氧饱和度，以及尿量等，如患儿生长发育不良，或手术时间过长，或伴有其他畸形者，建议术后当天用氧饱和度监测仪。全身可用止痛药、止血药、激素等。待患儿完全清醒后 4～6 h 可进少量流食。根据患儿实际需要可用抗生素 3～5 d，术后不建议使用镇痛泵。

局部的观察：观察伤口有无出(或渗)血，由于面横裂术区解剖部位特殊，敷料不易固定，故也可暴露伤口；次日可用生理盐水清洁伤口，局部涂胺尔碘，应该指出的是保持局部伤口清洁非常重要，不应被忽视。术后 7 d 可以拆线，建议患者或家属伤口处给予局部按摩，嘱患者术后 1 个月复诊。

术后并发症的防治：面横裂整复术后患者的并发症非常少见，本组病例无任何并发症发生，但这并不意味着面横裂整复术后患者没有并发症发生的可能，并发症可分全身和局部两方面。

全身：面横裂整复术后一般很少发生全身的并发症，但由于面横裂患儿或患者常常可伴有不同程度的一侧小下颌畸形，临床上常常可以增加麻醉医生插管的难度，这是因为患儿或患者的下颌骨发育畸形，影响麻醉医生插管操作，在临床上还是比较常见的，现在有的麻醉医生在内镜下插管，大大加快和方便了麻醉医生的插管。由此可见，手术医生充分了解麻醉过程在防止面横裂整复术术后气道管理将起不可被忽视的重要作用。对一旦有气管插管时不顺利者，建议置气管插管入 ICU 病房，观察 1～3 d 后酌情拔除气管插管后再回病房，面横裂整复术后患者一旦出现异常烦躁，应该尽快排除缺氧的可能性，建议尽早行气管切开，不应盲目等待。本组病例有 1 例术后患者置鼻插管入 ICU 1 d，没有气管切开等异常并发症的发生。

局部：面横裂整复术后最常见的是术区处出血，或不同程度的渗血，这往往和术者操作有一定的关系，也可因患儿哭闹等有关。对少量渗血可以局部行压迫止血，对活动性出血应尽快探查，积极寻找出血原因。在局部活动性出血患者，可在出血处给予缝合后，局部加压，并应严密观察。本组病例没有术后出血、裂开的病例。面横裂整复术术后局部伤口裂开，早期一般可能由于术者操作不慎或患儿误伤，或患儿全身营养不佳等原因所致。术中正确对位，术者操作精细、轻巧，一般是可以避免或减少这些并发症的发生；拆线时局部伤口裂开，往往是由于缝合或局部张力过大所致，一旦在拆线时皮肤伤口有裂开，检查局部组织和创面无异常时，即可重新缝合，局部建议可用蝶形胶布，有助局部减张。应该指出的是：再次缝合时局部创缘（面）应正确处理，对位良好，强调应在无张力下完成，术后处理同前，术后 8～10 d 可拆线。面横裂术后瘢痕一般不十分明显。

第三节　罕 见 面 裂

罕见面裂（rare craniofacial clefts）确实在临床上不多见，即使在本中心以唇腭裂治疗为主的医疗设施也十分罕见。本中心从 2007 年 4 月 1 日至 2010 年 4 月 30 日住院手术病例共 3462 例，上唇正中裂仅 3 例，少于 0.1%，其发病率少于 1993 年 Apesos J. 的报道。由此可见，上唇正中裂在我国是一种非常罕见的面裂。

一、上唇正中裂（median cleft of the upper lip）

上唇正中裂又称 Tessier 0 号裂（tessier cleft number 0 affecting the lip and nose），是一种在临床上非常罕见的面裂，它常可伴有上牙槽、鼻部、眶部及颅脑等畸形。上唇正中裂虽然在临床十分罕见，但就它的临床分类至今还难以一致。Millard 等认为：上唇正中有裂开者就可诊断为“上唇正中裂”，但众多学者认为上唇正中裂在临床上有“真性”和“假性”之分。他们的鉴别在临床上主要以患者眶距的增宽或狭窄为主要依据。“真性”上唇正中裂除上唇正中裂开外，临床上还伴有眶距增宽，鼻根部宽而扁平，牙槽以及腭部不同程度的裂开，但在临床上出现颅脑畸形者不多见，也称面正中裂综合征。假性上唇正中裂眶距一般不宽，鼻面部畸形，牙槽及腭部裂开，有时可出现颅脑畸形，属于 DeMyer 序列征。本组病例按上述临床诊断均为“真性正中裂”。

（一）适应证

基本和唇裂整复术相似，但由于上唇正中裂临床上比较罕见，术者在操作时所需时间一般会比唇裂整复术较长，故不特别强调 3 个月内手术，术者应根据所在设施的各方面条件综合考虑，因为上唇正中裂整复术是选择性手术，患者的安全和术后效果永远是不应被忽略。

（二）手术方法

全身麻醉，气管内插管后（建议口腔插管），常规消毒后，术者用 3～5 个 0 的丝线固定经麻醉医生确认深度的气管插管；用 11 号或 15 号刀片沿上唇裂隙边缘切开皮肤至鼻小柱底部，充分解剖和分离裂隙两侧的口轮匝肌；沿鼻小柱正中凹陷边缘切开直至鼻尖部，完整切除鼻部的瘘道，分离鼻小柱两侧皮下组织，并在鼻小柱基底部与皮肤结合处做“Z”形交叉，即可延伸短小的鼻小柱，彻底止血后，分层缝合上唇，鼻小柱，鼻尖部的创面。术者在定点时应确认无误，操作应轻巧，精细，对位必须正确，符合正常鼻，唇部的外形。

（三）术后处理和护理

上唇正中裂整复术术后的处理和护理同唇裂整复术，发生异常者例外，主要是要保持患者局部伤口清洁，干燥，一般术后 7 d 可拆线，局部畸形严重者或张力过大者可延长 2～3 d 后拆线。

二、罕见面裂(rare craniofacial clefts)

临床上除非常罕见外，临床表现也十分复杂，目前没有成熟的整复术式，因此，如何更好地使这些罕见的面裂患者得到满意或有效的治疗结果是值得重视和关注的(图 10－11，图 10－12，图 10－13)。由于临床上这些患者不多见，建议面对罕见面裂的患者不宜急于尽快手术，应该与相关的科室专业人员有多次面对面的病例讨论，制定合适或具有针对性的个体化治疗方案。

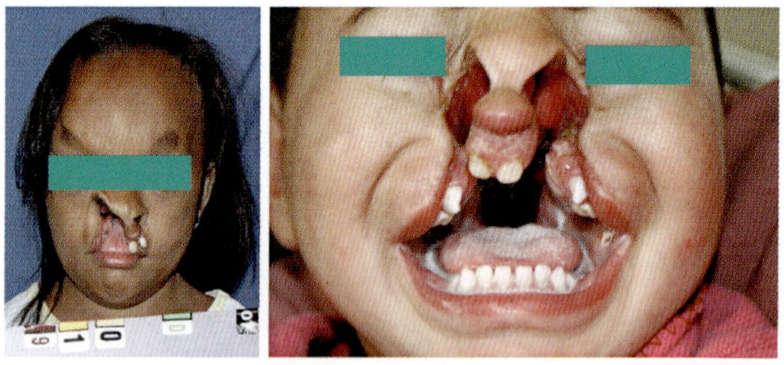

图 10－11　罕见面裂

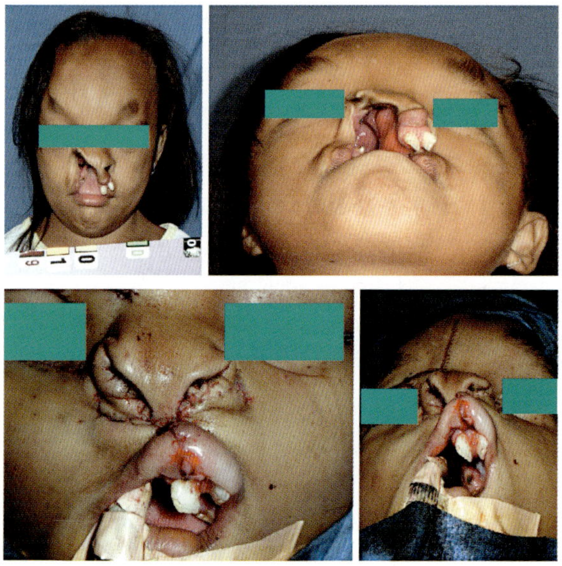

图 10－12　罕见面裂术前，术后

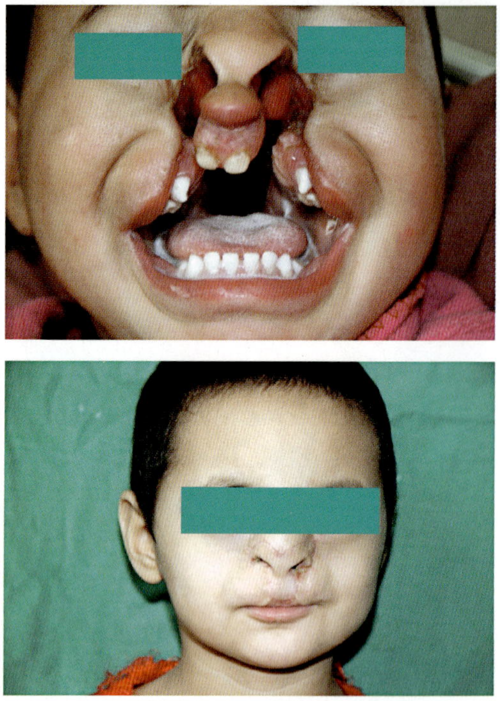

图 10－13　罕见面裂术前，术后

本章节显示 2 例罕见面裂的治疗结果似乎可以说明，畸形的程度与手术效果虽然有着十分密切的关系，但并非畸形严重、术后效果就差的客观规律，由于术者在术前准备等因素的不同，其治疗结果也完全各异，这 2 个病例无疑客观地显示大家欲了解的问题。由此可见，术前相关科室专业人员的讨论在整个治疗过程中的重要性和必要性不应被忽视。

罕见面裂治疗的方法在此难以描述，除上述建议在术前应有多个学科专业人员的讨论外，建议以下几点：手术安全和手术质量永远应放在第一；不应忽略分次手术，先解决主要畸形；尽量利用局部可被使用的组织瓣修复局部的畸形缺损；为了最大限度提高患者术后局部功能的恢复，手术时尽可能关闭洞穿缺损区内层和外层，最大限度利用好局部仅有的肌肉，不应随意切除临近的任何组织；缝合后局部无明显张力；设计切口应尽量隐蔽，符合或与颌面部生理皮纹、自然沟相接近；术者操作技能必须熟练，所用手术时间不宜过长；术后加强局部清洁和护理，保持局部伤口清洁，由于这些患者局部伤口范围、张力都比唇裂大，因此建议术后 10～14 d 后拆线；不应忽略全身用药和术后进食等。

综上所述外，由于罕见面裂在临床上不多见，这些患者常常由于颌面部的严重畸形，患儿常常可伴有不同程度的全身营养和生长发育异常，同时由于局部畸形远比一般唇腭裂严重得多，因此所需手术时间也比较长，不建议尽早手术。特别应该指出的是：术者应客观权衡自身所在的相关科室、医院等综合实力而决定手术年龄，一般不主张在患儿年龄过小时进行该手术。

（王国民）

参考文献

1. 邱蔚六. 口腔颌面外科学. 第 6 版. 北京：人民卫生出版社，2008，400—405.
2. Rogers GF，Mulliken JB：Repair of transverse facial cleft in hemifacial microsomia：Long-term anthropometric evaluation of commissural symmetry. Plast Reconstr Surg，2007，120 (3)：728 - 737.
3. Habal MB，Scheuele J，Lateral facial clefts：Closure with W-plasty and implications of speech and language development. Ann Plast Surg，1983，11：182.
4. Torkut A，Coskunfirat OK：Double reversing Z-plasty for correction of transverse facial cleft. Plast Reconstr Surg. 1997，99(3)，885.
5. Apesos J，Anigian GM. Median cleft of the lip：its significance and surgical repair. Cleft Palate Craniofacial J，1993，30 (1)：94 - 96.
6. Millard DR，Williams S. Medial lip clefts of the upper lip，Plast Reconstr Surg，1968，42 (1)：4 - 11.
7. Imai Y，Seino H，Toriyabe S，et al：Case of true and false median cleft with polypoid masses in the facial midline. Cleft Palate Craniofac J. 2007，44 (6)：667 - 672.
8. Karin V.，Snehlata O.，William Y H：Team Care for the Patient With Cleft：UCSF Protocols and Outcomes. The Journal of Craniofacial Surgery，20 Supplement，2009，2：1668 - 1671.

第十一章　唇裂术后鼻唇畸形的整复

第一节　唇裂术后鼻、唇畸形整复术

一、唇裂术后鼻唇畸形产生的原因

唇裂术后继发鼻唇畸形是指经唇裂整复术后，仍遗留或继发于手术操作和生长发育变化而表现出来的一类畸形。较原发性唇裂的畸形特点更加复杂化，因而设计的修复方法也较唇裂的修复更加灵活多变，因个体而异的，并没有一种或几种适用于任何病例的方法。我们通过分析鼻唇畸形产生的原因，从而能够更好地认识其本质以及设计更适合的修复方法，获得更好的治疗效果。

导致单侧唇裂术后继发唇畸形的原因有客观的也有主观的，上唇部本身存在较复杂的解剖结构，如人中嵴、唇珠、唇红弧线等，无论是完全性的唇裂或是不完全性的唇裂，都难以完全重建。患者唇部组织通常是患侧短于健侧，缝合后会形成唇部中线及唇珠的偏移。患儿的生长发育带给畸形本身的局部变化，如瘢痕模糊变宽、瘢痕增生、唇峰点的分离或上移、患侧唇部组织下垂等。上颌骨发育的不足多伴有上唇软组织的不足，程度有轻有重，但都有如唇部组织过紧、红唇菲薄、口轮匝肌发育差，一期手术效果可能不佳，二期手术也很困难。一期手术无法完全解决的严重畸形，如牙槽突裂隙过宽或前后向差异明显，造成患侧鼻翼基底严重塌陷，鼻小柱向健侧倾斜，患侧唇红内卷等无法一起解决的缺陷。手术方法本身的局限造成的缺陷，如下三角瓣法患侧人中嵴的破坏，二期修复也很难解决这个难题。手术医生本身的原因，如经验不足，选择手术方法不当，切除组织过多或操作能力有限，缝合技巧的欠缺造成术后的畸形。唇裂整复术同期行鼻畸形矫治还有争议，有学者认为手术创伤可能影响鼻发育和鼻翼软骨缺失，这样造成的鼻畸形矫治更困难。术后伤口感染、裂开，或患者瘢痕体质均会导致明显的瘢痕和畸形。

二、继发鼻唇畸形整复的时间

唇畸形的整复可在初次手术后半年至一年，瘢痕软化后进行。鼻畸形的整复时间还有争议，有的认为无时间限制，有的认为需等鼻发育完成后整复更好，不影响鼻的生长发育。我们认为畸形的鼻外形会加重儿童心理负担，阻碍其正常的人际交往，通过创伤小的鼻整复可明显改善其鼻部外观和心理状况，初步解决了严重的鼻畸形。成人鼻畸形可以彻底暴露解决骨、软骨和软组织的畸形，为鼻唇畸形的最终手术。

三、继发鼻唇畸形整复的麻醉选择

简单的唇畸形能配合手术的小儿和简单的鼻唇畸形的成人可选择局麻。婴幼儿和复杂的鼻唇畸形的成人可选择全麻。

四、继发鼻唇畸形整复的适应证

由于鼻唇畸形的程度可以千变万化,每一患者的畸形特点也不尽相同,手术操作者对畸形本质的认识和手术操作的技能也不一样,在某一医院能做的鼻唇畸形二期整复,在另一医院就不一定适合能做。同一病例在不同地方所做的效果也会有区别。因此要根据自己的能力选择病例至关重要,我们的经验是患者有要求,你有能力,可做手术;患者有要求,你没有能力,不要勉强做手术;患者没有要求,你有能力,不急着做手术。

五、单侧唇裂术后唇畸形的分类及修复方法

1. 患侧上唇过长

对于何种原因引起这一畸形的分析对唇裂一期修复比二期修复更有意义,下三角瓣法修复唇裂术后,以及组织缺损不多的唇裂用其他方法修复时,或者未注意肌肉的复位都有可能造成患侧唇过长、下垂的现象,显得患侧唇峰偏低,红唇部有的是真性向下突起,有的是貌似臃肿,同时多数患者伴有唇部中线的偏移,如果在鼻底有横切口,可以在原切口切开,并切除部分皮肤,更重要的是把肌肉重新复位或斜行错位缝合,提升下垂的患侧上唇及唇峰;对于下三角瓣法修复的唇裂,如果沿原切口切开,缩窄三角瓣蒂的宽度及口轮匝肌的修复,可能由于牵拉的角度及力量有所欠缺,不能达到充分上提复位的效果,可能就大部分依照原来的瘢痕作直线切口,必要时可在鼻底做横切口切除多余的皮肤,或者把部分多余的皮肤转移到鼻孔内,患侧的组织得到复位提升后,再观察唇红组织是否臃肿,有时已经同时得到纠正,并不需要多此一举,如果仍然向下突起,可作局部修整,多数情况下是作梭形切口,切除多余的唇红组织,使两侧基本对称。不可贸然先行唇红部组织的切除,可能到患侧的组织得到复位提升后,才发现矫枉过正了,使得唇红产生了局部凹陷这样新的畸形,不够丰满对称(图 11－1)。

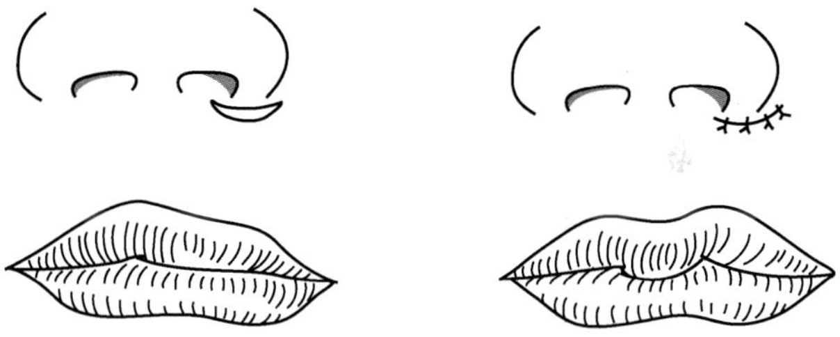

图 11－1　患侧唇高过长

2. 患侧上唇过短

可由于患者唇裂裂隙大,组织缺损较多;或患侧唇峰定点太偏内侧;运用旋转推进瓣时旋转下降不足;瘢痕收缩明显,牵拉唇峰向上。多数表现为患侧唇峰位置高,红唇部即出现切迹或缺损,原则上按照原来上三角瓣或下三角瓣的切口,并增加三角瓣的宽度,但要兼顾鼻孔的大小;同时可适当外移患侧唇峰点的位置,但要兼顾唇峰点至口角距离与健侧的对称性,必要时在唇峰处设计小的"Z"型交叉瓣,调整患侧唇高(图 11－2)。

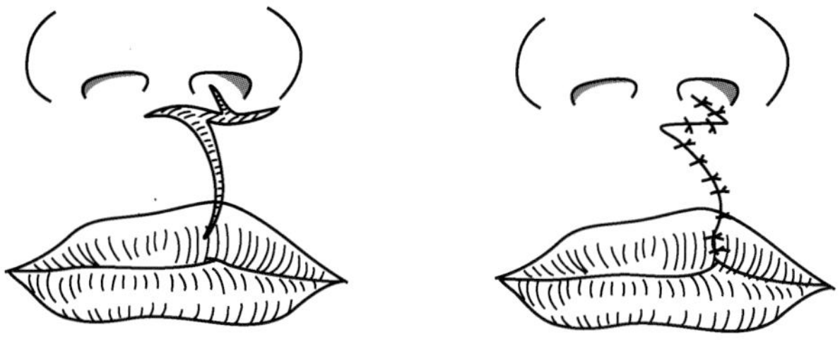

图 11－2　患侧唇高过短

3. 红唇部及唇缘畸形唇红部切迹

即唇红部存在浅沟状凹陷，有时是口轮匝肌复位好，仅仅是黏膜多余折叠后形成凹陷，可以直接切除黏膜后直线缝合；如黏膜及部分肌肉内卷形成凹陷，常用Z成形术修复，沿原切口切开，分离红唇黏膜及肌层使切迹消失，在切迹处的黏膜上作横切口，形成两个大小适宜的黏膜瓣，可带适量的肌肉组织，交叉缝合，能够使唇红组织获得平整的效果。

唇峰点分离：

初期缝合时唇峰点未能良好的对位，随着年龄增长及瘢痕的增宽，患侧存在两个唇峰点的现象会愈加明显，如果两个点在同一高度水平上，切除瘢痕后对位缝合即可矫正；如果出现外侧唇峰点下移，就需要切开部分皮肤，分离肌层，外侧口轮匝肌斜行向上与内侧缝合，上提唇峰点与对侧对位缝合。

唇弓缘不整齐：

常见患侧唇峰部红白唇交错，需要沿着瘢痕及白唇切除嵌入红唇中的白唇组织，切开时要尽量保留红唇黏膜，最后对位时修去多余的组织，防止切除过多的红唇组织，而出现修复后组织过紧并可能形成切迹；通常用的Z成形术有时并不能很好地解决这一畸形，因为三角瓣切开交叉后周围的组织同时也会出现移位，而且三角瓣的蒂部会形成突起，不能很好地控制术后效果。

唇红部缺损：

如果唇红部组织缺损少，可以通过切除瘢痕后两侧组织的移位、肌肉的良好缝合既可改善畸形，但需要注意的是如果皮下及肌层瘢痕化明显，组织的弹性及复原性有限，就会增加改善畸形的难度；如果缺损较多，对侧唇红肌肉堆积肥厚，可以加以利用，解剖部分口轮匝肌，缝合至对侧肌肉薄弱处，或者不缝合，把肌瓣填塞入缺损部位，同时往往伴有黏膜的不足，可以行V－Y成形术，一并加以改善；如果缺损较多，对侧没有多余的组织可以利用，就在切除上唇瘢痕的同时，利用皮下结缔组织及部分肌肉形成蒂在下的肌瓣，充填入缺损区，同时根据缺损量的多少，调整上唇肌肉量取的多少，基本能取得较好的效果(图11－3)。

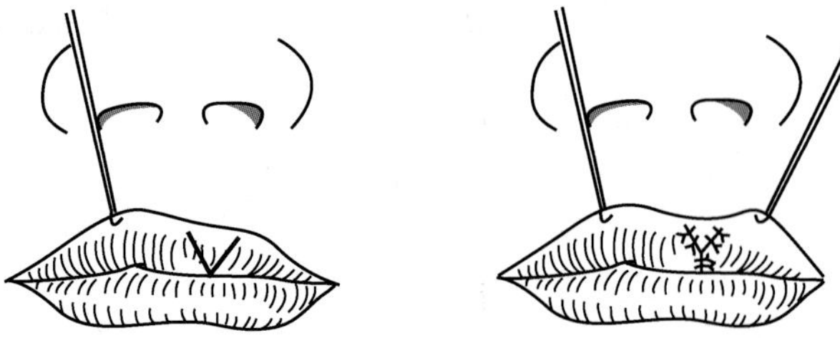

图11－3　唇红部缺损

患侧唇红组织过薄：

如果是上唇唇红整体过薄，但仍协调，可考虑不修整；多数情况下是患侧唇红过薄，内卷，可以通过切除鼻底部的横切口瘢痕后，肌层进行悬吊，上提皮肤及唇红；但要注意的是如果牙槽突裂两侧骨段台阶明显，又没有通过正畸或正颌手术加以改善，那么仅仅通过软组织的修复后的效果也是有限的。

患侧唇红组织过厚：

如果是上唇下垂，有时会造成视觉上的唇红组织过厚，此时需要改善的是上唇下垂，而不是局部修整，不然得到的结果可能是适得其反；如果仅仅是局部唇红组织的肥厚，在突起的中心处做一与干湿线弧度一致的梭形切口，切除一小条黏膜或带有少许肌肉的唇红组织，如果没有经验或把握，宁可一次少切除，反复观察比较，多次协调，边缝合，边修剪，直到唇红部的几条弧度都能够尽量达到移行，即上下突度协调、切口左右平整，没有“猫耳朵”(图11－4)。

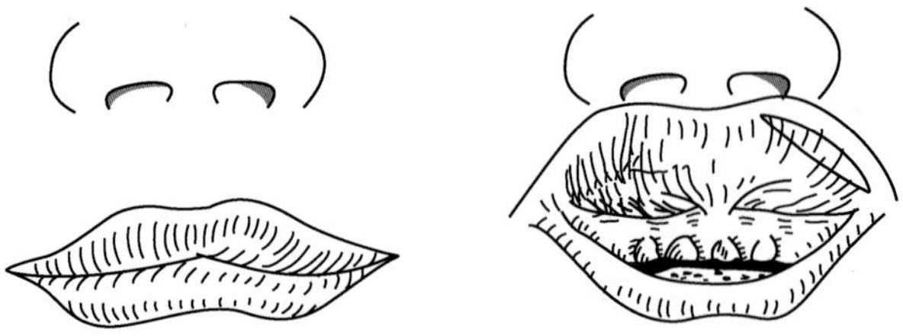

图11－4　患侧唇红组织过厚

唇珠偏移：

唇裂术后出现唇珠及人中向患侧偏移是很常见的，原因是唇裂后局部组织总存在一定程度的缺损，初期修复时对这一现象未加重视，并切除了过多的组织，长期来由于患侧对健侧的牵拉，造成唇珠及中线的偏移，左右侧唇峰至口角的距离差异较大，但由于没有适合的组织去弥补已经失去的组织，这种畸形很难得到纠正，如果畸形过于明显，权衡利弊，可考虑 Abbe 交叉唇瓣修复，改善外形的同时会增加多条瘢痕。

4. 上唇部肌肉堆积或局部凹陷

由于初期缝合是未能进行肌肉的良好复位，肌肉在切口的两侧堆积，形成肌性隆起，需要重新切开皮肤及肌层，进行锐性分离，可切除部分多余的皮下结缔组织或瘢痕化的肌肉，能够得到较好的修复；上唇部有时会存在局部凹陷，切除皮肤后肌肉的分离、对位缝合后能改善，有时保留原来切除的皮下及部分肌肉组织，形成局部组织瓣充填入凹陷区，会取得更好的效果。

六、双侧唇裂术后唇畸形的分类及修复方法

1. 上唇过紧

由于患者唇裂裂隙过宽、组织缺损多；前颌骨前突明显，使前唇组织的紧张无法缓解；初期修复时唇峰定点偏向外侧，切除组织过多；采用加长法修复双侧唇裂，侧唇组织修复前唇及唇珠，可能导致上唇过紧。良好修复的前提是解决好骨性的畸形，如牙槽突裂已得到修复，牙齿的矫正已得到实施，必要时正颌手术已完成，在此基础上进行软组织的修复，就能取得较好的效果。如果鼻小柱的长度适中，仅有上唇过紧，可以运用 Abbe 交叉瓣修复，先在上唇沿着瘢痕组织全层切开上唇，切除上唇正中的组织及瘢痕，人为形成缺损，同时松解两侧唇组织到正常的位置，测量缺损的长度及宽度，然后按照测得数据在下唇中部设计以唇红及下唇动脉为蒂的组织瓣，向上旋转 180°，与缺损处的组织对应分层缝合，下唇蒂部的牵拉越少，缝合相对就更容易，二期断蒂时也容易修复，但分离时不要过分强调彻底解剖下唇动脉，以免造成断蒂的严重失误。10 d 左右进行局麻下断蒂手术，同时进行局部形态的修整，手术能够较好的恢复前唇的形态及松紧度，但会增加上下唇的纵行瘢痕。如果同时伴有鼻小柱过短，那么就要很好地利用原来切除不用的前唇组织，即前唇修复鼻小柱、下唇交叉瓣修复前唇，先是以鼻尖为底、鼻小柱为蒂带全部人中皮瓣上移，充分延长鼻小柱，抬高鼻尖，同时松解两侧唇组织到正常的位置，测量缺损的长度及宽度，然后按照测得数据在下唇中部设计以唇红及下唇动脉为蒂的组织瓣，向上旋转 180°，与缺损处的组织对应分层缝合，同时解决了鼻小柱短和上唇过紧两个主要缺陷，缝合鼻小柱根部时要注意鼻唇角的改变，防止鼻唇角过大(图 11－5)。

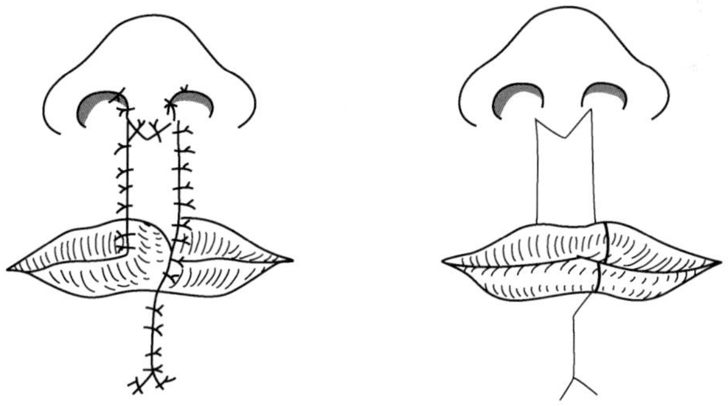

图 11－5　上唇过紧

2. 上唇过宽

初期修复时保留了前唇的大部分组织，就会形成前唇过宽，缺乏常规的视觉美感，但组织多好于组织少，多余的组织有很多可用之处，如果伴有鼻小柱过短，就可利用过宽的上唇组织形成双侧叉形瓣，延长鼻小柱，同时调整人中的宽度；如果唇珠不明显，上唇组织切除皮肤及瘢痕后多余的皮下及肌

肉组织可以修复唇珠(图 11－6)。

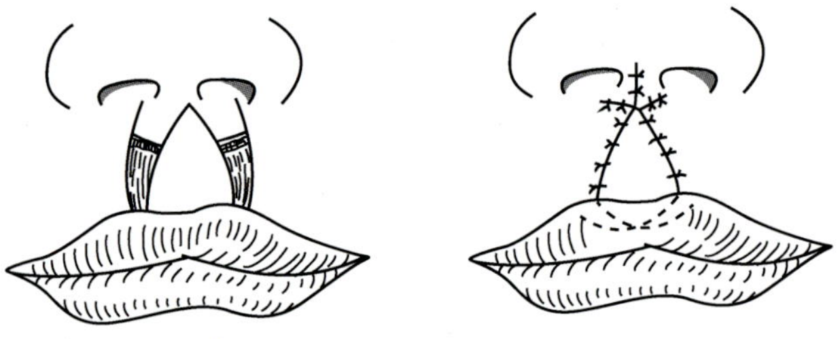

图 11－6　上唇过宽

3. 唇珠缺损

亦称口哨畸形。唇珠不明显或明显缺损是双侧唇裂术后畸形中很常见的一种，和患者唇部组织的发育程度相关，但同样条件下得到不一样的修复效果，和初期手术设计及技巧是密切相关的。如果唇珠缺损同时上唇过宽，可以利用皮下结缔组织及部分肌肉形成蒂在下的肌瓣，同时两侧侧唇向中线推移，一起修复唇珠；如果人中宽度适中，并无过多的组织可以利用，唇珠缺损的程度较轻，可以考虑行 V－Y 成形术，但此处唇红组织由多个瓣交汇而成，且可能瘢痕较多，手术是有难度的，效果较难得到保证；唇珠缺损较多的可以运用 Abbe 交叉瓣修复(图 11－7)。

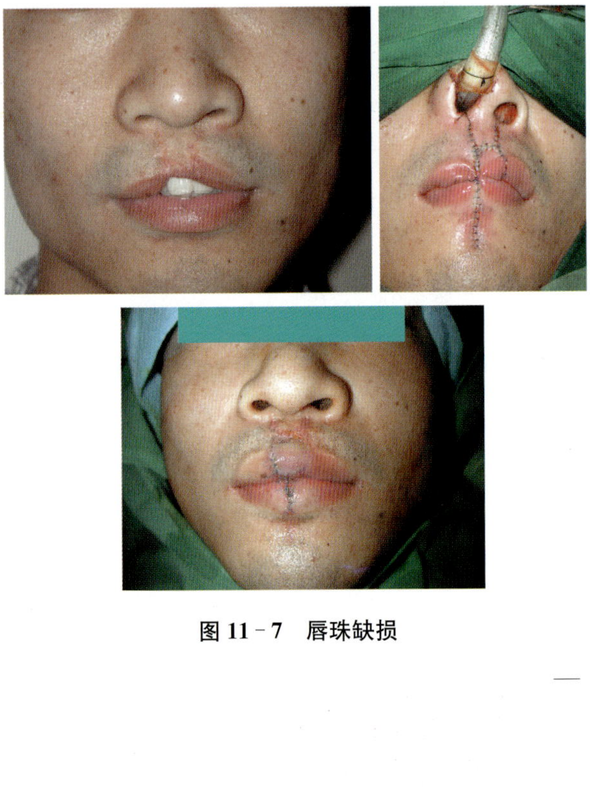

图 11－7　唇珠缺损

4. 唇红部的异常

唇峰点分离：多数情况是前唇皮肤或部分唇红与两侧唇及唇珠脱离，因前唇较短，向上收缩，形成多处沟状凹陷，唇峰点分离、唇弓不连续，修复时需要按照原切口切除瘢痕，分离前唇及侧唇，上提侧唇唇峰或下降前唇唇峰点，对位缝合，并对前唇唇红及侧唇唇红的肌层进行对位缝合，消除多个瓣交汇时容易形成的不移行，要防止前唇唇红组织的局部隆起。

唇峰点高度不一致：一般来说，双侧唇裂的左右对称性还是较容易做到的，但有时两 侧唇裂的程度不一，如完全性裂开的一侧唇高要高于不完全裂开的一侧，通过观察比较，决定调低唇高的一侧或提升唇高低的一侧，或同时进行调整，修复方法与单侧唇裂术后畸形是一致的。

唇红过厚：由于前颌骨前突，使唇红部外翻而致唇红过厚，矫正颌骨畸形可使这一畸形得到改善；另外可能由于两侧唇组织过于向中间靠拢拥挤，使唇红组织尤其是唇珠显得更为突出臃肿，在干湿线内侧做梭形切口，切除长条形唇红组织，使外翻的红唇向内收，改善过厚的外形。

5. 唇部肌肉堆积

由于初期双侧唇裂修复时忽视肌功能的重建或复位，导致两侧侧唇或前唇形成肌性隆起，需要重新切开，锐性分离两侧肌肉，拉拢缝合至正中，再把前唇覆盖在肌肉组织上，一般前唇组织缺乏肌肉，皮下结缔组织可能导致局部突起，除去部分结缔组织后与两侧唇缝合。

6. 前庭沟过浅

由于组织缺损及颌骨前突，前庭够过浅是很常见的，修复也比较困难，可以局部 V－Y 成形术加以改善，有时会形成黏膜的缺损，可以有矩形的，或是不规则的创面暴露后需要颊部黏膜的移植修复，并通过取模后个性化修复体的制作，保持前庭沟的深度。

七、单侧唇裂术后鼻畸形的分类及修复方法

1. 鼻翼塌陷，基底正常或移位

鼻翼塌陷，鼻孔形态不对称，鼻翼背部皮肤凹陷，鼻翼基底可以有向内、外的移位，但无塌陷。修复时可用拉钩拉抬塌陷的鼻翼，了解塌陷的程度和方向。用尖刀片沿患侧鼻翼下缘切开皮肤及皮下组织，用小的弯剪刀沿鼻翼软骨膜上分离，根据不同的方向，将塌陷的鼻翼软骨复位悬吊在中线的鼻中隔软骨或上方的侧鼻软骨上，恢复两侧对称的鼻孔，间断缝合切口。鼻翼基底的移位可以出现鼻孔过宽和过窄，可以通过将鼻翼基底部向内侧移位和外侧移位而矫正。用拇指和示指提起鼻翼，在鼻唇沟鼻翼基底处切开皮肤，形成鼻翼 Z 形瓣，通过向内、向外移动而达到收小和扩大鼻孔。通常鼻底过窄的整复要比鼻底过大困难得多(图 11－8)。

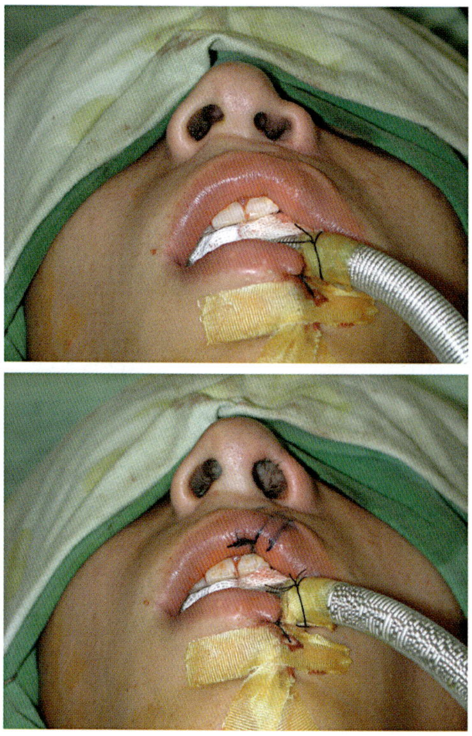

图 11－8　鼻翼塌陷，基底正常

2. 鼻翼和鼻翼基底塌陷

鼻翼基底塌陷表现在患侧鼻翼基底在前后向的不足。由牙槽裂和患侧上颌骨发育不足引起的。有条件做牙槽裂植骨手术的最好做，没有做过的或植骨后仍有塌陷的，根据程度不同可选择充填自体骨或人工植入材料。手术做唇颊沟切口，剥离患侧梨状孔边缘，形成植入床，注意不能和鼻腔相通，否则植入物会感染排出。将适合高度的植入物植入适当的位置，打孔固定，缝合切口。塌陷的鼻翼整复同前(图 11－9)。

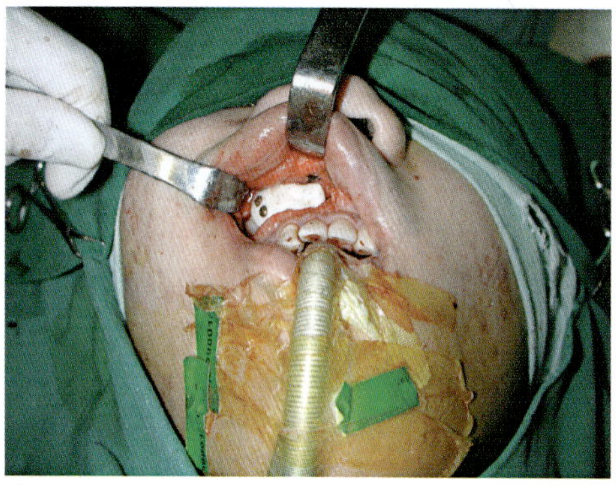

图 11－9　鼻翼和鼻翼基底塌陷

3. 鼻翼和鼻翼基底塌陷，鼻小柱偏斜

鼻小柱偏斜主要是由于鼻中隔软骨下缘的偏斜，前鼻棘和鼻小柱肌肉皮肤的移位所形成的。纠正鼻小柱偏斜首先要纠正鼻中隔软骨的偏斜，同时要纠正肌肉和皮肤的移位。如鼻小柱偏短或鼻尖塌陷可以通过自体软骨支架或人工支架及 V－Y 成形术而延长；如果鼻翼软骨发育不良，复位后并不能得到很好的固位，术后容易复发，也需要植入支架来加强鼻小柱，将修整合适的鼻小柱支架放置在前鼻棘上，将支架固定到内侧脚和或鼻中隔下缘；鼻小柱偏斜可通过鼻中隔骨性畸形和软骨性畸形的矫正以及基底肌肉软组织的复位可以矫正。

鼻中隔的矫正：

在皮肤上画出切口线，1%的盐酸利多卡因和肾上腺素从鼻中隔的下端进针，浸润鼻底部、鼻旁区及鼻尖和鼻翼，用左手拇指和示指向上推鼻小柱使其伸直，用尖刀片于鼻小柱与上唇的连接处水平切开皮肤及皮下组织，沿两侧内侧脚向鼻内延伸，做完整的软骨下切口，用小的弯剪刀从内侧脚向上沿软骨膜上分离鼻小柱皮瓣，可用单齿拉钩小心的牵起皮瓣末端，同时电凝凝固来自鼻小柱动脉和其分支的出血，完全暴露内侧脚、穹隆和两个鼻翼软骨的外侧脚，向下进一步分离暴露鼻中隔软骨的前部，仔细剥离黏-软骨膜，向下剥离至软骨与骨的连接之处，位置应在基底嵴边缘之下，将软骨性鼻中隔底部从骨性基底上分离（图11－10），切除基底部的水平软骨条2～3 mm，这样可以增加鼻中隔的活动度，易于鼻中隔复位，然后将鼻中隔基底部插入前鼻嵴正中，缝合固定；把患侧鼻翼软骨塌陷的穹隆部上提和正常侧鼻翼软骨穹隆部缝合在一起，再间断缝合两侧内侧脚，固定患侧外侧脚在新的位置，缝合皮肤。两侧鼻孔内填塞膨胀海绵起支撑和止血作用，3 d后抽去，放置定制的塑料鼻塞支撑两侧鼻孔3～6个月，这样可以更好的保持修复后的鼻外形。

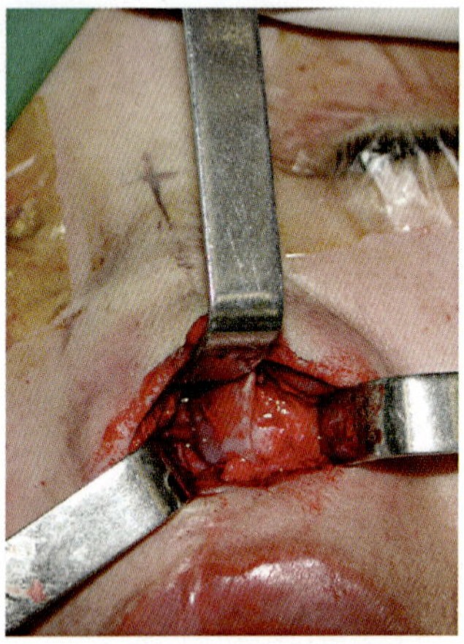

图11－10　鼻中隔的矫正

4. 鼻骨偏曲或伴有其他畸形

单侧唇裂鼻畸形患者中如有鼻偏曲畸形，则首先要矫正鼻偏曲畸形。然后再同期或分期矫正其他的畸形。

鼻偏曲畸形我们将之分为鼻骨偏曲、鼻软骨偏曲和鼻小叶偏曲。鼻骨偏曲的矫正要将骨性鼻锥从额骨和上颌骨凿开分离，矫正和分离鼻中隔，使骨性鼻锥完全松动，重塑骨性鼻锥至正常的位置上，鼻腔填塞和外鼻固定（图11－11）。软骨性鼻锥的矫正要彻底游离两侧侧鼻软骨、鼻中隔软骨与骨性鼻锥下缘的连接，也要松解侧鼻软骨与鼻中隔软骨的连接，将侧鼻软骨和鼻中隔软骨重塑到正常位置再与骨性鼻锥下缘固定，有时可在骨性鼻锥上钻孔加强固位。侧鼻软骨和鼻中隔软骨重新固定（图11－12）。鼻小叶偏曲的矫正是唇裂鼻畸形整复中最常使用的方法。主要是松解两侧的鼻翼软骨，使其重塑到正常的位置上。由于患侧鼻翼软骨的稳定性不足，常常需要自体肋软骨或人工材料的鼻小柱支架来加强其稳定性，也有利于两侧鼻翼软骨的对称，最终使得两侧鼻孔的对称。

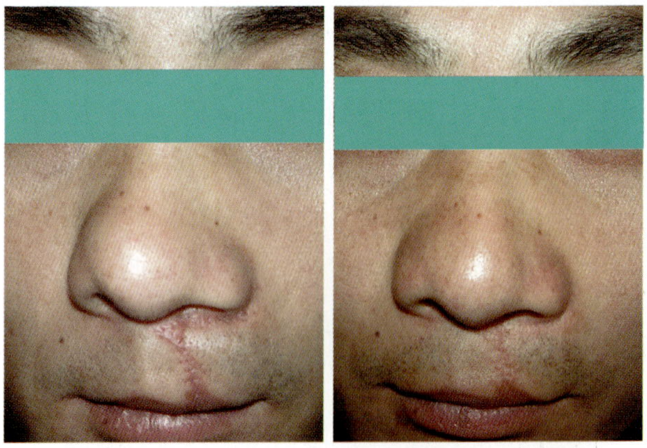

图11－11　鼻骨偏曲的矫正

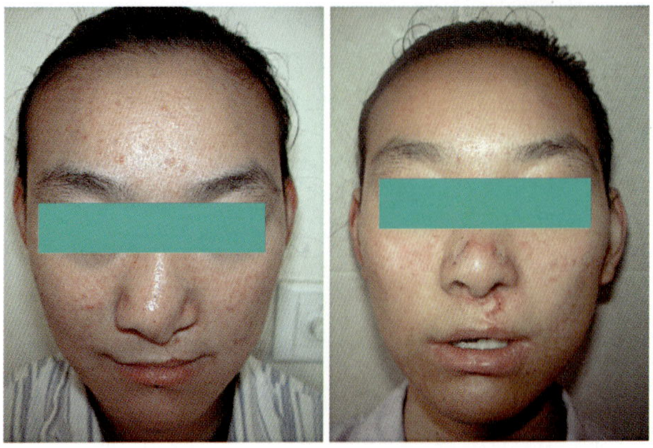

图11－12　鼻软骨偏曲的矫正

八、双侧唇裂术后鼻畸形的分类及修复方法

1. 鼻小柱过短

在没有开展鼻齿槽塑性前，双侧唇裂术后或多或少会出现鼻小柱过短的情况，有些轻微，有些严重，根据不同的程度，可选择不同的手术方法。

轻微过短：双侧 Tajima 切口，鼻小柱 V-Y 成形术，游离松解鼻翼软骨，在中线对位缝合，抬高鼻尖延长鼻小柱，能获得良好的效果（图 11-13）。

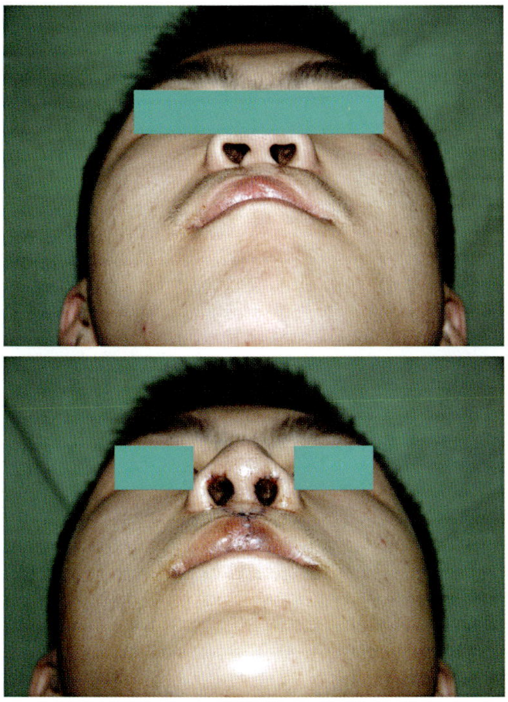

图 11-13　鼻小柱过短（轻度）

严重过短：检查上唇是否有足够的宽度，可行上唇叉形瓣成形术，分离松解两侧的鼻翼软骨，用肋软骨或人工材料的鼻小柱支架，重塑鼻翼软骨的形态，利用上唇两侧的叉形瓣，重建鼻小柱的长度。术中注意两侧叉形瓣的厚度和血供，避免鼻小柱臃肿和瓣尖端坏死形成瘢痕（图 11-14）。如上唇过窄，只则能行 Abbe 瓣手术，利用上唇中央组织做鼻小柱，下唇正中组织做上唇的人中，恢复鼻小柱的长度，协调上下唇的宽度。下唇瓣的宽度一般为 10～12 mm，下宽上窄，形态像人中。手术注意在保留血管蒂的前提下，下唇瓣所带的蒂留的组织不要太多，这样 Abbe 瓣的形态恢复比较好和 10～14 d 后断蒂修整容易。

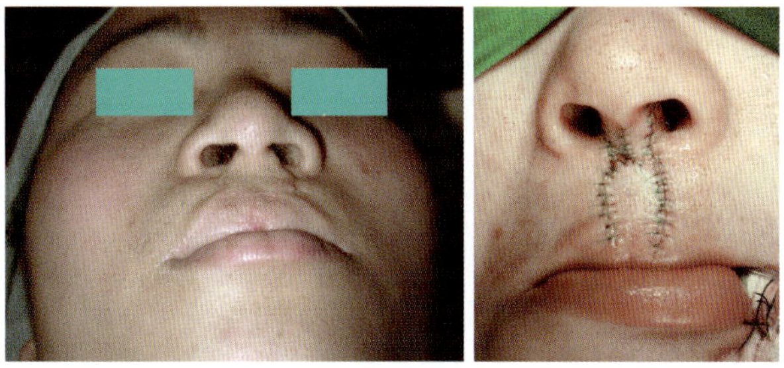

图 11-14　鼻小柱过短（重度）

2. 鼻底过宽

双侧唇裂术后鼻底过宽都是由于初次手术修复时没有行口轮匝肌复位引起的。后期整复要分解两侧口轮匝肌，至鼻翼外侧，将两侧肌肉在中线对位缝合，以达到恢复肌肉联合，缩小鼻腔的作用。同时要恢复鼻翼软骨的正确位置，获得良好的鼻孔形态。

九、鼻模的制作及应用

鼻模有硅胶成品，鼻孔形状一致，大小编号不等可选择。亦可根据不同患者的鼻孔大小和形状个体化制作。

鼻模至少要戴 6 个月，使错位的组织通过分离后在鼻模的支撑下在正常位置重新愈合。临床观察使用鼻模患者鼻畸形的整复效果要明显好于不用者。

（杨育生　张勇）

第二节 唇裂术后鼻唇畸形的评估方法

唇裂的治疗从以往单一的手术治疗到序列治疗，直至今天的个体化序列治疗，每一步发展都浸透着一代代医师成功和失败的经验总结。现行的各种治疗方法对唇裂患者而言，都存在着正反两方面的影响，还没有一种治疗方法能完全恢复患者颌面部所有的形态和功能。

在临床实践中，不同的唇裂手术方法切除的组织量不同，所形成的术后瘢痕也不同。唇裂患者术后或多或少的存在面部软组织畸形，其中又以鼻、唇畸形为重，因此对术后鼻、唇畸形的评估具有重要的意义。它是总结手术治疗经验、评定手术效果、改进手术方法的重要途径，对每个患者真正地做到个体化的序列治疗，以减少术后面部畸形的发生，使唇裂治疗达到规范化。

一、唇裂术后鼻唇畸形评估的基本方法

唇裂术后鼻唇畸形的评估方法可分为主观评估和客观评估。

（一）主观评估

主观评估一般为调查者对患者及其家属进行问卷式调查，将术后面部不同部位的形态和功能分等级，如非常满意、满意、一般、不满意和非常不满意或用数字代替分级等。同时也可由几位经验丰富的专科医生对患者术后鼻唇畸形进行盲评。

主观评估可根据调查者的需要将不同等级量化，如设定非常满意为 5 分、满意为 4 分、一般为 3 分、不满意为 2 分和非常不满意为 1 分等，然后用组间相关系数（interclass correlative coefficient，ICC）等统计学方法进行统计分析，得出结论。

但是，患者与医生之间因为观察角度和期望值不同，对于同一患者术后面部形态的评估可能会存在差异，因此，主观评估的客观性和重复性较差，说服力和科学性相对较低。

（二）客观评估

客观的面部形态评估是对面部的解剖形态进行标记，用辅助测量工具进行测量记录，得到客观的评估数据，可以同时对患者术前、术后或其与正常人群面部形态的数据进行统计学比对分析，得到患者术后鼻唇畸形客观评估。

1. 直接测量法（contact measuring methods）

主要采用各种传统测量工具，如游标卡尺、直角规、量角器等，对面部软组织的各点、线、面之间进行测量，得到各解剖部位的数据和比例关系，面部标志点的定点是直接测量法的关键。

（1）面部标志点、线、角

点（points）

在面部分析时，常会用到一些人体测量学上的点，其中一些点位于骨表面（骨性标志），另一些点则位于皮肤表面（临床标志），下面介绍一些在鼻、唇分析中非常重要的点。

中线点（midline point）

头顶点（vertex）：头部位置处于法兰克福平面（frankfort horizontal plane）上时的最高点。

发际点（trichion）：发际前缘的中点。

眉间(glabella)：鼻根上方，眉弓水平垂直正中线上隆起点。

鼻根点(nasion)：鼻额缝的中点，是前额与鼻之间最凹点。

鼻尖点(tip)＝鼻前点(pronasale)：鼻小叶最突出的点。

鼻下点(subnasale)：鼻小叶角的顶点，即鼻小柱与上唇的交界点，覆盖前鼻棘。

唇正中点(stomion)：面部垂直正中线与两唇间唇裂水平线相交处的假想点。

颏前点(pogonion)：下颌最前端的中点。

颏下点(gnathion)：下颌最下缘的中点。

鼻旁点(paranasal points)

鼻眦点(nasal canthus)：眼裂的内部结合。

颞眦点(temporal canthus)：眼裂的外部结合。

鼻翼点(alare)：鼻翼转角的最外侧点，通常用来测量鼻小叶的宽度。

口角(cheilion)：上下唇连接的点。

外侧点(lateral points)

颧点(zygion)：颧弓最外侧的点。

耳屏点(tragion)：耳屏上缘的V型切迹。

线(lines)

在人体测量学和临床医学领域，法兰克福水平线(frankfort horizontal line，FHL)和面线(facial line，FL)是头部两条最重要的线，另一条重要的线是鼻基线(nasal base line，NBL)。

法兰克福水平线(frankfort horizontal line，FHL)：FHL是从眶下缘到耳屏上缘间的连线，在侧面成像时，FHL应该是水平的。

面线(facial line，FL)：FL是从眉间到颏前点间的连线，是测量额鼻角与鼻唇角时的基线。FL线在分析和界定鼻锥与面中部、前额、颏之间比例关系时有所帮助。

鼻基线(nasal base line，NBL)：NBL是沿鼻根皮肤划的、从鼻眦点到鼻唇沟的、一条略微倾斜的线。在对鼻小叶隆起部分测量时，就是以NBL为基线。

角度(angles)

额鼻角(nasofrontal angl)：额鼻角是FL与鼻背之间所形成的角，大小取决于种族和年龄，与鼻功能没有相关性，亚洲人种和非洲人种的额鼻角比白种人要更大一些。

鼻唇角(nasolabial angle)：鼻唇角是鼻小柱底部(鼻下点)与上唇之间所形成的角。鼻唇角一定程度上与鼻功能有关：鼻唇角越小，吸入气流进入鼻腔时就越垂直，空气也就越能达到鼻腔更高处。从美学角度看，鼻唇角鼻比额鼻角更重要。

(2) 常用的测量和比例关系

测量

鼻基本测量

鼻锥高度(pyramidal height)：鼻根到鼻下点(鼻小柱底部)的距离。

鼻锥长度(pyramidal length)：鼻根到鼻尖的距离。

鼻锥宽度(pyramidal width)：骨性、软骨性鼻锥基底部在两侧NBL之间的距离。

鼻小叶宽度(lobular width)：左右鼻翼外侧壁最突点之间的距离。

鼻尖宽度(width of tip)：两侧穹隆之间的距离。

鼻小柱高度(height of columella nasi)：是中线上两侧鼻小叶上部相交处下缘与鼻小柱基底之间的距离。

鼻底宽度(width of nasal floor)：两侧鼻翼基底外侧点之间的距离。

鼻孔孔径(nostril diameter)：通常指鼻翼基底内侧点与同侧鼻小柱基底之间的距离。

唇基本测量

口裂宽(width of oral fissure)：两口角之间距离。

上唇高：(height of lip)：唇正中点到鼻底之

间的距离。

唇峰口角距离：唇峰点到同侧口角的距离。

鼻翼脚外侧点口角距：鼻翼基底外侧点到同侧口角的距离。

鼻翼脚唇峰距：鼻翼基底外侧点到同侧唇峰的距离。

面部其他相关基本测量

面高(facial height)：发际点到颏下点之间的距离。

面上 1/3 高度(height of superior 3rd of face)：发际点到鼻根点之间的距离。

面中 1/3 高度(height of middle 3rd of face)：鼻根到鼻下点之间的距离，即鼻锥高度。

面下 1/3 高度(height of inferior 3rd of face)：鼻下点到颏下点之间的距离。

面宽(facial width)：两侧颧点之间的距离。

鼻眦宽(width of nasal canthi)：两侧鼻眦点之间的距离。

颞眦宽(width of temporal canthi)：两侧颞眦点之间的距离。

比例关系

鼻基本比例关系

鼻基本比例关系说明鼻在面部的位置、与面高和面宽及与其他面部结构是否协调。主要包括鼻锥高、面高、鼻锥宽、面宽、鼻锥宽、鼻眦宽、鼻小柱高、鼻尖鼻底距离(鼻尖凸度)、鼻尖宽、鼻小叶宽度等。鼻测量评估中重要的指数还包括临床鼻指数(nasal index)和鼻小叶(鼻尖)指数[lobular(tip) index]。

临床鼻指数＝(鼻小叶宽×100)/鼻锥高

鼻小叶(鼻尖)指数＝(两鼻孔腹侧尖部之间的宽度×100)/鼻小叶最大宽度

唇基本比例关系

唇基本比例关系说明唇在面部的位置、与面部及其他结构是否协调。主要包括：口裂宽、面宽、口裂宽、鼻眦宽、上唇高、面下(1/3)高度等。

此外，鼻小叶宽、口裂宽的比例关系表示鼻唇之间关系。

(3) 直接测量法方法

直接面部测量(direct measuring of the living body)

20 世纪 80 年代 Lesilie G. Frarkas 建立了系统化的面部直接测量法，该方法简单易行，获得的数据客观、真实，但有可能在测量时压迫组织变形，而使测量数据不精确，测量数据的准确性与测量人员的经验有关，可重复性稍差。

面部石膏模型测量(measuring of the facial gypsum model)

面部石膏模型测量是对面部软组织取模，然后通过机械操作灌注石膏模型，在石膏模型上标注各标志点，进行测量。这种方法可以随意选择测量点，因其操作繁琐，石膏模型长期久置会变形以及资料保存不便等，在临床上已较少使用。

2. 间接测量法(non-contact measuring methods)

间接测量法不接触患者，用辅助设备，如照相机、螺旋 CT、激光扫描、三维数码照相机等获取面部形态，最终得到数据。间接测量法越来越多地应用于临床，这类方法测量时间较短，减少了测量时与患者直接接触而引起的不适，不会引起组织变形，但不能否认的是，这些设备在收集面部形态数据时会产生误差，致使数据分析不准确。

(1) 照片测量法(measuring on photographs)

唇裂术后鼻唇畸形的临床表现很复杂，一般用语言难以描述，所以，标准化、高质量的手术前后照片是最基本、最重要的病例资料。但是，口腔颌面部头像摄影没有统一的标准，给患者手术前后面部形态的对比和患者之间的面部形态对比带来了困难。面部照片应该有统一标准，以确保获得高清、高精的相片，为临床治疗计划制定、治疗结果记录、教学和学术活动提供基本资料。

摄像设备基本设置

要拍摄高质量的照片资料，所需要的标准设备有：数码单反照相机、数码记忆卡、读卡器、电脑、彩色打印机等。

数码单反照相机镜头

数码单反照相机可以拍摄网格状照片，这样可以做到更加准确的取景，建议使用 90～105 mm 的变焦镜头，以最大限度地获得深景，同时图像变形度和照片颜色失真最小，拍照时不能使用广角镜，避免影像放大失真。以往的数码单反相机的感光片最大只有模拟机的 2/3，摄像时要计算相应的物距，否则照片上噪点过多，影响其清晰度。随着科技发展，新型数码单反相机的感光片已经能够达到全画幅的效果，而且可以自动调节相应的物距，最大限度地减少噪点产生，保证了照片的高质量。

背景和光线

拍摄医用头面部照片，背景最好选择淡蓝色，这样与皮肤颜色的对比度很强。

光线的应用对于医疗摄影也是十分重要的，最佳的设备是照相机内置环形闪光灯。为了保证在拍摄时有持续的灯光，在被拍摄人的两侧前端各放置一个柔光灯箱，呈 45°，距离1～1.5 m。在摄影棚条件的光线下，设置光圈 f＞16(18，20 等均可)，曝光时间＜1/125 s，启动白平衡，拍摄几张对比后，可以确定相机设置。

头面部摄像基本要求

拍摄面部照片，进行手术前后或不同患者之间对比，则每一次的拍摄距离和照相机光圈、曝光时间等设置应该一致。患者取坐位，取掉耳环、项链等饰品，露出双耳，靠紧椅背。照相机要位于同一高度，对焦点在法兰克福平面，可以用网格设置取景校正图像的大小，确保垂直高度不变。

正面像(full face front view)

患者头部与法兰克福线保持一致，双目直视镜头，双侧瞳孔连线保持水平，上下唇放松轻触，对焦在法兰克福线与面中线的相交点。照片的最低点不能遮盖胸锁关节，面部周围有背景。

45°像(the oblique view)

患者头部位置与正面像相同，向两侧转动 45°。对焦在法兰克福线与颞眦点延长线的相交点，最低点为胸锁关节。

侧面像(profile view)

头部位置与正面像相同，向两侧转动 90°，对侧眉弓完全遮盖。对焦在法兰克福线与耳屏、颞眦点之间中线的相交点，最低点为胸锁关节。

颏下倾斜像(submental oblique view)

拍摄角度为自颏部向上，患者双侧瞳孔连线保持平行，头部后仰至口角达到耳郭上缘，保持上下牙咬合状态，对焦在唇线与鼻小柱中线的相交点，图像最低点为胸锁关节。如要针对鼻畸形摄影，则患者头后仰使鼻尖正好投影于两眉之间，包括完整的上唇，突出鼻唇的形态结构。

颏下垂直像(submental vertical view)

患者双侧瞳孔连线保持平行，头部后仰至鼻尖到达前额边缘，上下颌牙保持咬合状态，对焦在唇线与鼻小柱中线的相交点，图像最低点为双侧耳廓后缘。

(2) 三维立体摄影测量法(3D stereophotogrammetric method)

三维立体摄影测量是近年来随着数码技术发展起来的新型测量方法，主要设备由三维立体数码照相机和其内置的三维成像软件系统(3dMDface™ System，3dMDLLC，Atlanta，GA，USA)组成。它同时拍摄六张二维相片，其中四张灰色照片，两张彩色照片，多角度的光线散射在四张灰色照片上，形成三维照片。该系统的三维成像软件系统可以拍摄到 180°的面部图像，因此，可以得到全面部的三维照片。

这种方法通过计算容积、容量的变化，可对患者手术前后的面部形态及不同患者的面部形态进行比较。

(3) CT 辅助三维重建法(CT assisted 3D reconstructive method)

该方法的基本原理是通过螺旋 CT 获得面部图像的三维数字信息,从而得到面部三维图像,其精确度与 CT 扫描的层面厚度、空间分辨力和密度分辨力等因素相关。

这种方法在颌面部硬组织的重建应用较多,软组织重建较少。利用三维重建软件可以在电脑上对面部数据进行直接分析研究,也可以将 CT 扫描数据,通过快速成型技术制作成三维立体模型,直观地进行分析评估。

(4) 三维激光扫描法(laser scanning method)

三维激光扫描技术是非介入性先进的三维软组织测量法,采用氦氖激光获取面部的三维信息。其基本原理为激光三角法测距原理,激光束由发生器投射在被测者面部,其面部凹凸不平致使激光发生变形,产生一种表面质地和颜色的图形信息,通过一个线阵列数码相机获取,然后通过计算机进行数据转换、运算,显示出能任意方向旋转、比较逼真的颜面立体形态图,并可进行数据测量。目前激光扫描仪获取图像的时间<6 s,精确度可以达到 0.5 以内。

三维激光扫描面测量技术具有操作简单,三维重建快,精度高的优点,但是它只能扫描重建面部表面形态,对于面部较深的倒凹则存在盲区,在面部扫描的过程中,患者需闭眼,以免激光照射损伤角膜。此外,激光扫描设备较为昂贵,使其使用受到一定限制。

(5) 云纹影像法(moire method)

属于光学测试技术。

其基本原理是光线通过基准光栅,投射于凹凸不平的物体表面,产生随物体表面形态改变的变形光栅,通过对变形光栅的分析,可获得面部三维信息。目前电子扫描和取样技术替代了传统的光栅观测方法,可以获得更加清晰的 Moire 条纹。

该方法不接触人体,能记录特定部位的形态和大小,比较术前、术后的细微变化,但此方法不适用于过于平缓或陡峭的平面,设备要求较高,临床普及有一定难度。

二、唇裂术后唇部畸形评估

唇裂术后唇部畸形主要有术后疤痕、上唇垂直高度异常(上唇过长、过短及双侧唇高不等)、组织错位(皮肤黏膜错位、红白唇错位等)、肌肉异常附着等。唇裂术后唇畸形的程度与唇裂类型、初次术式有明显的关联,同时,也决定了二期整复手术的难易程度,因此,对术后唇部组织畸形的评估具有重要意义。

(一) 唇裂术后唇畸形评估时间

唇裂术后的评估最佳为全时间段的跟踪随访,但因受地域、经济等条件限制,可以采用目前公认的三个评估窗口期进行随访评估。这三个评估期为学龄前、混合牙列期(牙槽突裂植骨期)和上颌骨发育完成后。

(二) 评估方法

唇裂术后唇畸形的静态评估可以通过测量手段进行,但是,仅有静态评估是不够的,唇部组织在说话、吮吸等运动时,表现出的动态畸形,也是评估的内容。

1. 静态评估(static evaluation)

手术前对患者进行面部的直接测量,得到具体数据。拍摄头面部标准照,记录患者术前面部,特别是唇部的形态。或者可通过三维测量技术手段,获得患者面部形态资料。术后进行同样的测量、摄像及获取面部三维形态数据,进行比较分析,可以得到直观而客观的评估结果。

对患者面部摄像，可以直观地保存患者资料，进行术前、术后的面部形态比对，但是照片的准确性与摄像人员水平有关。如果进行数据测量，则对摄像的条件要求比较高，应把照片的失真度通过技术手段降到最低。在标准照片上进行面部角度的测量具有明显优势。在照片上进行距离的测量，应该在摄像的同时设置对照比例尺，以便进行数据的比例换算。在照片上进行距离测量的准确性不高，因为面部是立体的，而照片是二维的，在照片上直接测量会在第三维空间产生误差。

2. 动态评估(dynamic evaluation)

动态评估是当患者唇部运动时，对其形态的评价。目前，只能根据唇部运动时有无障碍，外形有无明显改变，或出现异常解剖结构来判断，这一方面还没有具体而客观的评估方法。

三、唇裂术后鼻畸形评估

唇裂患者在手术之后，随着面部的发育，鼻畸形会越来越明显，畸形的主要原因有鼻翼软骨发育不全、肌肉异常附着、鼻底软组织缺损和鼻中隔偏曲等。唇裂患者常常伴有不同程度的鼻炎、上颌窦炎、下鼻甲肥大、通气及嗅觉障碍，在合并患有腭裂的患者中发生率就更高。当患者成年之后，除了要求矫正唇部形态，还会同时要求鼻整形，因此，对唇裂术后鼻畸形的评估对二期整复手术有着重要的临床指导意义，同时对初期术式的选择可以综合评估。

(一) 唇裂术后鼻畸形评估时间

鼻畸形的评估时间可以与唇畸形的评估时间一致，但主要考虑鼻发育成形后的评价较为准确，如为鼻整形术后评估，则建议在术后 6 个月以后进行。

(二) 评估方法

鼻畸形的评估主要分为功能评估和形态学评估。

1. 鼻功能评估(functional evaluation)

(1) 鼻呼吸试验(breathing tests)

在 19 世纪 70 年代以前，鼻呼吸的重要性没有被充分认识，自 20 世纪前半叶以来，开发了多种的鼻呼吸测试技术，并已逐渐成为一项标准技术。定量通气试验(quantitative breathing tests)是测量鼻通气的客观科学的方法，包括鼻测压法和鼻声反射测量等。

(2) 鼻测压法

鼻测压法已经成为一个标准化的和应用最普遍的技术，可分别对每个鼻腔的气流压力关系进行测量，其中首选的为主动前部鼻测压法。

1984 年国际鼻科学会发布了主动前部鼻测压法的标准，该方法能够独立测量两侧鼻腔平静呼吸时的压力-气流关系，客观地记录吸气和呼气时气流经过鼻腔所需要的压力，但是该方法只能提供与呼吸动力学相关的鼻阻力的一般信息，而无法判断鼻阻塞的具体部位。

主动前部鼻测压法：鼻孔和鼻咽部之间的压力差(Δp)，是每侧鼻腔气流的函数(ν)。将密闭的面罩置于受试者的鼻子上，面罩与一个测量受试侧气流的呼吸速度描记器相连，鼻孔和鼻咽部之间的压力差通过一个固定在非测试侧鼻孔的密闭管子来测量。

(3) 鼻声反射测量法(Acoustic Rhinometry)

鼻声反射测量是一种无创、省时的测量鼻腔截面积和容积的方法。1989 年，Hilberg，Jackson 和 Pedersen 介绍了鼻声反射法，2000 年国际鼻科学会发布了关于鼻声反射法的使用和标准报告。

鼻声反射法通过测量鼻腔截面积和容积，提供反映鼻腔横截面积的曲线，鼻腔横截面积是截面到鼻孔距离的函数。因此，鼻声反射测量可以得到有关鼻腔通畅和阻塞程度的信息。减充血前后分别进行鼻声反射测量，可区分黏膜性和骨支架性的阻塞。

鼻声反射法：通过一个固定在鼻孔的合适的鼻塞向鼻腔发出短声，鼻孔涂抹些凡士林可使声音密闭，但应注意勿使鼻瓣区变形。

(4) 嗅觉测量法

嗅觉测试是鼻手术效果的评估方法之一。目前，UPSIT 测试(University of Pennsylvania Smell Identification Test 标准微胶囊嗅功能测试)和味觉棒测试(sniffing sticks test)是最好的嗅觉测量方法。完整的 UPSIT 测试需要检测 40 种不同的气味，简化的 UPSIT 测试只测试 3 种气味适合在门诊复查时使用。如果能正确辨别 2 种或 2 种以上气味，就可以排除失嗅。

对患者进行鼻功能的评估，应该双侧进行，如果有条件，在手术前后进行测试评估，这样可以排除原发性的病变，更加明确与手术的相关性。

2. 形态学评估(Morphologic evaluation)

唇畸形的各种测量方法均可用于鼻畸形的评估，除了与唇部相似的直接定点测量之外，鼻相关角度的测量在鼻畸形的评估中具有重要作用，这些角度和距离的测量分别在不同方向的平面上进行，所以鼻畸形的评估手段主要为拍摄各个方向的标准照片，也可辅助三维成型的测量方法。

(1) 鼻水平方向畸形评估

在该平面上，可以测量鼻偏离头面部正中矢状面的程度。取患者标准正面影像，通过双侧瞳孔做直线，与头面部正中矢状面相交，在交点做一直线至鼻尖，这样鼻尖偏离面部中线的距离和角度均可测得。同时从瞳孔连线的双侧内眦点开始，向两侧鼻翼边缘做切线，可以测得鼻翼水平向的偏曲度。

(2) 鼻垂直方向畸形评估

在此平面上，可以测量鼻小柱中线到两侧鼻唇沟的距离，从而比较两侧鼻孔的对称性。同时，通过鼻小柱中线分别向两侧鼻翼做切线，可以得到两侧的鼻翼-鼻尖角，比较双侧鼻翼的对称性和塌陷程度。

(3) 鼻矢状方向畸形评估

矢状面的测量应该选择在唇裂发生的一侧，如果是双侧唇裂，则两侧都应该测量。在该平面上，通过鼻尖至鼻翼最高点做连线，与法兰克福线相交得到角度，同时测量鼻唇角、鼻尖凸度，可以得到鼻小柱、鼻缘的塌陷程度。

唇裂术后鼻唇畸形的评估应该是全面的，鼻、唇互相毗邻，解剖结构密切，互为因果，因此，评估时要将两者相结合，综合考虑。

（王　悦）

参 考 文 献

1. B. van Loon, T. J. Maal, J. M. Plooij, K. J. Ingels. 3D Stereophotogrammetric assessment of pre-and postoperative volumetric changes in the cleft lip and palate nose. J. Oral Maxillofac. Surg., 2010, 39: 534 - 540.
2. Cheng-hao Li, Bing Shi, Xing he, Tian Meng. Evaluation of facial growth in non-cleft patients using the analysis method for patients after a cleft lip and/or palate repair. Journal of Plastic, Reconstructive & Aesthetic Surgery, 2010, 63: 277 - 281.
3. Dietmar Gesch, Antje Kirbschus, Florian Mack, et. Comparison of craniofacial morphology in patients with unilateral cleft lip, alveolus and palate with and without secondary osteoplasty. J. Cranio-Maxillofac. Surg., 2006, 34, Suppl. S2, 62 - 66.
4. Frarkas LG, Hajinis K, Posnick JC. Anthropometric and anthroposcopic findings of the nasal and facial region in cleft patients before and after primary lip and palate repair. Cleft Palate Craniofac J., 1993, 30: 1 - 12.
5. Galdino GM, DaSilva AD, Gunter JP. Digital photography for rhinoplasty. Journal of Plastic, Reconstr. Surg., 2002, 109, 1421 - 1434.

6. Ghoddousi H, Edler R, Haers P. Comparison of three methods of facial measurement. J. Oral Maxillofac. Surg., 2007, 363: 250-258.
7. Giovanni Ettorre, Martina Weber, Heidrun Schaaf. Standards for digital photography in cranio-maxillo-facial surgery-Part Ⅰ: Basic views and guidelines. J. Cranio-Maxillofac. Surg., 2006, 34: 65-73.
8. G. K. B. Sandor, L. P. Ylikontiola. Patient evaluation of outcomes of external rhinoplasty for unilateral cleft lip and palate. J. Oral & maxillofac. Surg., 2006, 35: 407-411.
9. Kawai T. Current Experimental Study for Treatment of Cleft Lip and Palate. Japan: Quitessence Publishing Co., 2008.
10. Joseph E. Losee. Comprehensive Cleft Care. The United Stated: The McGraw-Hill Companies, 2009.
11. M. Zandi, A. Miresmaeili. Study of the cephalometric features of parents of children with cleft lip and/or palate anomaly. J. Oral & maxillofac. Surg., 2007, 36: 200-206.
12. Peter Landsberger, Peter Proff, Sabine Dietze, et. Evaluation of patient satisfaction after therapy of unilateral clefts of lip, alveolus and palate. Journal of Cranio-Maxillofacial Surgery, 2006, 34, Suppl. S2, 31-33.
13. Sandor GKB, Ylikontiola LP. Patient evaluation of outcomes of external rhinoplasty for unilateral cleft lip and palate. J. Oral Maxillofac. Surg., 2006, 35: 407-411.
14. Xing He, Bing Shi, Mehul Kamdar, Qian Zheng, et. Development of a method for rating nasal appearance after cleft lip repair. Journal of Plastic, Reconstructive & Aesthetic Surgery, 2009, 62: 1437-1441.
15. 范晓枫,杨壮群. 颌面部软组织测量技术的发展[J]. 中华口腔医学杂志, 2004, 13(4): 500-502.
16. 付升旗. 口腔解剖生理学图谱[M]. 西安: 世界图书出版公司.
17. 欧阳山蓓,林亮,胡琳. 正常成年人鼻外形测量研究[J]. 临床耳鼻咽喉科杂志,2004,2(18): 301-302.
18. 石冰. 唇腭裂修复外科学[M]. 成都: 四川大学出版社, 2004.
19. 邵象清. 人体测量手册[M]. 上海: 上海辞书出版社,1985.
20. 王国民. 努力提高我国唇腭裂序列治疗的整体水平(述评)[J]. 中华口腔医学杂志, 2004, 39(5): 353-354.
21. 周卫兵,许彪,吴荣忠. 颌面部软组织测量[J]. 中华医学美容杂志, 1999, 5(3): 166-168.

第十二章　腭裂的手术治疗

第一节　腭裂的解剖生理特点

腭部在解剖学上分为硬腭和软腭；硬腭的主要结构为骨骼，位于前部，介于鼻腔和口腔之间，其主要功能是将鼻腔与口腔分隔，避免食物进入鼻腔和鼻腔分泌物流入口腔，有利于保持口、鼻腔的清洁卫生。软腭是发音和语言、吞咽等功能的重要解剖结构，主要由腭咽肌、腭舌肌、腭帆张肌、腭帆提肌和腭垂肌五对肌组成，并且与分布于咽侧壁及咽后壁的咽上缩肌的肌纤维相连，形成一完整的肌环。

在发音时，由于肌瓣的收缩，使软腭处于抬高状态，软腭的中、后 1/3 部分向咽后壁、咽侧壁靠拢；再由咽上缩肌活动配合，使口腔与鼻腔的通道部分或全部暂时隔绝，形成“腭咽闭合”。正常发音时，随着软腭和咽上缩肌有节奏的运动、收缩，使气流有控制地进入口腔，再通过舌、唇、牙等器官的配合，能发出各种语音。

腭裂患者的硬腭在骨骼组成上与正常人的硬腭完全相同，但在形态结构上有明显差异(图 12－1,图 12－2)：主要表现为腭穹隆部裂开，存在有程度不等的裂隙，前可达切牙孔，甚者从切牙孔到达牙槽突；裂开部位的硬腭与鼻中隔不相连，造成口、鼻腔相通；在体积上患侧较健侧小。软腭的肌肉组成虽与正常人的软腭相同，但由于软腭有不同程度的裂开，改变了软腭五对肌肉的肌纤维在软腭中线相交织呈拱形的结构，使之呈束状沿裂隙边缘由后

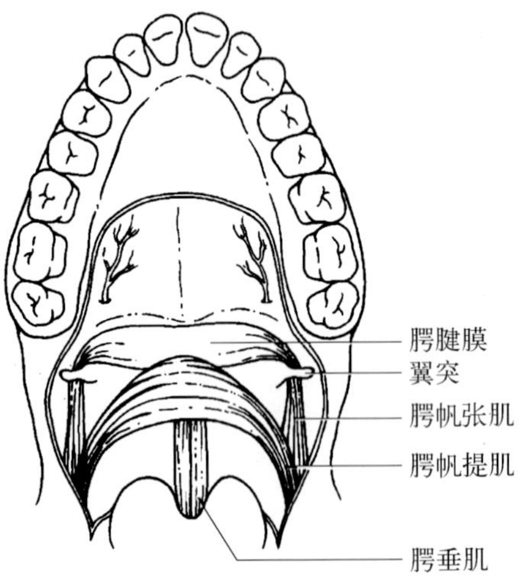

图 12－1　正常腭部的解剖结构

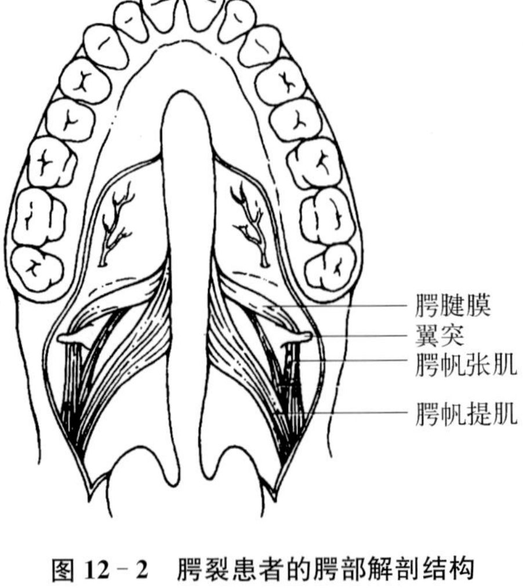

图 12－2　腭裂患者的腭部解剖结构

向前附着在硬腭后缘和后鼻嵴，从而中断了腭咽部完整的肌环。因此，腭裂患者无法形成“腭咽闭合”，口鼻腔相通，同时也影响咽鼓管功能，导致吸吮、语音、听力等多种功能障碍。

第二节　腭裂的临床分类

至今在国内外尚未见一种统一的腭裂分类方法，但目前国内外专家根据硬腭和软腭部的骨质、黏膜、肌层的裂开程度和部位，多见采用下列的临床分类方法。

一、软 腭 裂

仅软腭裂开，有时只限于腭垂（图 12－3，图 12－4）。不分左右，一般不伴唇裂，临床上以女性比较多见。

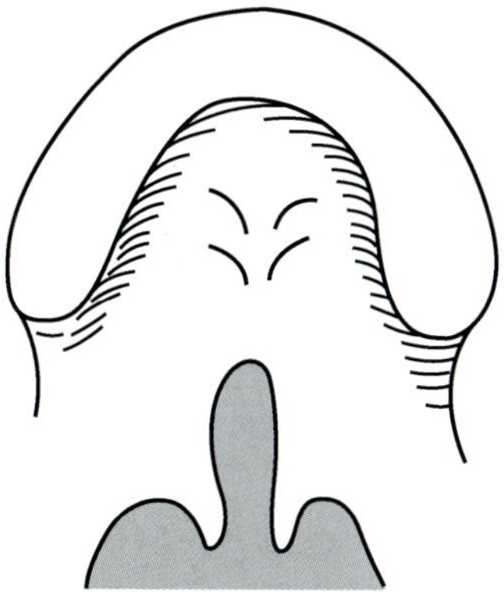

图 12－3　软腭裂图示

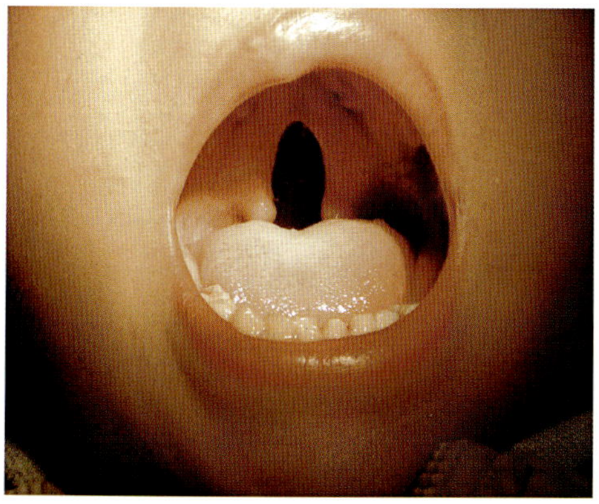

图 12－4　软腭裂

二、不完全性腭裂

亦称部分腭裂。软腭完全裂开伴有部分硬腭裂（图 12－5，图 12－6）；有时伴发单侧部分（不完全）唇裂，但牙槽突常完整。本型也无左右之分。

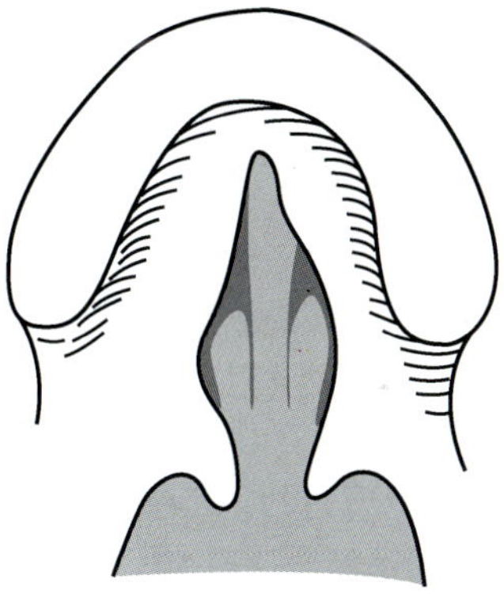

图 12－5　不完全腭裂图示

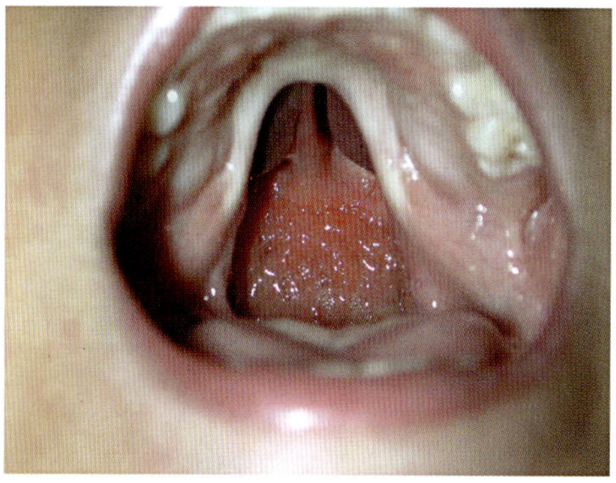

图 12－6　不完全腭裂

三、单侧完全性腭裂

裂隙自腭垂至切牙孔完全裂开，并斜向外侧

直抵牙槽嵴，与牙槽裂相连；健侧裂隙缘与鼻中隔相连；牙槽突裂有时裂隙消失仅有裂缝，有时裂隙很宽；常伴发同侧唇裂（图 12－7，图 12－8）。

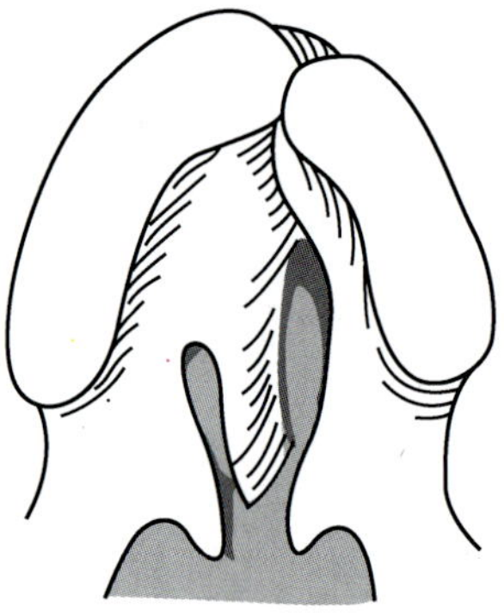

图 12－7　单侧完全腭裂图示

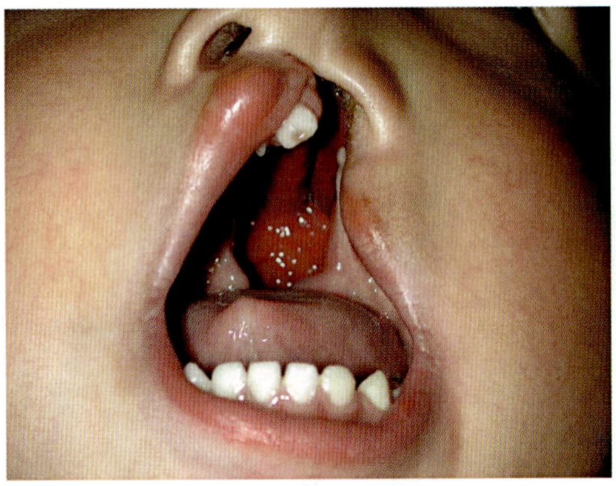

图 12－8　单侧完全腭裂

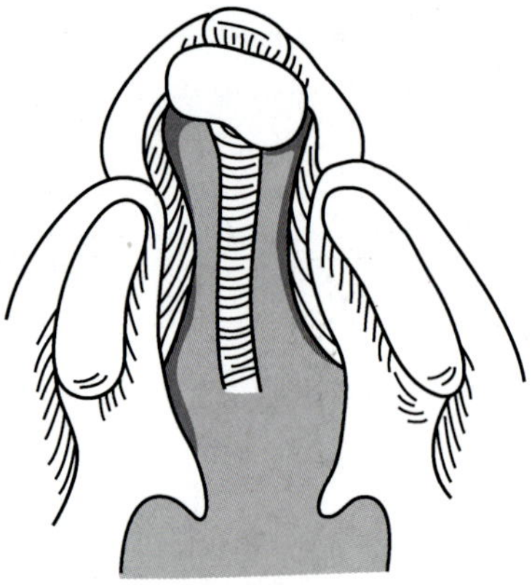

图 12－9　双侧完全腭裂图示

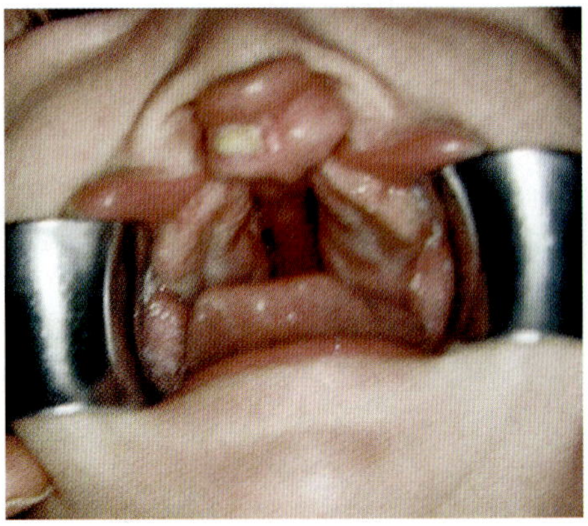

图 12－10　双侧完全腭裂

四、双侧完全性腭裂

常与双侧唇裂同时发生，裂隙在前颌骨部分，各向两侧斜裂，直达牙槽突；鼻中隔、前颌突及前唇部分孤立于中央（图 12－9，图 12－10）。

除上述各类型外，还可以见到少数非典型的情况：如一侧完全、一侧不完全；腭垂缺失；黏膜下裂（隐裂）；硬腭部分裂孔等。

除此之外，国内有些单位还有一种常用的腭裂分类法，即将其分为Ⅰ°、Ⅱ°、Ⅲ°。

Ⅰ°：只是腭垂裂。

Ⅱ°：部分腭裂，裂开未到切牙孔；根据裂开部位又分为浅Ⅱ°裂，仅限于软腭；深Ⅱ°裂，包括一部分硬腭裂开（不完全性腭裂）。

Ⅲ°：全腭裂开，由腭垂到切牙区，包括牙槽突裂，常与唇裂伴发。

第三节　腭裂的临床特点

一、腭部解剖形态的异常

软硬腭完全或部分由后向前裂开，使腭垂一分为二。完全性腭裂患者可见牙槽嵴有不同程度的断裂和畸形。

二、吸吮功能障碍

由于患儿腭部裂开，使口、鼻相通，口腔内不能产生负压，因此患儿无力吸母乳，或乳汁从鼻孔溢出，从而影响患儿的正常母乳喂养，迫使家长改为人工喂养，这不但增加了喂养难度，同时在一定程度上影响患儿的健康生长。对一位吸吮困难的新生儿，虽然腭部没有显而易见的异常，应仔细检查有无腭隐裂和腭部运动神经麻痹的存在。

三、腭裂语音

这是腭裂患者所具有的另一个临床特点。这种语音的特点是：发元音时气流进入鼻腔，产生鼻腔共鸣，发出的元音很不响亮而带有浓重的鼻音(过度鼻音)；发辅音时，气流从鼻腔漏出，口腔内无法形成一定强度的气压，发出的辅音很不清晰而且软弱(鼻漏气)。这样的语音当然听不清楚。年龄较大的患者，因共鸣腔的异常难以进行正常的发音和讲话，自然形成各种异常的发音习惯来替代正常发音，从而造成更难以听懂的腭裂语音，也大大地增加了语音治疗的难度。

四、口鼻腔自洁环境的改变

由于腭裂使口鼻腔直接相通，鼻内分泌物可流入口腔，容易造成口腔卫生不良；同时在进食时，食物往往逆流到鼻腔和鼻咽腔，既不卫生，又易引起局部感染。

五、牙列错乱

完全性腭裂往往伴发完全性唇裂，牙槽裂隙较宽。唇裂修复后，患侧牙槽突向内塌陷，牙弓异常；同时，由于裂隙两侧牙弓前部缺乏应有的骨架支持而致牙错位萌出，由此导致牙列紊乱和错颌。

六、听力降低

腭裂造成的肌性损害，特别是腭帆张肌和腭帆提肌附着异常，其活动量降低，使咽鼓管开放能力较差，影响中耳气流平衡，易患渗出性中耳炎。同时由于不能形成腭咽闭合，进食时吞咽常有食物反流，易引起咽鼓管及中耳的感染，因此腭裂患儿中耳炎的发生率较高，部分患儿常有轻度听力障碍。

七、上颌骨发育障碍

有相当数量的腭裂患者常有上颌骨发育不足，随年龄增长而越来越明显，导致反㕮或开㕮和面中部凹陷畸形，其原因有：① 唇腭裂本身伴有先天性上颌骨发育不足，双侧唇腭裂更明显，随生长发育而畸形加重；② 腭裂手术对上颌骨发育的影响，手术年龄越小，手术损伤对上颌骨发育影响越大。原上海第二医科大学口腔医学院的研究结果显示，小年龄行腭成形术对上颌骨发育的影响主要表现为牙弓的宽度方面。对上颌骨的前后向和高度影响不明显。另外，还观察到有部分唇腭裂患者的下颌发育过度，这些患者的下颌角过大，颏点超前，错㕮有时呈开㕮，更加重了面中部的凹陷畸形。需经头影测量加以确认。

腭裂诊断并不困难，但在少数情况下，对一些非典型性病例应予注意。如黏膜下裂(隐裂)，软腭未见到裂开，仔细观察可见到软腭正中线黏膜呈浅蓝色，扪诊时可触及软腭中线肌层中断地凹陷区。嘱患者发“啊”音时，由于软腭肌肉发育不良或断裂，软腭区虽有运动，但呈倒“∧”型，且这些患者多伴过度鼻音，部分辅音脱落或弱化，尤其发/z/、/c/、/s/等音时非常明显。

临床还应与由于舌系带过短造成的卷舌音发音不清，先天性腭咽闭合功能不全和弱智儿童的讲话不清相鉴别。

第四节　腭裂的手术治疗

一、手术目的和要求

腭裂手术修复是序列治疗的关键部分，其主要目的是：修复腭部的解剖形态；改善腭部的生理功能，重建良好的“腭咽闭合”，为正常吸吮、吞咽、语音、听力等生理功能恢复创造条件。修复的基本原则是：封闭裂隙，延伸软腭长度；尽可能将移位的组织结构复位；减少手术创伤，保留与腭部的营养和运动有关的血管、神经和肌的附着点，以改善软腭的生理功能，达到重建良好的腭咽闭合功能之目的。同时尽量减少手术对颌骨发育的干扰；确保患儿的安全。

二、手 术 年 龄

就腭裂修复术最合适的手术年龄问题，至今在国内外仍有争议，其焦点是：手术后的语音效果和手术本身对上颌骨发育的影响。归纳起来大致有两种意见：一种意见主张早期进行手术，在12～18个月手术为宜；另一种意见则认为在学龄前，即5～6岁施行为好。主张早期手术的学者认为，2岁左右是腭裂患儿开始说话时期，在此以前如能完成腭裂修复，有助于患儿可以比较自然地学习说话，也有利于养成正常的发音习惯；同时可获得软腭肌较好的发育，重建良好的腭咽闭合，得到较理想的发音效果。早期手术对颌骨发育虽有一定影响，但并不是决定因素，因腭裂患者本身已具有颌骨发育不良的倾向，且在少年期可行扩弓矫治和(或)颌骨前牵引，纠正上颌骨畸形，成人后颌骨发育不足的外科矫治较腭裂语音的治疗效果理想。这些观点目前已得到国内外多数学者的赞同。持另一种意见的学者早期手术语音效果好，但麻醉和手术均较困难，手术危险性较大；同时，过早手术由于手术的创伤和黏骨膜瓣剥离可能破坏血运，以及术后瘢痕形成等原因都是加重上颌骨发育不足的主要因素，使患儿成长后出现面中部凹陷畸形。故主张5岁以后待上颌骨发育基本完成后再施行手术为宜，同时也减少麻醉和手术的困难。此外，还有些学者曾提出腭裂二期手术的方法，即早期修复软腭裂，大年龄期再修复硬腭裂，以期既有利于发音，又有利于颌骨发育。其缺点是一期手术分二期进行，手术复杂化，同时在行二期手术时，增加了手术难度，尚未得到众多学者的支持和患儿家长的接受。目前这一术式主要局限在欧洲部分国家。

上海交通大学口腔医学院经30多年临床观察和通过对在不同年龄时接受腭形成术患者的颌骨发育状况、腭咽闭合功能以及语音效果的客观检测比较分析等一系列研究，其结果表明，在2岁左右施行腭成形术患者，无论是腭咽闭合功能或是语音效果均优于大年龄手术患者。至于对上颌骨发育的影响，主要表现在牙弓宽度的影响，对上颌骨前后向发育的影响并不明显。幼儿早期手术操作方便，腭黏骨膜瓣非常容易剥离，而且出血很少，手术野清楚，同时，硬软腭组织小，缝合针数相应减少，因此，完成手术的时间反比大年龄快，术后反应也比大年龄患者小，一般不需要补液，术后当天患儿就可以进流质饮食。幼儿麻醉的危险性也是相对的，随着麻醉和监测仪器和药物的不断更新，也为确保小年龄施行腭裂修复术的安全性提供了重要的先决条件。因此，只要所在医院或科室具备一定的条件，并有经验的麻醉师承担，和细致地做好工作，手术医生与麻醉师密切配合，幼儿麻醉仍然可以获得相对地安全性。目前在实际工作中，各单位仍应根据实际情况来决定选择手术年龄。除考虑患儿的全身情况、手术方法、语音效果和上颌骨发育等因素外，更要视单位的设备条件，麻醉、手术的技术力量，以确保手术的安全与质量。

三、术前准备

腭裂修复术较唇裂修复术复杂，操作较难，创伤较大，失血量也较多；术后并发症也较严重，所以术前的周密准备不应忽视。首先要对患儿进行全面的健康检查；体格检查主要检查患儿的生长发育、体重、营养状况、心、肺、有无其他先天性畸形以及上呼吸道感染等全身器质性疾患；实验室检查主要是胸片、血常规、出血、凝血时间，活化部分凝血活酶时间(APTT)或凝血酶原时间(PT)。值得一提的是：部分腭裂患者可同时伴有全身其他部位脏器或肢体畸形。必要时再做针对性检查。手术应在腭裂患儿健康状况良好时进行，否则应推迟手术。对于胸腺增大患儿，由于应激反应能力较差，麻醉，手术等刺激易发生心跳停搏等意外，建议最好推迟手术；如不推迟手术，则手术前 3 d 需服用激素，预防意外发生。口腔颌面部也应进行细致检查，如面部、口周及耳鼻咽喉部有炎症疾患存在时，需先予以治疗，扁桃体过大可能影响手术后呼吸者，应请耳鼻喉科的医生先摘除；要保持口腔和鼻腔清洁，术前先清除口腔病灶。

对畸形程度严重，大年龄腭裂手术事先要做好输血准备和术后应用抗生素的药物过敏试验，如需要，预先还要制妥腭护板。

四、麻醉选择

腭裂整复手术均采用全身麻醉，以气管内插管为妥，以保证血液和口内的分泌物不流入气管，保持呼吸道通畅和氧气吸入。腭裂手术的气管内插管可以经口腔插管，也可经鼻插管，但临床上以前者为多。经鼻插管可借鼻孔固定，又可不干扰口内的手术操作；但是对于行咽后壁组织瓣转移手术，则应采用经口腔插管，用胶布将其固定于左侧口角或下唇的一侧，最好用缝线在口角处缝合 1 针加强插管的固定，以防插管移动或滑脱。幼儿的喉头黏膜脆弱，气管内插管可能损伤喉头或气管而引起喉头水肿，造成严重并发症，故操作时应细致、轻柔、正确。

五、手术方法

法国牙科医师 Le Monnier 早在 1764 年就施行过关闭腭裂的最原始手术。1861 年 Von Langenbeck 提出了分离裂隙两侧黏骨膜瓣向中央靠拢，一次关闭软硬腭裂的手术方法，被人们称为腭裂修补的基本术式。在长期的临床实践中，专家们提出了很多手术方法并不断加以改进，以达到修复目的。把众多手术方法归纳起来，大致可分为两大类手术：一类手术方法是以封闭裂隙、保持和延伸软腭长度、恢复软腭生理功能为主的腭成形术(palatoplasty)；另一类手术是缩小咽腔、增进腭咽闭合为主的咽成形术(pharyngoplasty)。后者的适应证是腭咽闭合功能不全者。在大年龄患儿或成年患者，如有必要可两类手术同时进行。幼儿患者一般只需行腭成形术，待以后有必要时再二期行咽成形术。

(一) 基本手术操作

不管何种腭裂修复手术方法，除切口不同外，其基本操作和步骤大致相同。

1. 体位：患儿平卧，头后仰垫肩。手术者的位置应根据手术操作方便及术者的习惯而定，一般在手术台前端，患儿的头顶或头侧进行手术。

2. 切口：在做切口前先在腭部用加适量肾上腺素 0.25%～0.5%利多卡因或生理盐水作局部浸润注射，以减少术中出血和剥离黏骨膜方便。切口用 11 号尖头刀片从腭舌弓外侧翼下颌韧带稍内侧开始绕过上颌结节的后内方至硬腭，沿牙龈缘1～2 mm处向前切开黏骨膜到侧切牙；应注意，切口在硬腭应深达腭骨骨面；勿伤及腭降血管和伴行的神经束；也勿超越翼下颌韧带外侧，以免颊脂垫露出。

3. 剖开裂隙边缘：沿裂隙边缘，由前向后直抵腭垂末端，小心地将边缘组织剖开。软腭边缘特别是腭垂部分的剖开应小心进行，用力适中，刀刃必须锋利，因这部分组织十分脆弱，极易造成撕裂。

4. 剥离黏骨膜瓣：以剥离器插入松弛切口，向内侧剥离直抵裂隙边缘，将硬腭的黏骨膜组织与骨面分离。剥离黏骨膜瓣时，一般出血较多，可用盐水纱布（或加入适量肾上腺素液）填塞创口，紧压片刻即可，对瓣末端有搏动性出血点，应结扎或缝扎止血。剥离黏骨膜组织瓣时，要求迅速准确，助手及时吸去血液，使手术野清晰，方便手术；并应随时用压迫法止血，以减少手术中的出血量。

5. 拨断翼钩：在松弛切口的后端，上颌结节的后上方，扪及翼钩位置，用剥离器拨断翼钩。此时，腭帆张肌便失去原有张力，两侧腭瓣组织可松弛被推向中央部，以便减少软腭在中线缝合时的张力。

6. 腭前神经、腭降血管束的处理：欲得到腭瓣的向后推移，尽量延伸软腭的长度，以及进一步消除软硬腭交界处的张力，必须妥善处理该神经、血管束。处理的方法是：黏骨膜瓣分离后掀起，显露两侧腭大孔，用血管分离器或牙槽刮匙从腭大孔后缘细心插入，提起血管神经束根部，小心游离血管神经束1～2 cm，以消除其对腭瓣的牵制，称为神经、血管束游离。在成年人行腭前神经，腭降血管束处理时应该格外小心，因若有失误极易将腭将血管神经束推断，从而导致同侧组织瓣部分坏死，严重者可发生腭部洞穿缺损。也有人将腭大孔后缘骨质凿除，使神经、血管束可向后部推移，但这种方法后推的程度有限。

7. 切断或剪断腭腱膜：在软硬腭交界处，将黏骨膜瓣拉向外后侧，显露腭腱膜，用细长弯头组织剪刀或11号锋利尖刀片，沿腭骨后缘剪断腭腱膜。可视裂隙大小、需要松弛的程度决定切断或不切断鼻腔黏膜。这样可使两侧软腭鼻黏膜得到充分游离，并能在中央无张力下缝合。

8. 分离鼻腔侧黏膜：用弯剥离器沿硬腭裂隙边缘切口鼻侧面插入，并充分分离，使两侧鼻腔黏膜松弛，能在中央缝合，以消灭鼻腔创面。分离时，应注意剥离器刃应紧贴骨面，否则易穿破鼻腔侧黏膜。另一侧按照以上步骤作同样操作。

9. 缝合：两侧腭黏骨膜瓣及软腭向中央靠拢，后推与对侧组织瓣相接触后，用0号或3个0细丝线将两侧组织瓣分层缝合。缝合应自前向后先缝合鼻腔侧黏膜，再缝合软腭肌层，最后由后向前缝合口腔侧黏膜。在硬腭区，可采用纵行褥式与鼻腔侧黏膜兜底缝合加间断缝合，使两侧黏骨膜瓣内侧缘与鼻腔侧紧密贴合，防止粘骨膜瓣脱离骨面，保持腭穹隆的高度。

10. 填塞创口：用内包裹碘仿纱条的油纱布条填塞于两侧松弛切口处。填塞可以防止术后出血、食物嵌塞，并减少组织张力，以利创口愈合。除翼钩拨（凿）断处外，应勿过度填塞，否则可造成松弛切口创缘外翻。值得一提的是：由于目前小年龄腭成形术患者较多，因此，原上海第二医科大学唇腭裂治疗研究中心提出在松弛切口处置止血纱布或不作任何处理也可，但对大年龄患者或有渗血者必须缝扎活跃渗血点，以防术后出血。

（二）单瓣术

亦称后推（push-back operation）或半后推术，适用于软腭裂。该方法由Dorrance（1925）首先提出，后经张涤生教授改进，由二次手术一次完成。其手术方法：先在一侧翼下颌韧带稍内侧起，绕过上颌结节的内后方，距牙龈缘2～5 mm处沿牙弓弧度做一弧形切口，至对侧翼下颌韧带稍内侧为止。然后剥离整个黏骨膜瓣。此种切口，腭前神经、腭降血管束不能切断，只宜游离之。如前端的弧形切口在乳尖牙部位（成人在前磨牙部位）即弯向对侧，称为半后推切口，这类切口，由于腭瓣较小，故可将神经、血管束切断，并结扎之，也可保留血管神经束，并作充分游离。

依上法拨断翼钩，并将腭腱膜或连同鼻侧黏膜剪断，这时整个腭黏骨瓣就可以向后方推移，从而达到了延长软腭之目的。然后将腭裂边缘剖开形成创面，分层缝合软腭。如果硬腭后缘鼻侧黏膜不剪断，可在软腭裂隙两侧鼻侧黏膜作“Z”形黏膜瓣交叉，以达到延长鼻侧黏膜。最后将黏骨膜瓣前端与腭骨后缘的膜性组织缝合数针，以固定黏骨膜组织瓣。用碘仿纱条油纱布填塞两侧切口及腭骨组织暴露创面，敷料可用缝线（或用护板）固定之。

（三）两瓣术

又称两瓣后推术，该方法是在 Von Langenbeek 法的基础上加以改良发展而来，是多瓣法中最常用的手术方法；能达到关闭裂隙、后推延长软腭长度的目的。适用于各种类型的腭裂，特别适用于完全性腭裂及程度较严重的不完全性腭裂。其手术方法：修复完全性腭裂时，切口从翼下颌韧带内侧绕过上颌结节后方，向内侧沿牙龈缘 1～2 mm 处向前直达裂隙边缘并与其剖开创面相连。

修复不完全腭裂时可根据腭裂畸形的程度，切口到尖牙或侧切牙处即斜向裂隙顶端使呈“M”型切口，然后剥离黏膜组织瓣，剖开裂隙边缘，拨断翼钩，分离鼻腔黏膜剪断腭腱膜，最后缝合。单侧完全性腭裂，由于健侧与鼻中隔犁骨紧连，不可能在该侧显露和分离鼻腔黏膜。此时，硬腭鼻侧面的关闭就不可能是两侧鼻黏膜相对缝合，而必须将健侧犁骨黏膜瓣向上翻转，使创缘与患侧鼻侧黏膜缝合，以封闭鼻腔侧创面，称犁骨黏膜瓣手术。

以前，犁骨黏膜瓣手术常与唇裂修补同时进行，以先整复硬腭的缺损。目前则常作为腭裂手术关闭鼻腔创面的组成部分，很少单独施行。犁骨黏膜瓣手术的方法是：在健侧腭瓣形成后，沿裂隙边缘的切口，用扁平剥离器直插入犁骨骨面，应先以点突破，即可容易地将犁骨黏膜分开；然后在犁骨后缘向颅底方向做斜形切口，形成梯形瓣，则犁骨黏膜瓣即可翻转向对侧接近，与对侧鼻侧黏膜缝合，关闭鼻腔创面；修复双侧完全性腭裂时，在犁骨作双“Y”形切口，剥离后形成双侧犁骨黏膜瓣与两侧裂隙之鼻腔侧黏膜相对缝合，关闭鼻腔侧创面。如为单独施行犁骨瓣手术，则需先在健侧腭部与犁骨交界处切开；缝合时，患侧裂隙边缘亦需剖开并稍加分离，然后将犁骨黏膜瓣插入此间隙中与患侧瓣边缘相对缝合几针即可。

（四）提肌重建手术

Braithwaite（1968）等提出修复腭裂应恢复腭帆提肌的正常位置。手术时不仅应将软腭肌从硬腭后缘、鼻后嵴等不正常的附着处游离，同时应将游离的肌纤维与口、鼻腔侧黏膜分离，形成两束蒂在后方的肌纤维束；然后将两侧肌纤维束向中央旋转并对端、交织缝合在一起使呈拱形（呈正常的悬吊姿态）（图 12－11A—D）。通过手术将移位的腭帆提肌纤维方向重新复位在正常位置，从而进一步发挥腭帆提肌对腭咽闭合的作用。其他操作步骤与二瓣法腭成形术基本相同。

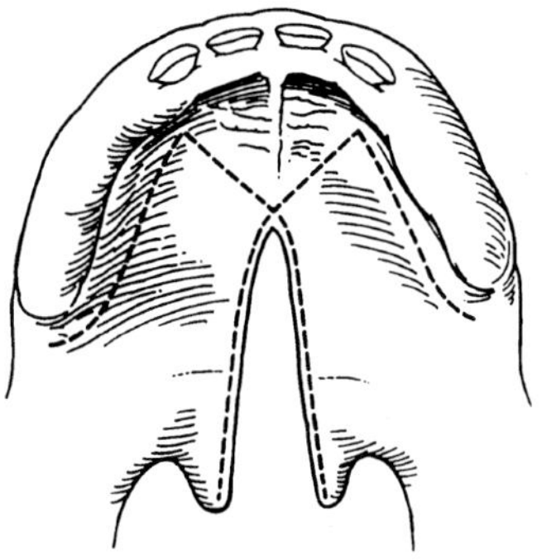

A

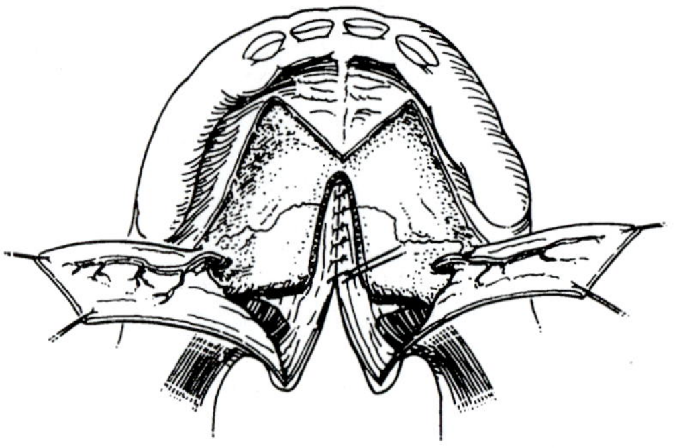

B

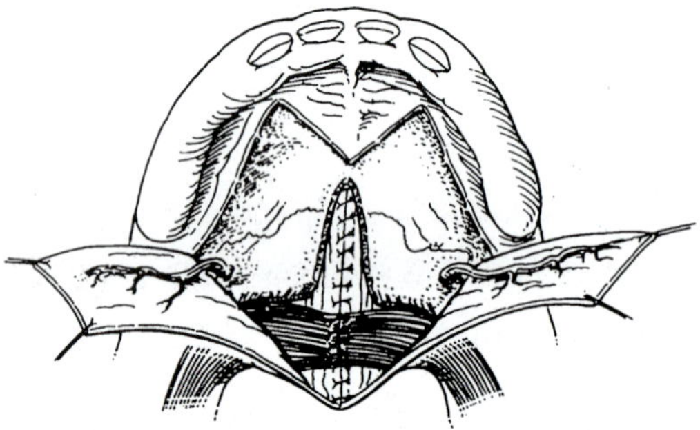

C

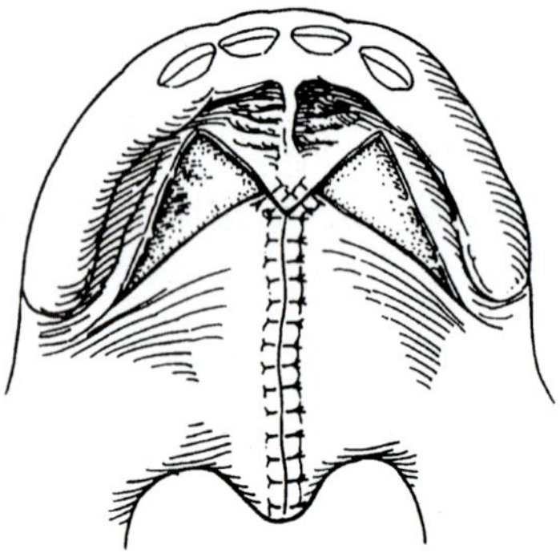

D

图 12－11　提肌重建手术示意图

A. 切口设计　B. 翻瓣　C. 腭帆提肌重建　D. 创面关闭

（五）软腭逆向双“Z”形瓣移位术

（Furlow Technique of Double Oppsing Z-Plasty Palate Repair）　由 Furlow(1978)报道通过口腔面和鼻腔面的两个方向相反、层次不一的“Z”形黏膜肌瓣交叉移位，以达到肌纤维方向复位和延长软腭之目的。适用于裂隙较狭的各类腭裂和腭裂术后腭咽闭合不全或先天性腭咽闭合不全者。其操作方法：剖开裂隙边缘后在口腔黏膜面的裂隙两侧各做一个呈 60°的斜形切口，形成“Z”组织瓣，蒂在前面(近硬腭)的组织瓣切口仅切开口腔黏膜层；蒂在后方(近软腭游离末端)的组织瓣切口应切断肌层达鼻腔侧黏膜。分离后，在口腔侧即形成两个层次不一的对偶三角组织瓣，即一蒂在前的口腔黏膜瓣与一蒂在后的口腔黏膜肌瓣。然后再在鼻腔面做两个方向与口腔面相反的斜形切口，以形成鼻腔侧两个层次不一的对偶三角组织瓣，即一蒂在前面的鼻腔黏膜瓣与一蒂在后面的鼻腔黏膜肌瓣。最后分别将鼻腔面和口腔面的对偶组织瓣交叉移位缝合，裂隙两侧的肌纤维方向也将随组织瓣的移位交叉而恢复到水平位，并相对重叠近似正常。同时由于“Z”形组织瓣的交叉还达到了延长软腭的目的(图 12－12A—C)。

美国费城儿童医院的 Randall 教授于 1979～1992 年间共用 Furlow 手术治疗腭裂 390 例。其中 181 例手术年龄小于 6 个月，术后都曾接受语音病理学家的语言治疗，术后 5 年随访，其中 88.4％有良好的腭咽闭合和良好的语言功能。

Furlow 本人提出以下意见：

1. 术后患者软腭确实可以延长 1 cm，但他的半数以上的患者在术后早期并无明显的语音改善。

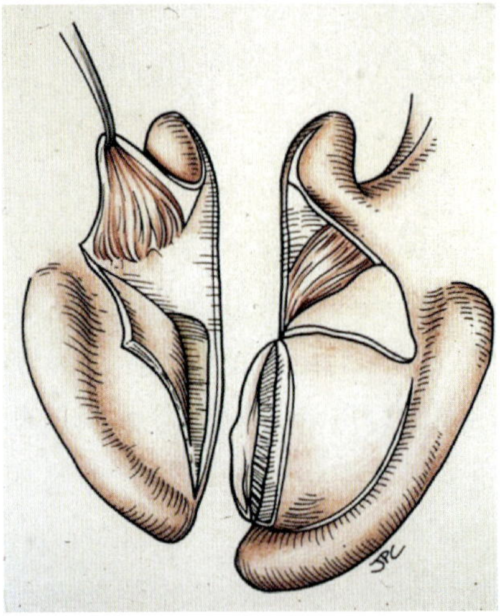

A

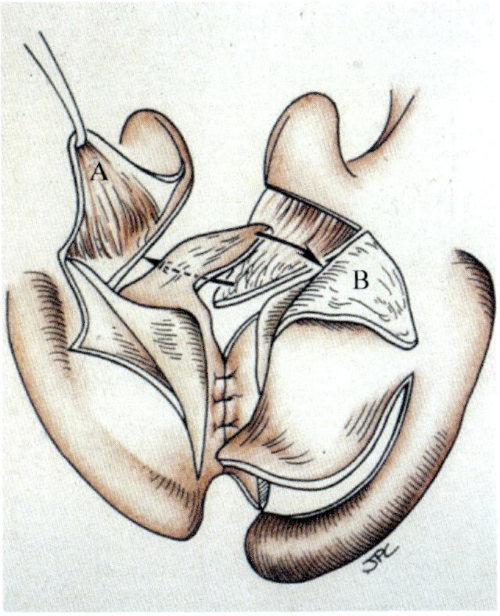

B

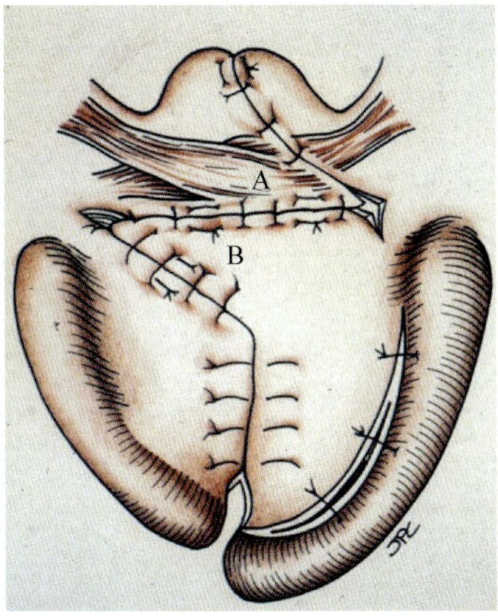

C

图 12－12 软腭逆向双“Z”形瓣移位手术示意图

A. 口腔侧切口 B. 鼻腔侧切口 C. 创面缝口

2. 不再硬腭做松弛切口，避免骨面暴露妨碍上颌骨的发育。

3. 不截断翼钩，避免妨碍咽上缩肌的功能。

4. 不在咽侧做潜行分离，避免损伤腭帆提肌。

（六）岛状瓣手术

该方法由 Millard（1962）首先报道，主要用于封闭腭裂后推修复术时因剪断腭腱膜和鼻侧黏膜后再软硬腭交界处形成的菱形创面，以防止该部位创面愈合后瘢痕挛缩致软腭继发性缩短，影响软腭长度。其方法：按单瓣后推术操作形成腭部舌形黏骨膜瓣。剥离后，剪断腭腱膜及鼻侧黏膜，将黏骨膜瓣连同软腭后推，即在硬腭后缘的鼻侧形成一菱形创面。此时将单瓣的两侧血管神经束再充分游离后，在瓣的前端两侧各做一由前向后的斜行切口，小心勿切断血管神经束，则形成带两侧血管神经束的双蒂菱形岛状组织瓣。将岛状瓣向后翻转，使其黏膜面在鼻腔侧，创面在口腔侧，缝合于硬腭后缘黏膜缺损区，以达到消灭鼻腔创面之目的。该方法应与腭裂修复术同时进行，修复软腭裂或不完全腭裂时，硬腭部位的舌形切口应前移到切牙孔，即可利用硬腭前区的黏骨膜作岛状组织瓣，后区的黏骨膜瓣组织可后推。应注意，该方法不适宜在1～2 岁幼儿期进行，以免手术创伤和硬腭区裸露创面影响患儿的颌骨发育。

（七）术后处理

1. 腭裂手术后，需待患儿完全清醒后才可拔除气管内插管；拔管后患儿往往有一嗜睡阶段，因此回到病室或复苏室后，应仍按未清醒前护理严密观察患儿的呼吸、脉搏、体温；体位宜平卧，头侧位或头低位，以便口内血液、唾液流出，并可防止呕吐物逆行性吸入。病房应配有功能良好的吸引设施，以便及时吸除口、鼻腔内过多的分泌物。在嗜睡时可能发生舌后坠，妨碍呼吸，可放置口腔通气道；必要时给氧气。如发现患儿哭声嘶哑，说明有喉头水肿，应及时用激素治疗并严密观察呼吸。常规可用地塞米松 5 mg 肌注或静脉用药。发现呼吸困难时应及时尽早行气管切开术，防止窒息。术后高热，应及时处理，预防高热抽搐，大脑缺氧导致意外发生。

2. 注意术后出血。手术当天唾液内带有血水而未见有明显渗血或出血点时，局部无需特殊处理，全身可给止血药。如口内有血块则应注意检查出血点，少量渗血无明显出血点者，局部用纱布压迫止血。如见有明显的出血点应缝扎止血；量多者应及时送回手术室探查，彻底止血。

患儿完全清醒 4 h 后，可喂少量糖水，观察 0.5 h，没有呕吐时可进流质饮食，但每次进食量不宜过多。流质饮食应维持至术后 2～3 周，半流质 1 周，3 周后可进普食。

3. 每日应清洗口腔，鼓励患儿饮食后多饮水，有利于保持口腔卫生和创口清洁。严禁患儿大声哭叫和将手指、玩具等物纳入口中，以防伤口裂开。术后 8～10 d 可抽除两侧松弛切口内填塞的碘仿油纱条；创面会很快由肉芽和上皮组织所覆盖。腭部创口缝线于术后 2 周拆除；如线头感染，可提前拆除；如患儿不配合，缝线可不拆除任其自行脱落。

4. 口腔为污染环境，腭裂术后应常规应用抗生素 3～5 d，预防创口感染；如发热不退或已发现创口感染，抗生素的应用时间可适当延长。

5. 为了术后有利保持口腔清洁，可用呋嘛滴鼻液滴鼻，2～3 次/d。

（八）术后并发症

1. 咽喉部水肿

由于气管内插管的创伤和压迫，以及手术对咽部的损伤，都可能导致咽喉部水肿，造成呼吸和吞咽困难，甚或发生窒息。其防治：根据患儿年龄选择适宜大小的插管，防止导管对气管壁持续性压迫；插管动作要熟练轻巧，尽量减少创伤；手术时尤其行咽成形术时操作仔细、轻巧、止血彻底，减少对组织损伤和血肿形成。尤其在关闭创面时，必须确认，两侧缝合层次正确无误。术后给予适量激素，可以减轻或防止其发生，必要时应作气管切开。

2. 出血

腭裂术后大出血并不多见，但在幼儿患者，虽有少量出血，也能引起严重后果，故术后应严密观察是否有出血现象。术后的早期出血（原发性出血）多由于术中止血不全。出血部位可来自断裂的腭降血管、鼻腭动脉、黏骨膜瓣的创缘，以及鼻腔侧暴露的创面。术后较晚期的出血（继发性出血）常由于创口感染所引起。

如果发现出血，先要查明准确部位和出血原因。如为渗血，可用明胶海绵或止血粉、止血纱布，或用浸有肾上腺素的小纱布行局部填塞和压迫止血。如出血在鼻腔侧创面，可滴入 1%麻黄碱溶液数滴，或以浸有麻黄碱液的纱条填塞和压迫止血。发现有明显的出血点时，应及时缝扎止血。如查明为由于凝血因素障碍而引起的出血，应输鲜血，并给予相应的止血剂，如维生素 K_1、维生素 K_3 或酚磺乙胺等，必要时应请相关科室会诊，协助进一步明确诊断和处理。

3. 窒息

腭裂术后发生窒息极为罕见，一旦发生窒息将严重威胁患者的生命，应该加以足够的重视，积极预防窒息的发生。腭裂术后患者应平卧，头偏向一侧，以免分泌物及渗血或胃内容物误入气道。腭裂术后患儿的腭咽腔明显缩小，加上局部的肿胀，使患儿的吞咽功能较术前明显下降。尤其对那些手术时间长，或小下颌（Robin's 综合征）患者，更应加以注意。防治措施：① 同咽喉部水肿；② 完全清醒后进流质；速度不宜过快，一次进食量不宜过多；③ 在咳嗽和大声哭闹时暂时不宜进食。一旦发生窒息，应迅速吸清口内、咽喉部液体，速请麻醉科医生行气管插管，并请相关科室人员共同抢救。若两肺有分泌物，即施行气管切开，其效果也差。

4. 感染

腭裂术后严重感染者极少见，偶有局限性感染。严重感染可见于患儿抵抗力差，手术操作粗暴，对组织损伤太大，以及手术时间过长等原因，为此，术前必须对患儿行全面检查，在健康状况良好下方可手术，术中对组织损伤小，创缘缝合不宜过密，缝线以0号或3—0号线为宜，术后注意口腔卫生，鼓励患儿饮食后多喝水，防止食物残留创缘，常规用抗生素3～5 d。

5. 创口裂开或穿孔（腭瘘）

腭裂术后创口可能发生裂开或穿孔，常位于硬软腭交界或腭垂处，也可能发生在硬腭部位；也有极少数情况是创口全部裂开或腭部的远心端部分坏死。常见到主要原因是由两侧黏骨膜瓣松弛不够，尤其在软腭部位因血管神经束游离不足，或翼钩未推断，腭帆张肌未松弛等，阻碍了组织瓣向中线靠拢，而使缝合张力过大；又因吞咽动作使软腭不断活动，加之硬软腭处组织很薄，鼻腔侧面裸露，极易遭感染等原因，导致软硬腭交界处创口复裂或穿孔。在腭垂处创口裂开常由于术中组织瓣撕裂或缝合不良等原因造成。腭部较大面积的穿孔，较常见的原因可能是供应腭瓣的血管神经束在术中切断所致。应该指出的是，完全性腭裂术后近牙槽裂区的裂隙，若不是很大，一般不属于腭瘘。这一区域的裂隙可在行牙槽裂植骨术时一并处理。

有些较小的术后穿孔，常可随创口愈合而自行缩小闭合。腭裂术后穿孔不论大小，都不要急于立即再次手术缝合，因组织脆弱血供不良，缝合后常会再次裂开，以术后8～12月行二期手术为好。

硬腭中部穿孔的修补方法是先切除瘘孔周围的瘢痕组织，形成新鲜创面；然后再瘘孔两侧靠近牙槽突内侧，各作一松弛切口，将所形成的黏骨膜瓣向中线推移拉拢缝合，两侧松弛切口处所遗留的创面，用碘仿纱条填塞。

位于一侧较小的穿孔，可用局部黏骨膜瓣转移法修复之。为行双层修复，可利用瘘孔边缘为蒂的向鼻侧翻转的黏膜瓣作为鼻腔面衬里。

位于硬软腭交界处的穿孔，可按不完全腭裂修复法做“M”形切口，形成两个黏骨膜瓣，再将瘘孔周围近边缘处的瘢痕组织切除，将两侧黏骨膜瓣向中线处移动缝合，并用碘仿纱条填塞所遗留的创面。

对于有较大的穿孔或几乎全部裂开的病例，常需要按腭成形术方法重新整复，但手术的难度远远大于第一次，其术后失败的可能性也很大，因此，必须认真对待第一次腭裂手术。

参 考 文 献

1. D. P. Kuehn, V. K. Moller: Speech and language issues in the cleft palate population: The state of the art. Cleft Palate Craniofacial J., 2000, 37: 348 - 351.
2. Morris-HL, Bardach-J, Jones-D, Christiansen-JL, Gray-SD. Clinical results of pharyngeal flap surgery: the Iowa experience. Plast-Reconstr-Surg 1995 Apr;95(4): 652 - 662.
3. Cieri, Christopher, Liberman M. Issues in Corpus Creation andDistribution: The Evolution of the Linguistic Data Consortium. Proceedings of the Second International Language Resources andEvaluation Conference, Athens, Greece, 2000 - 2005.
4. Viator JA, Pestorius FM. Investigating trends in acoustics research from 1970 - 1999. J Acoust Soc Am 2001 May;109(5 Pt 1): 1779 - 1783.
5. Patterson D, Connine CM. Variant Frequency in Flap Production. a corpus analysis of variant frequency in american english flap production. Phonetica 2001 Oct-Dec;58(4): 254 - 275.
6. Axer H, Jantzen J, Graf von Keyserlingk D. An aphasia database on the internet: a model for computer-assisted analysis in aphasiology. Brain Lang 2000 Dec;75(3): 390 - 398.
7. Perry AR, Shaw MA. Evaluation of functional outcomes (speech, swallowing and voice) in patients attending speech pathology after head and neck cancer treatment(s): development of a multi-centre database. J Laryngol Otol 2000 Aug;114(8): 605 - 615.
8. Warren DW. Velopharyngeal orifice size and upper pharyngeal pressure-flow patterns in cleft palate speech: a preliminary study. Plast-Reconstr-Surg 1964, 34: 15.
9. McWilliams BJ. A comparatives study of four methods of evaluating velopharyngeal adequacy. Plast Reconstr Surg 1981, 68: 1 - 10.
10. Mayo-R; Warren-DW; Zajac-DJ. Intraoral pressure and velopharyngeal function. Cleft-Palate-Craniofac-J. 1998 Jul; 35(4): 299 - 303.
11. Morley M E. Cleft palateand speech. 7th ed. London New York: Churchill Livingstone, 1970, 69 - 285.
12. Folkins J W. Issues in speech motor control and their relation to the speech of individuals with cleft palate. J Cleft Palate 1985, 22: 106.
13. Peterson GE. The evalution of speech signals. J Speech and Hearing Disorders, 1954, 19: 158 - 168.

第十三章 腭裂术后语音障碍的临床分类，评价和治疗方法

近年来，临床上腭裂患者或其父母在医院就诊时经常向医生提问的问题已发生了一些变化，他（她）们关心的是术后患者语音功能恢复的程度。事实上，目前国内同行对腭裂术后异常语音或语音障碍的认识也有了广泛的认识和长足的进步，在语音病理治疗学方面更有了快速的发展。腭裂术后患者腭咽闭合功能不全（velopharyngeal incompetence，下称：VPI）是我国目前腭裂术后患者中最常见造成语音障碍和异常语音的主要原因，因由于 VPI，患者常常自我纠正或调整至自己能够发音的方法，其实这种自我调整的方法就是临床上称之的“不良发音习惯”。在发一些辅音时由于 VPI 的原因，患者的口鼻腔不能或难以瞬间有效地分隔，从而不同程度影响了患者的语音清晰度，一些严重的腭裂术后患者临床上常常有过度鼻音和语音清晰度差，部分典型的患者在发一些辅音时，面部的表情肌常常同时不由自主地参与活动。因此在国内外临床上常常把腭咽闭合功能不全患者所发的异常语音称为“腭裂语音”。国内外的文献报道，尽管对腭裂患者的手术年龄有所提前，手术操作技能和全身麻醉的药物也有不断创新，以及术中、术后的监测仪器更是不断地在改进，使腭裂整复术的安全性得到了很大的提升，但腭裂术后仍有 5%～44%的患者出现腭咽闭合功能不全，换而言之，在近期内要完全根除腭裂术后腭咽闭合功能不全几乎难以实现，事实上也不可能。因此，如何更好地治疗临床上这一常见的疾患，并采取行之有效的诊治方法，在目前的医疗大环境下这是一项需要用真情实干去做的普普通通、平平凡凡、专业性又很强的临床工作，我们能够做，也是应该能做好的，因为国内有众多的患者需要通过这些行之有效的治疗才能得到正常的语音，随着语音的纠正，他们的身心健康也会不同程度地得以改善，语音治疗已被视为腭裂治疗中的一个重要部分。

第一节 引起腭裂语音的主要原因——腭咽闭合功能不全

“腭咽闭合功能不全”是国内外口腔颌面疾患引起语音障碍的最主要和最常见的原因之一。在发爆破音（也称塞音）或摩擦音及其他一些辅音时出现过度鼻音，或有鼻漏气时，即可确诊为腭咽闭合功能不全。除有上述临床症状外，患者的语音清晰度往往较差。通过临床局部专科检查，可发现患者在发“/a：/”音时腭咽腔往往过大，有的腭咽腔虽然不大，或难以检测，这是由于这些患者的腭咽腔很深，不易清晰见到咽后壁，有的患者虽然没有显而易见的腭裂和隐裂畸形，但在发/a：/音时，软

腭动度微软或毫无动度。由此可见，腭咽部虽在人体中仅占非常小的一部分，但它在正常人体中所发挥的功能非同一般，尤其在发音和吞咽方面，临床症状如此复杂，而且，国内外至今在临床上还难以找到一个统一、明了的检测或影像学标准。经过近年来在该领域的临床实践，国内临床医生对典型的腭裂术后患者所造成腭咽闭合功能不全的诊断并不困难，但对一些边缘性和综合征型的患者要及时或早期作出明确诊断仍有一定的难度。VPI 犹如一个大家庭，所产生的原因不同，临床表现看似相同，其实还是有质的差异，临床治疗中的一些病例也能说明这些现象。使同行也不难理解为何在英语文献中常常出现一些意义上各异的腭咽闭合功能不全的词汇，如：velopharyngeal dysfunction，velopharyngeal inadequacy，velopharyngeal incompetence，velopharyngeal impairment & velopharyngeal insufficiency。而这些专业名词，翻译成汉语几乎都可译成“腭咽闭合功能不全”。国内一些学者曾和美国北卡罗来拿州立大学颅颌面治疗研究中心的 D. W. Warren 教授等专家讨论过这些专业名词的确切含义，但最终难以真正用汉语明确其确切的定义，更难找到和汉语确切的对应词，由此可见，至今临床上对过度鼻音、鼻漏气都用“腭咽闭合功能不全”同一专有名词确有不够全面之处。对规范的“腭咽闭合功能不全”相对应专业用词，还需国内同行学者共同努力、相互合作才能完成。

应该指出的是，到目前为止，还很难找到一种国内外统一的腭咽闭合功能不全的临床分类方法，回顾国内外学者在临床和科学研究中已报道的文献，可把其分成先天性和后天性两大类，临床上以先天性为主。然而，随着近年来，国民经济的快速发展，科学技术的进步，对口腔颌面部疾患治疗手段也在不断创新和提高，以及城市、道路、交通工具等的高速发展，城市建设不断扩展，现代化交通工具日新月异，城市与城市间的距离日益拉近，私有车辆不断增加，在大大方便了人们的出行方式之时，同时也带来了一些新的医疗项目，如以往在临床上很难见到的后天性腭咽闭合功能不全患者有不断增多的趋势，由于在我国传统的医学教学尚未涉及这些内容，使国内同行对后天性腭咽闭合功能不全患者的认识程度还远远不如前者，因此无论在诊断上还是在治疗方面都较先天性腭咽闭合功能不全患者困难和复杂得多。

目前在我国的先天性腭咽闭合功能不全患者中腭裂术后患者占大多数。口腔颌面部综合征型的腭咽闭合功能不全患者，在临床上较常见的有“腭-心-面综合征”（velo-cardio-facial syndrome）。此外，还有腭咽部括约肌麻痹以及肌张力减退等患者均属此类。

后天性腭咽闭合功能不全包括：口咽部以及舌部等恶性肿瘤手术切除后腭咽区组织缺损的患者；口腔颌面部外伤后口咽部瘢痕挛缩者；部分鼻咽癌放疗后的患者（尤其是那些在生长发育前的发病者）；以及脑出血后部分失语症等患者，特别应该强调的是：近年来，这些患者在临床上不断上升的趋势已很明显，应引起国内相关决策机构和从事这一领域医务工作者的足够重视，如何通过及时、有效的医疗诊治，从而提高他们的生活质量。

第二节　腭咽闭合功能不全的诊断方法

临床上对典型的腭咽闭合功能不全患者的诊断并不十分困难，然而，对非典型的腭咽闭合功能不全患者的早期明确临床诊断至今仍有些困难，尤其对那些综合征型的腭咽闭合功能不全患者，在国内还是有些困难。国内外有文献报道，临床上经常遇到有些首诊患者往往已有多次就医和在其他科室治疗后仍无效果的经历，轻者被告之长大后会自行改善，重的被疑为是舌系带过短而多次行舌系带修正术，也有的被误认为是鼻炎或过敏性鼻炎所引起的过度鼻音，在临床上长期以慢性鼻炎治疗，治疗结果使这些患者的过度鼻音和语音清晰度差依然毫无改善。由此可见，临床医生要及时正确诊断腭咽闭合功能不全虽然非常重要，但事实上对有些病例并不那么简单。

目前，国内外常对腭咽闭合功能不全检测方法大致可归纳为主观和客观评价两大类。在现代科学技术突飞猛进和医疗检测仪器不断创新的时代，难免使医学治疗技术的超常干预，使有些临床医生过度依靠仪器的作用，我们在相信医学技术无比威力的同时，更不应该忽略仔细检查每个患者全身和局部的体征，尤其是对口咽、腭咽部动、静状态，认真审听发音清晰度等非常重要，因为至少在目前国内外还没有任何一种医疗仪器能替代专业人员的审听方法。

腭咽闭合功能是指在发音过程中软腭与咽后壁协调运动，在发某些音时软腭后1/3与咽壁形成广泛而紧密的接触，瞬间使口腔与鼻腔完全隔开，以维持所发语音的共鸣平衡和需要，同时在口腔内形成一定的呼吸气流压力。正常的腭咽闭合功能是人类获得正常语音的先决条件。如果在发音时因腭咽闭合功能不全，鼻腔则成为一个额外的共鸣腔，使口腔内压力达不到发清某些辅音的要求，从而影响了对所有浊辅音，摩擦音的语音清晰度，形成过度鼻音，使这些辅音出现不同程度的鼻音化或鼻漏气。同时，由于在发音时患者的口鼻腔不能按正常生理要求有效地瞬间分隔，也不可能在口腔内形成足够的气流压力，造成在发爆破音、摩擦音时的发音困难，还可以导致语音变形（指：声学图像），临床最常见的是辅音弱化或脱落，声门部的替代音，也进一步加重了患者不良发音的习惯，这些患者的主要临床特点：语音清晰度差是其共性，了解或熟悉这个过程也就不难理解为何改善VPI后还需做语音治疗。

一、口腔和腭咽部的常规检查

口腔与腭咽的解剖形态与发音有着极其密切的关系。现代医学可以把裂开的腭部畸形通过手术修复使解剖形态达到或接近正常人的腭部外形，但其功能的恢复还难以完全获得正常，术后在部分患者可发生VPI。被检患者取坐位，头后仰至45°，嘱患者发/a：/音时，仔细观察软腭，咽侧壁，派氏嵴在发音时的收缩程度，重点观察他们的活动度是否有力，能否闭合，腭咽腔有无过深，两侧扁桃体有无过大，增殖体有无增生，充血以及咽后壁区有无瘢痕等。另一方面，医学传统的问诊也不应该被忽视，患者的病史与异常语音有着密不可分的关系。1992年Riski等学者曾报道，6岁以前完成腭裂整复术者术后有10％的患者可发生VPI，6～12岁时行腭裂整复术者术后有27％的患者可出现VPI，12～18岁时接受腭裂整复术者30％的患者出现VPI，18岁以后再行腭裂整复术者发生VPI者高达53％，由此可见，同一腭裂患者手术以后语音清晰度与接受腭裂整复术年龄有密切的相关性，单纯的腭裂整复术目前还难以完全避免腭裂整复术后异常语音的发生。

二、语音清晰度测定法

语音清晰测试（articulation assessment）是目前国内外评价语音清晰度最重要的方法之一。其方法简单和实用，容易推广，无交叉感染等优点，但由于需要一定的文字量，故在学龄前儿童和文盲难以应用，对检测者有较高的要求等是其主要不足之处，但在学龄前儿童和文盲可以选择带有相应语音的图片给予替代。自1993年上海交通大学医学院唇腭裂治疗研究中心和华东师范大学中文系所建立的汉语语音清晰度测试字表用于临床以来,已在国内外一些同行应用。受过一定训练的专业人员或经过多年唇腭裂临床治疗的医护人员,基本能在临床熟练地应用这套汉语语音清晰度测试字表。值得注意的是在测听时应该特别强调患者的身体应放松(处于自然放松状态)、环境应安静,室内外无嘈杂声,一般在密闭性能良好的专业录音室内进行,被检者的读音速度不宜过快、过轻,被检测者的口腔距麦克风一般在 5～8 cm,审听者在记录和审听的同时,必须密切注意被检者在发音时口腔颌面部的发音动态,如额部、面中 1/3 的肌肉有无在发音时参与运动等。必要时对每个可疑发音进行多次慢读,建议同步录音,供评价和音声分析用。

三、气流、气压测定法(air pressure-flow)

能直接测定在发指定音时,和在呼气时口腔和鼻腔间的压力、气流流量,以及腭咽腔的面积,是一种无损伤性检查。现已有专业软件可供临床诊断或检测用。该方法的优点是:能比较客观评价发音时口腔,鼻腔的压力和气流流量,也可以检测腭咽腔的大小。除该仪器价格昂贵外,临床上难以观察 VPI 的形态,以及置于口、鼻腔的管口一旦受堵可以影响其检测结果等是其主要不足点。

四、吹水泡试验(blowing test)

是目前临床上最为常用和有效的检测方法之一,具体检查方法是在一般杯内放入 1/3 水后,用一根吸管置杯内的水中,然后把管用口慢慢吹水泡,并记录每一次吹水泡维持的时间。与患者清晰地说明如何吹水泡的方法不应忽略,必须强调水泡要吹得小,时间应维持得长。同时要求患者或家长不定期记录最长一次吹水泡的时间。正常人一般可维持 20s 以上,VPI 者往往只能维持 2～5 s,或更短。

五、雾镜(fogged mirror)检查法

用一块特制有刻度的不锈钢板、嘱患者发某些辅音或吹水泡时,平行放置在患者的鼻底部,视其金属板面上雾气的程度,VPI 越严重,雾镜(钢板)上的雾气范围越大,临床上还能提示 VPI 以那一侧为主,其结果为临床医生设计咽后壁组织瓣时提供重要的理论依据。如果没有雾镜,现在可用废光碟的反面,同样可以检测,但难以定量。患者或家长也可用这方法有助于了解自己在发音时鼻腔有无漏气。

六、鼻息计(nasometer)

是目前临床上较常用的语音检测专用仪器。能帮助了解患者在发音时过度鼻音和鼻漏气的程度,从而客观反映患者 VPI 的程度和被检测音音声的物理量和特有的图像,但需要特定的被检测音。这一检测方法目前在国外使用较普遍。其优点是有助于了解口腔鼻腔的共鸣状况,也可作为治疗仪器;临床上需特定的词句和被检音,和需要经过培训后的专业人员,以及该仪器比较昂贵是其主要不足之处。

七、头颅侧位片(lateral cephalometric radiographs)

自 1987 年 Scheier 报道了 X 线检查腭部运动以来,这一检查已被广泛运用于临床检查和科学研究中。曾经由于 X 线仪器分辨能力较差,而需用软腭造影,但目前临床上即使一般头颅侧位定位平

片也能较清晰地显示软腭，咽后壁区域的解剖标志，上海交通大学医学院唇腭裂治疗研究中心临床常规检查静态、发/ka：/和/m/三个不同的位置，从这些不同的发音可以比较客观地了解软腭的活动程度和腭咽腔的深度以及软腭肌层的厚度。此方法在小年龄和合作较差的患者中检测比较困难，同时有放射线等不足之处。

八、鼻咽纤维内镜检查（fiberoptic nasendoscopy）

自 1969 年 Pigott 医生报道用此方法对正常成年人腭咽部的动态观察以来，国内外纷纷发表这方面的临床和科学研究方面的文章。近年来结合录像技术，能同时将所见腭咽部的运动状态记录在录像带上，或定格在电脑的视屏上。所检测图像为临床医生在诊断和治疗时提供具有参考价值的作用。这一检查方法的最大优点是临床医生能直接观察到腭咽部在动静时的状况，但需要操作者有一定的专业技能，而且在小年龄或配合程度较差的患者中检测尚有一定难度，以及对鼻咽纤维内镜的消毒也是一个必须正确和重视的临床课题。

九、计算机语音分析仪（computer speech Lab）

这是近年来被语音病理学家广泛应用在临床的一种无创、可视、可定量的音声语音分析仪器。目前国内外最为普及的是由美国 Kay 公司生产的 CSL－4300B 和 CSL－4400 等型号。它既具备语图仪的功能，又结合计算机高科技优势，可用来分析检测各类异常语音，能有效地使瞬间而过的辅音得以图像化，可客观评价各类语音。由于它无创伤性、无医源性交叉感染，因此，是目前音声医学领域中最为流行的专业语音分析仪器。它能使动态的音声图像化，客观地转换成音声图像，并可定量和保存其每个被检测的音声，不仅能使一闪而过的异常语音视觉化，而且能对不同的异常语音进行迅速和准确的定量。它对音压、共振峰、辅音起声时间等等都能进行定量分析和客观评价，为临床工作者和从事语音病理学研究的学者科学地评价异常语音提供重要客观的理论依据。

第三节　汉语语音清晰度测试字表的建立和临床应用

我们人类的发音器官虽然相同，但不同的语言因语言习得的国家，或民族和内容并不一致。一种语言所用的最小语音单位不过几十个，奇妙的是发音器官可以把它们组合成种种不同的复杂语音形式，代表着无数词语，使我们人类的语言获得无比丰富的表现能力。如果人类没有这种能力，就不会有如此高度发展的语言，更不存在高度发展的文明。

传统的语音病理学主要是从听音、记录音声入手来研究语音，也就是凭耳朵审听或辨听语音，用一定的符号把听到的声音记录下来，然后加以分析，说明所研究的这种语音或异常语音一共有多少个不同的语音单位，这些语音单位是在发音器官的什么部位？用什么方法发出来的？如何有效，快速纠正他们的不良发音习惯？临床上怎样来评估他们语音障碍的严重程度？都急需一套能解决这些问题的语音清晰度测试字表。

凭耳辨听语音，临床上要求辨音能力越强越

好，记录语音越细越好，因此，一个从事语音或病理语音学专业的人员必须经过比较严格的听音、记音的训练。然而，人耳辨听语音的能力总是有一定的限度，即使是一位经过严格训练的语音或语音病理学家，所记录的也只能是他所听到的声音的主观印象。为了更客观、更精确地记录和描写语音，我们进行了一些切合临床的研究工作，使只能听、看不到的“语音”能——“视觉化”、“图像化”和“定量化”了。然而，在音声医学领域内，对中国人语音障碍的客观评价及诊断与治疗效果的评价，至今尚无一套能在临床上应用的汉语语音清晰度测试字表（简称字表）。此外，如何帮助因口腔疾患而引起语音障碍的患者恢复或改善说话能力，如何训练因腭裂术后异常语音的患者恢复正常发音，都是现代医学界迫切希望解决的临床问题。这项既复杂又艰巨的工作自然需要相关学科间的密切配合下才能取得进展，由于需要解决的是发音和说话问题，因此如何比较客观地评价其语音清晰度就显得十分重要和必要了。

在以美国和日本为代表的发达国家中，早就有根据母语国家的民族文化、语言文字等特征，研究出适应本国的统一语音清晰度测试字表，并应用在日常语音障碍的临床诊断与治疗中。因此，充分借鉴国外制定语音清晰度测试字表的科学理论，以及他们在临床应用和研究中的一些经验，结合临床长期积累的临床资料，以及在日本、美国工作中所见、所闻以及积累的临床体会，借鉴世界上在音声医学研究方面的先进技术和临床经验，同时针对我国汉语语言文字的文化特征，在华东师范大学中文系实验语音学朱川教授的鼎力协助和热情帮助下，设计了这套尽可能适合于在临床应用的汉语语音清晰度测试字表。

研究对象：被检者均是已行腭裂整复术术后语音障碍或异常语音患者，能配合检查和有要求进行语音训练或治疗的患者，他（她）们能熟练地应用普通话，经检查后无严重听力障碍、无智力障碍的患者 60 名，其中男性 30 例，女性 30 例；年龄最小 6 岁，最大 34 岁，平均 14.2 岁，录音时无感冒、咽喉炎，以及鼻炎等影响语音功能的疾病。

对照组为正常语音，能熟练使用普通话的在校学生 30 名，男女各 15 名。录音时无影响发音的疾患。

审听者的要求：审听者为听力正常，熟练掌握普通话，并在口腔颌面外科相应临床工作 8 年以上的专业人员 3 名。

检查方法：在室内，无任何干扰，一对一地进行录音。录音前，力尽让患者身体处于自然放松状态，在儿童或过分紧张的患者中尤为重要。同时预先让患者熟练朗读字表，确认无生字或难以发清和不易发准的字（音）。检测者确认无误后，嘱患者取坐位，发声时被检者的口腔距麦克风 5～8 cm，按提示要求逐行、逐字、逐句朗读。录音时速度不宜过快，平均每 1～2 s 一个音，音量要适中（录音机能调试至要求的范围），过度或过弱能可影响语音清晰度测试结果。因此，在检测患者时应该特别强调每个被检者的“发音要到位，一丝不苟，患者要尽可能放松”。

审听方法：长期的临床实践结果告诉从事音声医学的临床医生，其实语音仅仅是语言感知的外壳。人们就是通过听觉感知来接受语言所传递的信息。由此可见，判断正确与错位，也应该通过人们的听觉感知来实验。审听，是目前该领域听觉感知的非常重要手段。但是，笼统地说“审听”似乎有失于科学性，使结果的客观性、真实性、可靠性有所下降。众所周知，不同的审听者和不同审听方法所得出的结果是有差异的，这也是一个难以和不应回避的事实。由专业研究语音学的专家审听的结果和一般人听过所找出的问题显然不全相同。为了避免人为的主观判断误差，提高结果及可信度，应该注重审听的环境，并由两位以上专业人员各自按其所听清楚的语音逐字进行记录在特定字表中，然后将记录所得结果与字表认真地逐一核对，找出其不同的字（音），这不同的字（音）也就是患者异常的发音，最后算出两审听结果以及他们的平均值，即：汉语清晰度测试的百分比。

汉语语音清晰度测试字表：在语音病理学或语音学研究中，字表是不可或缺的重要工具之一。无论是语音病理学中的语音训练或治疗，还是外国人学习汉语时的语音测试，都需要有一份尽可能完备理想的字表。一张（套）在国内被大家接受的“语音清晰度测试字表”，就像检测视力的“视力表”，但“字表”又不同于“视力表”。“字表”必须根据各国特有的文字为背景，不能像“视力表”那样，可以套用别国的“字表”。为了客观评价审定患者语音障碍的程度，根据临床上语音患者最易频繁出现的异常语音而设计制成字表 13－1，同时按我国汉语语音病理学理论设计成字表 13－1。字表 13－2 如同字表 13－1 一样选用汉字 100 个，其中包括：

所有汉语普通话的声母和韵母。

所有汉语常用音节 14 个及次常用音节 33 个。

能反映汉语音位结合规律，如/n/、/l/及零声母有四呼而其他各组均不能搭配的。

能反映汉语音位对立关系，如舌尖前与舌尖后对立前后鼻音对立及 f-h、n-l、i-ü 对立等。

表 13－1　语音清晰度测试字表Ⅰ

拜	杯	奔	别	冰	抱	叁	粗	四	赛
爬	盼	盆	胖	票	片	算	知	这	张
大	带	刀	掉	端	点	争	吃	愁	师
特	偷	汤	听	吞	贪	少	瘦	山	师
泣	给	狗	跟	光	公	日	肉	然	入
渴	考	看	康	夸	快	瑞	蓉	陈	猪
家	叫	剪	中	觉	军	宽	国	不	热
切	求	曲	圈	裙	穷	凶	藏	催	休
瞎	小	秀	先	许	自	灾	鸡	找	嫂
贼	祖	坐	亲	村	松	终	常	量	谢

表 13－2　语音清晰度测试字表Ⅱ

波	白	杯	报	本	怕	表	票	不	夫
门	忙	没	法	朋	走	词	在	宿	坐
三	四	字	德	到	他	大	地	点	对
哪	你	路	女	绿	了	来	里	两	题
至	这	中	吃	产	村	程	住	说	春
是	少	授	上	日	生	人	睡	据	去
向	熊	七	小	先	进	京	学	泉	群
几	家	介	九	见	观	光	快	哭	画
客	和	个	工	国	银	迎	用	无	我
埃	二	一	也	要	有	喂	晚	翁	语

所选用的汉字考虑到学龄前后的小学生较多，因此，绝大多数汉字选自北京语言学院所编《实用汉语读本》第一册，极少数选自该读本第二册。换而言之，这些字表所出现的字，都是日常生活中最频繁出现的汉字，试图通过它有助于语音治疗师能最大限度地了解每个患者不同的调音点，审听语音障碍的类型，以及审定语音障碍的程度。

汉语语音清晰度测试字表的计算方法：

清晰度值（%）＝［（I 值＋II 值）*÷2］×审听者人数

＊I 值＝字表Ⅰ各审听者核对正确音的相加数；

II 值＝字表Ⅱ各审听者实得核对正确音的相加数

语音障碍组：字表的检查可包括两个方面，即所谓选择性语音清晰度检查和诊断性语音清晰度检查，前者是通过字表的检查，便可比较迅速地了解到那些音是被检测患者不易发准或发清楚，以便找出其规律，如当在发含有/s/的语音出现异常时，对它的相近语或音，如/x/、/q/、/z/、/c/、/j/等要特别注意观察在发音时患者的口唇、舌以及下颌的动态，以帮助和提高所测异常语音的清晰度。而后者是在前者的基础上，经反复检测，观察分析所得较客观的评价量。腭咽闭合功能不全的患者,在发爆破音(又称塞音)和摩擦音时,几乎都难以发清这些语、音,并伴有其他不良发音习惯。反之,腭咽闭合功能良好的患者,虽然他们的语音清晰度较高,但在发摩擦音时往往也可暴露无遗。60例语音障碍患者的检查结果见表。

正常语音组:在校学生30名,男女各15名,除1名为山西籍学生外,其余均为上海籍学生。在上述同一环境下,经3位审听者审听、检测后,评价其清晰度字表测听结果,计算所得结果:语音清晰度都≥97%,2位审听者一致率达97%。

汉语语音清晰度测试字表的组合:早在20世纪70年代著名日本语音病理学家田口先生曾指出,通过对某些语音的检测,可以帮助我们客观了解患者在发音时的构音能力,尤其在那些语音障碍患者中的效果更为确切和可靠。在字表的设计和制定的过程中,应尽可能多地反映出被检者的异常语音信息,即汉语特有的声、韵、调、拼合规律,常用音节等,但同时亦应该尽可能地数量小,具有一定的代表性,既能使患者乐于接受,又便于在临床检查,也容易在不同层次医院临床上推广应用。更重要的是字表应具有本民族语音和变化的特征,力尽字表应具有较高的科学性,避免繁琐,容易掌握且有较大适应范围(表13-3)。

本套汉语语音清晰度测试字表Ⅰ和字表Ⅱ,各选用汉字100个。字表Ⅰ是根据语音障碍患者在临床上常见的异常语音,并结合其音声语音病理特性与音声物理特性经分析研究归纳而成,因它能通过不同的异常语音来反映出语音障碍的程度和类型,因此有助于临床上对语音障碍患者能做出比较客观的音声评价和类型的诊断。字表Ⅱ是根据汉语普通话的声母、韵母以及汉语常用音节和次常用音节等为基础而制成。详见表13-4。

表13-3　语音障碍与语音清晰度的关系

分级	语音障碍与语音清晰度的关系	清晰度*(%)	被检者(例)
0	大部分会话内容基本容易理解。常伴有腭化构音或侧化构音和轻度的鼻腔构音	71~96	14
1	大部分会话内容不容易理解。常伴有腭咽闭合功能不全,可有声门爆破音或侧化音	36~70	35
2	会话内容要反复试问才能勉强理解。几乎所有的患者都存在着腭咽闭合功能不全,所发辅音几乎难以听清辅音部分,发爆破音时面部表情肌可参与运动。常有典型的声门爆破音、咽喉摩擦音和过度鼻音	≤35	11
合计			60

*:本组资料中审听字表Ⅰ、Ⅱ的平均值,两人审听一致率≤±7%(平均)

表13-4　汉语语音清晰度测试字表Ⅱ的分布

	开口呼	齐齿呼	合口呼	撮口呼	
韵 声	-i[ ] a o e ē er ai ei ao ou an en ang eng ong	i ia ie iao iou ian in iang ing iong	u ua uo uai uei uan un uang ueng	ü üe üan ün	按组汇总
b	波　白杯报　本	表	不⊙		波白杯报本表不
p	怕　朋	票			怕朋票
m	没　门*忙				没门忙
f	法		夫		法夫
d	大*德⊙　到⊙	地*　点	对		大德到地点对
t	他⊙	题			他题

续　表

韵 声	-i[ ] a o e ē er ai ei ao ou an en ang eng ong	i ia ie iao iou ian in iang ing iong	u ua uo uai uei uan un uang ueng	ü üe üan ün	按组汇总
n l	哪 来*	你* 里⊙ 了⊙ 两	 路	女 绿	哪你女 来里了两路绿
g k h	个* 工* 客* 和*		国* 观 光 哭 快 画		个工国观光 客哭快 和画
j q x		几⊙家*介*九*见*进*京 七 小* 先* 向 *熊		剧 去 泉*裙 学	几家介九见进京剧 七去泉裙 小先向熊学
zh ch sh r	志⊙ 这⊙ 中* 吃 产*衬 程 是⊙ 少授 上*生* 日 人⊙		住* 春 说 *睡		志这中住 吃产衬程春 是少授上生说睡 日人
z c s	字* 在* 走 词 四 三		坐* 宿		字在走坐 词 四三宿
o	埃二	一⊙也*要*有⊙ 银 迎 用	五* 我⊙喂*晚 翁	语*	埃二一也要有 银迎用五我喂 晚翁语
注	⊙常用音节(14个) *次常用音节(33个)				共计100字

字表Ⅱ的排列和顺序，使被检测的百字形成一定的规律，从上到下反映声母发音部位从唇到咽（有前向后），由外向里的变化（b-z-d-n-zh-j-k-零），尽量能反映出唇——舌尖前——舌尖中——舌尖后——舌面——舌根——咽各个部位，而从左到右则大致反映开、齐、合、嘬四呼。每个声母的组成成块分布。同时将容易混淆的音节尽量就近安排，从而自然形成难点检测区。例如将“本朋表票”放在一起，如果被检测者有送气与不送气混淆的不良发音习惯，便容易很突出地表现出来。又如把“哪了、你里、女绿”放在一起，前一音节是鼻音/n/，后一音节是边音/l/，如果在临床上被检测患者有/n/和/l/不分的习惯，也就会集中反映出来。另外如字表中央偏右两列音节——衬程、人生、进京、观光、银迎。每一对音节都是前鼻音和后鼻音的组合—/eg/-/eng/、/in/-/ing/、/an/-/ang/。这一个方阵是前后鼻音检测区。字表下部的“向熊七小先，几家介九见”是舌音检测区。字表右部的“绿题说春”可以检测介音/i/、/u/、/ü/是否到位；“剧泉去裙”都包含了嘬口韵母或介母/ü/，可以帮助检测圆唇度，与它相对的方阵“志吃是日”是临床上检测的难点/zh/、/ch/、/sh/、/r/和汉语特有的舌尖韵母。

语音障碍与语音清晰度：对声的强、弱，音的高、低可用音声周波数分析器来检测，但对“语音”清晰度的检测，目前国内外最为有效的方法仍是靠人耳的判听。高科技使计算机应用技术目前已经发展到人工智能水平，如何做到人机对话，使电子计算机不但能听懂人的说话，而且能在人的指令下说话，这是近几年与语音识别和语音合成密切相关的科学研究工作。这些年所取得科学研究成果和发展速度令人赞叹不已。目前，让计算机识别某个特定的人的声音所说出的某一些特定的词或句，已经是完全可以做到的事了。然而要让计算机对不同的人说出的自然的语音都能识别，还远远办不到，困难重重。这不仅是因为自然语言里出现的语音和句式极其丰富复杂，瞬间变化多样，而且因为每个人说话的声音都不一样，如此复杂多变的信息，要想通过计算机能够完全、无误地识别出来，至少在短期内还有困难。我们都能够对自己熟悉的每一个人的特有语、声、分辨得非常清楚，就是连刚刚牙牙学语的婴儿都能做到这一点，这足以说明人类对语、音（言语）识别的能力是非常惊人的，现代的计算机自然还远远比不上人类这些最基本和特有的一些本能。

由此可见，因为听觉是人类的一种感觉，所以它的判定率不同程度地受主观因素影响，为了避免不足之处，所选用字表都是不成词、句的单个音。为了临床上有利审听者的判听、被检测汉字语音清晰度测试字表时的速度要控制适中，不宜过快或过慢。需要强调逐行、逐字读音，经两位审听者判定后，加以记录然后对照字表进行仔细逐一核对，这样在很大程度上降低了主观因素的影响。正常语音的语音清晰度，据国外文献报道，数人间的判听不一致率＜±3%，但在语音障碍者的发音中，对他的语音清晰度数人间的判听不一致率＜±9%。这是因为语音障碍患者的语音清晰度差的元音的音声不稳定等因素所致。

语音障碍与语音清晰度在程度上有密切的关系。本组研究资料中，轻度 14 例，重度 11 例，其余都是中度的语音障碍，这一结果优于日本学者降矢教授的报道。笔者认为这可能与汉语的语系中特有的四声和大年龄患者有关。由于汉语具有四声的特点，尤其是大年龄患者在中度语音障碍者中占相当大的比例，几乎普遍存在着不同程度的代偿发音习惯，因此使一些语音在音声上已有问题，但在单个音中几乎接近正常的音，但它的调音点完全不同于正常人，这一现象尚有待下阶段进一步从音声角度来阐明其机制。

为了对口腔疾患引起语音障碍者的语音清晰度检测和异常语音类型的诊断，在华东师大中文系的支持和协助下，建立了这套汉语语音清晰度测试字表。经临床应用，部分研究成果不仅在临床上得到应用和证实外，还在对外汉语的教学中也获得一定的效果，替代了以往“优、良、中、差”的粗略主观评价。这套字表的长处主要有以下几点：

根据汉语的文字特点，首次制定了百字表，并用百分率值表示，与国际同学术领域的评判标准相一致，为汉语语音病理学早日跨入国际同学术领域起了推进作用。

汉语语音清晰度字表的评分，由 3 人以上审听，减少了主观因素的影响。本套字表从理论上看几乎适用于所有不同原因引起的语音障碍患者，如失语症、听力障碍，以及口腔肿瘤术后、口腔颌面部外伤后等引起不同语音障碍或异常语音的患者。

临床上可用于观察与评价语音治疗过程中的治疗效果与存在问题。

无痛性检查，便于患者接受和在校年龄患者中推广应用。

可用于对来自不同国家留学生学习汉语用。

当然，它也有不足之处：需要正常听力和具有专业者 2 人以上的审听者。

对环境的要求比较高，不能有噪声，并要有一定特点的设备。

仍可受主观因素影响(可出现±9%的结果偏差)。

学龄前的儿童、文盲的检测尚有困难。

第四节　腭裂语音的临床治疗

改善和恢复腭裂整复术术后每一位患者语音功能是当今腭裂治疗中的主要目的之一，更是唇腭裂综合序列治疗中的重要组成部分。近年来，国内众多长期从事唇腭裂专业医生越来越关注腭裂术后的语音功能的恢复程度。应该可以高兴地看到经过近 20 余年国内同行上上下下的努力和方方面面的帮助与鼓励下，使国内有些院校在语音病理学方面与发达国家之间的差距正在逐渐地缩小，但也应该清醒地认识国内在该领域的整体水平还是很落后，各地区的发展速度和水平还极不平衡。分析其原因有长期以来历史遗留的一些问题，我国特有的一些不利语音病理学发展的客观因素，如长期以来重外科手术、忽视功能和康复治疗、缺乏专业人员，以及收费不规范等原因；另一方面，从事该专业人员自身知识结构存在的问题，如缺乏扎实和系统的语音病理学专业基础知识以及相对应的专业职称等。这些因素虽然不同程度影响着国内腭裂术后语音治疗的整体发展，但腭裂术后语音治疗被视为是整个腭裂治疗中的一个重要组成部分的专业人员也正在日益增多。患者有要求，临床上治疗有需要和目标。因此，如何进行规范腭裂术后语音治疗已经显得尤为重要和迫切。

在我国，目前腭裂术后患者语音障碍在临床上十分常见，过度鼻音、鼻漏气和辅音清晰度低等也是其主要临床症状。在发正常的语音时，尤其是在发辅音时，需要口腔与鼻腔间有瞬间的分隔，从而获得正常的鼻腔共鸣和口腔压力的生理条件，这就是“腭咽闭合”(velopharyngeal valving)，也是人类要获得正常发音必需的生理条件。由于器质性障碍(如：局部解剖形态畸形，或神经运动功能障碍)使发音时出现过度鼻音和不同程度鼻漏气，这就是临床所称的“腭咽闭合功能不全”(velopharyngeal insufficiency，下简称：VPI)。造成VPI有先天性和后天性两大类，前者主要有腭裂术后，颈椎畸形和一些颅颌面综合征等造成，后者常见的有口腔肿瘤术后腭咽部缺损和口腔颌面部外伤等原因所造成。尽管它们产生的原因各自不同，但临床症状几乎非常相似，因此，治疗方法也十分相近。国内外学者的临床经验和教训示：后者无论在外科手术治疗还是在行为治疗都比前者困难和复杂得多，这与目前临床上后者的患者不多和该医疗项目刚开展不久也有一定的关系。1984年Riski和Paone首次对某些临床上有鼻漏气习惯称为“功能性VPI”(1)。怎样正确鉴别“器质性”和“功能性”VPI呢？笔者的临床资料数据示：“功能性VPI患者”有以下临床特点：(1) 整句或日常会话中几乎很少有鼻漏气；(2) 鼻漏气常常固定在一些特有的音，在爆破音和摩擦音最为常见，仔细检查患者发爆破音时口腔内压力几乎为正常，并可清晰地检测到患者的气流是从口腔溢出；(3) 咽腔造影或气压气流测定检查示：除爆破音、摩擦音外，发其他音时腭咽闭合几乎正常；(4) 会话中/s/音常常是鼻漏气最敏感的音之一。经过这些年国内同行在语音病理学领域的不断探索，在诊断腭咽闭合功能不全和非腭咽闭合功能不全一般不十分困难，但要及时和正确诊断“功能性腭咽闭合功能不全”还有些困难应该是不争的事实，上述四点可供国内同行专业人士参考。

一、腭裂语音为什么要分类

语音障碍的分类方法很多，但国内外同学术领域对腭裂语音临床分类主要根据产生的原因和异常语音音声的特点，以及治疗方法进行分类(表13－5)。目前，国内的语音障碍临床分类方法与美国和日本相似。众所周知，由于腭裂语音的临床类型不同，语音治疗方法也完全各异，由此可见，及时和明确腭裂语音的临床分类是能否真正进入行之有效语音治疗的关键，不应被大家忽视。

表13－5　腭裂语音的分类和音声特点

VPI型	鼻漏气	语音清晰度	敏感音	治疗方法
声门爆破音	有	低	/d/，/g/，/j/，/z/，/n/列等音	改善VPI后，语音治疗
咽喉爆破音	有	低	/g/，/d/，/j/，/z/列等音	改善VPI后，语音治疗
咽喉摩擦音	有	低	/d/，/k/，/j/，/z/，/n/列等音	改善VPI后，语音治疗

续　表

VPI 型	鼻漏气	语音清晰度	敏感音	治疗方法
非 VPI 型	鼻漏气	语音清晰度	敏感音	治疗方法
腭化构音	无	高	/z/列等音	语音治疗
侧化构音	无	高	/j/列音特别敏感，/z/列等音	语音治疗
鼻腔构音	无	高	/n/等音	语音治疗
置换构音	无	高	/g/，/k/、列等音	语音治疗

检查 VPI 型腭裂异常语音患者口腔时常常可以发现软腭不同程度的过短，有的软腭区瘢痕广泛，有的软腭形态失对称，有的患者软腭或咽侧壁活动度微弱，严重者软腭常常毫无活动度，在发/a:/音时腭咽腔大；这些患者在发音时除语音清晰度差外，在发敏感音时面部表情肌几乎都有不同程度地参与活动，尤其可看到患者鼻翼旁或鼻根部等部位的肌肉在发音时常常是情不自禁地参与活动，部分严重异常语音患者在发音时下颌可不由自主地向前伸；发/i:/音时构音点过高，并带有明显的过度鼻音和鼻漏气。有些患者在发/pa/，/ta/，/ka/时辅音脱落或弱化，语图上可见辅音起声时间(voice onset time 下称：VOT)过短或没有；鼻咽纤维内镜可直接观察患者在发音时腭咽腔形态和大小以及活动度；吹水泡试验(blowing test)小于5～8 s等临床表现。应该强调的是：临床上只有首先改善患者腭咽闭合功能后才能有效或真正意义上进行语音治疗。

非 VPI 型腭裂异常语音患者是 20 世纪 80 年代以来逐渐被国外语音病理学家所重视的异常语音，这种异常语音的出现与腭裂手术小年龄化有着密切的关系。近年来，在发达国家这类异常语音患者远远多于 VPI 型腭裂语音异常患者，笔者所在中心最近几年这些患者也有不断增加的趋势。由于这些患者在发音时语音清晰度高，又没有过度鼻音，也无鼻漏气，和传统的腭裂语音有着很大区别。近年来国内临床上最常见的是“腭化构音”，但遗憾的是目前还没有被国内同行所认识的一种腭裂异常语音。口腔检查可见这些患者常常有腭弓过高和狭窄，下颌有不同程度的反颌，在临床上/z/，/c/，/s/是最易被检测的敏感音，这类患者在发这些被检测音是舌体往往向后收缩。近年来，本中心在临床上腭裂术后异常语音患者中侧化构音的患者有明显不断增多的趋势，而以学龄后的患者为更常见，侧化构音在临床上有单侧和双侧之分，临床上以单侧较多见，并常常可伴有腭化构音，/j/，/q/，/x/是最易被检测到的敏感音。患者在发这些敏感音时一侧口角有过度收缩是其主要临床特征，发音时气流从被检者磨牙区口角溢出。鼻腔构音在临床上不多见，但它与过渡鼻音完全不同，/n/发成/kun/或嘱患者发/i/，/u/时捏住鼻孔就难以发出声。近年来，置换构音是在临床上并非少见的患者，有时被一些非本专科人士和家长误认为是舌系带过短引起的异常语音，它在正常人群中也非常多见，临床上常常在入学前的季节时这类患儿比较常见。这些患者习惯把/g/，/k/发成/d/，/t/，主要原因是患者在发这些音时舌尖用力过大或不正确而致，常常把“老公公”发成“老东东”，把“小哥哥”发成“小豆豆”，“可口可乐”发成“头投头乐”等音。

二、腭裂语音的主要治疗方法

临床上有效地改善了患者的 VPI 功能后，在发音时过度鼻音有所减弱，但患者在日常会话和发辅音时术前术后几乎变化甚微，这是因为患者的不良发音习惯依旧存在，也就是临床上常常提及的不良代偿发音习惯。人类在正常发音时要获得正常辅音必须完成以下三个过程：口腔内形成阻力，保持阻力，突破阻力。腭咽闭合不全型异常语音患者的主要问题在第二个过程，即口腔内保持阻力出现了问题。针对性制订个体化语音治疗方案是不应忽视的关键点。笔者曾对 20 例异常语音患者，年龄在 20～38 岁 VPI 型异常语音患者做了完整的总结，软腭裂和左完全性腭裂各 6 例，右完全性腭裂，双侧腭裂，腭-心-面综合征和不完全腭裂各 2 例，平均年龄 23.5 岁，他们的平均汉语语音清晰度在 50%，blowing test：3～21 s(平均 12 s)，有 4 例在语音治疗过程中出现了不同程度的腭化、侧化构音。经过 3～38 个月的语音治疗后(平均 8.6 个月)，每个患者几乎获得了正常语音，语音清晰度由治疗前平均 50%，上升到平均 93%(最高 99%)，blowing test 由原来最低 3 s，上升到 51 s(平均 24 s)。此临床数据结果显示：语音治疗有原则，但不应忽视具体因人而异的个体化治疗方案。特别值得指出的是：同一个异常语音患者在治疗过程中都会不断随时调整针对性训练方法。这也许正是目前国内难以见到有真正指导作用的专业书籍的原因所在。

非 VPI 型腭化构音的语音检查和治疗方法不同于 VPI 型异常语音患者，临床上在语音治疗上前者比后者简单一些，但应根据患者的年龄和其他综合因素，如咬颌关系和智商等，他们之间一般没有可比性。临床上很少看到腭化构音患者有单独发生，常常可同时伴有不同程度的侧化构音，在及时和正确语音治疗腭化构音的同时，不应忽视对侧化构音的治疗。对有些因牙弓形态，或颌关系异常者，笔者建议由正畸科专业医生会诊或治疗后再进行语音治疗，不应急于先行语音治疗。

三、腭裂语音诊断的目的

正确诊断腭裂语音比单纯诊断腭裂复杂得多，这与目前国内语音病理学方面的知识普及率有直接的关系，有些学者认为腭裂语音的检查需要昂贵的仪器，腭裂语音检查方法确实繁多，但主要有主观和客观检查两大类，有简单，也有复杂的方法；笔者认为，简单，实用，结果可信度稳定，容易在一般基层医院开展的方法被视为有“生命力”的检查方法，也是值得推广的临床检测方法。

四、主观评价法

语音障碍理应和视力障碍一样能有一种国际统一的检测表，然而由于国家、民族等不同，其语言也各异，因此，需要有一份符合本国语音特点的语音清晰度测试的字表。本中心所用的“汉语语音清晰度测试字表”是从 20 世纪 90 年代与华东师范大学共同研制，并已在国内音声医学和对外汉语教学应用多年的字表。被检音通过语音治疗师的听觉评判，可以作出语音清晰度的评分，为了提高此评判结果的可信度，笔者建议评判者要注意观察被检者在发音时口腔内的压力，如发“外婆”时的“婆”音时口腔内的压力是否存在和大小，有无/m/样的音声含在音尾。

主观评价结果有个体差异，专业和非专业者之间有差异，同一评判者前后判听结果也会出现偏差是客观事实，问题是其偏差值不应过大，一般在 3%～7%。在检查患者时应注意：被检者应处于自然放松状态；环境应安静；应同步录音，语速不宜过快；判听时除了仔细评判每个检测音外，不应忽视观察颌面部肌肉与下颌在发音时有否参与；正确评价口腔和鼻腔压力，共鸣声，鼻漏气和过度鼻音等；对有些患者单靠个别音检查不够全面，可用词组和短语，注意其连贯发音时口腔、鼻腔的压力。

第五节　我国腭裂语音病理学的现状与展望

近 20 多年来，我国在腭裂语音治疗方面的重视和情感投入是前所未有的，除了在一些历史悠久，或有传统特色的医学院校外，一些地区医院也纷纷开展了有关语音治疗的临床工作，他们孜孜不倦、默默无闻地工作在临床第一线，他们工作的环境、临床工作的难度和强度常常并不同于相关科室的医务工作人员。因为，众所周知，至今，我国真正工作在临床第一线的大部分语音治疗师和国外同行有着很大的区别，国外的语音治疗师都经过专业课程的系统学习，而我国目前在口腔院校医院工作的大部分语音治疗师没有经过系统和专业的学习。由此可见，国内语音治疗师能取得现有的成绩是来之不易和十分可喜、可贺的，如果没有他(她)们的努力，我国的临床语音病理学能有今天这样的局面吗？腭裂整复术后患者能有现在这样清晰的语音结果吗？

在看到这些成绩的同时，我们更想到影响该领域发展方方面面的实质性问题，如果不在根本上加以解决问题，我国腭裂语音病理学将永远只能停留在现有的水平，或者会发生后退的现象。我国和发达国家之间该领域的差距将会越来越大将是一个无需争议的客观事实。它既需要现有的专业人员不断努力工作，更需要相关职能部门有计划、有目的地加以重视、投入和培养。没有投入，何来回报？目前的模式还能走多远？但这确实是一个值得尽快建立的一个新学科，因为，国内有成千上万的语音障碍患者需要有这么一个学科为他们服务，这也是现代医学发展过程中必然要形成的一个新学科。

我国目前每年在音声医学领域投入有多少科学研究经费笔者不得而知，1996 年笔者在美国学习期间，仅 NIH 一年就资助了 200 个与音声医学领域有关的研究课题，每个课题资助经费在 194 336～1 719 672 美元。除此之外，在美国每年还有一些企业、财团和民间基金会以及学术团体等资助的课题。这足以说明 NIH 对音声医学和语音病理学学术领域的重视，腭裂语音病理学是生命科学和康复医学中必不可缺的重要组成部分。在不断提高临床诊治水平的同时，才能提高特殊人群的生存质量。欲想达到这些目标，离不开相关基础学科和相关学科的支持与合作，也必须尽快加大投入这方面的研究力度和深度。当今引领国际腭裂语音病理学还是美国爱华大学(University of Iowa)，该大学是目前世界上在这学术领域中最强盛的医、教、研机构，也是该大学的传统优势学科之一。国内在科学研究方面还难以和发达国家相比。没有一定的投入，何谓有真正的产出？

最近，国内一些大学的唇腭裂治疗研究中心在语音治疗方面工作有所起色，使以往单纯重外科手术、轻功能治疗的观点有所改变。对腭裂术后语音功能的关注程度也正在不断重视和提高，但其数量还非常有限，临床效果更值得关注和有待进一步提高。腭裂术后语音功能的恢复程度与术者的操作技能、手术方法等有关外，同时与患者接受手术时的年龄、局部组织畸形的程度等因素有着密切的相关性。在国内不同时期、不同设施、不同学者对腭裂术后患者的随访结果证实，腭裂术后异常语音的患者仍然不少，报道结果数据也各异。在临床上我们可以看到，最近腭裂术后强烈要求接受语音治疗的患者每年有不断增加的趋势，这将是一个新型的医疗和康复项目。

语音治疗是一项无创伤性的康复或行为治疗，但要在国内真正普及或开展这项临床工作并非是易事，西方发达国家的历史可引以为鉴，他们的经验和教训能给我们一些有益的启示，使我们能少走弯路。即使在今天的发达国家也并非 100%能真正获得正规和合格语音治疗师的训练。因为，腭裂语音障碍患者的临床表现十分复杂，治疗前正确的临床分类非常重要，并非任何腭裂术后语音异常患者都可以直接进行语音治疗。正如一些口腔功能评价学术权威专家所说的那样，短期可培养一名做唇腭裂外科手术的医生，但 2～3 年内难以培养出一名真正有实际工作能力的合格语音治疗师。国内有些医院在语音治疗工作上倾注了大量的人力和物力，但真正收效如何？近来，有关这方面的文章不少，但有些内容缺乏实质性有临床意义的结果，具体内容针对性不强，实际临床作用很难评价。值得指出的是：目前国内外在临床诊断 VPI 方法上基本一致，但在检测方法上还是有所区别。美国诊断 VPI 的常规方法是用鼻咽纤维内镜（video nasopharyngoscopy，有 79.4%），动态录像（videofluoroscopy，有 20.6%），以及气流气压测定（air flow pressure），鼻压计（nasometer）；日本的语音病理治疗师常常习惯用吹水泡试验（blowing test），雾镜（steel mirror）以及语音清晰度检测等方法。笔者认为：现在在国内有些医院对一名专业人员要明确诊断腭裂术后语音障碍类型并不困难，通过吹水泡试验（blowing test），雾镜（steel mirror）以及汉语语音清晰度检测等方法完全能作出明确的诊断。对临床上有些不典型的病例，或因科学研究需要可用上述仪器进行检测，但是否在每一位患者都有必要进行这些仪器检测，笔者持保留意见。增加患者费用先不论，国内患者量多，鼻咽纤维内镜的消毒，患者的配合程度，医源性交叉感染等等都是目前难以避免的日常实际问题。我们认为简单、实用、可行，结果可信度高，又可供他人重复应用和验证的简单临床检查方法，并容易在一般基层医院推广应用的方法，应视为是有生命力的临床检查方法。

尽管近年来我国在语音病理学领域已做了一些工作，也取得了一些成绩，但从整体看，语音治疗在国内尚未被普及，但其潜在的医疗市场很可观。一些腭裂术后的患者难以得到及时和正确的诊断与有效的治疗。分析原因是多方面的，有主观因素，也有客观原因，有历史原因，也有社会方方面面的复杂原因。国内一些已从事语音病理学临床工作 20 余年的学者，他们在临床上有经验，更有教训，同一位语音障碍患者，经 A 治疗 10 余次没有起色，经 B 治疗 2～3 次明显有效，患者还是这个患者，但为什么结果是如此的不同？20 世纪 60～70 年代的日本也出现过笔者所述的现象，当时一些日本的有志年轻外科医生远赴美国前去学习语音病理学知识，他们中的有些医生后来成了日本医学界著名的教授和知名的语音病理学家。正是由于这些学者当年的发奋努力和认真学习，改变了日本语音病理学在国际上弱势的学术地位。20 世纪 80 年代末，日本的语音病理学临床和科学研究已进入国际领先水平，日本的经验值得借鉴，扬长避短，多快好省，洋为中用，尽快缩小与发达国家之间该领域的差距是时代赋予我们这一代人的历史使命。

语音病理学在我国还是一门非常年轻和尚未被普遍重视和有待建立的边缘新学科，然而目前在我国口腔医学领域还没有相对应的专业职称，当今国内活跃在该临床的主要人员几乎都是口腔颌面外科和整形外科医生，以及一批非常优秀护师的加盟，如果没有他（她）们孜孜不倦和默默无闻的付出能有今天这样的成果吗？看到问题总比回避问题更积极、实际和乐观。因此，在我们思考如何促进该领域学科发展时，更应该结合目前各专业学科发展的优势和薄弱环节，尽快确定语音病理学专业的拓展空间，也是临床医学平衡发展的社会性需求。我们生活在医学、生命科学突飞猛进的年代，科学技术把人类社会不断带入老龄化，由此可见，医学和患者都需要有这门新学科——语音病理学。学而时习之，我们将任重而道远。

（王国民）

参考文献

1. Riski. J. E., Paone. C. A: Functional velopharyngeal inconpetency Diagnosis and management. In: Treating Articulation Disorders: For Clinicans by Clinicians, edited by H Winitz. Baltimore: University Park Press, 1984, PP. 224 - 234.
2. 王国民。腭裂的语音治疗,邱蔚六主编,口腔颌面外科学,第 6 版,北京:人民卫生出版社,2008,426 - 436.
3. Wang G. M., Yang Y. S., Wang K., et al: Current Status of Cleft Lip and Palate Management in China. J Craniofacial Surgery, 2009, 20 (Sup. 2): 1637 - 1639.
4. Warren. D. W., Dubois. A. B: A pressure-flow technique for measuring velopharynheal orifice area during continuous speech. Cleft Palate Craniofacial J, 1964, 1 (1): 52 - 71.
5. Hultman C. S., Riski, JE., Cohen S. R., et al: Chiari malformation. Cervical spine anomalies and neurologic deficits in velocardiofacial syndrome. Plast Reconstr Surg. 2000, 106: 16 - 24.
6. 王国民,袁文化. 咽后壁组织瓣转移术,口腔颌面外科杂志,1997, 7: 282—285.
7. Risik. J. E. Evaluation and management of speech, language, and articulation disorders. In: Cleft Lip & Palate. Edited by Diego. F. Wyszynski. Oxford. 2002, 354 - 368.
8. 王国民,朱川,袁文化,等。汉语语音清晰度测试字表的建立和临床应用研究。上海口腔医学杂志,1995, 4: 125 - 127.
9. Stofan O. P. H., Ohar B. K., Robinson P. H., et al: A 10-year Review of Perioprative Complications in Pharyngeal Flap Surgery. J. Plastic and Reconstructive Surgery. 2002, 110(6): 1393 - 1397.
10. Ysunza A, Pampona M C, Ramirez E, et al. Velopharyngeal Surgery: A Pospective Randomized Study of Pharyngeal Flaps and Sphincter Pharyngoplastices. J. Plasic and Reconstructive Surgery. 2002, 110(6), 1401 - 1407.
11. Kuehn D. P., Moller V. K. Speech and Language issues in the cleft palate population: The state of the art. Cleft Palate Craniofacial J. 2000, 37: 348 - 351.
12. 王国民,陈阳. CSL 在异常语音分析中的临床应用和评价. 新世纪的现代语音学. 北京: 清华大学出版社,2000,45 - 47.
13. 王国民、杨育生、蒋莉萍等: 改良咽后壁组织转移瓣在 VPI 患者的临床应用和研究。实用口腔医学杂志 2001,17(6);321 - 519.
14. Jeffrey L. M. Discussion: A 10-year Review of Perioepative complications in Pharngeal Flap Surgery. J Plastic and Reconstructive Surgery. 2002, 110(6): 1398 - 1400.

第十四章　鼻咽纤维内窥镜和计算机语音工作站

第一节　鼻咽纤维内窥镜在腭裂修复中的临床应用

腭裂治疗的目的在于关闭裂隙，重建良好的腭咽闭合功能，恢复正常的发音。长期以来，由于缺乏客观评价腭咽闭合的标准，只能用主观的耳测评定法进行检测，缺乏客观依据；而且，正确的发音，不仅需要良好的腭咽闭合，还受到其他诸多因素的影响。因此，仅靠耳测评定语音的方法不能全面反映腭咽闭合功能，不能确切地评价腭裂手术的成功与否。国外自20世纪60年代以来，开始使用鼻咽纤维内窥镜（nasopharyngeal fiberscope，NPF）来观察腭咽闭合并评价手术效果。

一、内窥镜发展史

人类探索自身体内奥秘的兴趣丝毫不亚于探索周围环境奥秘的兴趣，内窥镜就是人类窥视自身体内器官的重要工具。古希腊名医、有着医药之父之称的希波克拉底（Hippocrates，约公元前460～前370）曾描述过一种直肠诊视器，该诊视器与我们今天所用的器械十分相似。类似的诊视器还发现于庞培遗迹（Pompeii，意大利古都，公元79年火山爆发，全城淹没），这些诊视器曾被用于窥视阴道与子宫颈，检查直肠，并用于检视耳、鼻内。当时进行这些检查时利用的是自然光线。

内窥镜的真正发展还是起于近代，一般可将其发展阶段分为：硬管式窥镜、半可屈式内窥镜、纤维内窥镜、超声与电子内窥镜等阶段。

（一）硬管式内窥镜

硬管式内窥镜的发展经历了两个阶段：即开放式硬管内窥镜阶段与含有光学系统的硬管内窥镜阶段。

1. 开放式硬管内窥镜

1806年德国法兰克福的Bozzini制造了一种以蜡烛为光源的用于观察膀胱与直肠内部的器械。第一次将“LICHTLEITER”运用于人体的是法国外科医生Desormeaux，因此他被许多人誉为“内窥镜之父”。1868年，Desormeaux和Segelar第一次在一篇文章中使用“内窥镜”一词。也是在1868年，Bevan用食管镜取出食管异物。次年Pantaleoni借助子宫镜在一老妇人子宫内发现一息肉并用化学试剂进行烧灼。受演艺者吞剑的启发，Kussmaul于1870年将一直的金属管放入一演艺者的胃内来观察胃腔，这样第一台食管胃镜就问世了。1867年，来自Breslau的牙医Bruck以电流使铂丝环过热发光并以之作为光源来观察患者的口腔，他可以称得上是使用内光源的第一人，Bruck后来又发明了一种水冷装置以避免过热的铂丝灼伤组织。

2. 含有光学系统的硬管内窥镜

1879年柏林泌尿外科医生Nitze制成了第一个含光学系统的内窥镜（即膀胱镜）。1880年著名科学家爱迪生发明了白炽灯，三年后格拉斯哥的Newman用小型白炽灯替换了原膀胱镜中照明所用的电热丝，1887年Dittell将灯泡置于膀胱镜的最前端，这种照明系统成为那一时期内窥镜所采用的标准方式。Boisseau du Rocher于1889年介绍了一种目镜可与外壳分开的内窥镜，通过外壳还可使用不同的透镜系统。

内窥镜在泌尿生殖系统的成功应用，促使人们将其应用于人体的其他部位。1881年Mikulicz和Leiter采用Nitze的硬管光学系统成功地制成了第一个适用于临床的胃镜。1898年Killian制成并成功使用了第一个支气管镜。1901年德国德累斯顿外科医生Kelling为了观察气腹对狗腹腔内器官的影响，他用Nitze发明的膀胱镜直接通过腹壁插入腹腔进行观察，并称其为“koelioskopie”，即体腔镜检查，这就是现代腹腔镜的前身，但第一次在人身上使用这种方法的却是瑞典内科医生Jacobaeus，1911年Jacobaeus在他发表的文章中描述了对人体腹膜腔、胸腔及心包腔的检查，他还第一次提到“腹胸腔镜”这个词。

（二）半可屈式内窥镜

随着光学系统的引入，硬管式内窥镜虽然得以不断地完善与发展，但由于内脏器官多存在解剖上的生理弯曲，用硬管式内窥镜难以充分检查，半可屈式内窥镜应运而生。

早在1881年Mikulicz就曾发展出前端1/3处可成30°角的内窥镜，Kelling也曾设计了一种近端为硬质部分而远端为软质部分的用于动物试验的胃窥镜。而真正意义上的第一个半可屈式胃窥镜是由Schindler从1928年起与优秀的器械制作师Wolf合作开始研制的，并最终在1932年获得成功，定名为Wolf-Schindler式胃镜。

Wolf-Schindler式胃镜的创制，开辟了胃镜检查术的新纪元。这之后，武井胜、Benedict及Schindler本人等对该式胃镜进行了改造，使之功能更为齐全，更为实用。

（三）纤维内窥镜

20世纪50年代以前，内窥镜照明采用的是内光源，照明效果较差，图像色彩扭曲，并有致组织灼伤的危险。1957年Hirschowitz和他的研究组制成了世界上第一个用于检查胃、十二指肠的光导纤维内镜原型并在美国胃镜学会上展示了自行研制的光导纤维内镜。后来Hirschowitz发表了一系列有关胃、十二指肠纤维内窥镜检查、纤维食管镜发展、纤维镜照相术、上部胃肠道出血的纤维内窥镜检查术等文章，为纤维内窥镜的发展拉开了帷幕。

1960年10月美国膀胱镜制造者公司（ACMI）向Hirschowitz提供了第一个商业纤维内窥镜，紧接着日本Olympus厂在光导纤维胃镜基础上，加装了活检装置及照相机，有效地显示了胃照相术。随着附属装置的不断改进，如手术器械、摄影系统的发展，使纤维内镜不但可用于诊断，且可用于手术治疗，如上消化道止血、在食管贲门肿瘤狭窄处放置内支架或通过激光治疗、胃及空肠造口以便行营养支持、逆行胆道显影、十二指肠乳头切开取石、在胆管系统恶性狭窄处放置内支架、结肠息肉摘除等。1987年法国里昂医生Mouret在一位妇女身上完成了世界上第一例电视腹腔镜胆囊切除术，从而在世界范围掀起了一场腹腔镜外科的革命。另外在美容整形外科，目前已开展了内窥镜除皱术。

（四）超声与电子内窥镜

1977 年日本学者久永光道等人开创了在前端装有超声探头的内镜，经食管探测心脏，1980 年在汉堡召开的第四届欧洲胃、十二指肠内窥镜大会上，联邦德国 Strohm 等报道了应用超声内镜检查 18 例患者并获得胰腺及小胰癌超声图像的论文，他们采用的是将日本 Aloka 厂的超声探头紧密结合在 Olympus 厂的 GF－B3 型侧视内镜的头端所构成的超声内镜，这是一种放射状扇形超声内镜的原型，而来自美国的 Dimago 等介绍了一种线型超声内镜的原型。随后 Jsuyoshi 等人及 Olympus、Aloka、町田、东芝等厂家对超声内镜又进行了一系列的改进，从此超声内镜主要应用于以下三个方面：① 诊断消化管黏膜下异常，如诊断黏膜下肿瘤及其浸润的深度等；② 食管、胃、结直肠、胰腺及胆管癌的术前 TNM 分期诊断；③ 诊断胰腺内分泌肿瘤及胆管结石。

1983 年美国 Welch Allyn 公司研制并应用微型图像传感器（charge coupled device，CCD）代替了内镜的光导纤维导像术，宣告了电子内镜的诞生——内镜发展史上另一次历史性的突破。电子内窥镜主要由内镜（endoscopy）、电视信息系统中心（video information system center）和电视监视器（televisio monitor）三个主要部分组成，另外还配备一些辅助装置，如录像机、照相机、吸引器以及用来输入各种信息的键盘和诊断治疗所用的各种处置器具等。它的成像主要依赖于镜身前端装备的 CCD，CCD 就像一台微型摄像机将图像经过图像处理器处理后，显示在电视监视器的屏幕上，比普通光导纤维内镜的图像清晰，色泽逼真，分辨率更高，而且可供多人同时观看。世界上生产电子内镜比较著名的公司有美国的雅伦（Welch Allyn）和日本的奥林巴斯（Olympus）等。由于电子内镜的问世，给百余年来内镜的诊断和治疗开创了历史新篇章，在临床、教学和科研中发挥出它巨大的优势。

二、鼻咽纤维内窥镜的历史

鼻咽纤维内窥镜（nasopharyngeal fiberscope，NPF），是一种经鼻腔在软腭上方直接观察软腭、咽侧壁和咽后壁运动的一种软性内窥镜，通过它可以直观地评定是否具有完好的腭咽闭合。

早在 1931 年 susamce Biral-Maisonuy 首先应用视野向后 11°和 13°的喉咽内窥镜置于舌上，观察发单音时的腭部运动情况。她指出闭合不全的腭咽部可以通过依靠派氏嵴（Passavant ridge）或咽侧壁向中央运动突出而达到闭合，但她的这一方法一直未得到推广应用。

1966 年 Taub 发表了应用视野 50°，观察角度为直角，光源为带防热装置的白炽灯的口腔内窥镜，进行观察。在局部喷雾麻醉剂后，患者可耐受咽喉部的刺激。当患者在张口发/a/时，可见派氏嵴形成、咽后壁运动及双侧咽侧壁向中央运动，软腭向上抬的运动过程，腭咽部空隙的大小，有关的解剖结构等等。但是，因为口腔内窥镜从口内插入，直接影响患者的发音过程。所得的观察结果准确性较差，而且不能观察连续发音说话时的软腭运动，因此，亦没有得到推广使用。

直至 20 世纪 60 年代末，随着高科技的快速发展，光导纤维、冷光源相继问世，鼻咽纤维内窥镜才得以成功地应用于临床。1969 年，Pigott 发表了数篇利用 NPF 观察连续说话时腭裂患者和正常人的腭咽部肌肉运动，找出了与发音不良有关的几个因素：① 腭咽闭合时，腭咽肌群运动不协调；② 腭咽闭合不全（Velopharyngeal incompetence，VPI）；③ 软腭及腭咽肌肉的活动欠佳。同时，用 NPF 也找出了生理性闭合不全的原因，对选择手术方法、术后疗效评价，提供有价值的依据。1975 年他又总结出了 NPF 和头颅侧位 X 线片结合应用的优点：如果两种检查方法同时应用，可以定出内窥镜前端的最佳位置，从而使观察更准确。

三、鼻咽纤维内窥镜检查的临床表现及可靠性

（一）鼻咽纤维内窥镜系统的组成

NPF 系统由鼻咽纤维内窥镜、冷光源、照相机和摄录像机等部分组成(图 14－1)，其中第一、二部分组成最基本系统，但如果要进行定量分析，则需要配有图像记录设备，以便作进一步的处理，分析。

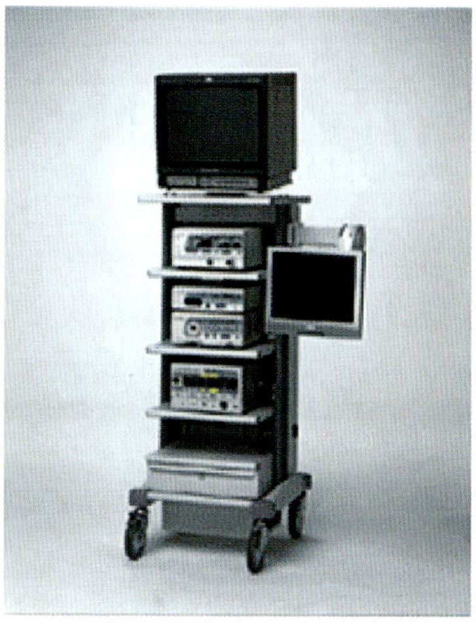

图 14－1　鼻咽纤维镜仪器

（二）鼻咽纤维内窥镜检变的临床表现

在临床检查时，患者一般取坐位、头部相对固定，鼻咽腔可按需作表面喷雾麻醉。将鼻咽镜由下鼻道缓慢插入，同时观察，一般成人抽入 100～110 mm时，即可看到鼻咽部，稍作调整后，可以见到以下结构：软腭的后 1/3；左、右咽侧壁；咽后壁。此时，即可以将鼻咽镜相对固定下来，根据需要做发音检查，立刻用记录设备将图像记录下来(图 14－2)。需要注意的是，检查前应嘱患者清除鼻腔内分泌物，以防止沾污镜头。

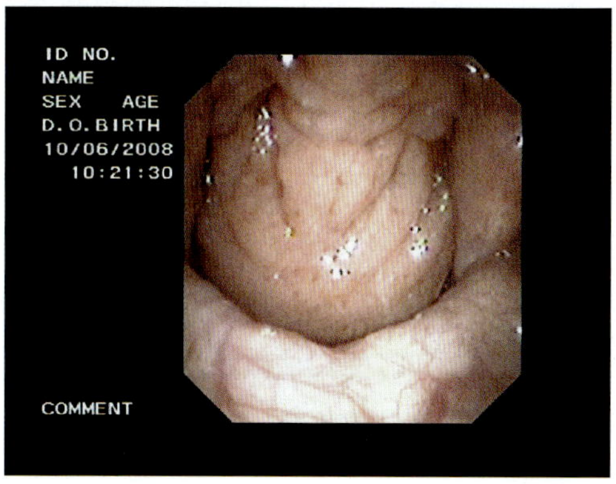

图 14－2　鼻咽纤维镜图像

NPF 检查的不足之处和注意事项：① 学龄前儿童不易接受该项检查；② 提供二维图像，因此，建议与头颅的侧位定位片结合进行检查，可将二维平面转化为三维空间运动；③ 视角较大的 NPF，图像边缘可引起畸变失真；④ 有时在一个视野下，不能清楚地同时显示软腭、双侧壁和咽后壁；⑤ 在做 NPF 检查时，所喷的表面麻醉药可能会影响腭咽肌环的活动。

据文献报道：腭咽闭合的类型可以分四种：

1. 冠状型：在静止位时，没有见腭垂部位向腭咽腔内突起，收缩时类似于正常型。

2. 环状型：有些患者由于孵部各壁的活动增强，从而形成环型的收缩形状。

3. 半环状型：在环型收缩的基础上，由于派氏嵴的加入，使收缩环的咽后壁区更加隆起。

4. 矢状型：此类收缩主要由双侧咽侧壁收缩，而软腭及咽后壁的活动较小。

（三）鼻咽纤维内窥镜检查的可靠性

NPF 检查的可行性和可靠性，已有众多学者进行研究。Sinclair 等将 100 名腭咽闭合不全患者同时应用 NPF 和电视录像、颅底位和头颅侧位 X

线片进行检查，得出结论：NPF 是比较可靠的仪器，尤其与头颅侧位定位片结合起来应用，可靠率在 80%，但对幼儿不宜，会造成机械损伤，咽腔也会出现因 NPF 本身造成的 VPI，特别对 8 岁以下儿童，所获资料不可靠。

Karnell 和 Ibuki 在 1983 年，同时采用 NPF 和侧位 X 线荧光录像技术来研究 NPF 每次插入位置的稳定性，以及 NPF 在临床上的应用，结果表明，在同一个体重复插入几次，每次插入 NPF 的位置均非常恒定，同时，他们还提出在静止的 NPF 照片上，可以进行各方面的测量，对腭咽闭合的机理进行研究。

（四）鼻咽纤维内窥镜检查的定量分析

尽管腭咽腔是一个立体结构，但在腭咽闭合时，却是一个平面关闭，即有一个关闭平面（closure plane），大约在咽鼓管圆枕水平下，因此可以作一平面的定量分析。但是，由于个体间腭咽腔大小不一，且 NPF 图像的放大率随插入深度的不同而不同，因此当发音存在 VPI 时，不可以在个体间作 VPI 程度的比较。刘晖首先提出采用腭咽闭合不全率（ratio of velopharyngeal incomptence, RVPI）来反映腭咽闭合功能，即将发音时腭咽闭合不全的面积，与静止位的腭咽面积作 100 分率计算，排除咽腔大小不一和插入深度不一的影响因素，使个体的腭咽闭合功能的比较成为可能。

四、鼻咽纤维内窥镜的临床应用

（一）正常人和腭裂患者术后腭咽闭合的动态变化，随访腭裂术后的疗效

以往认为正常人的腭咽闭合是一活瓣状的运动，即由软腭向后上移动与咽后壁接触形成腭咽闭合，忽视了咽侧壁的运动。自应用电影、电视荧光摄像和鼻咽镜等新技术、新方法后发现，腭咽闭合是一括约式运动，由软腭和咽壁共同向咽腔中央运动形成。由于个体的腭咽部肌群发挥的作用大小不一，使腭咽闭合呈现不同的形状。Skolnick 将其观察到的腭咽闭合形状分为冠状、矢状、环状和环状伴咽横嵴四种类型。Croft 等运用 NPF 和多相位荧光电视录像两种方法观察了 80 例正常人，500 例有 VPI 的腭裂术后患者和未经手术的隐裂患者的腭咽关闭形式，并按上述四种类型进行分类统计，发现两组的类型分布无明显差异，但闭合类型不是不可改变的，siegeal-Sadwitx 等报道通过训练可改变原来的关闭类型。

Matsuya 等用 NPF 观察正常人在吞咽、吹气和发音时腭咽闭合的动态变化，他们发现静止状态时，腭咽腔呈椭圆形。吞咽、吹气和发非鼻辅音时，腭咽腔完全闭合；而在发鼻辅音和某些元音时，腭咽腔闭合不全。就闭合形式吞咽和吹气不同，而发音与吹气相似，因此提出吞咽与吹气、发音的腭咽闭合运动在生理上有差异，这个推断与许多作者的研究结果一致，另外，他们还发现腭裂术后患者发元音时达到完全腭咽闭合最为困难，其次为辅音。发音时存在 VPI 者，在吞咽时往往能达到腭咽完全闭合，因此吞咽被认为是一种自然反射，由自主神经调节。

Osberg 等用 NPF 研究腭裂术后过度鼻音的生理基础。他们观察了 25 例术后患者，19 例无过度鼻音，其中 13 例有 VPI，这类患者的腭咽关闭主要通过软腭上抬和后伸来完成，留有一呈冠状的关闭不全裂隙；6 例有过度鼻音者，其腭咽闭合主要通过侧壁运动完成，产生三角形的关闭不全裂隙。根据泊肃叶方程即通过某气道的气流量与气道最大半径的四次方成正比，他们认为气流从肺部至口鼻腔这一过程中，冠状裂隙比三角形裂隙通过的气

流少，且前者关闭是以软腭运动为主，增大了口腔共鸣腔，不会形成过度异音；后者不但通过的气流多，且侧壁运动又促使气流通过，还使口咽共鸣腔减少，因此出现过度鼻音。

Sommerlad 等，用 NPF 和头颅侧位定位片的方法，对腭裂术后语音不清的患者再进行肌肉复位术后（二次手术均由同一位医生进行）的 VPI 情况，与第一次未做肌肉复位手术相比较，有了明显的改善。他们的结果，有力地支持了在第一次进行腭裂手术后，应将腭部肌肉分离及复位的观点。

D'Antonio 等在全美国范围内，对采用强调 NPF 进行腭咽闭合功能评价的有关问题，进行了综合评价，他们收到了 45%的答卷，其中 61%的医生赞成 NPF 检查是临床上非常重要的，但不是单独的研究和诊断方法；59%的医生认为最小能承受 NPF 检查患者的年龄是 3～5 岁；90%的医生认为内窥镜检查有助于困难复杂病例的诊断；41%医生报道了内窥镜检查适用于所有腭裂二期手术患者的诊断和治疗计划。这个研究报告最后建议：内窥镜检查应该像语音评定一样，作为腭裂检查的常规项目之一。

（二）指导咽成形术适应证及其方法的选择

30%以上的腭裂患者在腭成形术后有 VPI 存在，而治疗 VPI 的主要手段是咽成形术，虽然手术方法很多，但要决定何种患者需要再次手术和采用何种手术方法才能取得理想的效果甚为困难，运用 NPF 方法，能有效地指导二期治疗方法的选择。在吹气或发某些音时，能够达到腭咽完全关闭者说明这些患者已具有达到腭咽闭合的解剖基础，应对他们进行功能和语音训练，通过训练某些与发音有关的肌肉与器官，纠正不良习惯，恢复正常的语言功能；对于腭裂术后穿孔和神经源性的 VPI，可试用语言辅助装置，如穿孔封闭器、软腭上抬器等；而对于发单音不能达到腭咽完全关闭，且关闭不全裂隙较大者则应采用手术治疗。有的学者报道咽侧壁的运动能力是决定咽成形术成功与否的重要因素。ShprintZen 等用鼻咽镜和 MVVF 方法，对两组做咽成形术的病例进行对照观察。一组病例术前仅摄头颅侧位片，然后根据医生的经验选择手术方法；另一组病例术前做 NPF 和 MVVF 检查，根据咽侧壁移动程度制定手术方案（如侧壁移动度大者，制作的咽瓣较窄，反之则较宽）。术后一年两组病例进行比较：① 在讲话时有无 VPI，② 有无过度鼻音，结果，前一组 62%获得腭咽完全闭合，80%无过度鼻音；后一组 97%获得腭咽完全闭合，97%无过度鼻音。Albery 等也报道了类似的结果。这些观察结果明显地提示了术前评价咽侧壁运动的重要性。

（三）鼻咽纤维内窥镜在语音训练中的重要作用

腭咽闭合环，由软腭、双侧咽侧壁及咽后壁组成。在许多腭裂患者中，由于软腭无法发挥正常运动功能，由咽侧壁与咽后壁的代偿活动加以弥补，由于代偿机制改变了患者的发音习惯。腭裂手术后在 NPF 系统监视下，同时进行语音训练，形成一定可能的反馈一训练系统（video-Feedback therapy）。在直视自己腭咽肌肉环活动的情况下，患者可产生一个强的神经一肌肉刺激信号，促使腭咽肌环活动，达到腭咽闭合。

Yamaoka 根据此原理，建立了“NPF 自我训练系统”（NPF self-training system），对 59 例腭裂手术的患者术后需进行语音训练者，同时插入 NPF，让患者自行调整、训练，每 2 周 1 次，持续 1 年左右，均取得了良好的效果。

第二节 计算机语音分析系统在病理语音学中的应用

语音是人类发音器官发出来的具有一定意义、能起社会交际作用的声音。自然界的各种声音自然不能叫语音，因为这些声音并不是人类发音器官发出、也不起任何交际作用。但是，人类发音器官发出的也并不都是语音，比如咳嗽、打哈欠虽然是人类发音器官发出来的，也不能称语音，因为这些声音只是人类一种本能的生理反应，虽然也可以表示一定的意义(如咳嗽表示感冒了)，起一定的社会交际作用(打哈欠可以表示厌烦、暗示应该结束谈话了等等)，但并不和特定的语义(具体词语)发生联系。所以，语言的声音和它所代表的意义是互相依存的统一体。一方面，不代表任何意义的声音不能称之为语音；另一方面，语义必须借助于声音才能表达出来。从本质上看，声音是一种自然物质，因此，语音应该说是语言的物质基础。

实验语音学(experimental phonetics，也叫仪器语音学 instrumental phonetics)，是用各种测量设备，来研究语音。传统语音学主要是从听音、记音入手来研究语音，也就是凭耳朵听辨语音，同时模仿发音，用内省的方法来确定这些语音单位是在发音器官的什么部位、用什么方法发出来的。再用一定的符号把听到的声音记录下来，加以分析，确定所研究语言或方言一共有多少种不同的语音音素，它们又是怎样组合在一起的，组合在一起时发生了什么变化，最后归纳出这种语言的语音系统。凭耳朵听辨语音，要求辨音能力越强越好，记录语音越细越好，因此，过去一个语音学家必须经过非常严格的听音、记音的训练。一般还要求研究者至少掌握一定数量的语言和方言，以帮助学习和练习发音、听音和记音的方法。

但是，人耳听辨语音的能力总是有一定限度的，即使是经过严格训练的语音学家，所记录的也只能是他所听到的声音的主观印象。为了更客观、更精确地记录和描写语音，20 世纪初语音学家就已经借用一些生理、物理和医学方面的仪器来辅助口耳，审定语音。例如，用浪纹计测定语音的长短、高低和强弱，用 X 线照相测定发音部位，用喉镜观察发音时声带的变化等等。这方面的研究逐步形成了“实验语音学”。20 世纪 40 年代以后，出现了许多新的仪器，如语图仪，肌电仪，X 线动态摄像仪，磁带录音机等。20 世纪 70 年代以后，电脑普及，使实验语音学有了更快的发展，揭示出许多过去不可能观察到的语音现象，丰富和修正了传统语音学的若干解释和理论，现在人们已经普遍利用电脑人工合成语音了。目前，实验语音学已经涉及声学、生理学、心理学、医学、计算机科学等许多学科。实验语音学从本质上说是语音学研究的一种方法和手段。所以现在实验语音学已经不再是作为一门独立的学科存在，而是融入了语音学的各个方面，成为语音学研究各个分支的手段，其所获得的结果，也就直接成为各个分支学科的结论。

腭裂术后的语音障碍一直是唇腭裂序列治疗中的难点。据文献报道，腭裂修复术后仍然有5%～30%的患者出现腭咽闭合不全，临床表现以过度鼻音和鼻漏气为主，给他们的生活和工作带来较大的不便。为了解决患者的痛苦，需要了解腭裂语音的发声特点和声学特性，这就形成了一个崭新的交叉学科新领域——腭裂病理语音学。由此可见，它的形成也标志着我国唇腭裂的治疗发生了大的飞跃，从单一的注重形态的外科修复为主，发展到当今的形态与功能并重的治疗体系。

国内对腭裂语音的研究是从20世纪90年代初开始，起初只是定性方面的研究。王建华、孙永清的《唇腭裂语音初探》(1991)，对唇腭裂语音的主要特点进行了归类。王国民、朱川和袁文化的《汉语语音测试字表研究》(1995)，是中国第一套汉语语音清晰度测试字表。随着计算机技术的迅猛发展，病理语音学的步伐也越来越快，从简单的分类到复杂的定量计算，将只能听的声音转为可视化的图像，获得了一些比较实用的成果。上海交通大学医学院附属第九人民医院唇腭裂治疗研究中心应用计算机语音分析系统(computer speech Lab, CSL)对部分异常语音进行了音声分析和评价。

一、CSL

(一) 简介

CSL是一种动态音频频谱分析仪，可将声音信号转变为可视图谱并输入计算机，具有语音信号获取、分析、编辑和回放功能，能提供图谱中的各种物理量并显示它们之间的动态关系。它操作简单、技术先进，分析手段主要包括波形图、FFT频谱和LPC滤波曲线、语图和音高，为语音学研究提供了一种准确而有效的仪器，也是目前国际上在语音分析中最常用和先进的仪器之一。它的优点为：对患者无损害，不带来痛苦，在学龄前儿童中也可广泛应用，既可研究元音，又可研究辅音，重复性和可靠性好。其不足之处是需要有一定的专业知识，同时其价格昂贵，还需要计算机、打印机和电腭图等配套设备，难以在基层医院推广。

(二) 主要分析手段

1. 波形图

可用于音素分析，还可以检查分析音节的元、辅音和音高变化。从波形疏密程度可以看出音高的变化；从波纹的宽窄可以显示相对振幅；音长则可通过时间横轴得到。

但是波形图对音素内部的特征无法提供准确信息，用作音色分析不可靠。

2. FFT频谱和LPC滤波曲线

将语音信号中不同能量的谐波及其在不同频段分布情况描绘成图。显示语音复波各强谐波的分布状况，从而确定该语音复波的共振峰参量。可用于共振峰的测定。

FFT频谱和LPC滤波曲线的横坐标代表频率，纵坐标代表振幅，是二维图像。由于没有时间轴，它表现的是瞬间图像，因而对固定音色的音，如单元音没有很大影响。但对分析辅元音节等音节而言，因存在共振峰的变化、过度音征等因素，则无法准确反映。

3. 语图

与FFT频谱和LPC滤波曲线相比，语图能表现语音的三维特性，其纵坐标表示频率，横坐标是时间，图谱中的色调深浅则表示声音的强弱。宽频带语图可以观察元音共振峰及辅音能量集中区，窄带语图可显示音高的变化。

各种语音的语图模式：

(1) 直条型：代表阻塞爆破音。从塞音爆破点开始到后继元音出现的时间段称为起声时间(Voice Onset Time, VOT)。当塞音为清辅音时，阻塞间歇期声带不颤动，语图底线上无共振峰横杠出现，VOT为正值；当塞音为浊辅音时，阻塞间歇期声带已开始颤动，语图底线上有共振峰横杠出现，VOT为负值。

(2) 乱纹型：代表无规则的噪声。清辅音常表现为不同频段上的乱纹集中，同时乱纹也可代表送气塞音的送气部分及塞擦音的后半段。

(3) 横条型：代表共振峰。

（4）混合型：乱纹和共振峰横条混合，也可直条与乱纹混合。

4. 音高

用于声调、连续变调和语调的研究。

二、应　　用

上海交通大学医学院附属第九人民医院唇腭裂治疗研究中心对66名腭裂术后腭咽闭合功能不全（velopharyngeal incompetence VPI）患者和35名正常对照组进行了对照研究。

（一）元音

1. 共振峰

元音的声源是声带颤动产生的周期性声带音，声带音通过声腔时产生共振作用，和声腔固有频率相同或相近的一些频率得到加强，另外有一些频率则减弱甚至消失。声腔形状的改变引起其固有频率的变化，声带音通过声腔时所产生的共振作用也随着发生变化，元音的音色自然也就随之改变。共振峰就是与声腔固有频率相同或相近的一些频率得到加强而形成。它随声腔形状的改变而变化。

一般就元音来说，头三个共振峰（F1、F2和F3）对元音的音质的确定最为重要（表14－1）。F1的频率升高与开口度直接相关。频率越高，开口度越大，表14－1中/a/的检测数据也证实了F1数值与张口度大小之间的关系；F2降低同舌的后缩直接相关，频率越低，舌越靠后。F2也与圆唇度有关，唇越圆，F2也越低；F3的升高与软腭的下降有关，软腭降得越低，F3也越低；F3的降低也与-r化音色有关，舌尖翘得越高，-r化音色越重，F3也就越低。由于VPI患者发音时，腭咽腔未能完全闭合，使整个共鸣腔发生改变，部分气流从鼻腔逸出，使共振峰频率发生改变。本研究结果也证实除F1外，病例组几乎所有元音的F2、F3均发生改变。由于同一患者在发相同音节时，开口度基本恒定，可以认为F1基本是不变的。而F21、F31是个相对值，使用它们来代替F2、F3更能准确的代表舌的前后位置和软腭的升降，减少F1对结果的影响。本研究结果显示，F21、F31在大多数情况下与F2、F3保持一致，在部分情形下更准确、更客观地反映了舌和软腭位置的变化。VPI患者在发/a/、/o/、/e/和/u/时，F21上升，这说明他们发相应音时舌位偏前，而在发/i/和/ü/时，F21下降，这说明他们发相应音时舌后缩；VPI患者在发除/a/外其他元音时，F31明显下降，这说明他们的软腭上抬不足，在检查这些患者时常常可发现他们的软腭区瘢痕较广泛，限制了软腭的运动功能，从而影响了腭咽闭合功能。

表14－1　元音汇总比较表

	性别	Dur	F1	F2	F3	F0	E	F21	F31
a	女			↓	↑			↑	↑
	男	↑		↑	↑			↑	↑
o	女				↓		↓	↑	↓
	男	↑		↑					
e	女			↑	↓			↑	
	男	↑		↑		↑		↑	↓
i	女	↑		↓	↓		↑	↓	↓
	男	↑		↓		↑		↓	
u	女			↑	↓			↑	↓
	男	↑		↑			↑	↑	↓
ü	女	↑		↓	↓	↓		↓	↓
	男	↑		↓	↓		↑	↓	↓

注：↑表示病例组大于正常组，有显著性差异
↓表示病例组小于正常组，有显著性差异

2. 声学元音图

应用声学参数把元音之间的声学空间距离用图形表示出来，可以直观地说明元音之间的相互关系有助于对听辨关系的理解，这就是声学元音图。声学元音图有多种类型：如 Joos 型声学元音图、Ladefoged 型声学元音图、Fant 型声学元音图等。各种声学元音图都有适用范围。本研究使用的是较直观实用的一种，它的面积就代表的是发音者舌上下前后运动的范围。VPI 组的舌位面积要小于正常组（图 14－3，图 14－4），这是由于许多 VPI 患者的上颌骨发育不足，导致他们的舌体运动空间明显小于正常人，本研究结果也证实了他们的声学感知空间明显缩小，致使不良发音习惯愈发严重。

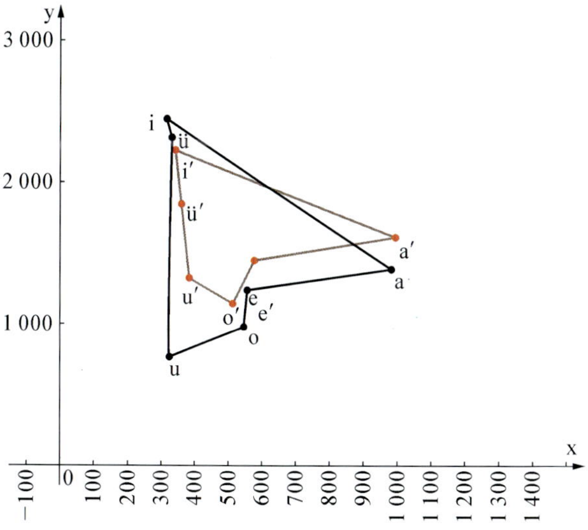

图 14－3　男性声学元音图

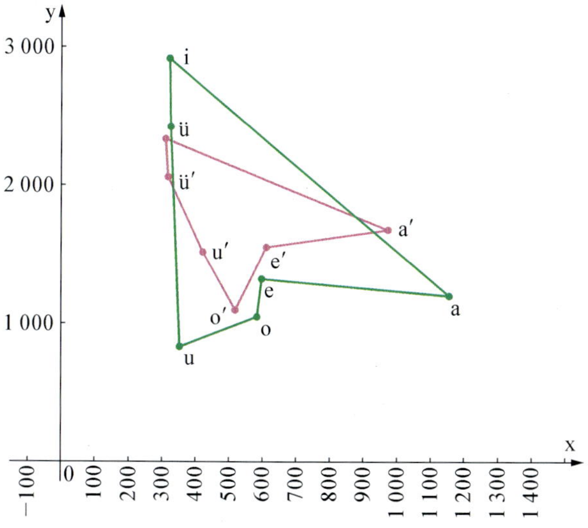

图 14－4　女性声学元音图

3. 语图特点

VPI 组的元音语图有三大特点：附加共振峰、共振峰残缺和高频区能量衰减。

附加共振峰其实就是鼻音共振峰，这是由于发元音时，额外的鼻腔共振会在频谱上出现异常的零点（反共振），使附近的声谱分量削弱，此时就会出现附加共振峰。有的学者认为：鼻化元音/a/的额外峰在 300～500 Hz 区域，鼻化元音/i/的额外峰在 F1 以上位置，位于 600～1 100 Hz，平均 750 Hz 区域，鼻化元音/u/的额外峰在 F2 以上位置，位于 850～1 300 Hz，平均 1 000 Hz 区域。本研究结果显示 VPI 组的元音/a/有两个较明显的附加共振峰，一个位于 F1 以下，210～320 Hz，平均 260 Hz，另一个在 F2 和 F3 之间，2 000～2 700 Hz，平均 2 400 Hz，男女略有差别，女性略高；元音/i/的附加共振峰在 F1 和 F2 之间，800～1 800 Hz，平均 1 400 Hz（图 14－5）；元音/ü/的附加共振峰在 F1 和 F2 之间，800～1 700 Hz，平均 1 200 Hz；元音/u/在 F1 和 F2 之间，700～1 000 Hz，平均900 Hz；元音/e/的附加共振峰较少；而元音/o/则未见附加共振峰。与上述学者的结果有差异可能是年龄段

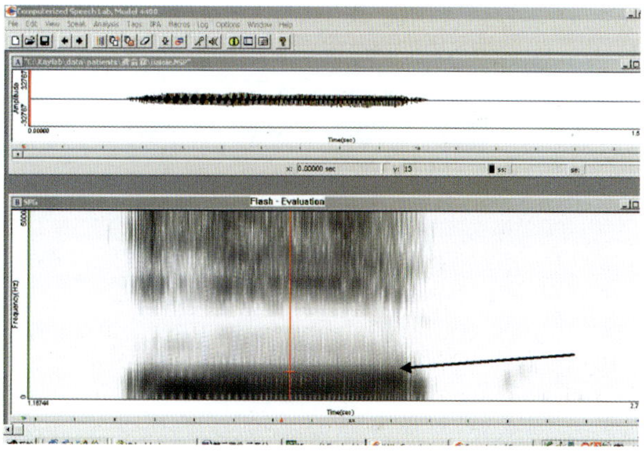

图 14－5　示元音/i/在 F1 和 F2 见有一附加共振峰，大约 800 Hz

的不同和检测仪器不同所造成。在六个单元音中，/i/、/a/和/ü/的附加共振峰发生率均超过了50%，这表明它们的鼻音化成分较重，与耳测结果基本符合，在语音治疗中应值得注意。

共振峰残缺就是共振峰能量的减弱或消失。可见于F1、F2和F3，其中F2更多见。这可以从两方面来解释：首先是口腔内的气流量不足，导致了能量的衰减；其次是由于鼻音共振峰使相邻共振峰的能量减弱(图14-6)。

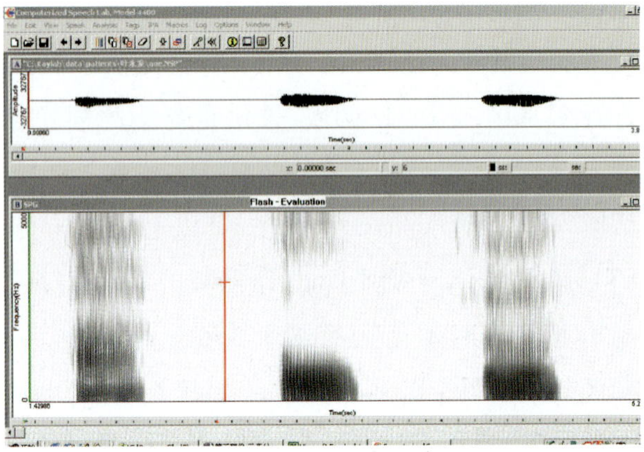

图14-6　示元音/a/、/o/、/e/的F2和F3不清晰，能量减弱

高频区能量衰减主要是指4 000 Hz以上的能量减弱。它的形成也是由于气流从鼻腔流失和鼻音共振峰低频区集中了较多的能量所致。

图14-7，图14-8示对照组在4 000 Hz之上区可见较多能量峰，病例组在高频区的能量峰几乎消失。

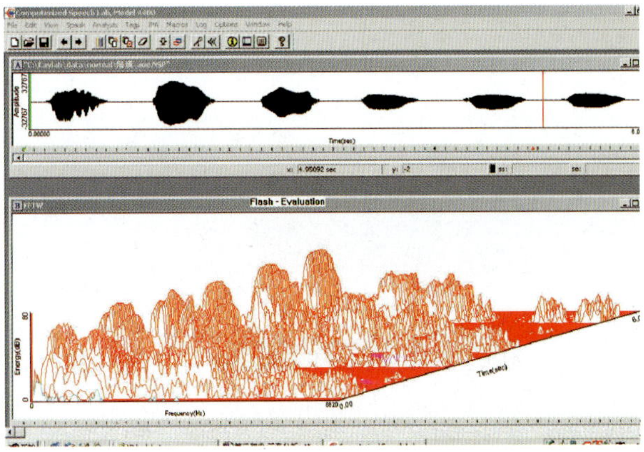

图14-7　对照组六元音的能量分布

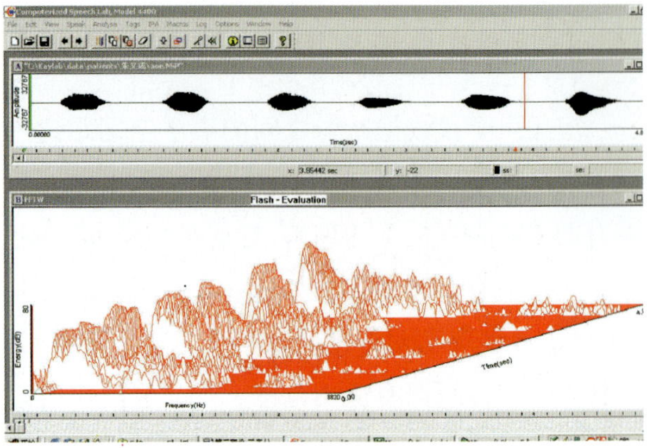

图14-8　病例组六元音的能量分布

（二）辅音

辅音也是语音学最基本的概念之一，它的主要作用是自然度，损失辅音的信息，将使语言的自然度和可懂度大大降低。VPI患者的主要特征之一是鼻漏气。鼻漏气导致口腔压力不足，致使辅音构音困难，严重影响语音清晰度。

1. 嗓音起始时间

辅音一般不能离开元音而单独发出来，它总是随前后所接元音一起作为辨听的信息。辅音和元音之间的一小段过渡就成为识别辅音不可缺少的重要信息。这种过渡之一就是嗓音起始时间(voice onset time VOT)，它是指辅音除阻开始到声带颤动开始的时间过程，能比较精确地说明辅音的清浊和送气的情况。VOT的正负，实际上代表的塞音清浊的真假。本研究结果所示6个辅音的VOT均有明显地降低，其中d、b的平均VOT为负值，说明VPI患者发音时存在代偿性的不良发音习惯，在试图封闭腭咽腔时导致发音肌群的紧张，致使声带提前颤动，使清音变浊和送气时间的缩短。VPI患者的VOT值低于正常构音者的语图特点与其音声特点完全相吻合，即：发辅音时常出现阻力的脱落和弱化，由此造成他们的语音清晰度差。由此可见，VOT值对临床诊断VPI患者有着重要的实用意义，它是异常语音的一种特异性指标，使检测瞬息万变的辅音有了一种更客观的新方法（表 14－2）。

表 14－2　音节汇总比较表

	性别	Dur	CD	VD	VOT
/da/	女	↑	↑	↑	↓
	男	↑		↑	↓
/bo/	女	↑		↑	↓
	男	↑		↑	↓
/ge/	女	↑	↓	↑	↓
	男	↑		↑	↓
/ji/	女	↑	↓	↑	↓
	男	↑	↓	↑	↓
/ku/	女	↑			↓
	男	↑	↑	↑	↓
/qü/	女				↓
	男	↑		↑	↓

注：↑表示病例组大于正常组，有显著性差异
↓表示病例组小于正常组，有显著性差异

2. 语图特点

辅音的发音过程即是对声门呼出气流的调制过程，压力性辅音的调制包括成阻、除阻、持阻三个阶段，塞音和塞擦音的调制过程中有明确的成阻阶段和瞬间爆发的除阻阶段，在其语图上表现为空白间隙和冲直条，送气塞音和塞擦音的调制过程中还有一明显的持阻阶段，其语图上除出现冲直条和空白间隙外，还存在一定时长的噪声乱纹。由于空白间隙在语图上无任何表现，本文不在此讨论。

（1）辅音脱落或弱化

VPI 患者由于口腔内压力不足，能量无法聚集（表 14－3）。因此不能形成或难以形成阻力，在构音过程中会发生困难，严重影响了辅音清晰度。因此，临床上在进行语音治疗时，常使用吹气泡、鼓气等行为疗法来提高患者保持口腔压力的能力。本研究资料示 VPI 患者被检辅音的语图表现为无冲直条和乱纹或者是冲直条和乱纹的减少。在六个音节中，/g/脱落率为最高（图 14－9），其次是/j/、/b/、/d/，/k/和/q/最低，说明不送气音较容易脱落。

表 14－3　辅音脱落发生情况表

		男		女	
		数量	比例	数量	比例
/da/	对照组	0	0.00	0	0.00
	病例组	9	25.00	3	10.00
/bo/	对照组	0	0.00	0	0.00
	病例组	16	44.44	11	36.67
/ge/	对照组	0	0.00	0	0.00
	病例组	22	61.11	16	53.33
/ji/	对照组	0	0.00	0	0.00
	病例组	20	55.56	15	50.00
/ku/	对照组	0	0.00	0	0.00
	病例组	2	5.56	0	0.00
/qü/	对照组	0	0.00	0	0.00
	病例组	2	5.56	0	0.00

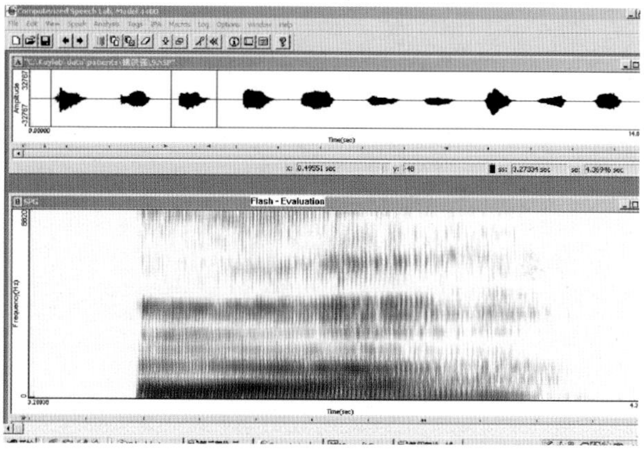

图 14－9　/da/辅音脱落

（2）清音浊化

由于 VOT 的降低，使清音变浊（表 14－4），一旦 VOT 为负值，清音就变成浊音。在 6 个音节中，/b/、/d/、/k/ 和/q/完全浊化率最高（图 14－10），/g/和/j/较低。

表 14－4　清音浊化发生情况表

		男		女	
		数量	比例	数量	比例
/da/	对照组	0	0.00	0	0.00
	病例组	17	47.22	15	50.00

续 表

		男		女	
		数量	比例	数量	比例
/bo/	对照组	0	0.00	0	0.00
	病例组	12	33.33	14	46.67
/ge/	对照组	0	0.00	0	0.00
	病例组	0	0.00	3	10.00
/ji/	对照组	0	0.00	0	0.00
	病例组	3	8.33	6	20.00
/ku/	对照组	0	0.00	0	0.00
	病例组	16	44.44	14	46.67
/qü/	对照组	0	0.00	0	0.00
	病例组	15	41.67	9	30.00

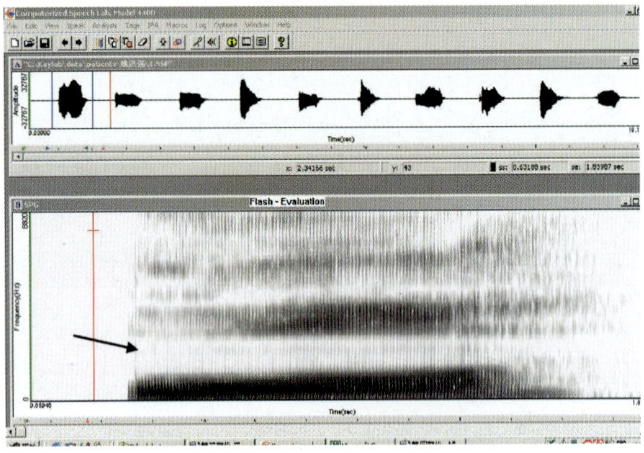

图 14－10 /bo/清音浊化

3. 辅音替代(图 14－11)

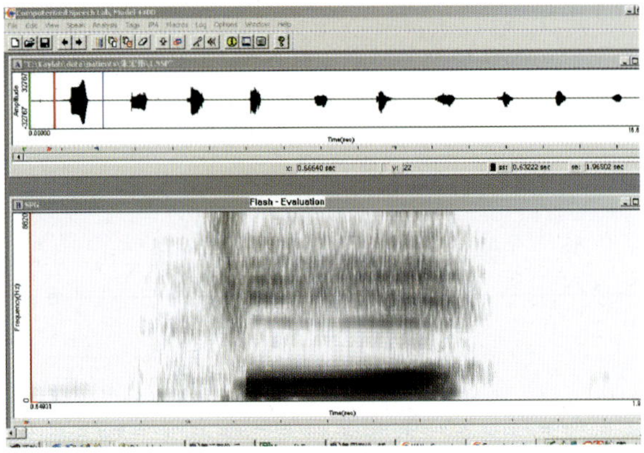

图 14－11 /bo/变成了/fo/

在 VPI 患者中发生率较低，由于阻碍位置的变化导致了辅音的替换，它也是一种代偿性发音习惯(图 14－11)。

(三) 语句分析

语句的结构是非常复杂的，它包含着音节、韵律词、短语和语法结构等多层次的信息。我们用语言进行交际的时候，总是一个音紧接着一个音说的，各个音连续不断，形成了长短不等的一段段语流。语流内的各音紧密连接，发音部位和发音方法不断改变，经常相互影响，产生明显的变化。所以对语句的分析同单音节有所不同，虽然 VPI 患者的元音和辅音的异常在语句中经常可见，但语句的重心主要集中在其韵律特征上，即语音的轻重、长短和声调上。

三、声　　调

汉语是有声调的语言，声调同时具有区别词义的作用，它在感知上的地位不亚于元音和辅音。研究声调是以基频为主。基频是由声带振动的频率所决定的，它与振动体的长度、质量和紧张度有关。每个人的声音都有其特点，这是因为每个人声带的宽窄、厚薄和长短都不同，振动时产生的频率不一样。在日常生活中，男性、女性和儿童的声音大不相同，这是因为儿童的声带短而薄，所以声音高而尖。成年后，声带随之变厚变长，声音较原来降低。女性的声带较男性短，故声音降低程度较小。因此本研究特意将基频标准化，研究目标只是探索各音节声调变化的趋势，有效地排除了各种因素的干扰。从图 14－12 和图 14－13 可看到 VPI 组的声调模式的曲线特征与对照组基本类似，只是略有些高低不等。在临床检听中，VPI 组的声调也未有不适之感，可能与其声带完好无损有关。

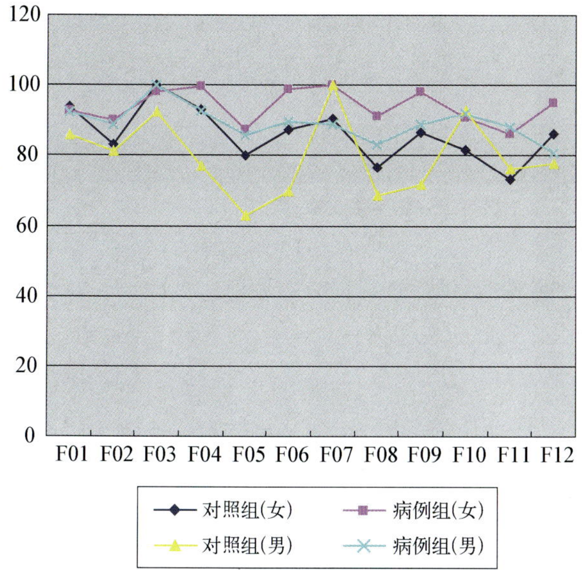

图 14－12　语句一的标准化基频模式图

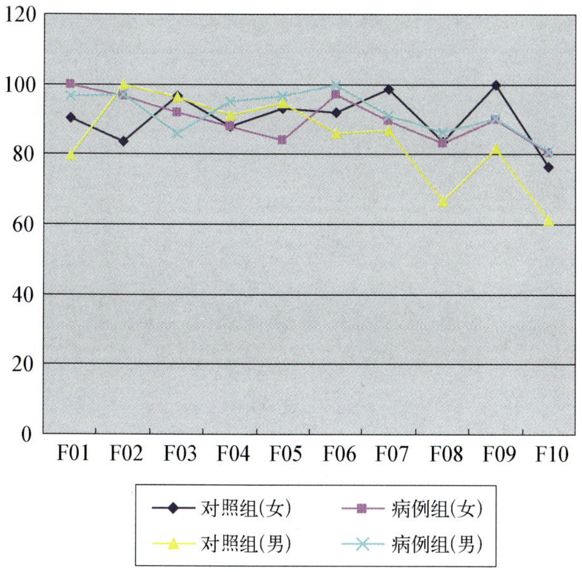

图 14－13　语句二的标准化基频模式图

四、语音的轻重

语音的轻重与音节的强弱有关。音强的干扰因素较多，即使让一个人反复发同一个音节，每次的音强也不相同。故本研究采用相对音强值，可以消除不同发音人不同发音条件下发音强度的差异，将重点放在各音节之间的强弱比较上。从图14－14可看到VPI组语句一的音强模式的曲线特征还与对照组基本类似，图14－15则可见两组的语句二有些区别。对照组整句的重心在前半段，后半段的趋势一直向下。而VPI组的后半段有一转折向上，主要是发“街”和“冰”时，VPI组较重，而正常组较轻，这可能与患者为代偿构音困难的音节，而用力发声所造成。VPI患者的上述音强模式只有在各音节之间的相互比较中才可能发现，而单音节中是无法了解的。他们的这种模式影响了整句话的重心，有一种不自然感。

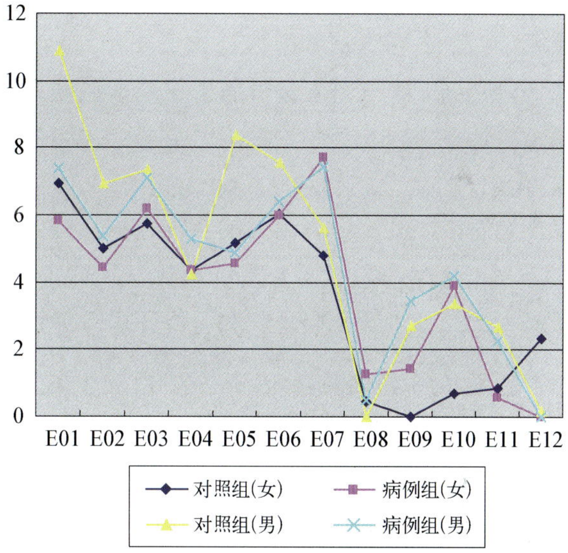

图 14－14　语句一的相对音强模式图

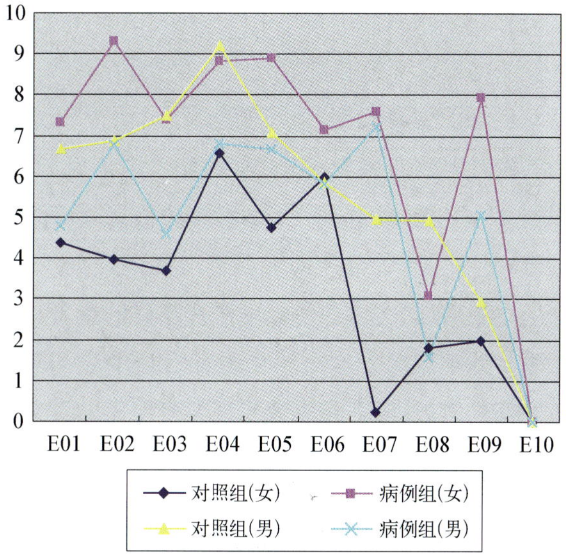

图 14－15　语句二的相对音强模式图

这提示在进行语音治疗过程中，不仅要求患者注重各个音节的清晰，而且要求患者把握整句的平衡，做到轻重适当。这样才使整句话听起来比较自然。

五、音长和停顿

音长是重要的韵律特征，它与说话人的语速有关，语速越快，音长越短。从研究数据可看出，VPI患者的语句长度和所有音节的总长度均远高于对照组，这说明 VPI 患者为代偿发音不清，放慢语速，延长发音，这与音节分析的结果基本相同。停顿是由发音过程中的换气所造成，合适的停顿使语句具有节奏感。从本研究的结果可以看到，对照组只在主谓宾之间，词组之间等具有语法结构处产生停顿，而且时间较短，如语句一的 T2、T4、T6、T8 和语句二的 T4、T8 等，有的停顿只是塞辅音的无声段结构，即空白间隙，如语句一的 T1、T3 和语句二的 T9 等(图 14－16)。而 VPI 组在大多数音节之间均产生停顿，其停顿次数和长度均大于对照组，在语法结构处停顿时间也远远超过对照组，有显著性差异。为消除语速的影响，本研究采用 RS(停顿音长比)来客观地反映停顿的性质，结果 VPI 组仍然明显较对照组长(图 14－17)。由于语句中各音节的发音部位和发音方法不断改变，要求被检者有良好的调音机制，才能顺畅发音，而 VPI 患者因为发音阻碍导致各音节之间的转换时间延长，语句连续性受到影响。听音时也常常感觉患者语言的流畅性不足，音节之间有明显的间隔，感觉是一个一个音节地发音，即使轻度语音障碍的患者也经常发生此类现象。这提示在语音治疗中应加强音节之间的转换训练，将患者出现发音障碍的音节排列组合，反复练习，可有效地提高其语句的通畅程度。

通过对腭裂语音的系统性研究，我们得出以下结论。

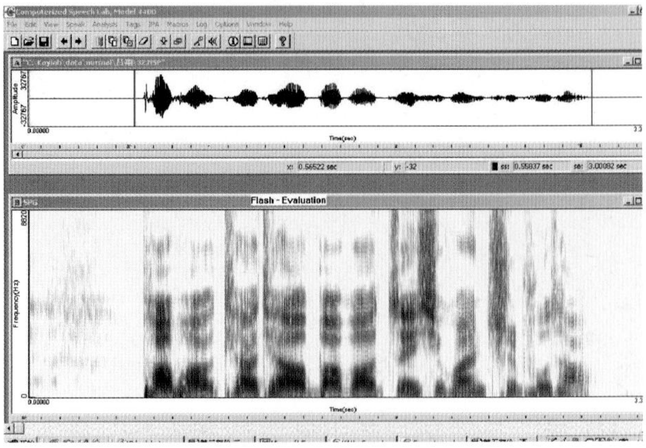

图 14－16　正常组语句一

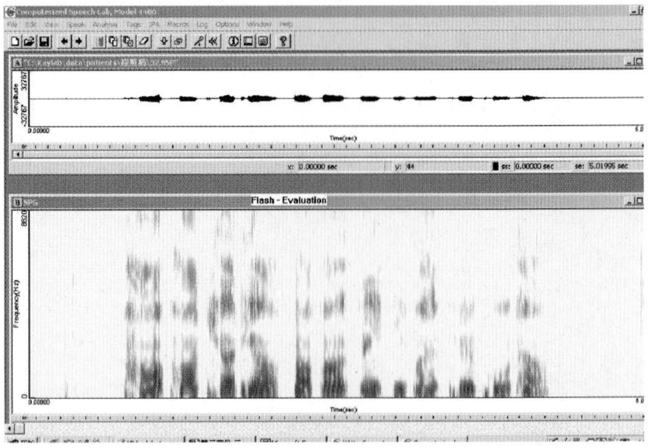

图 14－17　病例组语句一

1. VPI 患者元音的 F2、F3、F21、F31 较对照组均有显著性差别，其中 F21、F31 更有临床意义，其语图有三大特点：附加共振峰，共振峰残缺和高频区能量衰减。

2. VPI 患者的 VOT 较正常组明显降低，其辅音能量下降和强频区分布异常，语图有两大特点：辅音脱落或弱化和清音浊化。

3. VPI 患者语句的流畅性较差，其声调模式无异常，音强模式与对照组有差别。

（陈　阳）

参考文献

1. 王光和. 唇腭裂序列治疗[M]. 北京：人民卫生出版社，1991，63.
2. D'AntonioL，AchanerBM，VanderKVM，etal. Results of a survey of cleft palate teams concerning the use of nasendoscopy[J]. Cleft Palate Craniofac J，1993，30：35.
3. 朱敏，袁文化，卢晓峰，等. 应用鼻咽纤维镜评价腭咽闭合功能的定量分析研究[J]. 中华口腔医学杂志，1998，33(3)：172. 174.
4. 魏建华，封兴华，宗小娜，等. 腭裂患者术后腭咽闭合状况的研究[J]. 实用口腔医学杂志，2002，18(4)：298. 300.
5. 魏建华，马威，封兴华. 鼻咽纤维内镜在腭裂治疗中的应用研究[J]. 中国美容医学，2001，10(4)：331－333.
6. D'AntonioL，Muntzh，et al. Practical application of flexible fiber optic nasopharygoscopy for evaluating velopharyageal function [J]. PlastReconstrSurg，1988，82(4)：611.
7. Patterson D，Connine CM. Variant Frequency in Flap Production，a corpus analysis of variant frequency in american english flap production [J]. Phonetica 2001 Oct-Dec；58(4)：254－275.
8. Axer H，Jantzen J，Graf von Keyserlingk D. An aphasia database on the internet：a model for computer-assisted analysis in aphasiology. Brain Lang 2000 Dec；75(3)：390－398.
9. Perry AR，Shaw MA. Evaluation of functional outcomes (speech，swallowing and voice) in patients attending speech pathology after head and neck cancer treatment(s)：development of a multi-centre database. J Laryngol Otol 2000 Aug；114(8)：605－615.
10. 蔡莲红，赵世霞. 汉语语音合成语料库的研究与建立. 语言文字应用，1999，3 (31)：97－102.
11. 朱洪平，马莲，罗弈，等. 鼻化元音的频谱特点与过高鼻音主观判听的相关关系研究. 中国口腔颌面外科杂志，2003，1(1)：56－58.
12. Warren DW. Velopharyngeal orifice size and upper pharyngeal pressure-flow patterns in cleft palate speech：a preliminary study. Plast-Reconstr-Surg 1964，34：15.
13. McWilliams BJ. A comparatives study of four methods of evaluating velopharyngeal adequacy. Plast Reconstr Surg 1981，68：1－10.
14. Mayo-R；Warren-DW；Zajac-DJ. Intraoral pressure and velopharyngeal function. Cleft-Palate-Craniofac-J. 1998 Jul；35(4)：299－303.
15. Morley M E. Cleft palateand speech. 7th ed. London New York：Churchill Livingstone，1970，69－285.
16. Folkins J W. Issues in speech motor control and their relation to the speech of individuals with cleft palate. J Cleft Palate 1985，22：106.
17. Peterson GE. The evalution of speech signals. J Speech and Hearing Disorders，1954，19：158－168.
18. Fairbanks G. A theory of the speech mechanism as a servosystem. J Speech and Hearing Disorders，1954，19：133－139.
19. Bardach，J；Morris，H. L；Olin，W. H. Late results of primary veloplasty：the Marburg Project. Plast-Reconstr-Surg，1984，73：207－215.
20. Hirschberg J. Pediatric otolaryngological relations of velopharyngeal insufficiency. Int J Pediatr Otorhinolaryngol 1983 Apr；5 (2)：199－212.
21. 吴宗济，林茂灿. 实验语音学概要. 北京：高等教育出版社，1989，33－152.
22. 朱川. 实验语音学基础. 上海：华东师范大学出版社，1986，24－33.
23. 文抑西，刘建华. 应用训算机语音分析技术对腭裂语音元音因素的初步分析. 华西日腔医学杂志，1994，12(3)：175－179.
24. Kent RD，Read C. The acoustic analysis of speech. 1 st ed. California：Singular Publishing Group，1992，1－87.
25. Watterson T，Emanuel F. Effects of oral-nasal coupling on whispered vowel spectra. Cleft Palate J，1981，18：24－38.
26. 石锋. 语音学探微. 北京：北京大学出版社，1990，20－87.
27. 王国民，袁文化，蒋莉萍，等：腭裂术后语音障碍和音声特征的研究. 中华口腔医学杂志，1995，30(6)；334－336.
28. 王国民，袁文化，蒋莉萍，等. 语图仪在腭裂整复术后异常语音分析中的研究. 口腔颌面外科杂志，1995，5(4)；189－191.
29. 曹剑芬. 汉语韵律切分的语音学和语言学线索. 新世纪的现代语音学. 北京：清华大学出版社，176－179.

第十五章　腭裂患者语音障碍的评价和治疗方法

腭裂术后语音治疗已成为唇腭裂序列治疗中的一个重要组成部分。腭裂修复术的目的是为重建正常的语音功能，而它又必须建立在腭咽闭合功能基础上，腭咽闭合不全是腭裂术后形成腭裂语音的主要因素，因此如何对腭裂术后患者语音功能进行正确的诊断与评价，关系到临床是否直接进行语音治疗还是改善腭咽闭合功能后再配合语音治疗，最终达到正常人的语音清晰度。

腭裂语音应属病理语音学范畴，病理语音学是研究发音器官的结构和功能异常等原因而引起语音障碍的一门学科。腭裂语音障碍的语音治疗不同于传统的汉语语音教学，它在纠正发音部位与发音方法错误的同时，还需要克服病理解剖对发音造成的影响，因此需要有病理语音学基础知识，能对异常语音作出正确的评价，采用特定方法使患者获得良好的语音功能。

第一节　汉语语音的基本概念

一、语音的属性

语音是指人类通过发音器官发出来的、携带着言语信息的声波，用来进行社会交际的声音，但并不是所有人的发音器官发出来的声音都是语音，必须经过社会的约定俗成而成为语言符号系统的构成要素。

（一）生理属性

主要涉及三个系统：声门下系统、喉系统和声门上系统。声门下系统即呼吸器官，它由气管、支气管、肺、胸廓及呼吸肌群等组成，是发声的动力器官。喉是基本声源和发声器官，包括喉头和声带，声带是最主要的发音体。呼吸时声门打开，由肺呼出气流通过声门，声带有节律的内收使气流受阻并图振动声带产生声音为浊音；声带外展气流通过无阻则不产生声音为清音。声门上系统又称发音器官，由口腔、鼻腔、咽腔组成发声共鸣腔，包括唇、上下齿、舌、硬腭、软腭等。舌是最灵活的发音器官，舌在发音时的位置、形状和活动方式不同，可以形成不同的音色。气流由声门进入共鸣腔，在不同发音器官受阻并控制着气流的方向，经调节产生不同的辅音；气流不受发音器官阻碍随其不同的变化形态而产生不同的元音(图 15－1)。

（二）物理属性

表现为“音高、音强、音长、音色”，简称“语音四

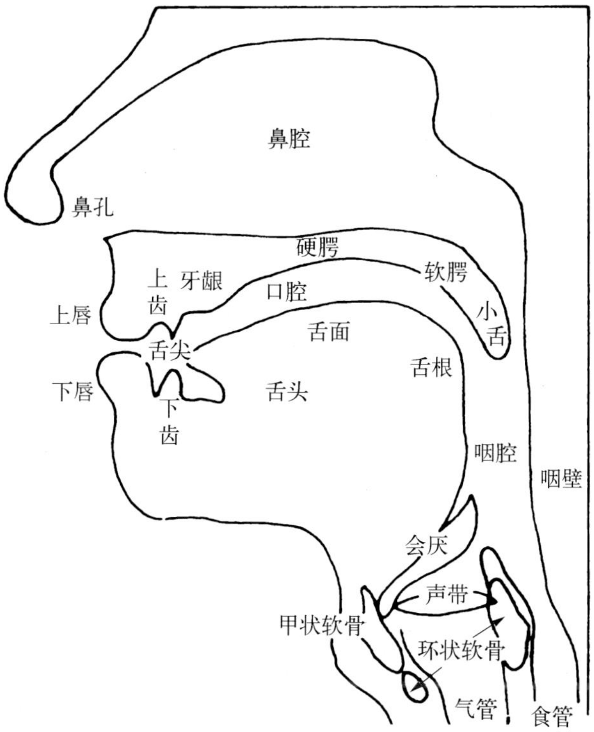

图 15-1　发音器官示意图

要素”。其中“音色”在语音中的作用最重要，是表达语义最主要的手段。

1. 音高指声音的高低，它取决于发音体振动的快慢。振动得快，音高就高，反之音高就低。音高是由频率决定的，人的声带可以发出不同频率的音，可以通过调节声带的松紧改变音高，声带松时发音较低，而声带紧时发音较高。妇女和儿童的声带短而薄，声音就高；成年男子的声带长而厚，声音就低一些。同一个人发的声音会有高低之别，是因为人能够通过喉部肌肉运动控制声带的松紧。

2. 音强就是声音的强弱，主要取决于发音体的振幅，振幅大，声音就强。语音的强弱同呼出的气流量大小和发音时用力的程度有关，发音时用力大，气流强，声音就强，反之就弱。汉语中的轻重音就是以音强作为其主要特征来区别意义的。

3. 音长就是声音的长短，它决定于发音体振动持续的时间长短。语音的长短跟发音速度的快慢有关。重读音节以音强作为主要特征，音强较强，音长也比较长，而轻声音节音强较弱，音长也比较短。

4. 音色是声音的特色，主要取决于声波振动的形式。音色对语言具有普遍意义，语言中各个音素的差别主要就是取决于音色，元音的不同完全是音色的不同。每个人的声音听起来不同，就是因为他们的发音体(声带)不同。

(1) 发音方法不同：语音的发音方法就是指由发音器官形成阻碍和解除阻碍的方法。如普通话 d 、s 的音色之所以不同，从发音方法看，前者爆破成音，后者摩擦气流成音。

(2) 共鸣器的形状不同：主要是人的口腔、鼻腔、咽腔和喉腔。其形状和大小的改变，会造成不同的音色。如汉语拼音 e、i 这两个音的差别，就是由于人的口腔这个共鸣器的形状不同而造成的。

(三) 社会属性

1. 单纯的声音只有跟意义结合起来才能成为语音，所以，同样的语音形式可以表达不同的意义。

2. 语音表现出一定的民族特征和地域特征，不同语言的语音表现为不同的民族特征，不同的方言则表现为不同的地域特征。

3. 语音的系统性，是一种语言的语音就形成了自己的一套系统。如汉语和俄语是两个独立的系统。

二、语音的基本单位

一个汉字就是一个音节，一个音节是由 1 个或几个音素组成，如音节 bao(抱)就是由三个音素 b、a、o 拼合成的。说话不是一个一个音节说的，而是许多音节连成一串，产生连续语流，音联是语流中各种语音单元之间的连接和分界。汉语普通话里存在四个不同等级的音联，意味着普通话里有四种不同层次的语音单元，从低向高排列是音位(音素)、音节、节奏单元、节奏群。

1. 音素是最小的语音单位，分为元音和辅音。

元音：不受发音器官的阻碍，气流较弱，由肺部气流经声门振动声带并在口腔形成共鸣。不同元音是由舌位高低和前后位置变化及唇形（展与圆）所决定，在语图上反映出声带振动时的共振峰横杠。汉语普通话中有 7 个舌面元音 a、o、e、ê、i、u、ü 和 3 个舌尖元音 er、-i[ɿ]、-i[ʅ]。舌面音 i 是最高、最前的元音；a 是最低最前的元音；u 是最高最后的元音。

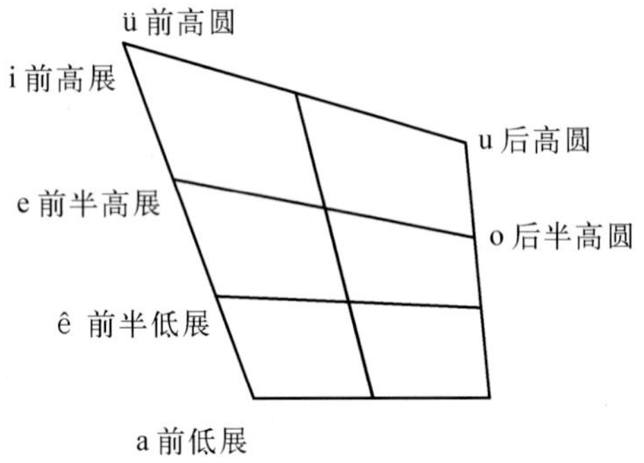

图 15－2　舌面元音舌位图

辅音：辅音的性质是由发音方法和发音部位所决定，受发音器官的阻碍，气流较强，不同辅音取决于阻碍气流的发音器官的部位及气流通过的途径。辅音发音时不一定振动声带，振动的是浊辅音（m、n、l、r），不振动的是清辅音。辅音往往不能离开元音而单独发出来，它总是随后续元音一起作为听辨的信息（表 15－1）。

按发音部位：双唇音、唇齿音、舌尖前音、舌尖中音、舌面音、舌根音。

按发音方法：塞音、擦音、塞擦音、鼻音、边音。

发音过程：成阻（气流在发音部位遇阻）→持阻（保持气流阻力）→除阻（气流从发音部位释放）。

气流受阻部位：即声门部、腭咽部、口腔部。

气流经过开放的声门到达口腔各发音部位受阻，软腭上升关闭腭咽腔保持口内压力，除阻时气流由各阻塞点放开而出还是松开（留有缝隙）后再放开而出，来形成不同的塞音（气流由阻塞点突然释放）、擦音（气流由缝隙持续释放）、塞擦音（先塞后擦），同时由声门的开放（或收小）与关闭控制肺部气流来形成送气与不送气音。另外软腭上升，鼻腔通道关闭，气流从口腔中通过而发出口辅音；软腭下降，口腔通道关闭，气流从鼻腔中通过而发出鼻辅音。

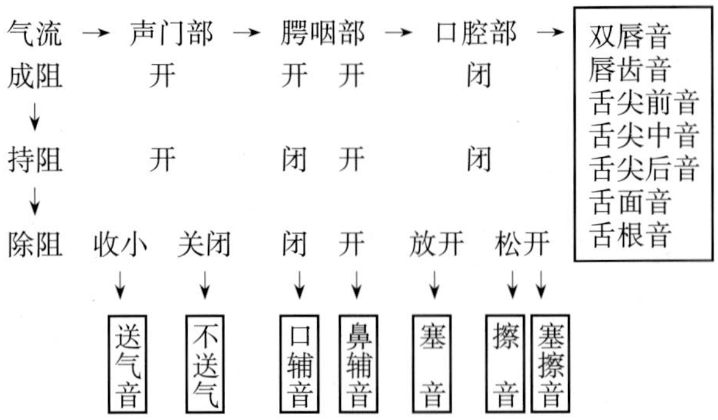

图 15－3　辅音发音流程

表 15－1　辅音分类表

发音部位（前→后）			双唇音	唇齿音	舌尖前音	舌尖中音	舌尖后音	舌面音	舌根音
发音方法 清音	塞音	送气	p			t			k
		不送气	b			d			g
	擦音	送气		f	s		sh	x	h
		送气			c		ch	q	
浊音	塞擦音	不送气			z		zh	j	
	鼻音	不送气	m			n			
	边音	不送气				l			

2. 音节：是人们听觉上最容易分辨出来的语音单位，音节分声母、韵母、声调三部分，汉语普通话的音节总数是400个左右。发音时韵母的时长对声母的时长有一定的补偿。声母越长，韵母越短，声母越短，声母越长。

声母是指音节开头的辅音，必定由辅音充当；元音开头的音节叫零声母音节，如“安”(an)。韵母是指一个音节声母后头的部分，是元音或元音与辅音的组合。韵母有韵头、韵腹、韵尾。汉语拼音中声母有21个，韵母有39个，韵母可以分为三类：单韵母10个，由单元音充当；复韵母13个，由元音跟元音构成；鼻韵母16个，由元音和鼻辅音共同构成。汉语有四个声调，第一声(阴平)、第二声(阳平)、第三声(上声)、第四声(去声)。汉语中的声调是区别词语，声调的差别主要是由音高来决定的。

声母和韵母拼合规律中，韵头把韵母分为四类，称为四呼，即开口、齐齿(i)、合口(u)、撮口(ü)，其中把元音i、u、ü称为介音，作为声母与韵母的过渡音，如：解(jie)与座(zuo)。

3. 节奏单元与音节音渡：相邻音节之间的结合方式与节奏单元有着密切联系，音节音联是连续语流中节奏单元内部的音节之间的连续和分界，有双音节、三音节之间的音联，把音节音联之后的第一个音节称为前音节，前音节之后的音节称为后音节。音节音联以元音音位收尾的音节在末尾处总是向后接音节起始音的过渡，叫音节音渡。

第二节　腭裂语音

一、腭裂语音的产生

腭裂语音的产生，是由腭裂解剖结构异常所造成，不能形成腭咽闭合。腭裂修复术后，一部分患者发音时仍存在腭咽闭合不全，另外上颌发育不良、殆关系紊乱、唇部畸形、牙列缺失等，都可影响患者的正常语音功能的发挥，其中最主要的原因是腭咽闭合不全，产生鼻漏气，加上不良发音习惯的影响由此形成以元音为主的鼻化音和压力性辅音为主的代偿性语音。

1. 鼻化元音是由于腭咽闭合不全，发口元音时软腭上抬不到位，打开鼻咽腔，气流从口腔和鼻腔中通过，使口腔与鼻腔同时产生共鸣所形成的一种音，称为鼻化音，它是介于口音和鼻音之间的一种音。

2. 在发压力性辅音时由于鼻漏气，口腔内没有足够气流压力，患者往往试图以舌后缩、舌面抬高、咽腔收缩、声门关闭来缩小咽腔、控制气流，甚至借助鼻翼及面部肌群收缩以阻止鼻漏气。舌是最活跃的发音器官，舌的位置改变导致成阻障碍，使气流通过受阻的途径发生改变，而产生各种代偿性语音，表现为异常的后部发音来代替正常的前部发音，主要为声门塞音(声门闭塞)、咽摩擦音与咽塞音(舌根与咽后壁构成阻碍)、腭化音(舌面与腭前中部构成阻碍)等；而前两者代偿性发音，发音部位都在腭咽部以下，可以不借助腭咽闭合，相反它可影响发音时腭咽闭合功能的发挥。这也是咽成形术后大部分患者因代偿性发音习惯的存在而产生过度鼻音的原因之一，也因此表现出了以腭咽闭合不全为代表音的声门塞音和咽摩擦音。所以腭咽闭合不全导致代偿性语音产生，代偿性语音又会影响腭咽闭合功能。

二、腭裂语音的特点

（一）元音中以前高元音 i 和 ü 最易产生鼻化音

腭咽闭合功能与软腭关系最为密切，软腭上抬越高，闭合越好；通常说舌位越高，软腭上抬越高，正常人发元音 a、i、u，其中 i 软腭上抬度最高、舌位最前也最高；a 软腭上抬最低，舌位也最低。国内有报道在正常人群中有 50%的健康人发元音 a 时存在生理性腭咽闭合不全，而 i 没有，这说明正常人由于软腭活动良好并未影响发 i 时软腭上抬，而 a 则是由于软腭上抬低而有可能使软腭与咽后壁产生一定距离，影响了一部分人的闭合，再由于 a 开口度大，对鼻腔压力小，所以听感上无明显鼻化音。对于腭咽闭合不全患者来说，软腭长度较正常人短，活动度也差，使软腭上抬受限，不能形成良好闭合，再加上 i 开口度小，相对鼻腔压力也大，所以对软腭上抬最高的元音 i 来说，容易出现鼻化音。i 和 ü 的区别是两者唇形不同，前者为展唇，后为圆唇，展唇舌位比圆唇舌位靠前。这也是临床常用 i 来作为判断腭咽闭合功能的一项指标，也是利用软腭活动特点作为腭咽闭合功能锻炼的首选元音。

（二）辅音以擦音、塞擦音及塞音形成的代偿性语音多见

辅音与元音相比则辅音在口腔内压力大，它受发音器官阻碍，塞音、擦音、塞擦音都是压力性口辅音，需要发音时软腭上升关闭腭咽腔完成，同时气流受舌、齿、唇、腭等发音器官阻碍。腭裂患者由于腭咽闭合不全产生鼻漏气，不能保持一定压力，所以最终导致发压力性辅音时清晰度差。对腭咽闭合不全患者来说最主要是持阻障碍引起的代偿性语音、对腭咽闭合功能良好的患者来说，主要是成阻异常引起的代偿性语音（表 15－2）。

另外，严重上颌发育不足引起反殆 、开殆 、偏殆、牙弓狭窄，使前牙、双唇、唇牙不能形成阻碍，舌尖上抵牙龈困难而使舌与上唇构成阻碍，上前牙缺失使前牙无法完全闭合，舌细带短使舌尖不能抵住前牙或牙龈，唇裂修复术后瘢痕畸形引起唇部不对称或上唇紧缩，造成双唇闭合困难，以上这些都会累及到某些辅音形成代偿性语音（表 15－3）。

表 15－2　解剖结构异常累及的辅音

	舌尖前音	舌面音	舌尖后音	双唇音	唇齿音	舌尖中音	舌根音	边音
腭咽闭合不全	s c z	x q j	sh ch zh	p b	f	t d	k g	
上颌发育不足	s c z	x q j	sh ch zh	p b	f	t d		l
上前牙缺失	s c z	x q j	sh ch zh			t d		l
舌细带短	s c z					t d		l
唇部畸形				p b	f			

（三）代偿性语音

VPI 型　声门塞音：声门关闭

咽喉擦音：舌根与咽喉部

咽塞音：舌根与咽部

非 VPI 型　腭化音：舌面与硬腭

侧化音：舌尖与硬腭

齿间音：舌尖与上下前牙

置换音：发音部位与方法替代

鼻腔构音：鼻腔共鸣

表 15-3 代偿性语音所累及的辅音

	舌尖前音	舌面前音	舌尖后音	双唇音	唇齿音	舌尖中音	舌根音	边音
声门塞音	s c z	x q j	sh ch zh	p b	f	t d	k g	
咽喉擦音	s c z	x q j	sh ch zh		f			
咽塞音							k g	
腭化音	s c z	x q j	sh ch zh				k g	
侧化音	s c z	x q j	sh ch zh			t d		l
齿间音	s c z	x q j				t d		
置换音	s c z	x q j	sh ch zh	p b	f	t d	k g	l
鼻腔构音	s c z	x q j	sh ch zh	p b	f	t d	k g	l

1. 腭咽闭合不全者的代偿性语音以声门塞音(声门爆破音)最多,其次为咽擦音,主要表现为辅音的脱落与弱化。

声门塞音(喉塞音)也称声门爆破音,是腭裂术后腭咽闭合不全患者语音障碍的代表音,是气流在声门处受阻,再由开放的声门冲出,振动声带而致。

咽喉擦音主要是舌后缩,气流通过声门到达舌根与咽部闭塞处受阻,除阻时气流在阻塞处摩擦而出。

声门塞音与咽喉擦音都是由于腭咽闭合不全所导致的错误构音,不能形成正常发音时的成阻、持阻、除阻所造成,音声特征主要为辅音的脱落与弱化。

辅音的脱落:辅音的性质是由发音方法和发音部位所决定,辅音的脱落也就是发音节时几乎无气流、辅音消失,只发后续鼻化元音。辅音脱落不仅是发音部位异常,更重要的是存在错误发音方法,大多数辅音都是清辅音(不振动声带),不能自成音节,必须后续元音组成音节才能发音。① 辅音的脱落表现在:如音节 ge(哥)发成近似 e(饿),是不送气舌根塞音 g 和舌面元音 e 的组合;ji(机)发成鼻化 i(衣),是不送气舌面前塞擦音 j 和舌面元音 i 的组合,气流在声门部提前受阻而未能在舌根与软腭、舌面前与硬腭的阻塞处遇阻,气流由开放的声门冲出并振动声带,产生辅音浊化,发出带有鼻化的后续元音 e 和 i,形成辅音的完全脱落。在音声语图上 VOT(除阻后的嗓音起始时间)消失,即塞音 g 没有塞的冲直条,塞擦音 j 也没有冲直条和摩擦段的乱纹,只有元音 e 和 i 的共振峰横杠。

辅音的弱化:如音节 ci(次)是送气塞擦音c[ts‘]与舌尖前元音-i 的组合,由于鼻漏气,不能保持足够压力使气流在口腔阻碍部形成塞与擦(或只是微弱摩擦),因为 ci 是送气音,可依赖肺部气流通过开放的声门在口腔发音部位形成一段同部位摩擦(后续元音与 c 部位接近),但发音的强度和气流压力与正常比都明显减弱,辅音与元音的界限变模糊,不清晰,形成辅音的弱化(表 15-4)。语图上可见除阻段 VOT 缩短,无冲直条,元音共振峰横杠前有送气摩擦段形成的不整齐的稀疏乱纹(能量减弱)(表 15-4)。

表 15-4 辅音弱化、脱落

	辅音弱化	辅音脱落
元音声谱	鼻化音共振峰横杠	鼻化音共振峰横杠
辅音声谱	除阻段 VOT 缩短	VOT 消失
	有稀疏乱纹,无冲直条	无乱纹与冲直条
音声特征	元、辅音界限模糊	有元音,无辅音

2. 送气音(p、k、x、q、sh、s、ch、c、f)易出现辅音的弱化,不送气音(j、z、g、b、d)易出现辅音的脱落。

送气音与不送气音区别在于气流强弱、压力大小、VOT 长短。送气音 VOT 长,除阻后由于声门还放开一段时间,从肺部呼出较强气流由阻碍部位摩擦而出,塞擦音本身还有同部位擦音(塞音无),因此释放气流较强;不送气音 VOT 短,持阻时阻塞部位与除阻时声门都是关闭的,除阻时只凭在口腔中遇阻的气流(没有肺部呼出气流)形成较大压力迸发而出，塞擦音有同部位擦音（塞音无），释放气流相对弱，口内压力相对大。对腭咽闭合不全患者来说压力越大的音，就越不易保持阻力，所以不送气音易形成辅音的脱落。由于送气音有肺部呼出的气流在成阻部位形成摩擦，所以送气音易形成辅音的弱化（表 15 – 5）。送气音除阻时间长，释放气流强，除阻时声门都不完全关闭的，口内压力相对小；不送气音除阻时间短，释放气流弱，除阻时声门都是闭塞的，所以不送气音压力较送气音大，对腭咽闭合不全患者来说压力越大的音，就越不易保持阻力，也就越不易发清。

3. 塞擦音的清晰度比塞音低。

从塞音与塞擦音比较来看，塞音除阻只有一个阶段，即阻塞→放开，而塞擦音则二个阶段，先塞后擦，即阻塞→松开→放开，第一次成阻是完全阻塞，除阻又是第二次擦音的成阻（松开留有缝隙），最后彻底除阻，很显然塞擦音由于破裂后本身还存在一段摩擦，所以塞擦音较塞音难发。腭咽闭合不全代偿性发音中，以塞擦音、擦音形成辅音脱落要比塞音形成辅音脱落多。

表 15 – 5　咽成形术后 71 例腭咽闭合不全形代偿性语音辅音弱化和脱落的比例

	送气塞音			不送气塞音			送气擦音			送气塞擦音			不送气塞擦音		
	p	t	k	b	d	g	s	sh	x	f	c	ch	q	z	zh	j
弱化（例数）	8	15	31	43	34	9	39	39	39	15	43	43	43	13	13	14
（%）	67	79	76	73	52	16	61	61	62	63	66	66	67	19	19	20
脱落（例数）	4	4	10	16	32	48	25	25	24	9	22	22	21	56	56	56
（%）	33	21	24	27	48	84	39	39	38	37	34	34	33	81	81	80
合计（例数）	12	19	41	59	66	57	64	64	63	24	65	65	64	69	69	70

4. 腭咽闭合功能良好者的代偿性语音以腭化音为主，其次为侧化音、置换音、齿间音等。

腭裂术后腭咽闭合良好，或经咽成形手术后获得了良好的腭咽闭合功能，有保持足够的气流压力发塞音、擦音、塞擦音，这时舌的发音部位异常所致的错误构音是形成代偿性发音的主要原因。舌的异常构音往往在大年龄患者腭裂修复术前已形成。主要是为弥补腭部裂隙与鼻腔相通，使舌后缩、前部抬高拱起贴近硬腭，以减少鼻漏气，能发出有压力的辅音，一旦修复后，即形成以舌和腭部为主要构音点的代偿性语音。以上代偿性发音都是由于舌在口腔中的成阻部位异常，改变共鸣腔和气流途径而引起异常构音。

腭化音：舌面部与硬腭形成阻碍，气流从缝隙摩擦而出。

侧化音：舌尖与硬腭前部形成封闭，舌两侧留有缝隙，气流从两边流出形成侧化音，往往伴有一侧或两侧口角牵动。

置换音：可表现出不同发音部位置换，舌面与腭部形成阻碍，如 san（三）→tan（探），ge（哥）→de（的）；或相同发音部位的发音方法置换，擦音与塞擦音置换，如：si（丝）→zi（子）。

齿间音：舌尖前伸与上下前牙之间形成阻碍，气流由舌齿间摩擦而出。

鼻腔构音：发音时完全关闭口腔通道，舌根与软腭构成阻碍，声音随气流在鼻腔形成共鸣。

5. 在音节音联里，前音节收尾元音与后音节压力性起始辅音的音渡中易产生辅音脱落与弱化。

腭裂患者常常在单个词发音能较清晰，但连成词组或句字时有的音节就会产生辅音脱落和弱化。这是因为连续语流的音节音联中，塞音、塞擦音、擦音在前音节里时长（持阻时间和除阻时间）较长，音强也较强，在后音节里时长较短，音强也较弱。所以后音节里的塞音、塞擦音特别是不送气音容易发生浊化（声带振动），相反在前音节里，相对于后音节则较少发生浊化，如 gong guan（攻关），后音节里的塞音 g 常失去爆破（脱落），听上去类似 gong wan（攻湾），频谱图上为除阻后无冲直条，除阻前后无变化近似元音或鼻音共振峰，而是和浊擦音相似。前音节韵母 ong 是后鼻音，后音节起始音 g 为不送气塞音，软腭从下降到上升音渡变化大。再如 za ji（杂技），前一音节收尾元音 a 的发音部位与后一音节起始音 j 的发音部位差异明显，音渡就越明显，元音 a 的开口大、舌位底，而 j 的开口小、舌位高，由 a 到 j 的过渡是一个从不受发音器官阻碍、相对无压力的元音到受发音器官阻碍、压力性的辅音，在时长短音强弱的情况下就容易产生 g 和 j 的脱落或弱化。

第三节　腭裂语音的评价

一、评价依据：发音器官检查；耳测评定；仪器检测

发音器官检查是对鼻、唇、齿、舌、硬腭、软腭、上颌骨等发音器官动静态观察来作为诊断腭裂代偿性语音的一种依据。

耳测评定虽带有主观性，但目前仍为语音评定的主要方法。以发音部位与发音方法为准则，通过鼻化元音的轻重、辅音有无脱落与弱化、错误构音、鼻漏气等进行评价。

计算机语音频谱分析仪（CSL）检测，对音声的嗓音起声时间（VOT）、塞音、塞擦音的冲直条、噪音乱纹、元音共振峰作出音声定量分析，使语音检测客观化、指标化，解决了以往单一靠耳测评定所含有的主观性，但也由于它的检测手段较耳测复杂，易受周围环境及患者生理差异的影响。另外，结合反映腭咽闭合功能动态的鼻咽纤维内窥镜和静态的头颅定位侧位片等辅助手段对腭裂语音作出较为客观的综合评价。

二、评价内容

（一）发音器官检查

1. 静态检查

鼻：检查左右鼻孔大小、塌陷，鼻中隔偏斜、口鼻腔瘘等。一侧鼻孔塌陷或鼻中隔偏斜，会形成过低鼻音，口鼻腔瘘对压力性辅音会产生鼻化音。

唇：检查唇部人中迹两边对称与不对称，上唇瘢痕紧缩、上唇后移等。上唇两边不对称或过紧会影响唇音，上唇后移会影响唇音与唇齿音。

牙列、牙槽：牙列有无缺失或多生；牙槽突裂有无修复等。前牙缺失会影响唇齿音、舌尖前音、舌面音和舌尖后音。

舌：检查舌大小、有无舌系带短。舌系带短会影响舌尖中音、舌尖前音。

硬腭、软腭：检查腭部形态有无高窄，低平及软腭长度。腭部高、软腭短会影响塞音、擦音、塞擦音等压力性辅音及部分元音。

咬\u7ed9：有无反\u7ed9、开\u7ed9、偏\u7ed9、牙弓狭窄。反\u7ed9会影响唇音、唇齿音以及舌尖前、舌尖中音、舌面音。开\u7ed9会影响舌尖前、舌尖后音及舌面音。

2. 动态检查

鼻翼：随发音时收缩或鼻漏气张开来间接诊断腭咽闭合不全。

唇：下唇前移、后缩以及唇形变化，间接判断舌前伸与后缩发音动态。

舌：发音时舌前伸、后缩、偏斜以及舌与唇齿腭的构音点，来鉴别诊断代偿性语音。

前牙：发音时上下前牙错位、左右移动，除了反映颌骨解剖异常外，还能间接反映舌在发音时的动态位置情况。

下颌：随发音前伸、后缩、偏斜能反映舌位的异常运动。

软腭、咽侧壁：发元音 a 观察软腭与咽侧壁的动度及咽腔大小来判断腭咽闭合功能。

面部肌群：发音时面部肌肉随鼻翼和嘴唇紧张性收缩，间接诊断出腭咽闭合功能情况。

（二）仪器检测

1. 计算机语音频谱分析(CSL)：见相应章节。
2. 腭咽闭合功能评价

吹水泡测试：用普通吸管放入水杯，记录一口气吹水泡的维持时间，腭咽闭合不全患者只能维持 5～10 s。不同年龄、男女间肺活量会有差异，一般成年男性在 40～45 s、女性在 30～35 s。

鼻漏气冷镜测试：利用气流遇冷会产生雾气原理，用有 cm 刻度的不锈钢板，嘱患者发送气音如 p、t、s、x、f 或在吹水泡同时，放置鼻底部，根据鼻漏气在板面上雾气长度与范围来判断腭咽闭合功能。闭合良好不产生漏鼻气，腭咽闭合不全严重者在发高元音 i、u、ü 时也会有明显雾气产生。

鼻咽纤维镜：通过对腭咽部的动态观察来判断腭咽闭合完全、边缘性、不完全闭合。冠状闭合以软腭运动为主，向后上运动与咽后壁接触；环状闭合以咽侧壁和软腭共同完成，软腭向后上运动及咽侧壁的内向运动；矢状闭合以咽侧壁向中线运动。

头颅定位侧位片：通常选用静止位、发前最低 a、前最高 i、后最高 u 等元音或个别辅音来观察软腭与咽后壁的距离、软腭长度与厚度、咽腔深度。

附腭裂语音评价表：

3. 耳测评定

采用上海交通大学口腔医学院唇腭裂治疗中心和华东师范大学中文系共同研制的汉语语音清晰度测试字表对语音障碍患者进行语音清晰度测试。内容详见第十三章。通过由二位语音师耳测并结合频谱图分析，依据：① 元音有无轻、中、重过度鼻音；② 声母有无弱化和脱落；③ 发音时舌、唇、齿、腭等错误的发音部位以及鼻、下颌及面部肌群运动协调，综合诊断得出该患者的语音清晰度（正常 100%）、异常语音、代偿性语音。

4. 方法

(1) 录音（图 15 - 4）：在专用录音室里，测试者取坐位，口距离麦克风 5～8 cm，测试内容为“汉语语音清晰度测试表”，测试者保持自然状态，用普通话按一定语速、高低适宜的声音朗读音节、词、词组、语句，学龄前儿童采用带读方式，同步录入专业录音器或者输入计算机语音处理系统(CSL)。

(2) 腭裂语音评价

鼻化音（过高鼻音）：根据测试表中的元音，结合辅音音节进行审听，作出轻度、中度、重度三种判定，或者轻度再细分为轻－、轻、轻＋。

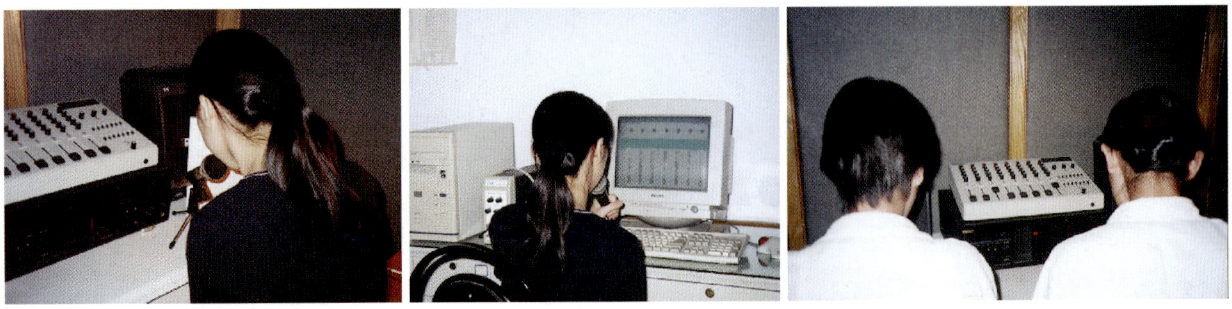

图 15 - 4　录音与审听

过低鼻音：腭裂患者由于鼻中隔偏斜，鼻腔一侧部分阻塞，发音时气流通过鼻腔时受到一定的阻力，使鼻腔共鸣发生改变所产生的一种鼻音弱化。可表现为鼻辅音 m、n 鼻音弱化，也可发生在腭裂语音随鼻漏气受阻而产生鼻音弱化。

代偿性语音诊断：

声门塞音（喉塞音）：腭咽闭合不全患者最常出现的后部（声门）代偿音，表现为音节中声母的脱落与弱化，并伴有不同程度鼻漏气，可出现在所有压力性辅音中。

咽喉擦音：也是腭咽闭合不全患者的后部（舌根与咽壁）代偿音，听上去像喉部挤压时摩擦出的一种声音，也伴有鼻漏气产生，以舌尖前音、舌面音和舌尖后音为多见。

腭化音：常见于腭咽闭合功能良好的腭裂患者与非腭裂患者，发音特点是不产生鼻漏气和过度鼻音，气流通过舌与腭部靠近时发出的摩擦噪声，多见于舌尖前音和舌面音、舌尖后音，如猜中 cai zhong，把 c 发成介于 t 和 k 之间的音，把 zh 发成介于 d 与 g 之间的音。腭化音可单独出现，也可与其他代偿语音同时出现，如侧化音等。

侧化音：出现在腭咽闭合良好的患者中，以非腭裂患者较多见，发音时气流从口角二边流出，以舌尖前音、舌面音和舌尖后音最多见，另外还可出现在声母是舌尖中音 d、t、l，而韵母开头为介音 i 的音节，表现出侧化现象，除阻时舌尖从上齿龈向下偏斜并出现口角偏。可单独出现，也可与其他代偿语音同时出现。

置换音：可表现出不同发音部位置换，如 ze（则）→de（的），ke（可）→te（特）；或相同发音部位的送气与不送气的置换，如：te（特）→de（得）。

齿间音：舌尖暴露于上下牙齿间，发音时气流由舌齿间摩擦而出，多见于非腭裂的语音障碍患者。以舌尖前音、舌面音最多见。

鼻腔构音：发口辅音或元音时，口腔通道关闭，同时打开腭咽腔，气流不经口完全在鼻腔形成共鸣（表 15－6）。si（思），ge（哥）→n，ng（恩）。

表 15－6　VPI 与非 VPI 发音鉴别

	前部代偿	后部代偿	发音部位	气流	临床表现	发音特点
VPI		声门塞音	声门	口，鼻	鼻音，鼻漏气，脱落，弱化	ge→e，ji→i，e 和 i 鼻音化
		咽喉擦音	舌根与咽喉	口，鼻	鼻音，鼻漏气，脱落，弱化	si→？h，喉部挤压摩擦噪声
		咽塞音	舌根与咽肌	口，鼻	鼻音，鼻漏气，脱落，弱化	咽部挤压噪音
非 VPI	腭化音		舌面与中腭	口	气流从舌腭缝隙摩擦出	弱化，s 介于 s 和 t，摩擦噪音
	侧化音		舌尖与前腭	口	气流从舌两边口角溢出	口角向两侧牵动带漏气噪声
	置换音		舌、齿、腭	口	辅音替代	po→bo，ge→de，san→dan
	齿间音		舌尖与齿间	口	气流从舌齿间和口角溢出	si，ci，zi→近似 θ
		鼻腔构音	舌根与软腭	鼻	形成封闭，口通道关闭，	i，u，ge，si，zi→ng

（3）异常辅音分布：审听并总结出异常辅音在上述代偿性语音中的出现与分布情况，可从发音部位或发音方法列出异常辅音，如按发音部位：舌尖前音 z、c、s，舌尖中音 d、t、l 等，按发音方法：擦音 s、sh、x、f，塞音 b、p、g、k 等。

（4）语音字表清晰度％：百字表中正常清晰音节所占的百分比。重度语音障碍＜45％；中度：45％～70％；轻度：70％～90％。腭咽闭合不全常伴有辅音脱落与弱化的以重度为多，腭咽闭合良好一般以中度和轻度居多。

腭裂语音评价表

一、病例诊断　腭裂术后　腭裂咽成形术后　综合征咽成形术后　功能性（非病理）　其他

二、发音器官静态检查

鼻　（正常　鼻中隔偏）　　唇　（对称　不对称　紧缩畸形）

牙列（正常　缺失　多生）　　牙槽（正常　修复　突裂）

舌　（正常　活动度　系带短）　　腭　（正常　高窄　低平）

软腭（正常　过短　活动度）　　咽侧壁（正常　活动度）

咬𬌗（正常　反𬌗　开𬌗　偏𬌗　牙弓狭窄）

三、发音器官动态检查

鼻翼：静止　收缩　　唇：闭合　错位

舌：　正常　前伸　后缩　偏斜　　前牙：闭合　错𬌗　偏斜

下颌：正常　前伸　后缩　偏斜

四、腭咽闭合功能诊断

	腭裂术后	咽成形术后	语音治疗后
过度鼻音 i　（无　轻　中　重）			
吹水泡(s)			
鼻漏气雾镜(cm)			

鼻咽纤维镜：腭咽闭合(完全　边缘性　不完全)

闭合类型(冠状　环状　矢状)

X 线头颅侧位片：静止　a(闭合　不闭合)　i(闭合　不闭合)　u(闭合　不闭合)

五、代偿性语音诊断

声门塞音　咽喉摩擦音　腭化音　侧化音　置换音　齿间音　鼻腔构音　其他

六、异常辅音分布

代偿音	b	p	f	d	t	n	l	g	k	h	z	c	s	zh	ch	sh	r	j	q	x
声门塞音脱落																				
声门塞音弱化																				
咽喉擦音脱落																				
咽喉擦音弱化																				
腭化音																				
侧化音																				
置换音																				
齿间音																				
鼻腔构音																				
其他																				

七、语音字表清晰度%　术前　术后　语音治疗后

音节音联：术前：　(前音节脱落　弱化　)(后音节脱落　弱化　)

术后：　(前音节脱落　弱化　)(后音节脱落　弱化　)

语音治疗后：(前音节脱落　弱化　)(后音节脱落　弱化　)

八、其他　智商 IQ(正常　降低　)、听力(正常　降低　)、语言(正常　迟缓)

九、频谱分析(CSL)　见相应章节。

第四节　语音治疗

腭裂患者异常语音的治疗方法与一般正常人　学汉语普通话有很大不同，不仅要通过语音治疗达

到或改善具备正常发音的解剖结构，去除过度鼻音，还要建立正确的发音部位与发音方法，达到或近似正常人的语音清晰度。

一、语音治疗的条件

（一）腭咽闭合功能

腭咽闭合对正常语音的形成起着至关重要的作用。欲获得令人满意的语音治疗效果，首先应具备良好的腭咽闭合功能。腭咽闭合不全并且存在软腭、咽后壁、咽侧壁肌肉活动差的患者，应先改善腭咽闭合功能，减少鼻漏气，再进行语音治疗。

（二）智力、听力、咬骀关系

一般要求无严重的智力、听力障碍。智力测定IQ值>70以上，腭-心-面综合征患儿大部分会有不同程度智力下降，严重者在治疗时由于不能领悟方法造成配合困难而影响治疗效果，同时治疗周期也会相应延长。

听力测定值<30～40 dB。少数腭裂患儿因咽鼓管不通畅引起中耳炎会造成听力不同程度受损，听力障碍严重者语音治疗会出现辨听困难而影响语音治疗效果。

对于腭裂患者上颌发育不足导致的严重反骀、牙弓狭窄等，大年龄患者则需先正颌、正畸治疗，建立正常的咬骀关系后再考虑语音治疗；小年龄患者因不具备正颌、正畸治疗年龄，可先期对语音障碍进行异常发音方法和发音部位的纠正，提高语音清晰度，待正颌正畸治疗后还存有问题者，择期再行二期语音治疗。

（三）年龄

一般在4周岁以上、学龄前儿童为最佳治疗年龄。原则上应尽早进行语音治疗，年龄越小，代偿性发音习惯形成的时间相对短。儿童在4岁后，语音发育趋于完善，能听懂和运用各种类型的句子、理解并直接感知有关语言内容，有一定的模仿和观察能力。年龄大小与疗效的差别并不体现在清晰度检测值的高低，或能按正确发音朗读词组与短句、短文，而是说话时能否熟练运用正确发音习惯上。大年龄患者的不良代偿性发音形成时间长，加上一部分受方言的干扰，所以在熟练运用到说话上就不如小年龄患者容易形成条件反射，巩固期大年龄相对比小年龄患者长。

二、语音治疗模式

（一）个性化训练

采用一对一训练：这样可以根据每个患者的不同发音特点、不同年龄、不同解剖条件，进行针对性的训练。另一方面患者在家训练时间长短、领悟配合程度、语音障碍程度都存在一定差异，不可能做到每位患者同步，所以建议一对一效果比较好。当然同一类语音障碍，如同为功能性腭化音，也可采用几位患者集中在一起的小班化训练，可以起到相互促进、取长补短作用。

小年龄患者应以鼓励为主，还可配合可视仪器、图片、卡通动画的形式增加对训练兴趣，调动他们的观察模仿能力，使枯燥乏味的训练变得生动有趣。大年龄患者有自卑消极心理倾向的还需配合心理辅导，让其感受治疗的轻松氛围，对语音师产生信任，树立治疗信心，达到积极配合的治疗效果。

（二）训练时间与周期

治疗周期：每星期1～2次（外省市患者可2星期1次），除此之外，患者必须每日在家按所教内容与方法自行训练2 h以上，治疗周期一般为3～5个月，之后过2～3个月进行语音复查。

巩固周期：腭裂术后患者一般训练疗程较长，治疗周期结束后，即使是达到相当的语音清晰度和准确朗读水平，也还要坚持训练3个月左右以进行巩固，直至能熟练准确说普通话，这期间小年龄相对比大年龄时间短。要使患者用正确的发音方法来替代已形成的不良发音习惯，需要一段时间适应与强化，训练时间往往与效果成正比。

语音治疗效果不仅与生理解剖有关，而且相当一部分取决于患者的持之以恒。有的患者还没达到熟练正确会话阶段便中断训练，结果潜移默化地出现退化现象，甚至会前功尽弃。训练周期长短，除了上述提到大小年龄外，还取决于患者与家长的配合，能否按要求、时间和内容自觉训练，真正达到完全巩固。语音治疗是一个循序渐进、量变到质变的过程，需要患者与家长坚持不懈，才能达到预期效果。

（三）教材编制

教材编排内容遵循如下原则：按音节、词组、短句的顺序编排；每单一辅音，训练内容包括音素、音节、词组、短句，这其中尽可能不出现患者还没涉及训练的音；每训练完一个音，要求所有与之相关的音节、词组、短句都能清晰发出。

三、语音治疗基本方法

（一）行为疗法（图15－5）

根据巴甫洛夫狗的“唾液分泌得出刺激—反应”的经典条件反射原理，引申出行为疗法概念。要期待某一行为的出现，在他们第一次出现这样的行为时给予强化，并持续不定期的强化，直到形成条件反射。目前行为疗法广泛用于语音治疗中，是语音治疗必不可少的辅助方法。通过本体感觉、触觉、听觉、视觉等信息反馈，指导患者学会自我调节和自我控制某些功能达到改善患者不良行为的目的。最常用的方法有：

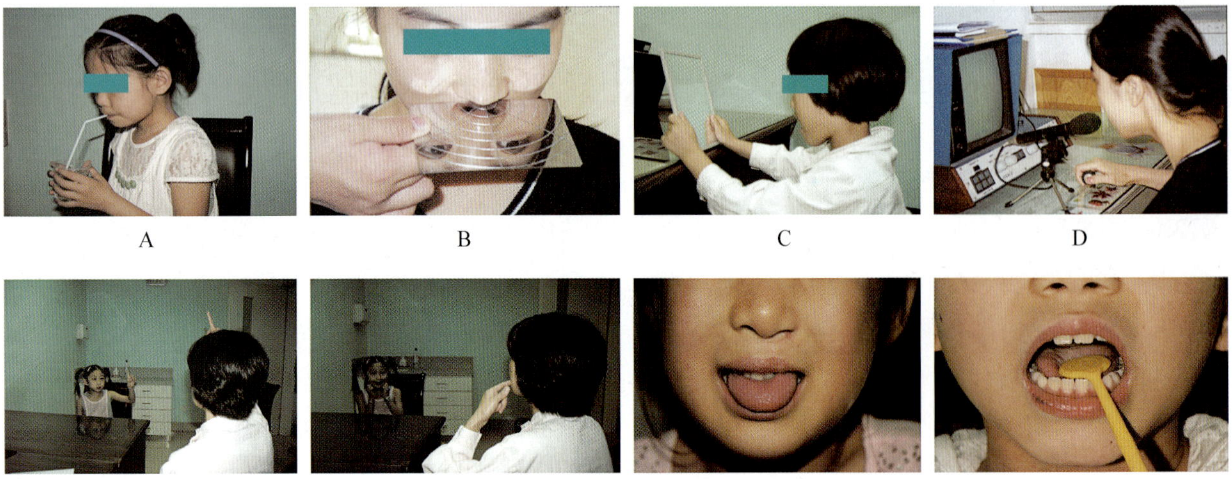
A B C D E F G H

图15－5　语言治疗的基本方法

A. 吹气训练　B. 鼻漏气观察　C. 对镜训练　D. 可视训练　E. 动作反馈　F. 触觉反馈　G. 伸舌训练　H. 部位训练

1. 机体反馈：练习吸气、屏气、吹气、鼓气、吞咽等生理机制来提升软腭，提高软腭活动度，可作为腭咽闭合功能锻炼的一种基本方法，也是语音治疗前期必不可少的基础训练。

2. 视觉反馈：人类大多数行为都是通过观察学会的，从观察别人的行为经验，而获得新经验的学习方式。

可视训练仪是利用声波图形，让患者对照正常发音波形进行模仿、对比训练，主要用于擦音、塞擦音 z、c、s、j、q、x。

利用镜子对照自己与语音师的口形、牙齿、舌位，如伸舌练习，从镜子观察舌有无后缩。对于辨音困难患者，通过观察唇形、齿、下颌等发音器官外部动态来纠正舌的异常运动。还可利用冷镜放置鼻底部观察有无鼻漏气，发音时有鼻漏气会在镜面上产生雾气。

利用吹动纸片，来判断压力性口辅音发音时气流强弱，纸吹动幅度越大，说明鼻漏气越少。

3. 动作反馈：在训练中治疗师可用各种手势引导、提示，指导患者准确发音。如手向上指表示音高增强；手从左到右表示声音与气流延长；把手指放置在喉部，提示患者做屏气动作；手由口向外表示让患者从口吹出气流或舌前伸；两手指合拢，示意患者上下牙对齐，通过动作提示，建立新的行为。

4. 听觉反馈：在训练中个别患者对自己所发的异常语音不会判断，甚至认为自己发音与正常人无异。这就需要用语音师的正确发音与患者的错误发音反复对比，让患者辨听、提示错与对的发音部位与方法，或用录音的方式让患者对发音进行无数次辨听，从中领悟到正确发音。

5. 触觉反馈：用辅助性手段帮助患者掌握正确发音部位，直到渐渐脱离辅助能自我控制。如发 zu(组)唇形与舌位不稳定，z 受 u 影响舌后缩，展唇不到位，可用手牵拉左右口角，反复练习到脱离辅助。当功能性置换音 ke(可)→te(特)，舌位上抬难以控制时，可用压舌板或口镜限制舌上抬，反复练习最终使舌位摆放正确。

（二）诱导法

对发音方法和发音部位错误所形成的辅音脱落，采用发音方法相同而发音部位接近的音，进行诱导训练。

1. 发音方法诱导：擦音、塞擦音脱落，如双唇吹气音 Φ 诱导出唇齿音 f、舌尖前擦音 s。采用相同发音部位和相同发音方法的音，如咳痰声诱导出送气塞音 k，在解决发音方法的同时，也纠正了异常发音部位。

2. 发音部位诱导：针对发音时舌后缩引起的代偿性发音如咽摩擦音、腭化音，以及侧化音，利用齿间音 θ 的舌前伸训练，限制舌根接触咽后壁或舌面向硬腭拱起，同时也为建立舌尖前音、舌面音的正确发音部位提供基础。

3. 递进法：腭咽闭合不全引起的代偿性发音，对发音方法不同而发音部位相同的音，采用易到难的训练法则，由送气音→不送气音；从擦音→送气塞擦音→不送气塞擦音，如舌尖前音：s→c→z；送气塞音→不送气塞音，如双唇塞音：p→b。方法以 s、p 为基准音，在此基础上逐步增强塞与擦的噪声声压与音强、音高，直至从基准音分离出，最后完全区分开。递进法主要针对辅音脱落与弱化，从压力小的辅音逐渐增加到压力大的辅音。

4. 替代法：对发音方法正确或已建立的基础上，用发音方法相同而发音部位接近的音来纠正异常发音部位，如舌后缩用齿间音 θ→s。普通话与方言之间声母替换，如普通话“九(jiu)”的发音在粤语中近似发“狗”(gou)，让患者用辅音 g 来替代 j 拼成粤语方言。同样在英语中“girl”(女孩)也是用辅音 g 来替代。

5. 归类法：发音部位相同的音归为一组，先纠正其中一个音，再训练与之相同部位的其他音，此类方法主要用于发音方法正确而发音部位异常的功能性语音障碍患者，通过一个音带出其他同部位的辅音。如 s、c、z。

6. 比较法：对于送气与不送气音，可用直观吹纸片来比较(图 15－6)，如双唇音 p 除阻时气流较强能吹动纸片，而 b 气流弱不能吹动纸片。观察发音时有无鼻漏气可用捏鼻与不捏鼻作比较，有鼻漏气发音时会产生鼻堵塞的声音。

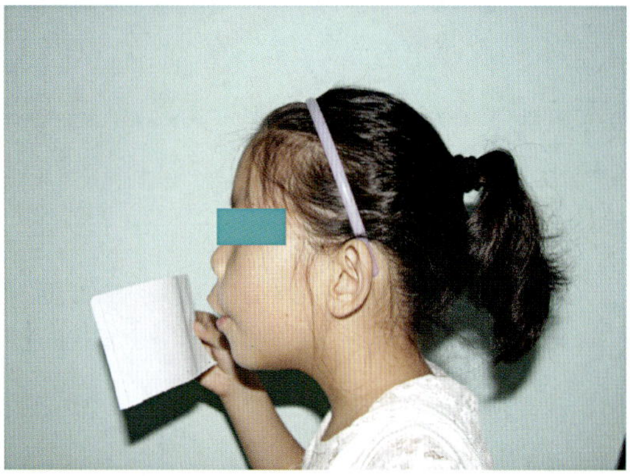

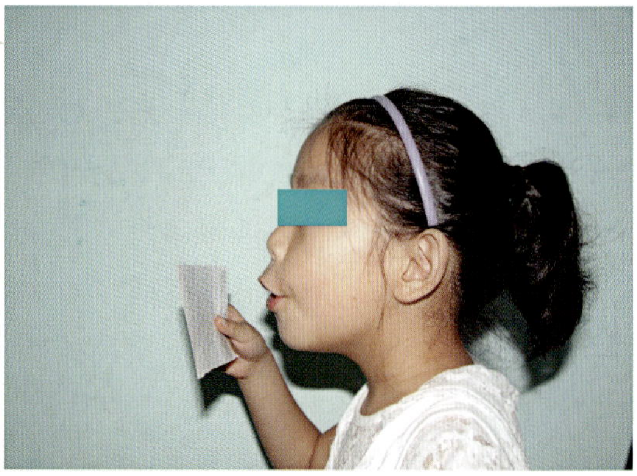

图 15－6　吹纸片比较送气与不送气音

四、语音治疗程序

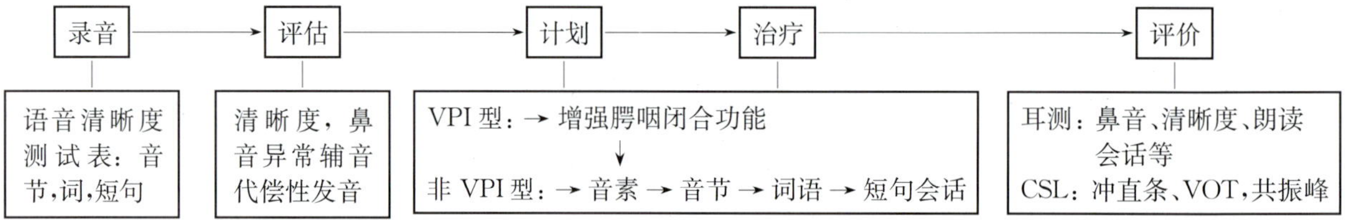

（一）录音、诊断与评价

内容方法同前。

（二）治疗计划

准确无误的诊断，是制订治疗方案的依据；切实可行的方法，是治疗效果的保证。根据每个患者年龄、解剖诊断（病理与功能）、腭咽闭合功能、异常语音的发音部位与发音方法、语音清晰度和代偿性语音进行评估诊断，制订可行的治疗计划。

（三）治疗准则

对腭咽闭合不全引起的代偿性发音，首先应加强腭咽闭合功能锻炼，在此基础上，再建立正确的发音方法和发音部位，对腭咽闭合良好引起的代偿性发音，主要是建立舌的正确发音部位。按发音部位从前至后，按发音方法从易至难，依据这个准则，选择针对患者的治疗方法，如行为疗法、诱导法、递进法、替代法、归类法、比较法等。

（四）腭咽闭合功能训练

1. 吸气、屏气、鼓气练习（图 15－7）：先深吸气，双唇并拢，使口腔内充满气体，然后屏气，使软腭上升达到腭咽腔关闭来增加口内压力，双唇用力加压，积聚口腔内压力，力尽使气流达到一定强度并保持口内压力；或吸气后用上述方法鼓气。吸气、屏气或鼓气都能达到增加口腔内压力和增强双唇力量的作用，也为训练双唇音奠定基础。

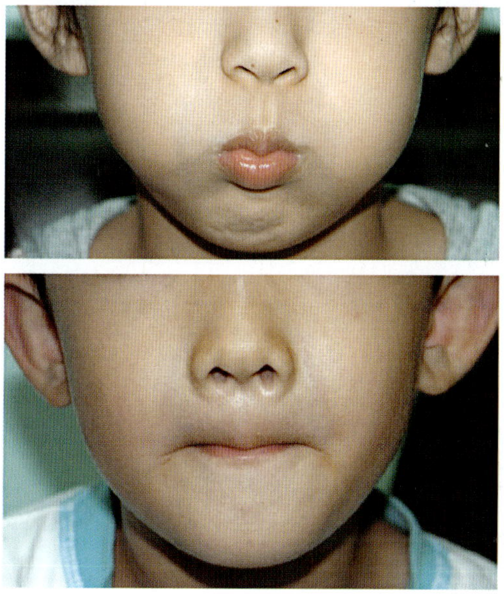

图 15-7　鼓气、屏气练习

难点解析：训练时患者屏气方法有困难，可用情景提示患者想象，假设在某场合遇到有刺激性气体或浓烟无法吸入，条件反射引起屏住呼吸的动作。

2. 吹气练习：对于腭咽闭合不全或因代偿性发音所造成的鼻漏气，利用吹气时屏气，慢慢由口吹出的训练，提高患者腭咽闭合功能。相对个体来说，吹气时间越长，闭合程度也越好。可用吹水泡、吹口琴、吹气球、吹蜡烛等方式来训练。

吹水泡是目前临床上最常用的训练方法。对刚开始不能掌握屏气方法的患者可先辅助捏鼻，再过渡到捏鼻与不捏鼻交替进行，直至完全脱离捏鼻，气全由口吹出，且捏鼻与不捏鼻两者吹气时间接近、或用不锈钢镜显示雾气明显减少，说明吹气训练有效。一般患者可从最初的 5～10 s，通过训练小年龄可达到 30 s 左右。

难点解析：首先要学会屏气，吹水泡时气流要慢慢持续释放，水泡应小不宜大，尽可能使口腔内残余气体停留时间长而不从鼻漏出。如果大口吹，不仅屏气时间短，而且起不到锻炼腭咽闭合功能作用。

3. 训练元音 i：腭咽闭合功能与软腭关系最为密切，软腭上抬越高，闭合越好；舌位越高，软腭上抬越高，在训练中常用舌位最高、最前的元音 i 来加强腭咽闭合功能。发 i 时唇扁平、舌尖抵下牙，舌面前部靠近硬腭前部，音高增强，延长发声时间，使软腭上抬充分并保持声带紧张。

鉴别训练效果可用手捏鼻与不捏鼻发音，听两者声音是否一样，捏鼻应不产生鼻塞声音。还可用冷镜放置鼻孔处，观察发音时有无雾气产生。

难点解析：发音时如果发声部位不当，可能会造成声带的损害。所以，发高音时，喉部肌肉不要过于用力，以免导致声带拉伤。另外，几乎 i 产生过度鼻音的患者舌位都是处于低且靠后，训练时注意舌位前伸，舌尖抵住下前牙，避免舌根部向后、向上收缩引起会厌紧张收缩，同时唇形保持扁平可以使舌位靠前，舌面前部尽可能向腭部贴近，使软腭充分提升。

（五）语音治疗流程："音素→音节→词组→短句→短文、会话"训练

腭裂患者异常语音主要表现在压力性辅音上，而元音异常主要是过度鼻音，所以在训练时以辅音为训练重点，元音则侧重于单元音（单韵母）训练。

1. 元音训练(图 15－8)

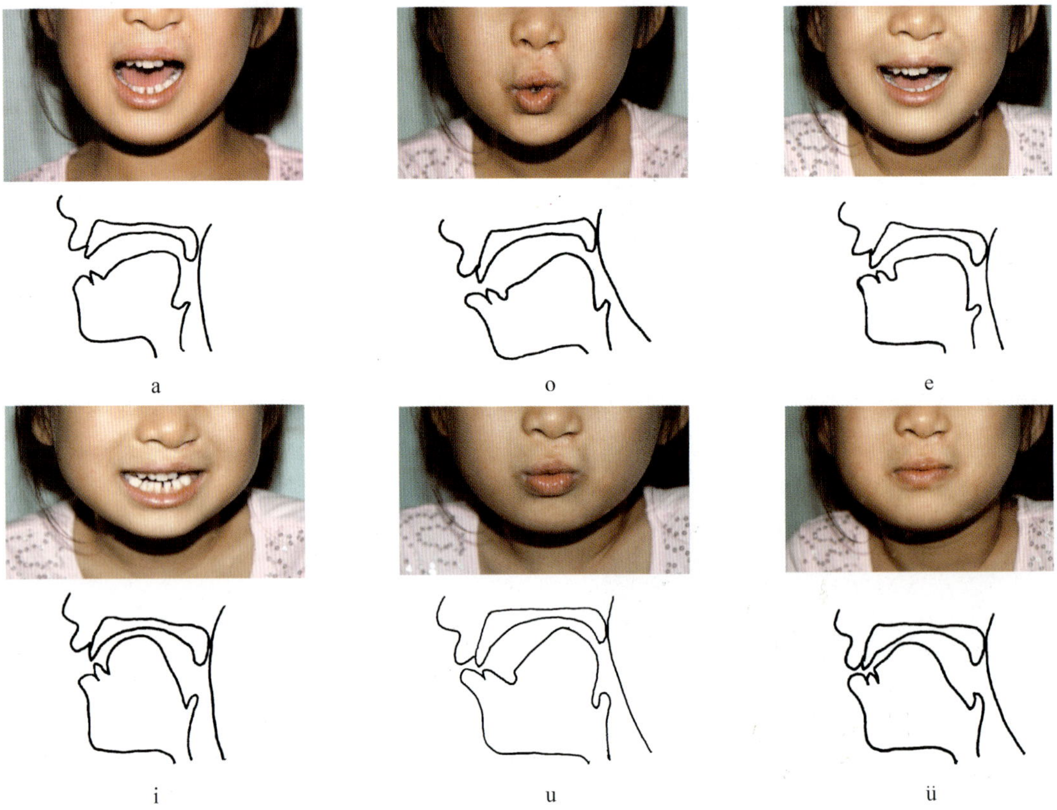

图 15－8　元音——发音示意图

舌面元音训练方法对照

	唇型	开口	舌位	舌尖	舌面	腭咽闭合	声带
a	展	最大	前最低	近下前牙	中部向后隆起	软腭上升	振动
o	圆	微开	后半高	向后	向软腭隆起	软腭上升	振动
e	展	半开	后半高	远离下前牙	后部微隆起	软腭上升	振动
i	展	微开	前最高	抵下前牙	前部向硬腭隆起	软腭上升	振动
u	圆	最小	后最高	近下牙龈	后部向软腭隆起	软腭上升	振动
ü	圆	微开	前高	抵下前牙	前部向硬腭隆起	软腭上升	振动

难点解析：

不同元音是由唇形、开口大小、舌位前后与高低决定的。唇形展与圆，开口大与小是容易看清和模仿，而舌位相对不太容易掌握。唇形的大小变化是随舌位变化而变化的。舌位低，开口度大；舌位高，则开口度小。训练时除了抓住元音的这些特征，还可进行相互对比，用相近同部位舌位的音来带出另一个音。

i 和 ü：汉语单韵母中，圆唇与不圆唇是构成音位对立的条件。i 和 ü 都是舌面前高元音，i 不圆唇，ü 圆唇，舌面和上腭的接触是相同的，只是唇形不同，前为最圆，后为展且扁平。训练 ü 时，先发一个 i，保持舌位不变，延续声音不停顿，同时唇由展向前变圆并使唇部紧张，就可发出 ü 了，反复对镜子练习体会。

o 和 e：都是舌面后半高元音，e 为不圆唇自然状态，o 为圆唇，发 e 时，从圆唇的 o 开始，先发一个 o，保持舌位相对不动，延续声音，同时唇由圆变为展，就可发出 e。

u 和 ü：都是圆唇音，有紧张度，开口大小相似，但舌位一前一后，ü 舌位在前，u 舌位在后，比 ü 低。

总之，在训练任何一个单元音时，延长发声时间的同时都必须注意保持舌位、唇形稳定不变。

复韵母：

方法解析：也称复元音，有二合元音如 an ao ou、三合元音如 uan uei uai，无论二合还是三合，都要把起始元音发到位，那么复元音也就不那么难练了。复元音的发音过程总有它的规律，舌位不是由高到低，就是由低到高；同样舌位决定唇形，唇形不是由小到大，就是由大到小。如：uo 和 ou，uo 舌位由高到低，唇形由小到大；ou 舌位由低到高，唇形由大到小。在发二合元音时，舌是从一个元音的舌位滑动到另一个元音舌位上去的，声音延续不中断；三合元音是舌从一个元音舌位向另两个舌位做一连串的滑动。

2. 辅音训练

辅音的性质是由发音方法和发音部位所决定，因此辅音训练原则上按发音部位由前→后，双唇音→唇齿音→舌尖前音→舌尖中音→舌尖后音→舌面前音→舌面后音；按发音方法由易→难、塞音→擦音→塞擦音、送气音→不送气音。因为塞音简单发育较早，而擦音与塞擦音相对复杂发育较晚。唇音是幼儿最早发出的辅音，它的发音部位在最前面，容易看见和模仿。

以下为腭裂患者常出现的异常辅音的训练方法。

舌根音(h)：送气擦音。

	h
成阻	舌根接近软腭，形成缝隙
除阻	声门开放，气流遇阻，屏气，软腭上升
除阻	声门开放 阻塞部位松开，同部位擦音延长或接喉擦音 气流由缝隙摩擦而出

难点解析：

发音方法：h 是异常辅音中最容易训练的，训练此音的目的主要是帮助患者体会由口吹气的方式，一般让患者对着纸片吹，但要注意吹的过程中不能让舌根前移，这样容易把舌根擦音 h 发成类似吹气音 Φ，必须仔细鉴别与辨听。

发音部位：舌尖可抵住下前牙，有利于舌根向后抬高。注意唇开口度，双唇保持距离，否则和 Φ 混淆。Φ 成阻部位是双唇，h 成阻部位靠后即舌根与软腭，Φ 成阻位置与 h 相差一定距离，因而听感上便有较大差异(图 15－9)。

h

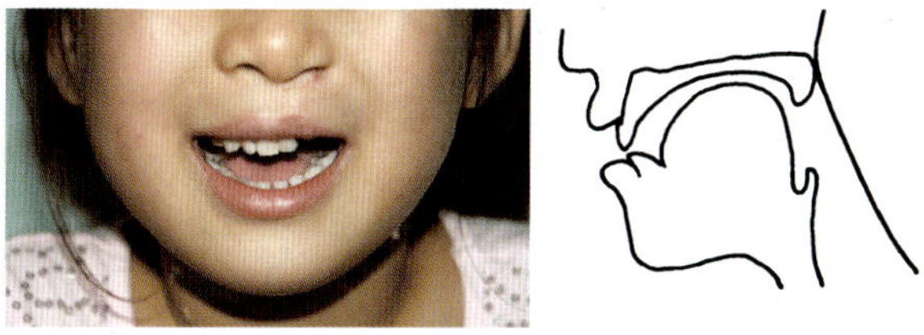

图 15－9　舌根音 h 练习方法

双唇音(p，b)：送气塞音 p→不送气塞音 b

	p	b
成阻	双唇闭合	双唇闭合
持阻	声门开放 气流→双唇遇阻 屏气，软腭上升	声门开放 气流→双唇遇阻 屏气，软腭上升
除阻	声门开放→收小 阻塞部位放开有喉擦音 较强气流冲出	声门关闭 阻塞部位放开(无声段) 较弱气流冲出

难点解析：

发音方法：爆破音的形成是气流突然释放的结果，双唇紧闭时，肺中气流由开着的声门输送到口腔受阻，形成高于口外大气压的压力，除阻释放造成口外空气的瞬时压力差，而形成爆破声。双唇紧闭后屏气，达到一定压力后除阻，压力突然释放，气流从双唇爆出，此时双唇应尽力阻止气流冲出(图 15－10)。

p 也可参照前面双唇训练法。b 可在 p 基础上，增强双唇力量与气流阻力，延长屏气时间，增加口内压力，压力突然释放爆发成 b。两者比较可用纸片放于唇前，p 是送气音，冲出气流较强，能吹动纸片，而 b 则不能。

发音部位：唇音部位容易掌握，对于舌后缩患者应注意舌位前伸，也可用上下唇咬住舌做此发音练习，然后再按正确发音部位练习。

p、b

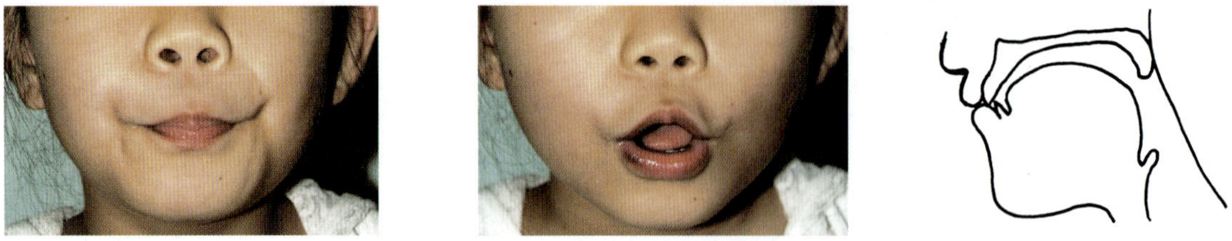

图 15－10　双唇紧闭屏气阻止气流

唇齿音(f)：送气擦音

成阻　下唇向上前牙靠拢，形成缝隙

持阻　声门开放，气流遇阻，屏气，软腭上升

除阻　声门开放

阻塞部位松开，同部位擦音延长或接喉擦音

气流由唇齿缝隙摩擦而出

难点解析：

发音方法：必须辨别与辨听双唇吹气音 Φ 与唇齿擦音 f，把唇齿擦音 f 发成双唇吹气音[Φ]，不仅注意发音部位还要注意两者唇形不同。吹气音[Φ]是靠双唇撮拢形成狭窄通道而产生摩擦，如吹蜡烛。f 是唇齿擦音，是上齿和下唇形成缝隙而摩擦产生的音，[Φ]与 f 同是唇擦音，一个是双唇，一个是唇齿，f 发音时上齿轻触下唇，唇形不圆，两边的嘴角微微上翘，相当于露齿微笑，而吹气音发音时唇微敛，嘴角微微下垂，看不见上齿。两者唇形外观不同，所以在掌握正确发音方法的同时，还要注意唇舌齿的配合。另外吹气音[Φ]如果舌位靠后，则会发成舌根擦音 h 或咽喉擦音。音节训练 f 时唇齿慢慢松开可使送气时间延长，增加发音清晰度。

发音部位：对于上牙列严重畸形缺失或上颌发育不足导致的反合，发此音比较困难，可上齿轻咬下唇来练习此音(图 15－11)。

Φ

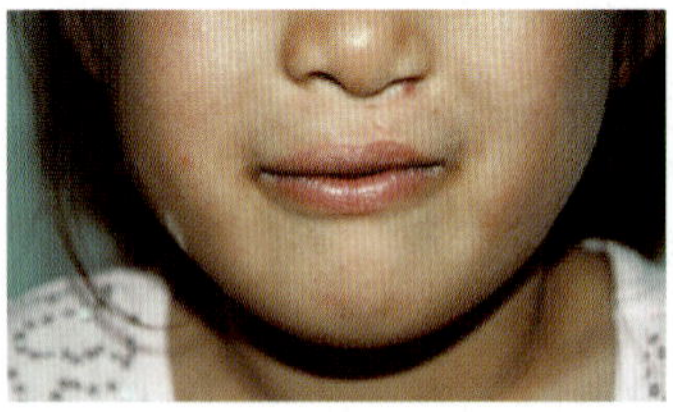

f

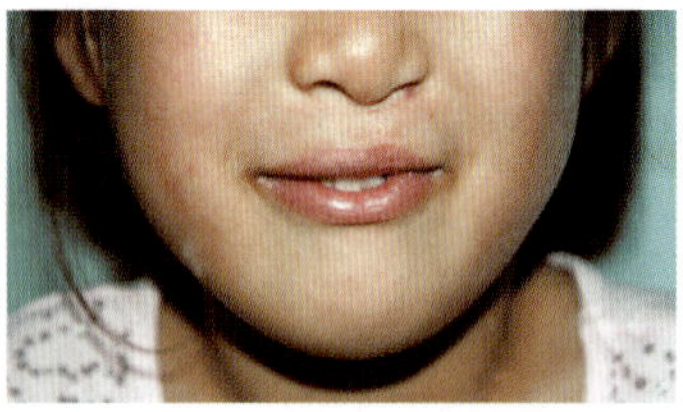

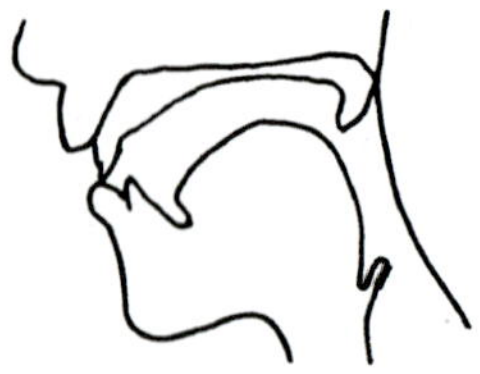

图 15－11　双唇吹气音 Φ 与唇齿擦音 f 比较

舌尖中音：送气塞音 t→不送气塞音 d。

	t	d
成阻	舌尖抵住上牙龈	舌尖抵住上牙龈
持阻	声门开放	声门开放
	气流遇阻	气流遇阻
	屏气，软腭上升	屏气，软腭上升
除阻	声门开放→收小	声门关闭
	阻塞部位破裂有喉擦音	阻塞部位破裂(无声段)
	较强气流冲出	较弱气流冲出

难点解析：

发音方法：对有些患者在发 t 和 d 时，由于口内压力不足，在除阻前舌尖与上牙龈已分离而导致发音部位错误，可用上下齿咬住舌尖，使舌尖与牙龈接触，除阻时屏气让舌尖用力与牙龈接触，达到一定压力后气流冲破舌尖，瞬间爆出 t。d 可在 t 基础上，延长屏气时间，增加口内压力，舌尖与牙龈充分接触，除阻时压力突然释放爆发而出，两者可用 t 能吹动纸片，而 d 不能吹动来比较练习。

发音部位：t、d 唇形是展唇，除阻时舌尖抵住上牙龈稍加用力后，再下滑到韵母位置，应注意唇形(展→圆)及舌位(前→后，高→低)变化，待声母发出瞬间舌位快速滑向韵母，同时控制舌位下降幅度和开口度。同韵母开口呼 a 等相拼时如 da(大)，容易受韵母 a 舌位低、开口度大的影响，使舌位快速下降带动唇形从扁平提前变大，而产生弱化。同齐齿呼(i)、合口呼 u 相拼时如 di(低)和 du(度)，同样注意舌位不要下降过低，d 发出瞬间保持在韵母 i 和 u 的舌位高度、前后位置和开口大小，否则会导致 d 弱化。

部分患者，由于开口度过小发音时容易使前牙闭合，除阻后产生气流与齿的摩擦噪声，可用小拇指放于牙齿间来控制上下牙闭合。侧化音患者往往与介音 i 拼合的音节，会出现一侧嘴角向左或右移动，主要是除阻时舌尖从上牙龈向下偏斜并带动口角。应首先纠正舌位的异常运动，可用上下齿咬住舌尖的方法来限制舌的异常活动(图 15－12)。

边音 l

成阻	舌尖抵住上牙龈
持阻	声门开放，气流遇阻，屏气，软腭上升
除阻	声门开放，振动声带 阻塞部位破裂(无声段) 气流由舌两边而出

难点解析：

发音方法：发音时过于轻松，离开牙龈发成舌尖后擦音 r，为了让舌尖稳定地顶住上牙龈，延长声母 l 的成阻阶段再除阻，l→le，舌尖上抬时注意舌下面离开下牙避免与之接触。

发音部位：常与 n 混淆发音，用舌尖碰牙龈避免舌尖与牙龈形成完全封闭，气流全部由鼻腔流出。可提示患者发 l 用舌边缘碰牙龈，发 n 用舌边缘后碰，两者比较让患者捏鼻，如果发音无影响则为 l，有影响则为鼻音 n。舌尖上翘时避免舌尖向上卷起。训练时舌先上抬摆好位置然后再发音。

t、d

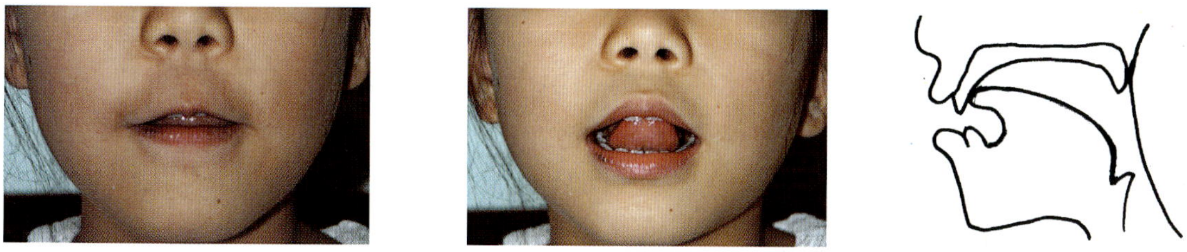

图 15－12　借助上下齿使舌尖抵住齿龈练习

	k	g
成阻	舌根部抵住软腭	舌根部抵住软腭
持阻	声门开放 气流遇阻 屏气，软腭上升	声门开放 气流遇阻 屏气，软腭上升
除阻	声门开放→收小 阻塞部位破裂有喉擦音 较强气流迸发而出	声门关闭 阻塞部位破裂(无声段) 较弱气流迸发而出

难点解析：

发音方法：塞音 k→g。k 的发音部位则通过启发患者模仿咳痰、咽口水动作，还可以口中含水抬头做漱口动作，感觉舌根与软腭接触产生的摩擦，由清音到振动声带诱导出送气塞音 k，再以此发音部位，延长屏气时间，产生足够的压力，诱导出不送气塞音 g。

发音部位：发 k 和 g 时要注意舌尖向下，舌根抬高，保持口形与舌位不变，如果出现下颌随发音时不自主运动，要及时观察舌有无向前、向上抬等异常活动。如果存在此现象，一边注意控制舌位，一边用手抵住下颌限制活动直到舌位稳定。舌位前移，则会发成舌根擦音 h。k、g 唇形是展唇，同韵母开口呼 a、e 等相拼唇形变化不大，但同合口呼 u 相拼时，如 ku(哭)和 gu(姑)，先找准 k、g 发音部位，待声母清晰发出后再滑向韵母。k、g 展唇，舌尖向下，舌根抬高，舌位比 u 低，在声母向韵母过渡时容易受 u 圆唇影响而使声母 k、g 未发前产生过早圆唇和舌位抬高，使舌根下降脱离软腭导致辅音的脱落。对置换音 ge(哥)→de(的)，ke(可)→te(特)，舌尖抬高难以控制时，可用压舌板或口镜轻压舌前部限制舌向腭部靠拢(图 15－13)。

k、g

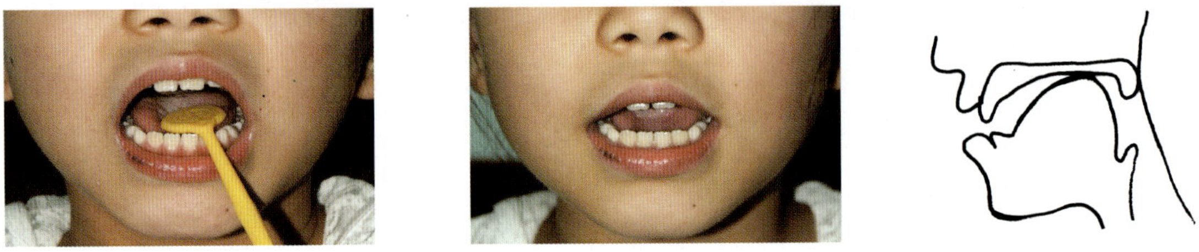

图 15-13　限制舌位抬高练习

舌尖前音(平舌音)：送气擦音 s →送气塞擦音 c →不送气塞擦音 z

	s	c	z
成阻	展唇,前牙闭合对齐	同 s	同 s
	舌尖向前牙靠拢成缝隙	舌尖抵住前牙成	舌尖抵住前牙
持阻	声门开放	声门开放	声门开放
	气流遇阻	气流遇阻	气流遇阻
	屏气,软腭上升	屏气,软腭上升	屏气,软腭上升
除阻	声门开放	声门开放→收小	声门开放→关闭
	阻塞部位松开	阻塞部位松开	阻塞部位松开
	同部位擦音延长或接喉擦音	同部位擦音延长或接喉擦音	同部位擦音
	气流由缝隙摩擦而出	较强气流由缝隙摩擦出	较弱气流由缝隙摩擦出
	舌后缩,训练 θ 音	c 以 s 为基础	z 以 c 为基础

难点解析

发音方法：对 s、c、z 脱落,首先在提高腭咽闭合功能的前提下,对不同发音部位但发音方法相同的擦音(Φ→f→s),(图 15-14)先进行双唇擦音即吹气音 Φ 练习,双唇撮拢形成狭窄通道气流通过时产生摩擦,感觉吹蜡烛、吹水泡动作。在吹气方法延续不变下改变发音部位由双唇滑动为唇齿,通过唇齿音 f 无声吹气到振动声带有声吹气,在发音方法不变下由唇齿慢慢滑向上下齿发音部位,继而诱导出舌尖前音 s,c 可在 s 的基础上,增强塞与擦的噪声声压与屏气压力,继而再带出 z。

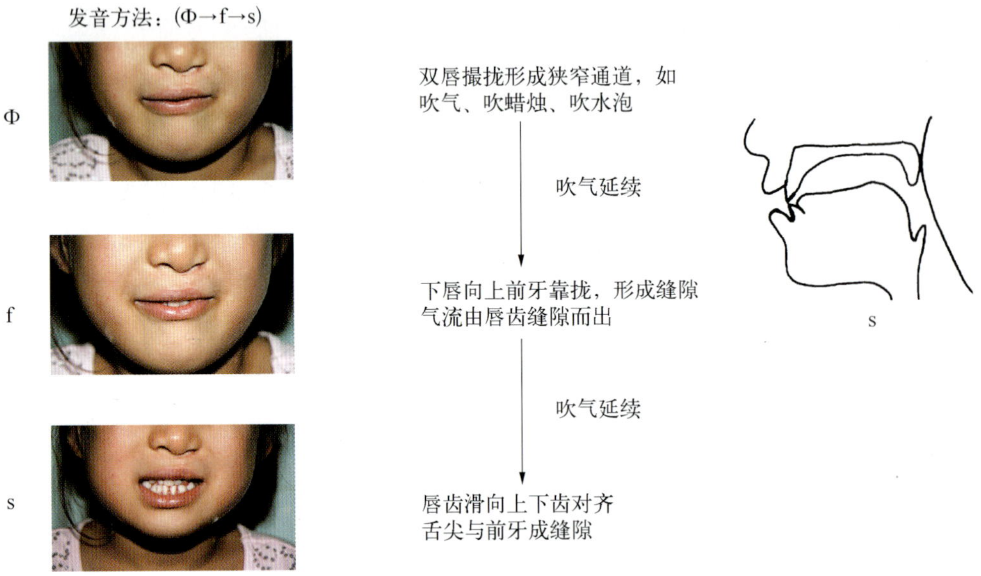

图 15-14　擦音 Φ→f→s 练习

发音部位：

舌后缩：舌尖前音对纠正发音部位来说,最主要是克服舌后缩。方法一,对舌后缩引起的咽喉摩擦音、声门塞音、腭化音、侧化音,在训练舌尖前音

s 时，唇形为展，舌尖伸出牙间隙，上下牙轻咬住舌尖，使舌体平展稳定，气流从舌齿缝隙吹出发出齿间音 θ，开始舌会习惯性后缩，可上下齿加力牵制舌，待舌不回缩时，逐步放松对舌的牵制，直到舌平放入齿间内，发 s 能使舌尖抵住前牙，不回缩。由 θ 到 s 必须反复练习比较，然后通过 s 再带出其他舌尖前音 c、z。

在临床中选择齿间音 θ 在于它和舌尖前音 s 都是送气擦音，发音方法相同，舌位都是前伸平展，发音部位彼此较接近，便于模仿；擦音表现为送气持续时间长，有利于舌位在一定时间段内稳定不变；唇形都为展唇，有助于舌位前伸而改变舌位后缩拱起，再则齿间音 θ 舌尖置于齿间外，便于训练时能直观舌位动态变化。齿间音 θ 可以改变患者发音时代偿性舌后缩所致的由后部发音代替前部发音。临床上在按正确发音部位不能有效改变舌位的情况下，齿间音 θ 对舌的牵制作用，能很好地控制咽摩擦音的舌后缩、腭化音舌拱起、侧化音的舌卷曲和左右移动等，尤其是咽摩擦音，因此可把它作为咽摩擦音治疗的首选方法(图 15－15)。

发音部位：(θ→s)

θ　　s

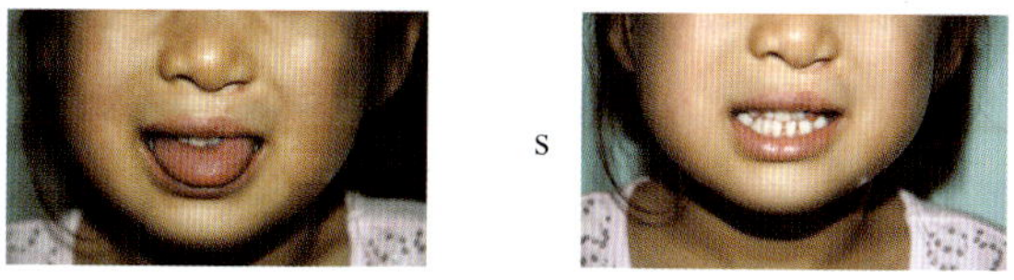

图 15－15　齿间音舌前伸(θ→s)

舌抬高：训练舌尖前音舌位有困难时可先训练舌尖前元音-i，待舌位正确稳定后加上送气过渡到 s。对顽固性舌位抬高患者可采用元音 a 来诱导舌位降低。方法：舌尖抵住下齿发长元音 a 使舌位下降→保持舌位稳定，关闭牙齿诱导舌尖前元音-i，保持前元音-i 的舌位送出气流最后发出 s(图 15－16)。

发音部位：(a→-i→s)

a　　-i　　s

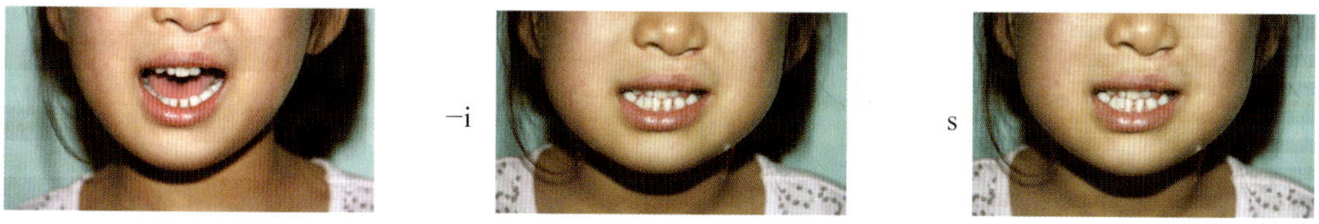

图 15－16　元音 a 降低舌位诱导舌尖前音 s 的发音部位

唇形与舌位：发音时做到牙齿、舌、唇相对静止不动，延长音长并增强音强音高，保持到气流与声音结束。s、c、z 唇形是展唇，同韵母开口呼相拼唇形变化不大，但同合口呼 u 相拼时注意唇形(展→圆)及牙齿(闭→开)、舌位(前→后)变化。待声母清晰发出后再滑向韵母，在声母向韵母滑动时保持压力，并延续声母的气流呼出时间。

如 su(素)唇形由展变圆，舌位由前至后，不能受韵母开头 u 圆唇的影响而使声母 s 在未发前或未结束前就过早地圆唇化使舌位后移及牙齿松开，形成辅音的脱落与弱化(图 15－17)。

素s→su

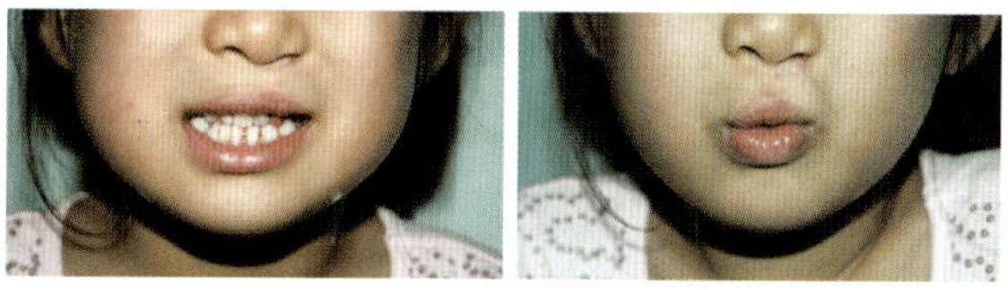

图 15－17　唇形由展至圆变换

舌尖后音(翘舌音)送气擦音 sh→送气塞擦音 ch→不送气塞擦音 zh

	sh	ch	zh
成阻	展唇，前牙闭合对齐	同 sh	同 sh
	舌尖接近硬腭前部成缝隙	舌尖抵住硬腭前部	舌尖抵住硬腭前部
持阻	声门开放	声门开放	声门开放
	气流遇阻	气流遇阻	气流遇阻
	屏气，软腭上升	屏气，软腭上升	屏气，软腭上升

除阻	声门开放 阻塞部位松开 同部位擦音延长或接喉擦音 气流由缝隙摩擦而出	声门开放→收小 阻塞部位松开 同部位擦音延长或接喉擦音 较强气流由缝隙摩擦出	声门开放→关闭 阻塞部位松开 同部位擦音 较弱气流由缝隙摩擦出

难点解析：

发音方法：同相对应的 s、c、z。s 和 sh、c 和 ch、z 和 zh 相对应。一般情况下 s、c、z 发音方法掌握了，sh、ch、zh 也就不难训练了，只是注意舌尖、舌面的发音部位，发音方法可做擦音间 s、sh 横向比较。

发音部位：方法一，可先训练舌尖后元音-i，体会发音部位，再与 sh 反复比较练习，最后由 sh 带出 ch、zh。

方法二，先以舌尖前音 s 为基准音，舌尖由前伸与前牙成缝隙变为舌尖向上与腭前部贴近，感觉舌尖离开牙齿向上，反复比较。练习中注意舌尖向上时舌不后缩(图 15－18)。

sh、ch、zh

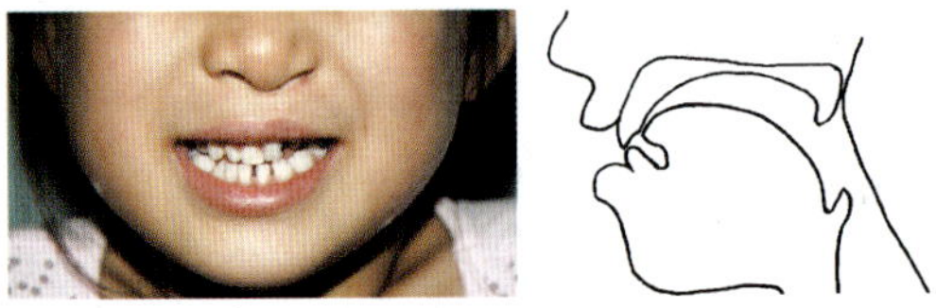

图 15－18　舌尖后音发音示意图

熟练后做 s 与 sh 比较练习：四是四，十是十，四不是十，十不是四，四十是四十，十四是十四，四十不是十四，十四不是四十。

舌面音：送气擦音 x→送气塞擦音 q→不送气塞擦音 j

	x	q	j
成阻	展唇，前牙对齐闭合 舌前面接近硬腭前部成缝隙	同 x 舌前面抵住硬腭前部	同 x 舌前面抵住硬腭前部
持阻	声门开放 气流遇阻 屏气，软腭上升	声门开放 气流遇阻 屏气，软腭上升	声门开放 气流遇阻 屏气，软腭上升
除阻	声门开放 阻塞部位松开 同部位擦音延长或接喉擦音 气流由缝隙摩擦而出	声门开放→收小 阻塞部位松开 同部位擦音延长或接喉擦音 较强气流由缝隙摩擦出	声门开放→关闭 阻塞部位松开 同部位擦音 较弱气流由缝隙摩擦出

难点解析：

发音方法：同相对应的 s、c、z。s 和 x、c 和 q、z 和 j 相对应。一般情况下 s、c、z 发音方法掌握了，x、q、j 也出来了，只是注意舌尖、舌面的发音部位，发音方法也可作擦音间 s、x 横向比较。

发音部位：

方法一，在训练舌面音舌位有困难时可先训练舌面前元音-i，再过渡到 x、q、j。

方法二，以舌尖前音 s 为基准音，舌尖由前伸与前牙成缝隙变为舌尖向下使舌面向腭部贴近，感觉舌尖向下离开牙齿，与舌尖后音的舌尖向上离开牙齿相反，反复比较。练习中注意舌尖向下时稳定舌位不要后缩(图 15－19)。

x、q、j

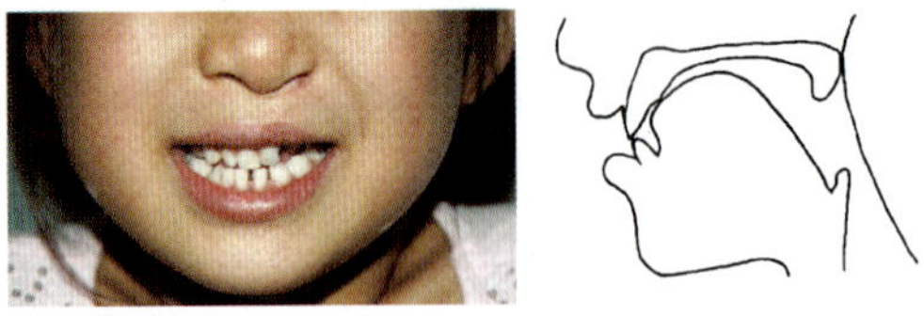

图 15－19　舌面音发音示意

唇形与舌位：舌面音在遇到过渡音为介音撮口呼 ü 时，要注意声母唇形(展)与韵母唇形(圆)的配合，以及舌位前后的变化，待声母清晰发出后再慢慢滑向韵母，在声母向韵母滑动时保持压力。如 jü 唇形由展变圆，舌位由前至后，牙齿由闭到开，不能受韵母开头 ü 圆唇的影响而使声母 j 在未发前或未结束前就过早地圆唇化使舌位后移，造成辅音的脱落与弱化。

3. 音节训练

音节是由声母和韵母所组成。音节训练可选择如下方法：

声韵连续法：先发声母，不停顿连续滑向韵母，如 s→sai（赛），z→zuan（钻）。

音素连续法：以音素为单位，连续成音节，如：s-u-a→sua。

三拼连续法：是把带介音（i、u、ü）的音节分为声、介、韵三部分，拼音时，连续读成一个音节，如：j-i-an→jian。

难点解析：根据腭裂患者的异常语音几乎都表现在辅音上，而音节的声母都是由辅音担当，因此无论采用何种方法，音节拼读重点在于提高声母（辅音）的清晰度，正常人发音节时，声母与韵母相拼读常为不连续，尤其是音节中韵母开头为介音 u 的合口呼和 ü 的撮口呼，都是圆唇音，圆唇动作从声母发音时就有了，而不是在声母之后的韵母开始时才有圆唇动作，但在腭裂语音训练中却有所不同，如果圆唇动作提前，代偿动作容易出现，造成舌位过早抬高、向后，使舌尖不能与前牙构成阻碍，并随着舌位后移前牙分开，形成辅音脱落或弱化。

在临床上常采用的音节训练方法为声韵连续法，根据汉语语音的声韵母互补原则，声母长则韵母短，依据这原则，在发音时尽量延长声母发声时间，缩短韵母的发声时间，这样使声母变得更清晰和稳定。首先找准声母的发音部位，待声母清晰发出后再滑向韵母，在声母向韵母（元音）滑动时保持压力，并延续声母的气流呼出时间，平稳过渡到韵母。在音节训练刚开始时，为了正确发出音节的声母，可采用每发一个音节，先以声母为基准音，然后保持此声母的部位不动，按声韵连续法发出音节。这也是病理语音治疗与一般正常人在学习汉语拼音方法上有所区别的原因。

4. 词组训练

采用双音节词训练，根据不同音节组成相应词组。有同一声母组成词组：喜欢、熊猫、猩猩，不同声母组成词组：穿过、草地、就是、车站。词组训练必须在已能准确、熟练地发清每个音节（包括四声）基础上。

5. 短句训练

根据词组内容，组成相应短句。在短句编排中，尽可能采用同一辅音组成的词组串成短句，力求在一短句中较多的出现所练习的词组，如我喜欢熊猫和猩猩。待所有辅音、音节、词组都完成训练后再进入到综合短句训练。要求句中的每个音节都能清晰发出，语速由慢到快。

难点解析：

词组短句训练时，要注意音节音联中的音节音渡。在连续语流中，语速加快，音渡会发生变化，有时会出现的辅音脱落与弱化，甚至相邻的音节会相互融合。

塞音、塞擦音、擦音在前音节里时长较长，音强较强，相对后音节不容易浊化，在后音节里时长较短，音强较弱，容易浊化，所以刚开始训练词组、短句时，为避免形成辅音脱落与弱化现象，要控制音节节奏，语速不宜快，使音节与音节平稳过渡。对于两个相同的双音节，如 ge ge（哥哥），较容易使后一音节声母 g 脱落与弱化。正常情况下两个同音节，第二个是发轻声，而且后一音节声母往往比前一音节声母发声时间短，尽管 e 到 g 口形相似，但舌位由半高到舌根向上后靠近软腭、如果受轻声影响舌位就容易下降，因而容易产生脱落与弱化，所以在训练时要强调第二个 g 不要发轻声，并且延长后音节声母发声时间直到清晰发出声母，待熟练后再发轻声。

例：音素	音节	词组	短句
k	ke kou	可口　可乐	口渴了，要喝可口可乐
s	san sui	三岁　四岁	四月四日我三岁

6. 短文、会话训练

待患者已能熟练、准确读出各种类型的短句，即可进入短文和会话训练，内容可选用儿歌、看图讲故事等。同样在读准每个音节基础上，语速由慢至快，逐步接近正常人，同时进行一对一会话练习，增强口语交流能力。

另外，在生活中要积极创造良好的语言环境，多用普通话交流，在熟能生巧中渐渐用清晰的声母带出方言。各地方言的不同，其实是同一个字的音节中的韵母和声调不同，普通话与方言中，大部分音节的声母都存在共性，如普通话“三”（san），上海话的读音变成 sei，普通话九（jiu），广东话的读音类似狗 gou。因此只要普通话掌握了，就同样也能使方言变得清楚。

附：同一声母的音节、词组、短句练习

h	he	荷叶	荷花	合乎	ha	哈腰	娃哈	哈哈
	hai	海洋	海魂	还会	han	汉语	含糊	呼喊
	hang	航海	航运	换行	hao	好坏	号码	豪华
	hei	黑夜	黑妹	黑幕	hen	狠狠	很好	牙痕
	heng	横祸	永恒	恒河	hong	红花	洪湖	红海
	hou	后话	后患	后悔	hu	呼唤	护航	互惠
	hua	画画	花环	花卉	huai	怀疑	坏话	怀念
	huan	欢迎	缓和	梦幻	huang	慌忙	恍惚	黄河
	hui	会议	绘画	毁坏	hun	混合	婚后	浑厚
	huo	火花	火海	祸害				
	海红会画梅花				花环由红花和黄花混合			
	黑夜里呼喊辉辉				欢迎会互换绘画			
	洪湖里有荷花和荷叶				后悔毁坏了油画			
	海洋里航海和航运没有护航				用汉语会话很含糊			
p	po	婆婆	破坏	外婆	pa	爬坡	害怕	琵琶
	pai	委派	品牌	牛排	pan	盼望	盘片	河畔
	pang	乒乓	彷徨	旁人	pao	炮火	慢跑	泡泡
	pei	培养	配合	胚芽	pen	喷火	澎湃	花盆
	peng	朋友	木棚	烹饪	pi	批判	批评	枇杷
	pian	影片	偏旁	偏僻	piao	门票	漂亮	飘扬
	ping	花瓶	屏幕	评判	pu	铺平	苗圃	铺位
	婆婆拿脸盆放枇杷				苗圃里培养胚芽			
	木棚里排满漂亮花盆				萍萍害怕爬偏僻坡			
	蓓蓓和胖胖练乒乓				委派我买影片门票			
	河畔旁有朋友慢跑				花瓶里泡泡很漂亮			
b	bo	玻璃	波浪	菠萝	ba	八月	拔河	爸爸
	bai	白米	白班	拜年	ban	斑马	斑白	白班
	bang	帮忙	榜样	棒冰	bao	包围	宝贝	保密
	bei	背包	背后	北部	ben	本部	奔波	版本
	beng	蹦蹦	蚌埠	崩裂	bi	鼻音	弊病	毕业
	bian	边门	遍布	变化	biao	表扬	标兵	表白
	bie	别扭	别离	辨别	bing	冰冷	病人	病变
	bu	不必	步兵	不变				
	不要颁布板报版面				冰盒里有菠萝棒冰			
	爸爸不帮伯伯背背包				玻璃杯里有鲍鱼要保密			
	冰冰白班忙奔波				宝宝半夜闹，伯伯抱宝宝			
	斑马奔跑本领比白马棒				八月八日有毕业汇报表演			
	一边拔河，一边放鞭炮							
f	fu	夫妇	父母	辅音	fa	发疯	发放	丰富
	fan	反复	犯法	非凡	fang	方法	放飞	防腐

fei　非法　非凡　肺腑　　fen　芬芳　奋发　发愤
feng　丰富　风帆　蜜蜂　　fo　佛法　佛佛　仿佛
fou　否认
飞鸟放飞飞南方　　父母吩咐芳芳好方法
飞蛾纷纷往木房飞　　辅音发音方法难
夫妇犯法还否认　　狒狒反反复复往返
花粉芬芳引蜜蜂　　发放一份肥肉米饭

t
te　特意　特务　忐忑　　ta　他们　踢踏　坍塌
tai　太太　淘汰　胎儿　　tan　谈话　探讨　花坛
tang　热汤　躺椅　海棠　　tao　逃跑　桃花　核桃
teng　疼痛　腾跃　藤椅　　ti　梯田　题目　剃头
tie　铁片　粘贴　铁塔　　tian　甜蜜　填土　天堂
tiao　跳远　挑剔　跳台　　ting　庭院　厅堂　听筒
tong　儿童　同台　统统　　tou　偷听　偷偷　头痛
tu　吐痰　呕吐　秃头　　tuan　团体　团圆　汤团
tui　推让　后退　推托　　tuo　脱离　逃脱　骆驼
太太们通通画海棠图　　偷听了论坛谈话题目
他往花坛里吐痰　　儿童挑了甜核桃汤团
彤彤有呕吐和头痛　　因跳台太远他们淘汰了
庭院里有藤椅和桃花　　骆驼脱离铁条后逃了

d
de　得分　得到　得意　　da　答应　大胆　大豆
dai　领带　皮带　袋袋　　dan　胆量　元旦　鸭蛋
dang　当面　挡路　铃铛　　dao　刀豆　捣乱　到底
deng　等待　灯泡　等到　　di　滴答　抵达　弟弟
die　跌倒　蝶泳　跌宕　　dian　电灯　电动　电话
diao　吊灯　掉队　调度　　ding　顶点　叮当　屋顶
diu　丢掉　丢物　弄丢　　dong　懂得　动物　冬天
dou　抖动　豆苗　毛豆　　du　温度　毒打　独到
duan　短笛　短刀　断电　　dui　对打　对待　对答
duo　多么　多端　夺得
我们要懂得爱护动物　　袋袋里有鸭蛋和豆苗
大楼里有吊灯、电话、电脑　　多多等大妈到动物园
地面滑，弟弟跌倒了，鸭蛋也丢了　　用豆油闷刀豆和毛豆
电灯掉地，答应调换电灯泡　　入冬，弟弟都要蝶泳锻炼

l
le　乐意　乐园　乐乐　　la　拉链　拉拢　拉力
lai　来历　来临　来路　　lan　拦网　蓝领　拦路
lang　浪花　流浪　朗朗　　lao　老人　劳力　劳累
lou　楼里　遗漏　露脸　　long　里弄　玲珑　笼络
lei　泪流　累了　磊落　　leng　冷饮　冷落　冷冷
li　力量　理论　里弄　　lian　联络　连累　留恋
liang　两列　两辆　量力　　liu　流泪　流露　六楼
lu　马路　来路　拦路　　lun　轮流　伦理　沦落
luo　落泪　罗列　磊落　　lu　旅游　绿篱　利率
lue　领略　忽略　掳掠
六楼姥妈妈联络一楼老爷爷　　流浪猫沦落马路了
我很乐意来游乐园玩　　乐乐乐坏了，磊磊落泪了
姥姥眼泪流下来了　　六位老人拉练旅游累坏了
兰兰用鹿肉喂老虎　　货轮来了游轮拦

k
Ke　可怕　可以　可口　　Ka　咖啡　奶咖　咔咔
Kai　开会　开门　开口　　Kan　看望　刊物　坎坷
Kang　扛米　慷慨　火炕　　Kao　考验　靠边　靠拢
Keng　泥坑　坑害　热炕　　Kong　空余　空口　空旷
Kou　扣留　纽扣　日寇　　Ku　苦口　哭喊　苦药
Kua　夸口　跨越　跨栏　　Kuai　快活　快乐　快慢

Kuan 宽厚 款款 宽阔
Kui 葵花 亏空 反馈
Kuo 轮廓 括号 括弧
Kuang 旷课 箩筐 眼眶
Kun 困难 困苦 昆明

我口渴要喝可口可乐
快艇越开越快
让葵葵拿筷，恐怕有困难
妈妈夸可可能扣纽扣了
摩卡咖啡和奶油可可很苦
我开门一看，妈妈开会回来了
卡片里有恐龙，很可怕
凯凯没来课堂，看来要旷课了

g

ge 哥哥 割麦 歌迷
gai 改过 应该 改观
gang 刚刚 钢轨 浴缸
gen 更改 后跟 高跟
gu 故宫 光顾 巩固
gou 狗肉 阴沟 够格
guai 怪物 古怪 鬼怪
guang 光明 广告 观光
gun 木棍 滚滚 拐棍
ga 咖喱 尴尬 嘎嘎
gan 感冒 干活 杠杆
gao 高歌 牙膏 高贵
gong 公园 巩固 公共
guo 国歌 过关 锅盖
gua 黄瓜 挂号 瓜果
guan 关门 灌木 攻关
gui 乌龟 桂花 归国

我感冒应该跟你们隔离
外国游人观光故宫国宝
给姑姑一根擀面棍
公公拿拐棍逛公园
哥哥给爷爷买牙膏和年糕
果园里有木瓜、广柑、桂圆
公共广告光顾公园
歌会有歌迷高歌国歌

/s/

si 嘶哑 饲养 四月
sai 赛马 预赛 鱼鳃
sang 桑叶 嗓音 丧命
se 红色 颜色 色素
song 松散 送货 诉讼
su 酥松 速滑 素面
sui 岁数 随后 麦穗
suo 所以 锁门 琐碎
sa 洒药 拉萨 撒米
san 三色 3岁 疏散
sao 扫墓 哨所 骚扰
sen 森林 阴森 森森
sou 搜索 一艘 飕飕
suan 蒜苗 速算 酸味
sun 损坏 笋丝 酸笋

四岁我会算速算
三嫂为桑桑送黑雨伞
预赛有马拉松和赛马
思思损坏了门锁
宋爷爷用饲料饲养鸭
笋丝素面又滑又酸
森林里散落桑叶和松叶
明年四月四日素素满3岁

c

ci 瓷碗 鱼刺 刺猬
cai 彩瓷 彩虹 猜测
cang 苍翠 苍蝇 仓促
ce 女厕 侧面 测验
cong 洋葱 聪明 烟囱
cuan 窜窜 流窜 乱窜
cun 残存 存活 农村
ca 擦灰 擦门 嚓嚓
can 午餐 参与 残余
cao 草丛 粗糙 曹操
ceng 层面 层次 层层
cu 粗糙 簇拥 催促
cui 摧残 苍翠 葱翠
cuo 错误 错案 措辞

有刺猬往草丛里窜
聪明人遇测验难也会错
猜一猜草药有没有采错
匆匆忙忙裁错了
菜园里有花菜、洋葱
擦灰很粗糙，没有一层层擦
彩瓷碗里画彩云
翠翠午餐有葱油洋葱面

z

zi 字母 自然 自由
zou 走廊 走路 挨揍
zuan 钻石 钻研 赚足
zun 自尊 遵义 遵命
za 杂务 扎坏 砸门
zan 赞美 赞扬 咱们
zao 早饭 红枣 肥皂
zen 怎样 怎么
zong 总之 粽子 宗族
zu 阻拦 组字 祖宗
zui 最脏 罪责 最早
zuo 昨晚 左足 做作
zai 灾害 再会 在座
zang 脏脸 葬礼 藏族
ze 责骂 责任 原则

我怎样组英语字母最好
座椅又杂乱又肮脏
总要有人最早来最晚走
仔仔在走廊里走路
昨晚没做作业又挨揍了
要赞扬孩子，责骂没用

在座每一位应自尊自爱

用枣子糯米做粽子

shi

shi 石榴 实话 事实
shai 晒黑 晒伤 日晒
shang 上海 上升 上山
she 社会 摄影 摄食
sheng 生活 胜利 声音
shu 树梢 叔叔 树上
shuai 甩手 摔伤 少帅
shuang 双手 爽身 双数
shou 说书 说话 说事

sha 沙发 泥沙 沙石
shan 山水 珊瑚 山石
shao 烧水 烧伤 少数
shen 伸手 神话 深水
shou 收费 手术 受伤
shua 耍人 耍赖 唰唰
shuan 涮肉 木栓 拴绳
shui 水蛇 睡熟 水手

用冷水刷牙很舒适
水手们往深水里摸珊瑚
婶婶烧水时烧伤了双手
山上有寿山石和蟒蛇

叔叔是摄影师，上黄山摄影
上海水上乐园，还有售少数门票
老师要我们实话实说，不说谎话
医生为珊珊老师手术

ch

chi 吃饭 牙齿 迟迟
chai 拆除 豺狼 火柴
chang 鲳鱼 长城 常常
che 车票 撤出 车场
cheng 乘车 乘船 乘法
chou 抽查 臭虫 抽出
chuan 传染 传出 一串

cha 茶叶 插翅 茶场
chan 馋锚 铲车 蟾蜍
chao 超长 超出 吵闹
chen 灰尘 沉船 沉没
chong 冲锋 重复 飞虫
chu 出场 出汗 出差
chuang 窗户 闯出 闯祸

茶场里用乌龙茶泡茶
乘车要买车票
常常有人绕长城长跑
船沉没由于船员和货物超出

初二我们吃鲳鱼和炒面
车场里有铲车、货车、敞车
厨房里很热，出汗了
抽查门窗查出灰尘

zh

zhi 芝麻 蜘蛛 制止
zhai 摘花 太窄 债主
zhang 长者 漳州 掌中
zhe 遮住 这里 这样
zheng 整理 睁眼 正好
zhou 周末 皱纹 煮粥
zhua 抓住 抓好 抓着
zhui 坠落 追认 追逐

zha 炸药 眨眼 扎针
zhan 站直 战争 站住
zhao 招呼 找准 照亮
zhen 珍珠 真正 真主
zhong 中饭 重要 闹钟
zhu 组长 住宅 注重
zhuang 撞钟 装着 庄重
zhun 鸭肫 认准 谆谆

指挥者这样指挥很重要
周一我们煮芝麻粥
展览会展着亚洲和欧洲珍珠
周主任招呼朱组长站住

这张照片正好没睁眼
住宅里主人注重礼仪
制止珍珍不要摘花
蜘蛛用网抓住了蟑螂

x

xi 吸烟 希望 细心
xia 下楼 夏天 下午
xiang 向下 相互 想象
xie 写信 谢谢 螃蟹
xing 姓名 幸福 形象
xiu 休息 修理 绣花
xuan 挑选 旋风 选项
xun 巡逻 训练 驯猫

xian 先后 鲜花 危险
xiao 消息 小学 笑话
xin 新年 新鲜 信心
xiong 熊猫 凶狠 凶险
xu 虚心 需要 胡须
xue 学习 学校 下雪

先下雨后下雪
小学需要有绣花学习
小霞喜欢熊猫和猩猩
选一选新鲜鳕鱼和蟹

希望没吸香烟
下午累了休息一下
小孩驯猫很细心
学校里学会了写信

q

qi 七月 漆黑 煤气
qian 铅球 签名 前期
qiao 悄悄 敲门 乔迁
qin 亲切 亲戚 侵权
qiu 气球 秋千 球员

qia 恰巧 恰恰 恰好
qiang 围墙 强求 牵强
qie 切肉 确切 窃取
qing 青鱼 轻巧 轻轻
qu 去年 趣味 取巧

	quan 全球 圆圈 全勤	que 鹊桥 缺勤 确切
	青青认为围棋有趣又巧妙	气球里没有气
	铅球扔圆圈里安全	我悄悄去青海，又悄悄回乌鲁木齐
	轻轻敲，恰巧麻雀没反应	青鱼游起来很轻巧
	球迷用球让球员签名	去年七月，强强去亲戚那儿玩秋千
j	ji 鸡肉 积极 集合	jia 加紧 家教 家具
	jian 尖叫 煎鱼 坚决	jiang 奖金 酱油 讲解
	jiao 教育 胶卷 交接	jie 节目 姐姐 解决
	jin 金奖 进军 紧紧	jing 京剧 眼睛 竞技
	jiu 舅舅 就近 旧居	ju 玩具 聚集 咀嚼
	juan 卷进 胶卷 涓涓	jue 绝技 拒绝 倔犟
	jun 军舰 将军 季军	
	煎鱼不用酒和酱油	房间里有金橘和菊花
	解放军紧紧握机枪	句句讲假话要教育
	九月九日，有京剧节目	娟娟买了鸡和甲鱼
	假日里回家见舅舅	姐姐晋级季军，用奖金买家具

不同声母组合的短句训练：

帮助爸爸从北京搬家到上海	大象用鼻子往嘴里送东西吃
冰箱里有冰砖和奶油蛋糕	宾馆里有漂亮的壁灯和吊灯
扁豆、菠菜、冬瓜、白菜我都爱吃	大哥哥在蛋壳上雕刻
读书时灯光要亮	大家不停地蹦蹦跳跳
弟弟乘地铁到动物园看大老虎	用牙膏刷牙干净又健康
一按开关就听到唱歌	我爱吃肯德基快餐
一咳嗽赶快去医院看病	口袋里有一支钢笔
刚才我看见了孔雀开屏	哥哥给我讲科学家的故事
夸奖我改变了爱哭的坏习惯	感冒后要多喝开水和多吃水果
在隧道里赛车司机的速度真快	大扫除时我用扫帚扫地
做数学时，我做错了一道算术题	蔬菜里我最爱吃丝瓜和芹菜
暑假里我有时间睡懒觉了	要随手锁好学校宿舍门
我十四岁会烧菜和买菜	商场里随处放着色彩鲜艳的丝绸料子
瓷砖上有彩色花纹	操场上初中生在彩排艺术体操
我点菜单，厨师炒菜	抽烟越多越损害身体
彩灯里有谜语，猜对了奖茶杯	仓库里的衬衫都是次品
聪聪上午有算术测验	乘出租车参观城市
自夸自己是作曲家	紫菜是紫色的
中国足球队争取走向世界	尊敬长辈，遵守秩序
战士站岗真专心	早晨做完早操吃早餐
从小有志气，长大了当一名科学家	杂技表演掌声最多
在鞋店里挑选足球鞋	精彩的一场足球决赛
下班后舅舅买了许多桔子和香蕉	用铅笔写字清清楚楚
现在他是四年级的小学生了	谢谢姐姐送我机器狗玩具
小强习惯每天早起床	请假要先去交请假条

（蒋莉萍）

参考文献

1. 宋欣桥. 普通话朗读训练教程[M]. 长春：吉林人民出版社，1993.
2. 王国民，费斐，蒋莉萍，异常语音的临床分类和治疗[J]. 华西口腔医学杂志，2002，20(2)：112－114.
3. 蒋莉萍、王国民、袁文化，等. 功能形异常语音发音特点的研究[J]. 口腔颌面外科杂志. 2000，10(1)，17－19.
4. 蒋莉萍、王国民、杨育生，等 腭裂咽成形术后患者语音治疗疗效评价[J] 上海口腔医学 2004，13(5)，444－446.
5. 王国民，潘悟云，陈阳，等，CSL在异常语音分析中的临床应用与评价.
6. 朱川. 汉语语音学习对策[M]. 北京：语文出版社，1997，19－110.
7. 王国民，朱川，袁文化，等. 汉语语音清晰度测试字表的建立和临床应用研究[J]. 上海口腔医学杂志，1995，4(3)：125 - 127.

8. 蒋莉萍，王国民，杨育生，等. 腭裂咽成形术后患者异常语音的发音特点研究[J]. 中国口腔颌面外科杂志，2005，3(1)：48 - 50.

9. 吴宗济，林茂灿. 实验语音学概要[M]. 北京：高等教育出版社，1989. 112 - 125.

10. 蒋莉萍，王国民，袁文化，等. 腭裂术后语音训练方法初探[J]. 上海口腔医学. 1998，7(2)：104 - 106.

11. 王国民，费斐，蒋莉萍，等. 行为疗法在语音治疗中的应用研究. [J]. 上海口腔医学. 2002，11(1)：10 - 12.

12. 夏炯，陈忠敏，袁文化，等. 以纯口元音评定腭裂术后语音效果的研究[J]. 上海第二医科大学学报，1992，12(2)：111 - 116.

13. 王兄和主编. 唇腭裂序列治疗[M]. 人民卫生出版社，1995.

14. Whitehill TL. Electropalatography treatment in an adult with late repair of cleft palate[J]. Cleft Craniofacial J，1996，33：160 - 167.

15. 王国民，袁文化，蒋莉萍，等，腭裂术后语音障碍和音声特征的研究[J]. 中华口腔医学，1995，30(6)；334 - 338.

16. 王国民，高桥浩二，道健一. 声门破裂音の音响特性の评价[J]. 日本口盖裂学会杂志，1991，16(1)：37 - 55.

17. 蒋莉萍，王国民，刘琼，齿间音 θ 在异常语音治疗中的作用[J]. 中国口腔颌面外科杂志，2010(待发表).

18. 蒋莉萍，王国民，刘琼，咽成形术后语音治疗效果的 CSL 评定[J]. 中国口腔颌面外科杂志，2010(待发表).

19. 蒋莉萍 2000 - 2009 年唇腭裂序列治疗讲义(腭裂术后异常语音的发音特点和治疗方法).

第十六章 Pierre Robin 序列征与腭-心-面综合征

唇腭裂作为口腔颌面部最常见的先天性畸形，它除了单一表现外，常常出现在综合征的患者中。而与唇腭裂或者说是同腭裂关系最为密切的综合征即为腭-心-面综合征与 Pierre Robin 序列征，在本章节中将分别讨论这两类疾病的诊治。

第一节 Pierre Robin 序列征

一、Pierre Robin 序列征的定义

1923 年，由法国医生 pierre robin 首先报道了一类新生儿合并小下颌畸形、舌后坠、呼吸困难的疾病，而后 1934 年又在这些临床表现上增加了腭裂这一临床表型。起先，这类患者被定义为 Pierre Robin 综合征（Pierre Robin syndrome），1984 年 Pasyayan 和 Lewis 提出其并非综合征，此类患者所有畸形都是联系在同一种病理生理改变上的。在孕早期，腭板的生长发育是垂直向的，被正在发育的舌分隔为左右。此时如果由于羊水不足或宫内窘迫影响胎儿的头颅的正常发育，舌体未下降，就会使腭部继续保持左右分开，形成 U 字形的腭裂，此外，下颌的生长被延迟了，舌的位置向后移位，使得气道狭窄。自此，更名为 Pierre Robin 序列征（Pierre Robin sequence，下简称为 PRS）。

PRS 的患病率为 1/8 500～14 000，在性别分布上男女没有明显的差异（Printzlau and Andersen，2004），但在双胞胎中的发病率相对要高，大约是普通人群的 9 倍，尤其是同卵双生的婴儿。

二、Pierre Robin 序列征的遗传学研究

许多因素被认为与 PRS 的遗传性病因有关。罹患 PRS 患儿的其他家庭成员往往患有唇裂或腭裂（13.0%～27.7%）。有学者回顾了这方面的文献，在检索了 Medline 中有关"PRS 同遗传"的关键词后得到以下的结果：常染色体 1—6，10—13，16—18 区域的缺失，复制，转变，易位与之有关。通过统计学分析，作者发现腭裂同以下区域的染色体缺失密切相关：2q32，4p16—13，以及 4q31—35；同以下区域染色体的复制有关：3p24—23，3p26，3q23—25，7q22—32，8q21，10p15—11，14q11—21，16p12—13，以及 22q12—13。小下颌畸形同以下区域的染色体缺失密切相关：4p16—14，4q31—35，6q25—27，以及 11q23；同以下区域染色体的复制有关：10q24 and 18q12—23。

三、Pierre Robin 序列征的分类

根据是否伴有其他综合征，Robin 序列征可以分为单纯性 Robin 序列征(isolated Robin sequence，iRS)和综合征性 Robin 序列征(syndromic Robin sequence，sRS)。Hanson 和 Smith 报道，单纯性 PRS 约占 40%，25%伴发某些综合征，另外 35%可合并多种畸形但无特定综合征。PRS 较常伴发的综合征有 Stickler 综合征，腭-心-面综合征，马歇尔 syndrome，Treacher Collins 综合征，Catel-Mancke 综合征，Kabuki 综合征，Nager 综合征，teratogene 综合征，而其中最常见的是 Stickler 综合征，占 12.0%～16.3%。

PRS 的死亡率在 5%～30%，其中单纯性 PRS 患者的死亡率为 5.9%，而综合征 PRS 的患者的死亡率则可上升为 22.8%。

四、Pierre Robin 序列征的临床表现

(一) 小下颌或颌后缩

小下颌或颌后缩是 Robin 序列征最常见的临床症状，下颌骨短小且呈双侧对称性后缩。下颌骨的发育不良以颏部最为明显，呈现特殊的侧貌(图 16-1)。小颌畸形使降下颌肌群支持减少，造成了舌坠入咽下间隙，即舌后坠。

曾有文献报道 PRS 中大部分患者的下颌骨会出现飞跃性生长，至 4～6 岁时侧貌接近正常，其他症状也会随之缓解，但 Hermann 和 Eriksen 等发现，从 2 个月到 22 个月大的患儿中并未发现下颌骨的飞跃性生长，也有学者认为到 5 岁为止，即使下颌骨有加速生长，患儿的咬合关系与面形仍然与正常人间有显著差异。

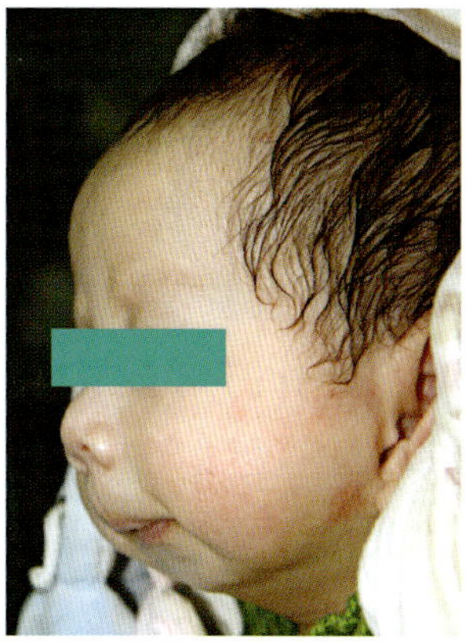

图 16-1　小下颌

(二) 舌后坠及呼吸、喂养困难

罹患 PRS 的新生儿一出生就面临两大问题：呼吸阻塞和喂养困难，这两者是相互关联的，而每个患儿的严重程度又不尽相同。以往学者认为呼吸阻塞主要是由于舌后坠，舌坠入咽下间隙后，影响了会厌的运动，使呼气容易，吸气困难。而后又有学者反驳上述意见，通过鼻咽纤维镜检查发现舌后坠并不总是呼吸困难的主要原因，他将 PRS 患儿的呼吸阻塞情况分为四类：Ⅰ类，舌背位置后移接触咽后壁；Ⅱ类，舌的位置后移压迫软腭，使之同咽后壁间距离缩小；Ⅲ类，咽侧壁向中线活动而使得咽腔阻塞，此时舌同咽后壁间并无接触；Ⅳ类，咽腔括约肌的收缩。

对舌的形态和大小也有着不同的观点，有学者认为 PRS 患者舌体的形态大小基本是正常的，但也有学者认为舌体是偏大的。根据各种不同综合征的诊断标准，上述的观点都是正确的。而舌固连也是 Robin 序列征的常见并发症。

Robin 序列征患者可能表现出吸气相明显呼吸困难，伴有紫绀发作，呼吸费力和胸骨与肋骨凹陷(漏斗胸)(图 16-2)。特别当患者仰卧时这种

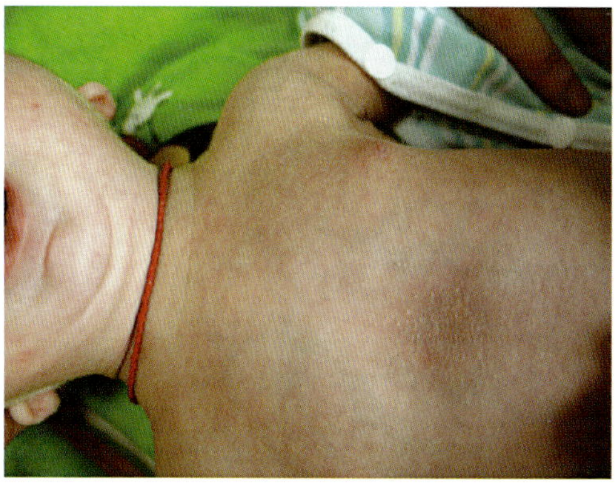

图 16-2　漏斗胸

现象十分明显，因此患者睡眠时常呈俯卧位或侧卧位，以缓解舌后坠导致的上气道狭窄所带来的通气困难。大部分患者出生时即有呼吸困难，也有部分患儿可能会推迟，Wilson 报道，70％患者在出生24～51 d 后出现呼吸困难。

呼吸困难和舌后坠可能是导致喂养困难的主要原因。喂养困难的表现有喂养时间延长、摄入量少、喂养时呛咳和胃食管返流等。因此，临床上常常出现营养状况差、睡姿改变、反复肺部感染，若监护者喂养经验不足，严重时可发生吸入性肺炎和窒息，甚至死亡的病例并非少见。

（三）腭裂

腭裂出现在这 PRS 中的比例为 33％～90％，但其并不是诊断的首要条件。

Robin 序列征患者的腭裂常呈 U 或 V 形，大多数情况下 Robin 序列征患者的腭裂宽度大于单纯腭裂患者。有的学者认为 U 形腭裂（图 16－3）是继发性的，小下颌导致舌向后移位而部分嵌顿于腭架之间，这妨碍了软腭的融合和向后生长；而 V 形腭裂经常见于腭部融合的初始阶段，而不是继发于小下颌畸形。临床上发现 PRS 患者软腭肌层发育差，较之普通腭裂患者腭咽腔明显较深，更为常见的是部分患儿可出现张口受限。

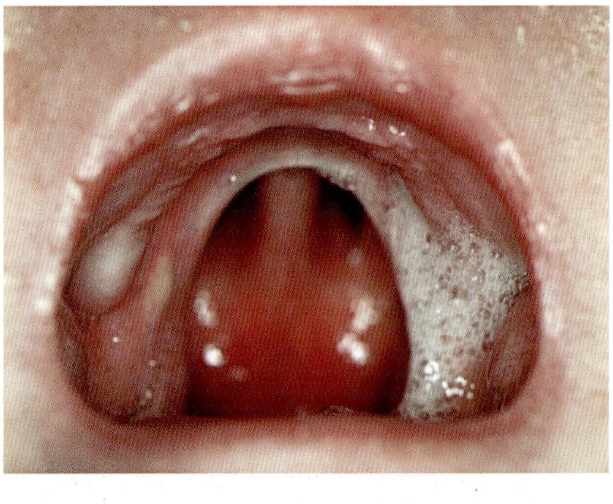

图 16－3　U 形腭裂

（四）其他

Robin 序列征的患者常伴有许多其他畸形，包括眼部异常（青光眼、内斜视、小眼畸形和先天性无泪等），耳部异常（低位耳、耳畸形），肢体畸形（并指畸形、马蹄外翻足、寰枕半脱位、胸廓畸形和舌骨畸形等）。约有 20％患儿存在智力发育障碍，可能是继发于呼吸困难导致的长期脑缺氧。若患儿通气量严重不足，则可能有向肺源性心脏病发展的危险。

五、Pierre Robin 序列征的评估与监测

对一个 PRS 患者的初步评估，最重要的是观察其舌后坠和气道堵塞的状况，如果同时合并上述三种症状，则可考虑其为 PRS。对于其父母来说，要认识到仅有不到 40％的患儿为非综合征的 PRS，PRS 仅仅是描述其呼吸道和喂养的问题，可能其还合并有其他尚未明确诊断的综合征，所以对于大部分患者来说，最终的诊断要依靠后续的评估。

气道阻塞的诊断主要依靠体格检查、血气分析和监测仪。而在婴儿，诊断气道阻塞是非常重要有时也是相当困难的。因为婴儿很少打呼或发出喘鸣音，因此婴儿睡眠呼吸暂停的音声现象不能表现。监测患儿时应保持其在仰卧位，因为呼吸阻塞的临床症状在俯卧位时是不能观察到的。仰卧位时有呼吸道阻塞的患儿在胸骨上、胸骨下、肋间部位可呈现随胸廓活动而出现的凹陷。血气分析可用来检测由于呼吸道堵塞而带来的组织缺氧和血碳酸过多，会由于二氧化碳潴留而出现 pH 值的下降，以及一个继发的血碳酸盐含量升高。但即使氧分压低于 45 mmHg，婴儿的皮肤会仍呈现粉红色，作为缺氧的一个指标显然有迷惑性。非侵入性的

脉搏含氧检测仪、呼吸睡眠暂停监测仪在衡量呼吸阻塞的程度和次数上显然是非常有用的。

多导睡眠监测仪可被用来区分中心性和阻塞性的睡眠呼吸暂停症。它有鼻腔感应器、口腔感应器、二氧化碳监测头、胸部、腹部运动的检测头、隔神经的肌电活动记录头、脉搏含氧监测仪、心电监测、流速计。如果在呼吸暂停时,没有检测到肌肉的活动,那就证实为中心性的,而反之,在气流消失时有肌肉的活动,就可诊断为阻塞性的睡眠呼吸暂停。

六、Pierre Robin 序列征的治疗

Robin 序列征的治疗主要包括全身与局部两部分:呼吸困难与喂养困难的治疗以及腭裂的外科手术修复。

(一)呼吸困难的治疗

根据不同的畸形程度选择合适的治疗方法。大部分患者可采用保守疗法,仅仅是训练患儿俯卧位睡姿,或是采用人工气道,功能性矫治器等。而当呼吸道梗阻问题严重,或保守治疗无效,则必须采用外科治疗方法:包括气管切开术,舌粘连术,下颌牵引成骨前移等,具体方法的选择取决于患者的畸形程度和术者的经验及偏好。

1992 年 Sher 强调了鼻咽纤维镜在 PRS 治疗中的重要性,可用来观察气管、增殖体、后鼻腔和口咽腔的情况。他指出鼻咽纤维镜的结果可明确 PRS 的类别,并指导治疗方案的制定,尤其在出生 1 个月内。Ⅰ类的患者 90%是单纯性的 PRS,尽管此类病人的临床表现也相差很大,但通过强制性的俯卧位或长期的鼻咽腔通气管置入可减轻大部分患者的呼吸困难。大概有 87.5%的非综合征性 PRS 能通过保守治疗改善其呼吸道的问题。俯卧位使得舌位置向前,减少了其后坠堵塞下咽腔的机会,证明颈部的延伸对于改善气道有很大的作用。如果俯卧治疗是有效的,那就维持 1～6 个月,允许神经肌肉适应及下颌骨的生长。虽然这种治疗不可能使下颌骨充分生长至正常水平,但能使之部分伸长,从而缓解气道堵塞的严重程度。当单纯的俯卧治疗无效时,可考虑放置鼻咽通气管,建立人工气道,放置的深度以能听见气流的声音为准(大约在 8 cm),末端应做适当修整,并在鼻孔外留出 2 cm 左右,并用丝线固定。放置鼻咽通气管也可出现并发症,比如窒息,咬合错乱,软组织损伤等。Sher 提出 PRS 患者留置鼻咽通气管的时间如超过 30 d,则需要外科手术干预。如果保守治疗能改善患者的症状,就尽可能避免手术,而如果外科手术对于改善营养状况和呼吸道梗阻是不可避免的,就要尽早进行手术。6.3%的单纯性 PRS 需行唇舌粘连术,另 6.3%行气管切开术。

而Ⅲ类、Ⅳ类和大部分Ⅱ类患儿都合并有遗传学综合征,神经性问题或其他畸形,仅有 29.4%的患者可通过保守治疗得到改善,35.3%需要行唇舌粘连术,35.3%则需要行气管切开。

唇舌粘连术最早是由 Douglas 在 1946 年报道,通过将后坠的舌体前移而减轻呼吸道梗阻的状况。将舌的前端缝合至下唇,适当加压,并保持大约 12 d。粘连术的并发症主要是粘连处伤口裂开,所以缝合必须牢固,加压要适当。此外,感染和唇部术后的瘢痕也是并发症之一。唇舌粘连术可有效减轻呼吸道梗阻的症状,但对于改善进食,增加营养并不是非常有效的,尤其是对于那些合并有综合征的 PRS 患儿来说,倾向于需要额外的外科治疗手段。

气管切开术可增加通气量,改善呼吸道症状,但随之而来的也是沉重的负担,通常要等到患儿 3 岁以后才能拔除气管套管,>60%的带管患者可出现肉芽肿、气管狭窄、气管软化等并发症。

随着下颌牵引成骨技术的发展，能有效延长下颌的长度，这种技术被应用于 PRS 的治疗后，使得 PRS 的治疗翻开了崭新的一页。手术一般在全身麻醉下进行，黏膜的切口类似于行下颌矢状劈开的位置，剥开软组织，暴露骨面后，牵引钉可被放置在骨面相应的位置，用电锯或骨凿切开颊侧皮质骨，并将舌侧黏膜从骨面上掀起，避免损伤舌神经，用窄的骨凿凿开舌侧皮质骨。要避免手术器械直接接触骨松质，最低程度减少对牙齿和下牙槽神经的损伤。在截骨完成后，可在断段放置牵引器，并开始牵引，直至牵引到呼吸道阻塞状况得到改善，下颌骨延长到预期的长度。在成年人，牵引速度为 1 mm/d，但在婴幼儿，牵引速度可为 2～3 mm/d，因为在这个年龄段，骨的愈合是非常迅速的。牵引成骨术在 PRS 患者中的应用，可避免 90%～95%的患者施行气管切开术，但术后的护理是非常重要的。术后并发症主要有：骨折、神经损伤、颞下颌关节功能紊乱、髁突移位、髁突吸收等。

1983 年，Epois 报道由于颏舌肌在下颌骨位置的异常导致了 PRS 患者小下颌畸形，舌后坠的发生，建议在颏下（正中联合下方）行长约 2 cm 的切口，切开并分离至骨膜，松解颏舌肌以及下颌舌骨肌、颏舌骨肌在下颌骨的附着，并尽可能分离至下颌角位置，使得舌尖的位置可自由前进到正常的位置。从 1991～2005 年共为 14 位患者施行了上述手术，其中 8 个男孩，6 个女孩，除 1 例外均伴有腭裂，平均手术年龄为 15 周。其中 11 例合并其他综合征，6/11 术后仍需行气管切开术，另 1 例非综合征患者术后仍需要行气管切开，其余患者的呼吸道状况都得到了改善，而避免了气管切开术的施行。

综上所述，对于Ⅰ类 PRS 患者来说，首选的外科治疗方法是唇舌粘连，而当前者无效时，可采用下颌骨牵引成骨来迅速牵出下颌，改善呼吸情况。

（二）喂养困难的治疗

随着呼吸困难症状好转，大部分患儿的喂养问题也会随之减轻。在进行气道处理之前，部分患儿需要通过胃管进行喂养（图 16－4），待患儿呼吸困难解决后，尝试从口腔进行喂养，建立正常的口腔喂养后，可拔除鼻饲管。鼻饲管的拔除时间在各医院差别较大，7 d～18 个月不等。部分存在严重喂养困难的患儿，可能需要行胃造口术并长期留置导管。

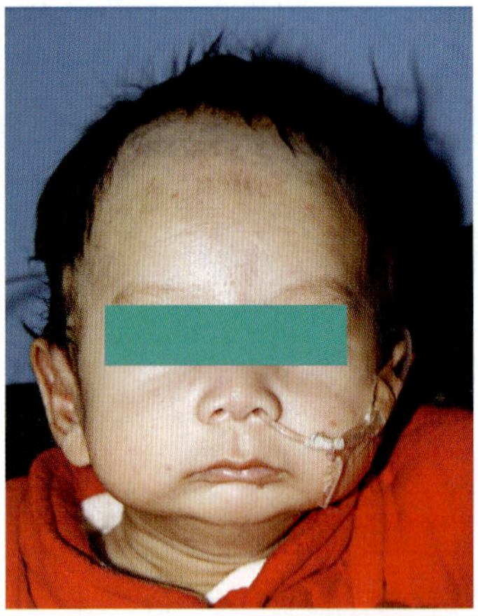

图 16－4　留置胃管

经口喂养时可以采用前倾位或侧卧位，采用少量多次的方法，以避免过长的进食时间使患儿疲劳，减少患儿喂养时的能量消耗。用奶瓶喂养时应选择长而开口较大的奶嘴，可使奶嘴位于舌体中份，利于患儿获得食物。可对舌体进行按摩而使舌体放松并前伸，利于喂养。此类患儿喂养的饮食中所含热量可适当高于正常儿童，以此来改善患儿的营养状况。也有学者提出可以采用喂养辅助器的方法，来纠正患儿的喂养困难。

（三）腭裂的手术修复治疗

腭裂的修复作为 Robin 序列征治疗中的重要步骤，也受到了学者们的关注。大多学者建议 PRS

患儿的腭裂修复时间应大于一般腭裂患儿，至少应推迟到呼吸道的症状改善之后再施行。

大部分外科医生认为用常规腭裂修复术修复 PRS 后的效果往往差于一般腭裂患儿，尤其是那些腭裂呈现 U 字形的 PRS 患儿。

腭裂修复的焦点集中在两方面：术中术后并发症的预防和患者的语音预后。

1. 并发症及预防

呼吸困难是 Robin 序列征患者腭裂修复治疗中的一个难题，是术中术后最常见的并发症。Antony 和 Sloan 发现，5.7%的患者在腭裂修复手术的围术期出现了气道阻塞，其中 7/14 为 PRS 患者，气道阻塞主要出现在麻醉诱导期和术后 48 h 内。在周炼和马莲等的研究中，5/6 的 PRS 患者出现了插管困难，其中 1 例患者在术后麻醉恢复期出现了呼吸困难伴严重的低氧血症，最低血氧饱和度为 48%。Dell'Oste 也报道了 1 例 PRS 患者，在行腭裂修复术(Perko-revised)后出现了严重的舌、腭及咽部水肿。发生呼吸困难的原因主要有：① 由于患者合并有小颌畸形暴露声门十分困难，部分患儿声门甚至完全无法暴露，大大增加了插管的难度。插管时间的延长直接导致了血氧降低，同时由于反复的插管操作，引起声门及周围组织水肿，也增加了术后气道阻塞的危险。② 手术时间过长，压舌板压舌时间长，增加了舌、腭及咽部组织水肿的概率，从而引发术后气道阻塞。③ 某些术式操作复杂或剥离较为广泛，更易引起术区的水肿，增加气道阻塞的危险。Antony 和 Sloan 在研究中发现 furlow 成形术较其他术式会明显增加气道阻塞的概率。

对于气道阻塞的预防，有学者提出应该延期手术，待患儿 3～4 岁气道情况好转后再行腭裂修复术。周炼和马莲等认为，经过全面的术前风险评价及严格的风险控制，由经验丰富的医生进行麻醉及手术，多数 Robin 序列征患者腭裂修复术无需延期实施。也有作者报道，在患儿 3 个月大时同期行腭裂修复术和口底骨膜下松解术，但此方法尚未推广，疗效有待明确。对于手术时间长或气道条件差的患儿，术后可在 ICU 观察 24 h，适当延长拔管时间 12～24 h，并在舌体上留置一根缝线，以备紧急情况时牵出舌体。对于已经发生气道阻塞的患儿，应当果断重新插管，或行紧急气管切开术，防止窒息发生。

2. 语音预后

根据 Lehman 等的研究，65.4%的患儿在腭裂术后均可取得满意的语音效果，剩余患者存在不同程度的腭咽闭合不全，其中 75%的患者在咽成形术后取得满意的效果。de Buys Roessingh 报道了 38 例 Robin 序列征患者，其中 12 例(32%)需要行咽成形术，并且单纯性 Robin 序列征的语音预后与综合征性 Robin 序列征无明显区别，且语音预后与出生时的呼吸和喂养困难的严重程度无明显相关性。Abramson 报道了 24 例 Robin 序列征患者，分别采用 V－Y 修复术和 Von Langenbeck 修复术进行腭裂修复，采用 V－Y 修复术的 16 例患者中，有 1 例出现了腭咽闭合不全，而采用 Von Langenbeck 修复术的 8 例患者则有 7 例出现了腭咽闭合不全。共有 7 例患者行咽后壁组织瓣转移术，其中 6 例出现了阻塞性睡眠呼吸暂停，需要将咽后壁瓣取下。因此作者认为，应该采用其他方法替代咽后壁组织瓣转移术，例如对标准咽后壁瓣转移术进行改良、采用软腭延长术或者制作发音辅助器等。

在 Robin 序列征的治疗方面，由于新材料的使用，手术操作水平的提高，术式的不断改良，麻醉技术的进步，各种治疗措施在疗效改善的同时，创伤也在逐渐减小。而且随着 Robin 序列征生存率的提高，人们对于语音、面形方面的关注程度逐渐加大。现在对于 Robin 序列征的治疗正逐渐向着个性化和序列治疗的方向发展。

第二节 腭-心-面综合征

腭-心-面综合征(velocardiofacial syndrome, VCFS)亦称为22q11.2缺失综合征(22q11 deletion syndrome,22q11DS)或DiGeorge综合征、Shprintzen综合征、Sedlackova综合征、Cayler综合征。自1955年Sedlackova首次以腭面发育不全报道后,Kinouchi、Shprintzen等都有相继报道。因其主要表现为心脏畸形(cardiac defect)、面部异常(abnormal facies)、胸腺发育不良(thymic hypoplasim)、腭裂(cleft plate)及低钙血症(hypocalcemia)5个症状,曾以字母缩写词称为CATCH22综合征。随着研究的深入,本综合征的其他表现如学习认知障碍、精神异常、发育迟缓等不断被发现,其表现型扩展到180种之多。

该综合征是人类最常见的基因(组)疾病之一,患病率为1/2,500～1/4 000。

一、腭-心-面综合征分子遗传学研究

本综合征大多是由于22号染色体长臂近着丝粒端微片段22q11.21～q11.23缺失引起,主要在典型缺失区域(typical deleted region,TDR),约1.5～3.0 Mb。综合征中有85%～90%为新发病例,提示典型缺失区域具有高度可变性。Saitta等对20个DGS/VCFS综合征家系22q11.2区域的3 Mb片段进行了研究,其中19个家系发生了此种交换,结果发现单倍体重组时同源染色体近端内部交换现象极为普遍。该研究未发现染色体减数分裂时出现倒置现象,指出同源染色体近端区域的内部交换是导致22q11缺失的主要原因。随着对22q11DS分子生物学机制认识的深入,研究者发现在22q11缺失断点区域都有低拷贝重复序列(Low copy repetitive, LCR),LCR在减数分裂期间的同源重组介导了重排的发生。目前,对重复序列特性和进化研究以及其在介导22q11.2重排中的作用仍在进行中。

二、VCFS的临床表现

VCFS有多种表现型,据2006年国际腭-心-面综合征大会网站报道,其可出现的临床症状多达183种,基本特征是特征性面容、腭裂、心血管畸形及语音、学习障碍,但不是所有特征都能在每个患者中全部表现出来,特别是心脏畸形。许多畸形及异常表现很轻微,造成这种表现型不均的原因主要取决于基因缺失的大小、某些基因位点的弱化、环境和偶然因素的差异。在本章节中我们着重讨论和口腔颌面部相关的临床表现。

(一)VCFS的面部表现

这种典型的面容(图16-5)通常被描述为肌肉病变性,该类患者可有颧骨部的发育不全,上颌骨的垂直高度过长,眶下区扁平,下颌骨位置偏后,其中17%的患者可表现为Robin序列征,这种颏部的后缩主要由于颅底扁平,颞下颌关节向后移位所致。眼部的表现主要是睑裂狭小,内眦皱褶,35%的患者眶下蓝染或"过敏发光"。部分患者可出现角膜边缘浑浊,或视网膜残缺和血管扭曲,巩膜蓝染,视神经发育不良等临床表现。鼻根部扁平,两侧鼻孔中点上方的鼻部组织有压迹,鼻孔狭窄。耳部位置突出,可伴有左右的不对称,以及前后径增宽所致轮状耳。嘴部小且处于半张状态,嘴

唇薄而上唇唇弓呈现 U 字形。

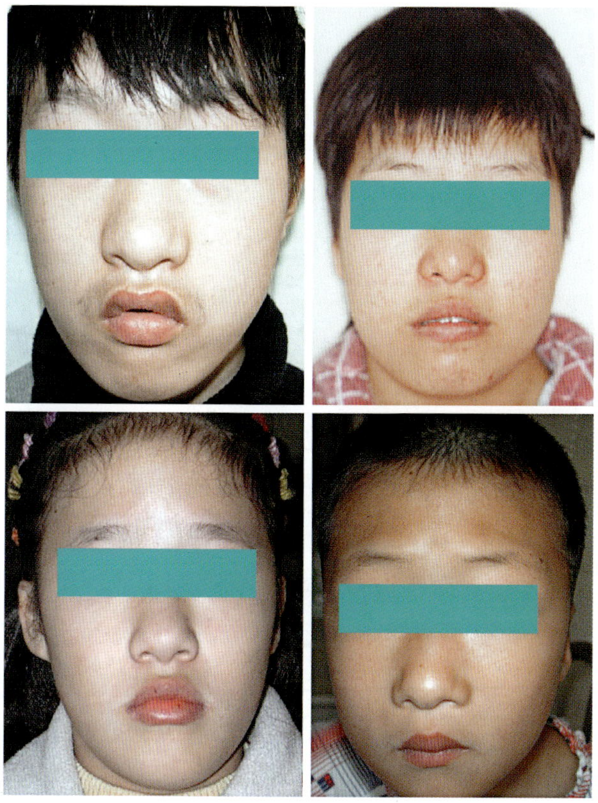

图 16－5 VCFS 典型面容

（二）VCFS 的腭咽部表现及语音障碍

VCFS 是同腭部解剖畸形关系最密切的综合征之一，69%～100%的患者可出现腭部的异常。其中有 9%～11%的患者为腭裂（主要是软腭裂或不完全性腭裂），畸形主要出现在继发腭。5%～16%是典型的腭黏膜下裂，5%是隐性的腭黏膜下裂，前者可在视诊检查中明确，有腭黏膜下裂的三联征：硬腭后缘的 V 形切迹、软腭中线的透亮影、腭垂分叉，而隐性的黏膜下裂则需通过鼻咽纤维镜的检查，在软腭的鼻腔面可见 V 形的凹陷。另有 27%～92%的患者表现出先天性的腭咽闭合功能不全，腭部表现不典型（图 16－6），但伴有过度鼻音为主的异常语音。

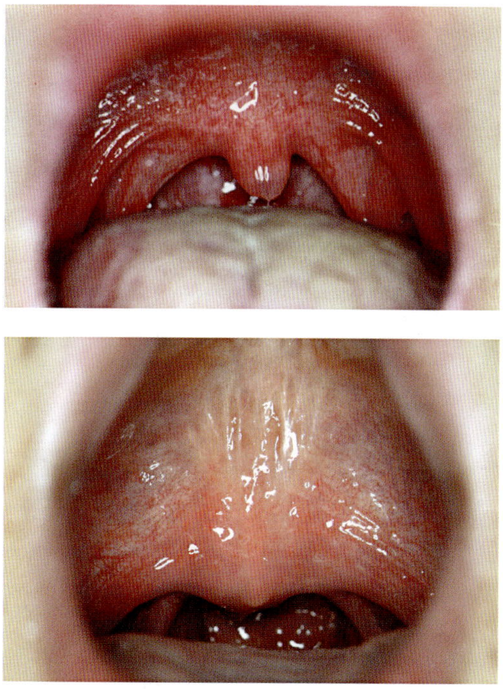

图 16－6 VCFS 腭部表现

79%～84%的 VCFS 患者都有过度鼻音及语音发育的迟缓。过度鼻音的形成可能是由于腭咽肌肉的张力减退，或是翼突内侧板的距离增加，或是腺样体发育不全等原因。

有 37%的患者初期并不表现出这种语音的异常，而在腺样体摘除术后出现永久性的过度鼻音。

需要指出的是，有部分患者可在咽部扪到搏动感，这是由于颈内动脉扭曲，向内移位所致，曾有文献报道，有 20%～30%的 VCFS 患者存在颈内动脉向内侧移位，必要时可在术前行 CT、鼻咽纤维镜、MRI 检查。

（三）VCFS 的心血管表现

本综合征约 75%患有先天性心脏畸形，主要为动脉锥体干畸形（conotruncal defects，CTD），包括法洛四联征（Tetralogy of Fallot，ITF）、主动脉弓离断（ventricular septal defect IAA）、永存动脉干（truncus arteriosus，TA）、室间隔缺损

(ventricular septal defect,VSD)等。各类心脏畸形在22q11DS中发生率并不相同,其中17.2%为主动脉弓离断、永存动脉干10.4%、法洛四联征25.5%,肺动脉狭窄14.4%。而当患者合并其他一些畸形如主动脉弓右置、肺动脉发育不全、半月瓣发育不全时,22q11DS的发生率增大。

(四)VCFS的耳部疾病

早有文献表明腭裂患者中耳疾病的发病率很高。而在1978年,Caldarelli-DD就VCFS患者的中耳疾病作的研究,表明此类患者最突出的中耳疾病为中耳炎,同腭裂引起的相关症状相同,发病率也相似。1989年,加拿大的Durr-DG,Shapiro-RS3对80例VCFS患者的回顾分析表明37%的儿童有中耳疾病,31%有异常的听力图,20%有传导性或混合性的听力障碍。1999年,美国的Reyes-MR等提出VCFS的中耳患病率及听力障碍正逐年增高,47%有慢性或复发性中耳疾病,44%有至少一侧的听力障碍,其中84%是由于中耳炎而导致的传导性听力障碍,另有11%、5%为神经性及混合性的听力障碍。74%的传导性听力障碍患者听力>20 db,<40 db,为轻度听力障碍。

(五)VCFS的其他全身表现

1. 内分泌异常

甲状旁腺发育不良可导致低钙血症,新生儿发生低钙性抽搐、碱性磷酸酶升高、甲状旁腺素降低。大约70%的腭-心-面综合征患者在新生儿期出现低钙血症,主要表现为血清中甲状旁腺素低。因甲状旁腺功能在不同患者乃至不同时期内并非一致,低钙血症的发生率或许更高。Taylor的研究显示了低钙血症出现与血浆生化指标的差异,建议对VCFS患者行血清学筛查。隐性低甲状旁腺激素血症也可能转变为低钙性低甲状旁腺激素血症。此外,VCFS患者还可表现为生长迟缓,其中部分存在生长激素缺乏。

2. 认知与精神异常

学习障碍,认知异常,精神分裂危险增高通常是腭-心-面综合征患者的伴随症状。1997年比利时的Swillen-A等16对37个VCFS患者进行智商测定,55%的患者在正常IQ值的边缘,有智力障碍(IQ低于70)的为45%,基本上为轻度智力障碍,严重的智力障碍患者很少,而且语言表达IQ值要较行为IQ值高。也有学者指出此类患者在6岁以前,智力及语言水平尚接近正常,而随着年龄增长,其心理,语言,数学计算的问题愈严重。

有文献报道在VCFS患者中,35%可以发展成精神分裂,成为精神分裂症的第二大致病因素。注意力缺陷或者多动症是综合征中最常见的精神紊乱表现。成人中,强迫症发病率较高,占32.6%,之后将近30%的患者表现为精神分裂。精神异常可表现为焦虑、抑郁、强迫等。

三、腭-心-面综合征的治疗

VCFS的治疗很大程度上取决于其年龄和临床表型,虽然前来就诊的患者可表现为不同年龄段,但实际上,大部分患者在出生后即可因为其心脏疾患而早期明确诊断。心脏畸形,低钙血症,严重的免疫缺陷,肠道转位异常等都应在明确诊断后立即干预治疗,语音的发育可在婴幼儿期密切关注,必要时早期手术或接受行为疗法,行为和认知的问题往往随着年龄增长而明显,一般在青少年期和成年后才出现精神异常。此章节主要讨论VCFS腭部异常和语音障碍的治疗。

VCFS患者来上海交通大学医学院唇腭裂治疗与研究中心就诊大多是为了解决语音的问题,几乎所有的VCFS患者都有过度鼻音及语音发育的迟缓。因此,所有的患者都应接受常规的语音评估和鼻咽纤维镜检查，了解患者的语音障碍的严重程度及腭咽闭合的模式对于制订治疗方案是至关重要的。

由于年龄不同，其语音障碍的表现也有差异，有单纯的过度鼻音，也有过度鼻音伴代偿性发音。如何正确判定其语音的异常程度呢？语音是语言感知的外壳，人们就是通过听觉感知来接受语言信息的。因此，对于异常语音的判断也应该通过人们的听觉来感知。上海交通大学医学院唇腭裂治疗研究中心和华东师范大学共同研究制定了汉语语音清晰度字表，作为审听语音障碍的类型，审定语音障碍程度的标准。此字表包括：所有汉语普通话的声母和韵母、所有汉语常用音节14个及次常用音节33个；同时能反映汉语音位组合规律，如/n/、/l/及零声母有四呼而其他各组均不能搭配；能反映汉语音位对立关系，如舌尖前与舌尖后对立，前后鼻音对立及f-h，n-l，i-u对立等。使临床评价异常语音有了百分比的标准，与现有的国际语音病理学领域制定要求相一致。可以据此来评价VCFS患者的语音清晰度，从而对腭咽闭合功能的状况和潜在的变化有所了解。然而，人耳辨听语音的能力总是有一定的限度的，即使是经过严格训练的语音病理学家，所记录的也只是他所能听到的声音的主观印象。为了更为客观、精确地记录和描写语音，近年来，国内外许多学者致力于使语音评价能定性、定量、图像化，而推出语图仪、计算机语音分析系统（CSL），有效地提高了语音研究的可信度。

而对于无明显腭裂的腭咽闭合功能不全患者来说，鼻咽纤维镜的检查无疑是不可或缺的，它始于20世纪60年代后期，现在已经成为检测腭咽闭合功能不全最主要的仪器，经过不断地完善，成功率可达85%～90%。通过鼻咽纤维镜检查，我们可大致了解腭咽闭合的类型：是环状、冠状、矢状还是环状加派氏嵴闭合模式，对软腭、咽侧壁、咽后壁在发音时的活动度情况有所了解；并可观察腭咽闭合口的大小，了解腭咽闭合的严重程度。这些信息在制订治疗方案及估计预后时是至关重要的，例如，对那些鼻咽纤维镜显示为边缘性VPI的患者，可考虑先进行行为疗法；腭咽闭合口小的患者可行furlow术或软腭延长术；而那些腭咽闭合口大且软腭、咽侧壁动度不佳的患者，无论采取怎样的手术方式，预后都较差。

国内外学者一致认为，虽然目前对于VCFS患者语音障碍的治疗模式大致等同于腭裂术后的腭咽闭合不全，但前者的治疗周期要明显长于后者，预后也较一般的腭咽闭合功能不全差，这在治疗前应同患者及家属说明。

目前普遍被接受的治疗模式可分为两个阶段，第一阶段：通过外科手术和非手术方法，先改善其腭咽闭合状况，消除或减轻鼻音，第二阶段：通过行为疗法最大限度地纠正患者的语音清晰度。

（一）外科手术

VCFS的患者除极少部分为不完全腭裂，软腭裂外，大多表现为腭部隐裂，或无明显腭裂，仅表现为腭咽腔比例失调，或肌肉动力减退。其外科手术方法可包括腭成形术和咽成形术两类。腭成形术以延长软腭的术式为主，比如软腭后退术、Furlow术、提肌重建术等，咽成形术则包括腭咽肌瓣成形术，咽后壁组织瓣转移术，及咽后壁移植物植入手术等，其中咽瓣手术是报道最多的治疗VCFS的术式。选择手术方法应建立在患者的病理解剖生理基础上，并结合其腭咽闭合不全的严重程度，同时参考患者年龄等因素。

1. 术前准备

无论是腭成形术和咽成形术，都要较唇裂修复术可操作区域小，创伤大，失血量也较多；术后并发症出现的概率也较高，所以术前的周密准备不应忽视。首先要对患儿行全面的健康检查；体格检查主要检查患儿的生长发育、体重、营养状况、心、肺、有无其他先天性畸形以及上呼吸道感染等全身器质性疾患；实验室检查主要是胸片、血常规、活化部分凝血活酶时间（APTT）或凝血酶原时间（PT）。值得一提的是，部分VCFS患者可同时伴有全身其他部位脏器或肢体畸形，不应忽略这方面的检查。手术应在患儿健康状况良好时进行，否则应推迟手术。口腔颌面部也应进行细致检查，如面部、口周及耳鼻咽喉部有炎症疾患存在时，需先予以治疗，扁桃体过大可能影响手术后呼吸者，应请耳鼻喉科的医生先摘除；要保持口腔和鼻腔清洁，术前先清除口腔病灶。

2. 麻醉

均采用全身麻醉，以气管内插管为妥，以保证血液和口内的分泌物不流入气管，保持呼吸道通畅和氧气吸入。除特殊情况下，一般腭成形术或是咽成形术都经口腔插管为多，用胶布将其固定于下唇的正中偏左，最好用缝线缝合一针加强插管的固定，以防插管移动或滑脱。

3. 常用术式

（1）Furlow 术式

Furlow（1978）报道反向双层“Z”成形腭裂修复术，其主要目的是重建异位的腭帆提肌，以利实现腭咽闭合、恢复语音功能。利用“Z”成形方法借助软腭宽度来增加其长度，减少剥离硬腭黏骨膜，仅用软腭“Z”成形术即可达到修复目的。具体手术方法见“第十二章腭裂的手术治疗”。

（2）提肌重建术

Cutting（1995）提出了一种对软腭肌肉彻底解剖、重建的技术，在 Cutting 的基础上，Sommerlad（2003）提出了新的腭裂修复方法，不翻起腭黏骨膜瓣，在黏膜腺体和肌肉的界面上翻起口腔黏膜，先缝合鼻腔侧黏膜，再进行肌肉解剖后退复位。具体手术方法见“第十二章腭裂的手术治疗”。

对于那些合并有腭部隐裂的VCFS患者来说，furlow术式或提肌重建术都可不同程度改善其腭咽闭合功能不全，且可减少由于传统的咽瓣手术来带来的过低鼻音，阻塞性呼吸睡眠暂停等并发症的比率，但经研究表明，单一使用腭成形术治疗VCFS，术后遗留腭咽闭合功能不全的比率较高（>50%），仍需要通过咽瓣手术来再次缩小咽腔。因此，在选择腭成形术治疗VCFS患者时，需掌握合适的指针，对那些腭咽闭合状况差、肌肉动度不良的患者要慎行。

（3）咽后壁组织瓣转移术

利用咽后壁黏膜肌瓣翻转移置在软腭部，达到延长软腭长度，缩小咽腔，从而有效增进腭咽闭合，改善发音条件的目的。该方法适用于软腭过短或腭垂缺失，软腭与咽后壁距长，软腭活动度差，咽侧壁动度好的腭咽闭合不全患者。由 Rosenthal（1924）首先提出，现已成为最常用的咽成形术之一。上海交通大学医学院唇腭裂中心对传统的咽后壁组织瓣转移术进行了改良，具体方法如下：咽后壁组织瓣的设计、制备，与传统咽后壁组织瓣相同，但需去除组织瓣末端处0.3～0.5 cm的附着黏膜，并于软腭中后1/3处横行切开，宽度约等于切取的瓣的宽度，将瓣插入切口处，分左、中、右三针缝合固定于软腭的肌层，最后用1—0丝线缝合软腭切口。此种改良的咽瓣手术可以充分利用瓣的宽度，提高咽成形术后的成功率。需要注意的是，VCFS患者大多咽腔较深，软腭长度正常，术野相对小，操作困难。有报道指出，VCFS患者可能存在颈内动脉的内侧移位，虽然术前MRI检查的必要性仍受到质疑，但外科医生应在术中考虑到这种解剖的特异性，在设计切口时应在咽后壁术区仔细扪诊，确认无异常的血管搏动，并小心操作。术后的并发症主要为出血和上呼吸道梗阻，术中一定要严密止血，尤其是咽瓣裸露面的渗血。术后一旦出血，止血相当困难，常需重返手术室，全麻下止血。若处理不及时，血块堵塞上呼吸道，可引起上呼吸道梗阻，危及生命，必要时需行紧急气管切开。多数患者在术后会有短期的鼻阻塞感、口呼吸及打鼾，多由于术区肿胀及咽腔缩小所致，症状会在一周后减轻，如果因为瓣设计太宽而引起术后 OSAS 的病例，则需要行瓣的断蒂手术。

（4）腭咽肌瓣成形术

Oriticochea(1959) 提出动力性鼻口咽括约肌手术，利用两侧腭咽肌瓣转移，建立一个有收缩功能的新咽腔。腭咽肌瓣成形术可用于那些下颌后缩或有呼吸、喂养困难病史的患者，可减少由于咽后壁瓣手术所带来的并发症。对于冠状或环状闭合模式的腭咽闭合功能不全患者，即软腭动度良好但咽侧壁动度不佳的患者，或者咽腔横径宽而腭咽弓发育较好者，腭咽肌瓣成形术也是重建良好腭咽闭合的有效方法。

无论采用何种手术，术后的语音效果和手术医师的操作水平密切相关，但也受到各种因素的影响，例如，手术的年龄，原先的腭咽闭合状况等。腭成形术可在 1～2 岁间进行，咽成形术的最小手术年龄可放宽至 4 岁，如果过高鼻音在学龄前已通过手术消除了，术后的语音矫正将非常轻松和有效，而学龄后接受手术，治疗的周期和难度都将相应增加。此外，患者原先的闭合状况也同预后密切相关，一般来说，咽腔深而腭帆，咽侧壁动度良好的患者要较腭咽比例协调而肌肉动力不足的患者手术效果好，预后佳。

（二）非手术方法

在 20 世纪 80～90 年代对该综合征的治疗常常用口矫式发音辅助器（下简称：S－A，speech aid），对于有手术禁忌证或不愿意接受手术的患者可以考虑采用。S－A 主要由基托和咽塞组成，通过咽塞的调改，最终形成完全的腭咽闭合。至此，患者可以接受语音治疗，最理想的结果是通过训练，鼻腔和口腔气流改变，刺激腭帆提肌活动，再不断磨小咽塞，最终不依赖 S－A，也能获得清晰的语音。但在部分腭咽腔很深和软腭肌肉活动差的患者，改善语音的效果有时不如手术，而且治疗周期很长，口腔异物感明显，需要患者有较好的合作性，近年来，临床用得较少。

（三）行为疗法

此类患者如果不接受手术去除或减轻过度鼻音，单纯通过语音治疗是没有效果的，而手术前后的语音治疗对纠正或改善代偿性的错误发音是有明显帮助的。

通过手术或 S－A，可以一定程度的减轻过高鼻音，但患者要彻底改善语音，还需要进行相应的行为疗法。所谓行为疗法是针对不同患者的不良发音习惯，进行送气、鼓气、舌尖用力等“生物反馈”方法进行，尽量使患者能找到适应自己在发音时的新感觉，这是治疗中极为关键的一步。一般术后一月就可以开始进行相应的功能锻炼，可有效防止术后咽后壁瓣的收缩，通过锻炼增加其口腔内压，减少鼻腔漏气，为语音治疗打好坚实的基础。其具体的方法为：吹口琴、吹蛇笛、或吹蜡烛以及吹水泡等。通常患者通过上述锻炼，其 blowing test 的结果可由 4～5 s 增加至 15～20 s，此时可开始进行语音的矫正。

VCFS 患者的语音治疗要较其他异常语音更为困难，因为他们常常伴有其他系统的疾病，如听力问题、智力障碍等，需要其他科医生的协助治疗。治疗时间根据个人不同的情况，需持续半年甚至一年半。主要内容是教他们正确地控制口鼻腔气流和训练正确的发音。从单个音节到词组，到短句，到短文。治疗过程虽然困难，但只要患者掌握正确的发音方式，加上不懈的努力，几乎完全能得到较好的语音效果的。

（吴忆来　万　腾）

参考文献

1. Albert Losken, J. KerwinWilliams, Fernando D. Burstein, et al. Surgical correction of velopharyngeal insufficiency in children with Velocardiofacial Syndrome[J]. Plast Reconstr Surg, 2006,117(5): 1493 - 1498.
2. Alison C Pike, M Super. Velocardiofacial syndrome[J]. Postgrad Med J. 1997,73(866): 771 - 775.
3. Anderson KD, Cole A, Chuo CB, et al. Home management of upper airway obstruction in Pierre Robin Sequence using a nasopharyngeal airway [J]. Cleft Palate Craniofac J,2007,44(3): 269 - 273.
4. Berkwotiz S: Cleft lip and palate[M]. 2nd Edition. San Diego London: Singular Publishin Group,1996: 215 - 222.
5. Cooper-Brown L, Copeland S, Dailey S, et al. Feeding and swallowing dysfunction in genetic syndromes[J]. Dev Disabil Res Rev, 2008, 14(2): 147 - 157.
6. de Buys Roessingh AS, Herzog G, Cherpillod J, et al. Speech prognosis and need of pharyngeal flap for nonsyndromic vs syndromic Pierre Robin Sequence[J]. J Pediatr Surg,2008,43(4): 668 - 674.
7. Eriksen J, Hermann NV, Darvann TA, et al. Early postnatal development of the mandible in children with isolated cleft palate and children with nonsyndromic Robin Sequence[J]. Cleft Palate Craniofac J, 2006, 43(2): 160 - 167.
8. Evans AK, Rahbar R, Roqors GF, et al. Robin sequence: a retrospective review of 115 patients[J]. Int J Pediatr Otorhinolaryngol, 2006, 70(6): 973 - 980.
9. Hermann NV, Kreiborg S, Darvann TA, et al. Early craniofacial morphology and growth in children with nonsyndromic Robin Sequence [J]. Cleft Palate Craniofac J,2003,40(2): 131 - 143.
10. Husein M, Chang E, Cable B, etal. Outcomes for children with submucous cleft palate and velopharyngeal insufficiency [J]. J Otolaryngol,2004,33: 222 - 226.
11. Jakobsen LP, Knudsen MA, Lespinasse J, et al. The genetic basis of the Pierre Robin Sequence [J]. Cleft Palate Craniofac J. 2006, 43 (2): 155 - 159.
12. Kirschner RE, Low DW, Randall P, et al. Surgical airway management in Pierre Robin Sequence: is there a role for tongue-lip adhesion[J]. Cleft Palate Craniofac J,2003,40(1): 13 - 18.
13. Mandell DL, Yellon RF, Bradley JP, et al. Mandibular distraction for micrognathia and severe upper airway Obstruction[J]. Arch Otolaryngol Head Neck Surg,2004,130(3): 344 - 348.
14. R. Goldberg, B. Motzkin, R. Marion, et al. Velo-cardio-facial syndrome: a review of 120 patients, Am. J. Med. Genet. 1993, 45: 313 - 319.
15. R. J. Shprintzen, R. B. Goldberg, M. L. Lewin, etal. A new syndrome involving cleft palate, cardiac anomalies, typical facies and learning disabilities: velo-cardio-facial syndrome, Cleft Palate J. 1978, 5 (1): 56 - 62.
16. RobertJ. Shprintzen, velo-cardiofacial syndrome: 30 years of study[J], Developmental disabilities research reviews, 2008, 14: 3 - 10.
17. Shprintzen RJ, Higgins AM, Antshel K, et al. Velo-cardio-facial syndrome [J]. Curr Opin Pediatr, 2005, 17(6): 725 - 730.
18. SydneyC. Butts, The facial phenotype of the velo-cardio-facial syndrome [J]. International Journal of Pediatric Otorhinolaryngology, 2009, 73: 343 - 350.
19. Sydney C, Buttsa C, Sherard A. et al. Velo-cardio-facial syndrome: the pediatric otolaryngologist's perspective[J]. Curr Opin Otolaryngol Head Neck Surg, 2005, 13: 371 - 375.
20. Tatum SA, Chang J, Natalie H, et al. Pharyngeal flap and the internal carotid in velocardiofacial syndrome[J]. Arch Facial Plast Surg, 2002, 4: 73 - 80.
21. Wagener S, Rayatt SS, Tatman AJ, et al. Management of infants with Pierre Robin sequence [J]. Cleft Palate Craniofac J. 2003, 40 (2): 180 - 185.
22. 马莲主译:头颈部综合征[M]. 第 2 版. 北京:人民卫生出版社,2006, 949 - 955.
23. 王国民,吴忆来,陈阳,等. 腭-心-面综合征的诊断与治疗的临床研究[J]. 口腔颌面外科杂志,2007,17(4),324 - 327.

第十七章　唇腭裂与正畸治疗

唇腭裂是一种常见的口腔颌面部先天性发育畸形，其发生率国内统计为 0.82‰～1.6‰。据统计我国唇腭裂术后的错殆畸形发病率为 97%，而完全性唇腭裂患者的错殆则可达 100%。其治疗是矫形（orthopedics）和正畸（orthodontics）贯穿唇腭裂序列治疗始终的过程，包括从新生儿无牙列颌骨矫形至成人正颌外科手术前后的正畸治疗。

第一节　唇腭裂患者颌面部生长发育的特点

一、唇腭裂患者颌面部生长发育的影响因素

唇腭裂患者颌面部生长发育受遗传因素和环境因素共同影响。作为口腔颌面部最常见的先天性畸形，唇腭裂的发生具有明显的遗传倾向，是遗传度较高的多基因遗传病。亲代与子代间存在遗传因素的唇腭裂患者其颌面部的生长发育畸形更为严重。

唇腭裂患者的颌面部生长发育还受环境因素（先天因素和后天因素）的影响。先天因素是指患儿在母体内（胚胎期和胎儿期），由于生物、化学和物理等致畸因素造成裂隙的发生，从而改变了颌面部生长发育的模式和潜力，使唇腭裂畸形在胚胎期和胎儿期不断发展和加重。后天因素主要是指人为的医源性干涉因素和口腔颌面部的功能性因素。一般认为，外科手术的早期干预，手术创伤对颌骨生长发育中心的影响，术后瘢痕组织的挛缩和肌张力的异常等，可加重颌面部的发育畸形；同样，异常的呼吸、吮吸、吞咽、咀嚼和语言功能，其产生的异常病理性功能力量，也可使已经存在的唇腭裂畸形朝更严重的方向发展。

二、唇腭裂患者颌面部生长发育的形态特征

唇腭裂合并齿槽裂、完全性唇腭裂以及单纯腭裂患者的面部形态特征是存在差异的。

（一）唇裂合并齿槽裂患者

早期未行唇裂修补术的该类患者，上颌骨矢状方向的生长发育未受明显影响，大部分双侧唇腭裂患者前颌骨因不联合而过分前突。

早期行唇裂修补术的患者，由于唇部手术瘢痕的影响，上颌骨矢状方向存在一定程度的发育障碍，往往表现为面中 1/3 略微凹陷，裂隙侧切牙及尖牙反殆，侧切牙缺失或畸形概率较高；上颌骨的

垂直向发育稍差或基本接近正常，畸形随生长发育而逐渐加重。上颌骨的水平向(横向)生长发育及下颌骨的生长发育则基本正常。

(二) 完全性唇腭裂患者

未行任何手术的完全性唇腭裂患者除了有裂隙存在和骨段移位外，组织缺损较少，可能有腭部前端齿槽高度不足，而牙弓的长度和宽度大多正常。如果持续到成人期仍未对该类患者进行任何修复手术，多数的研究表明，大部分该类患者的上颌骨位置正常或前突。研究发现，垂直向生长量没有异常；牙弓宽度在磨牙区表现为基本正常或轻度增大，而在尖牙区牙弓宽度表现为缩小。颌面部的生长发育结果基本接近正常人，只有少数研究结果持相反意见。

早期行唇腭裂修复术后未行腭裂修复术的患儿，国内有研究认为：在矢状方向，混合牙列期表现为上颌长度的缩短，而随着年龄的增长，成人期则表现为上颌位置的后缩；在垂直方向，混合牙列期表现为面上部高及全面高的缩短，而成人期则基本正常；水平方向由于腭部裂隙的存在及舌体位置的异常表现为上颌宽度的增大，混合牙列期后段牙弓宽度增大，而成人期则表现为后段牙弓宽度增大，前段牙弓宽度缩窄，可能与两侧上颌骨段向裂隙旋转有关。国内外研究结果表明，矢状向上颌骨位置相对后缩，只有个别报道认为上颌骨位置基本正常；而上颌骨的垂直高度，一致认为基本正常。

早期行唇腭裂修补术的患儿，在矢状方向，上颌长度缩短和上颌位置的后缩，这种情况随年龄的增加而加重，下颌的线性长度通常正常，在姿势位时下颌相对颅底位置可能相对后缩，同时由于舌体位置较低，导致下颌角变大，整个下颌呈后荡趋势，由此加重面型后缩的倾向。在垂直方向，上面高由于上颌的垂直向发育不足而减小，而全面高可能接近或略大于正常，其原因与下颌角代偿性增大和下颌姿势的改变(下颌呈后荡)有关。在水平方向，腭裂修补术后上颌骨端向近中方向旋转移位，致上颌宽度随年龄增大日益缩窄，这在双侧完全性唇腭裂患者中表现尤为明显，下颌宽度的生长通常是正常的，导致上颌相对于下颌明显狭窄，临床常表现为全牙弓的严重反粭。

(三) 单纯腭裂患者

由于畸形局限于腭部，并未涉及前颌骨以及齿槽部，畸形程度较完全性唇腭裂患者为轻。未行腭裂修补术的单纯腭裂患者在矢状方向，该类患者在混合牙列期除了上颌长度较小外，无其他明显异常，而随着年龄逐渐增大，除了上颌长度缩短，上颌位置也呈现略微后缩。在垂直方向，该类患者上颌垂直高度基本正常，而下颌由于舌体位置的改变可能存在顺时针旋转，临床表现为前牙轻度开粭。在水平方向，该类患者上颌宽度明显增大。早期行腭裂修补术的单纯腭裂患者存在上颌长度缩短，以及上颌位置的后缩，在垂直方向由于下颌的顺时针旋转可表现为面下高度增大，而在水平方向则表现为上颌宽度缩窄，双侧后牙区反粭。

三、唇腭裂患者牙颌畸形特点

(一) 牙异常

先天缺失牙可常见于齿槽裂部位的上颌乳、恒侧切牙；裂隙侧附近常可见多生牙；上前牙还常常可表现为过小牙或融合牙；上中切牙和侧切牙可呈现严重扭转；裂隙侧上尖牙向近中、上侧切牙向远中倾斜或交叉重叠排列；裂隙区牙萌出不足呈局部开；多数牙釉质发育不全；拥挤牙邻面龋的早期形成等。

（二）牙弓异常

尤其是完全性唇腭裂患者，上牙弓严重狭窄可呈V字形；牙弓长度变短；牙弓深度（腭盖）变浅；牙列拥挤而牙弓弧长减小；上牙弓左右对称性降低。

（三）关系异常

多呈现上下牙弓不匹配，上下中线偏斜；前牙反覆𬌗反覆盖增大或全牙弓反；平面偏斜和下颌Spee曲线的过大。

第二节　唇腭裂序列治疗

唇腭裂治疗是一个从婴儿时期一直持续到成年的过程，有整形外科医师、口腔颌面外科医师、口腔正畸医师、儿童口腔医师、口腔修复医师、言语治疗师、心理学家、营养师组成的团队治疗，在大多数情况下，还有社会工作者进行辅助工作。正畸介入的时间和顺序可划分成四个独立的时期。分期主要依据年龄和牙弓发育程度来定义，也需要考虑特定目标的完成来决定时间框架。这将能避免所有的常规早期介入治疗都从儿童期延续到青少年或其他阶段。正畸治疗的时间和顺序并不能从其他序列治疗中孤立出来，而是应该作为一种通等方式中协作完成计划的结果。患儿整个医疗服务应该依靠团队的决定而不仅是团队中个别专家一系列相独立的治疗措施。在唇腭裂团队中的正畸医师应该首先考虑除了错𬌗以外的其他情况。治疗的顺序和时间应该对于团队的其他专家的介入治疗来说也是同样重要的，以此提供一种以患者为中心的各学科间顺序治疗的重要途径。理解了唇腭裂患儿的治疗应该是多科协作的团队治疗方式（图17－1），接下来儿童生长的四个时期将作为这批特

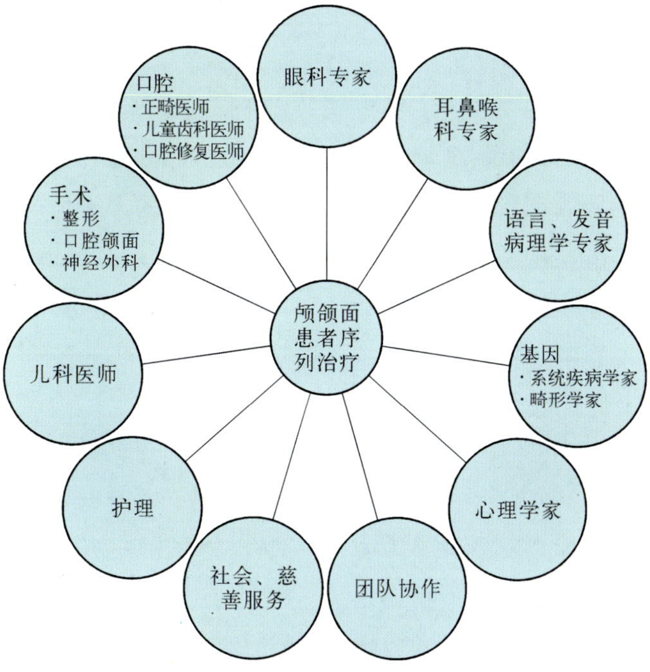

图17－1　唇腭裂治疗团队

殊患者治疗的时间框架(表 17－1)。

表 17－1　序列治疗时间

时　间	矫　治	手　术
自出生至 3 月	新生儿及婴儿期	
3 个月后		唇裂修复(双侧在 6 月后)
2 岁以后		腭裂手术
4 岁	乳牙列期	语音训练
8 岁以后	替牙期矫治	
9～11 岁		齿槽裂植骨术
12 岁	恒牙早期及恒牙期	
17 岁	正颌术前术后正畸	必要时正颌手术 鼻唇Ⅱ期修复

一、新生儿唇腭裂的正畸术

完全性唇腭裂患者因组织缺损严重、上颌骨各骨段明显移位、口腔功能严重损害，术前矫治是序列治疗必不可少的部分。婴儿期的正畸治疗不同于通常意义上的牙列正畸治疗，而是用正颌力对错位的颌骨段进行矫形的治疗。

(一) 治疗原则

提高患儿亲属对唇腭裂的认识，树立“通过序列治疗后患儿可以获得较为正常的容貌和良好的口腔功能”的信心，以利于患儿的喂养，有利于帮助建立舌的正常位置和恢复部分口腔功能，为外科整复手术创造条件。

(二) 适应证

婴儿期唇腭裂术前矫形治疗的主要对象为完全性单侧或双侧唇腭裂患儿。由于存在严重的组织缺损，上颌骨的连续性完全丧失，上颌骨各骨段发生组织移位，尤其是双侧完全性唇腭裂患者上颌骨前部明显前突，唇裂手术修复非常困难，需要术前矫形治疗，使过突的前颌骨复位。

(三) 治疗方法

自 20 世纪 50 年代 McNeil 首先提出针对单侧、双侧完全唇腭裂的术前矫形治疗(Presurgical Orthopedics)理论和技术以来，各种主动、被动的机械装置的治疗方法纷纷出现并取得了一定的疗效。术前矫形治疗可以分为两大类：一是通过生长诱导，逐渐促成错位骨段向正常方向生长发育的可摘式矫治器治疗；二是采用矫形力快速移动错位骨段到正常位置并同时通过上颌骨及其周围骨和骨缝组织改建来达到治疗目标的骨内固位矫治器治疗。

虽然通过以上两大类术前矫治方法为外科整复手术创造了条件，一期唇裂整复术可以恢复满意的唇部外形，但由于先天性鼻软骨发育异常，肌动力平衡失调和颌骨发育异常，唇裂术后鼻畸形仍较常见，主要表现为患侧鼻翼塌陷及鼻孔扁平、鼻底塌陷、鼻小柱偏斜、鼻中隔偏曲等，鼻畸形的整复一直是口腔颌面外科和整形外科医生急于解决的难题。1999 年，美国纽约大学 Grayson 等首先提出了唇腭裂婴幼儿术前鼻－牙槽骨塑型(nasal-alveolar molding)的方法与技术，为唇腭裂序列治疗提供了新的方法。

(四) 治疗步骤

1. 取模

取模前至少禁食 2 h，选用形状、大小合适的特制小托盘。术前正畸治疗的印模和模型要求清晰、准确，显示出口内颌骨的形态、位置、黏膜转折、唇系带、上颌结节、裂隙及中隔情况。用弹性印模材料制取印模，若初次印模不能清晰的显示口腔解剖状况，则可在初模上制作适合患儿颌弓形态的个别托盘，再以弹性印模材料制取二次印模便可取得理想的印模，即刻灌注石膏模型。

新生儿取模应当注意安全，必须备有吸引器，取模时要很好固定头部为前倾位置，防止患儿手足乱动；印模材料的量要适当，不能过多、过稀，可避免取印模时挤压出的材料流到咽部或被吸入气管内造成危险，也避免过多的印模材料进入鼻道倒凹。加聚型硅橡胶流动性小，是一种准确安全、易操作的印模材料。

2. 单侧完全性唇腭裂的矫治器制作

可摘式矫治器：

上颌骨各骨段无显著错位的患者，可采用简单塑料腭托予以矫治。在已制取的工作模型上，用蜡将牙槽及腭部裂隙填平，使两侧颌骨段排列整齐同时使牙槽嵴处裂隙缩小（图 17－2），在此模型上制作上颌简单腭托，其周界为覆盖腭部及两侧上颌牙槽并包绕至两侧黏膜转折、翼上颌切迹（图17－3）。此简单腭托戴入后，口鼻腔分隔，利于患儿进食、呼吸，既防止组织移位也利于牙槽及腭部组织的生长。每月复查一次，根据患儿的生长发育定期更换矫治器（图 17－4，图 17－5，图 17－6）。

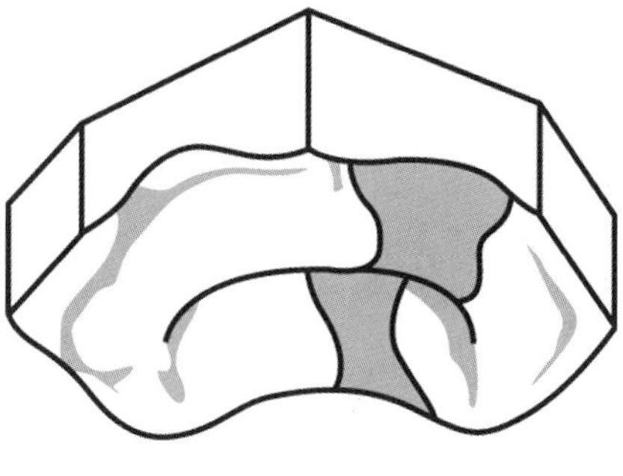

图 17－2　用蜡将牙槽及腭部裂隙填平

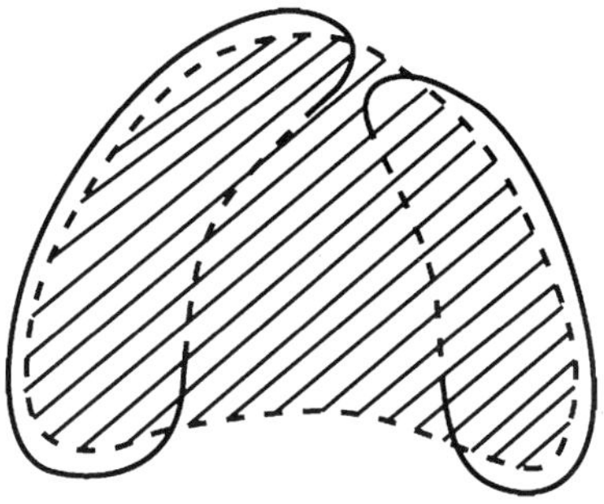

图 17－3　上颌简单腭托

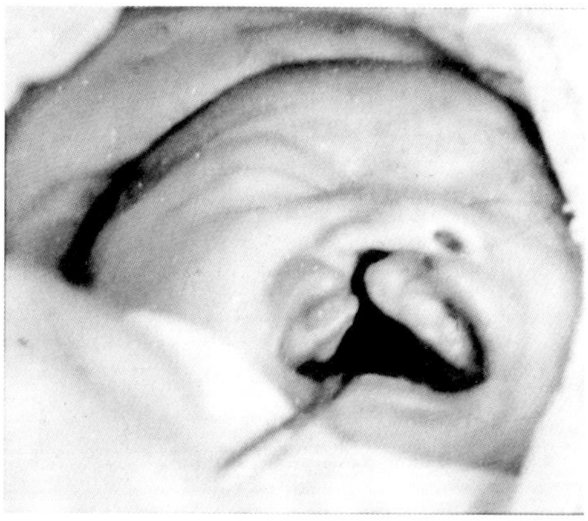

图 17－4　单侧完全性唇腭裂正面像

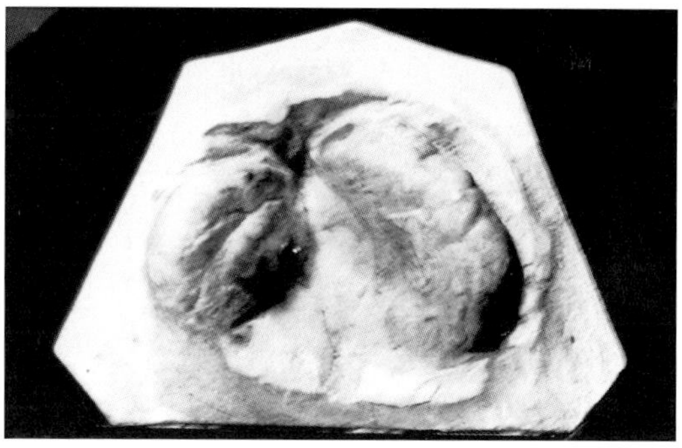

图 17－5　治疗前模型

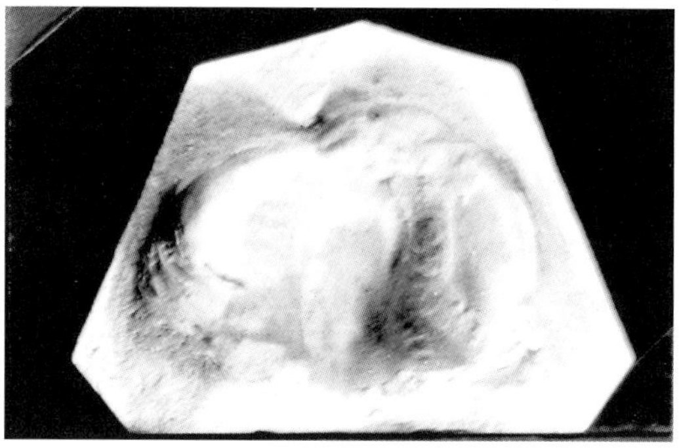

图 17－6　治疗后模型

上颌各骨段有显著错位的患者，采用不同于前述简单腭托的矫治器。其基托不覆盖两侧颌骨前端，这样有利于裂侧颌骨向前生长、非裂侧上颌前部向内、向后旋转生长，从而通过生长诱导使两侧颌骨前端渐渐靠拢（图 17－7）。

为使矫治器能有一定的矫治力作用于上颌各

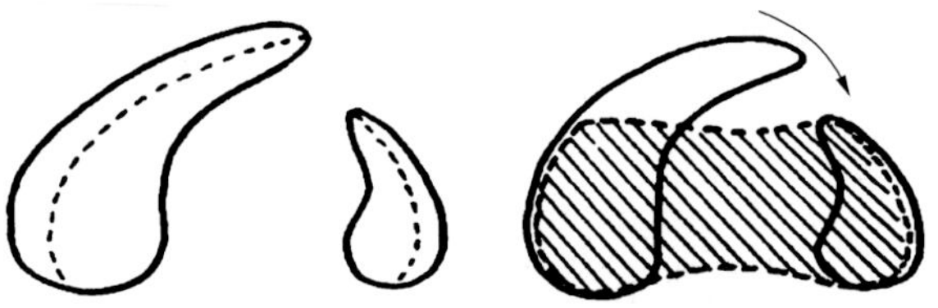

图 17－7　上颌整形矫治器

骨段，起到矫治的作用，制作矫治器时需要作上颌解剖位置的重新定位。方法：首先将工作模型在裂隙处自前向后完全切开，再把切开的工作模按需要诱导颌骨段生长的方向，适量地移动两侧模型，裂侧上颌略向前移动、前端向外侧旋转、非裂侧前端向内、向后旋转。若两后端宽度正常，应保持后端宽度不变，只作前端的旋转。若后端宽度不足，则可略向外侧移动。移动量一般不超过 3 mm，然后用蜡固定重新排列的位置，以此作为新的工作模型，再在新工作模上完成矫治器(图 17－8)。

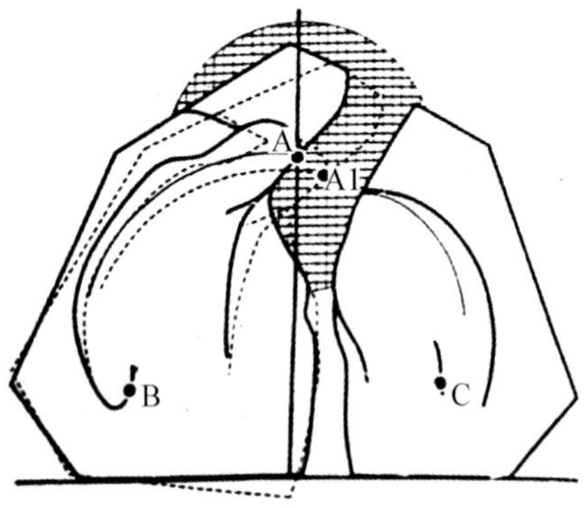

图 17－8　在模型上移动骨段

骨内固位矫治器　始于 20 世纪 50 年代，80 年代 Latham 设计出较为完善的骨内固位矫治器用于临床。

矫治器设计：骨内固位矫治器是以 4 根 0.8 mm 直径的硬不锈钢针插入颌骨内获得良好固位。其组成包括塑料基托、两侧基托之间的连接支架、固位针及加力附件—螺丝和螺帽。连接支架由横跨两侧基托后端的腭杆及埋置于两侧基托内的连接体组成，腭杆与两侧连接体之间为铰链关节连接。

骨内固位矫治器的优缺点：其优点包括：①矫治器固位良好；②易于控制矫治力的大小和方向；③易于控制各骨段位移方向和位移量；使颌骨各骨段能排列到较为理想的位置；④骨移动速度快，疗程短；⑤矫治力作用于上颌及其周围软、硬组织，促进组织改建和生长发育。其缺点是结构较复杂、精度要求高、制作较为困难。

3. 双侧完全唇腭裂的矫治器制作

双侧完全性唇腭裂患儿，出生时即表现为前颌骨前突，两侧上颌骨段后置，其前端向内旋转错位。因此，术前矫治的目的是扩大两侧颌骨前端的宽度，同时向后加压或牵引前颌骨向后移动并排列在两侧颌骨之间，使牙槽成为规则弧形。

前颌骨前突不严重，两侧颌骨前端内旋错位不明显，且有可供前颌骨后移排齐的间隙患者有两种方法选用：

(1) 头帽弹力带：制作头帽，在头帽双侧耳垂前下方的位置钉一纽扣，弹力带两端的扣眼挂在纽扣上，再将弹力带轻放在前突的前颌骨上，以间断加力的方法使前颌骨后移至各骨段排列整齐，此方法简单、易行，出生即可使用，但这一步骤希望在 3 个月内完成，3 个月后梨骨前部开始钙化就很难再改变其位置。

(2) 头帽弹力带配合口内腭托：由于腭托可分隔口鼻腔，有利于口腔功能的改善，又可防止两侧颌骨 向内塌陷。且弹力带的使用使前颌骨后移，这样上颌三骨段形成良好的排列关系。

前颌骨前突明显、两侧颌骨前端内旋的婴儿，颌骨及相邻组织移位都很严重，矫治较为困难。临床上可选用可摘式矫治器，也可选用骨内固位矫治器予以矫治。

腭托的制作：在两侧裂隙处切断模型，将颌骨重新定位，即保持两侧颌骨宽度不变的情况下，将其前端向外侧旋转少许(一般不超过 3 mm)，用蜡固定调整好的位置，在此模型上制作腭托(图

17－9)。经几次更换腭托,两侧颌骨前端宽度可趋正常。弹力带的间断压迫使前颌骨后移至较正常的位置,上颌各骨段便可达到良好的位置关系(图17－10,图17－11)。

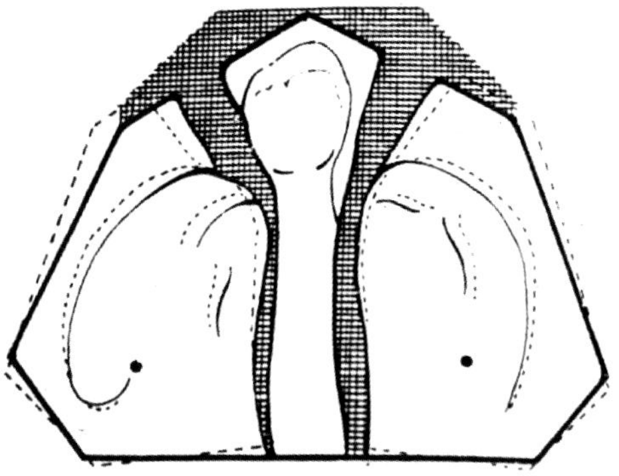

图 17－9　在模型上外旋骨段

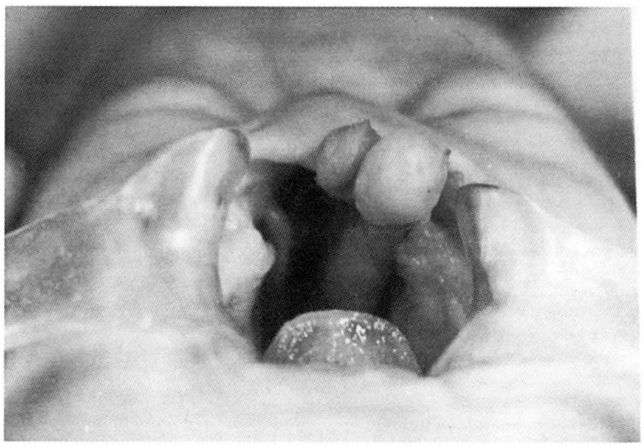

图 17－10　双侧完全性唇腭裂

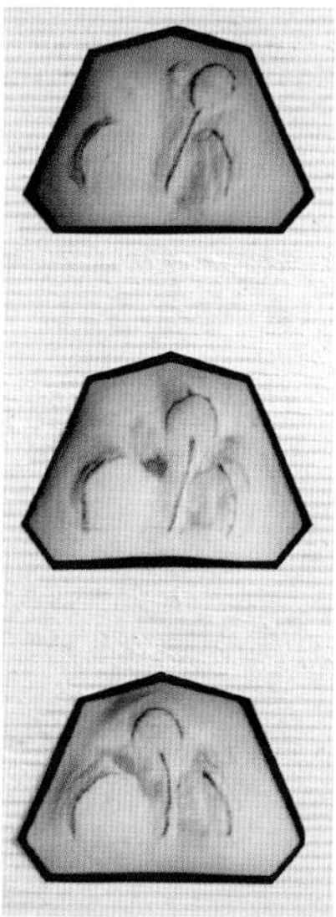

图 17－11　治疗前后模型

4. 鼻-牙槽骨塑形(nasal-alveolar molding－NAM)

鼻-牙槽骨塑形是借助鼻-牙槽骨塑形器,将分离的牙槽骨相互靠拢,支撑塌陷的鼻软骨且适度延长鼻小柱,并采用牵引方法将唇裂隙两侧的唇组织延长而使唇裂隙变窄。鼻-牙槽骨塑形(nasal-alveolar molding)治疗的原则是越早越好,但如合并颅脑、心脏及其他重要器官的畸形,应适当推迟。鼻-牙槽骨塑形是基于婴儿出生后1个月内软骨具有高度的可塑性,Matsuo认为婴幼儿软骨具有高度的可塑性是由于体内透明质酸水平高的缘故,体内雌激素水平升高可使透明质酸含量增加。婴儿刚出生时体内雌激素水平最高,随着时间推移,雌激素水平逐渐下降,出生后1个月内软骨的可塑性逐渐下降,软骨的塑形治疗在出生后3～4个月内最为成功。

治疗方法:

(1) 减小牙槽骨裂隙的宽度　口内塑形板借由口外唇颊侧软组织粘贴的透气胶带,经橡皮筋将此塑形板固定于上颌与上腭,于每周复诊时适度局部调整、磨改塑形基托中牙槽裂对应隆起部,并在基托边缘适度充填弹性软衬材料,以使分离的牙槽骨逐渐靠拢,减小牙槽骨裂隙的宽度,并调整上牙槽突的形态。

(2) 鼻的矫形　当分离的牙槽骨经口内塑形板调整使其裂隙宽度减小为矫正前宽度的1/2时,即可进行鼻畸形矫正。在塑性板上加装鼻塑形柱(球),鼻塑形柱由丙烯酸树脂制成,从塑形板的唇缘延伸,通过Φ0.9 mm弹力钢丝,经由施力柱弯曲至鼻部(图17－12),以矫正歪斜的鼻小柱并延长之,同时矫正塌陷的鼻孔。

在治疗过程中同时实施适度的唇组织牵张,采用透气胶带固定于唇裂隙两侧的面颊部皮肤,并借助橡皮筋施力于基托延伸至口外施力柱的施力槽上,使裂隙两侧唇组织向中央方向牵引。将裂隙

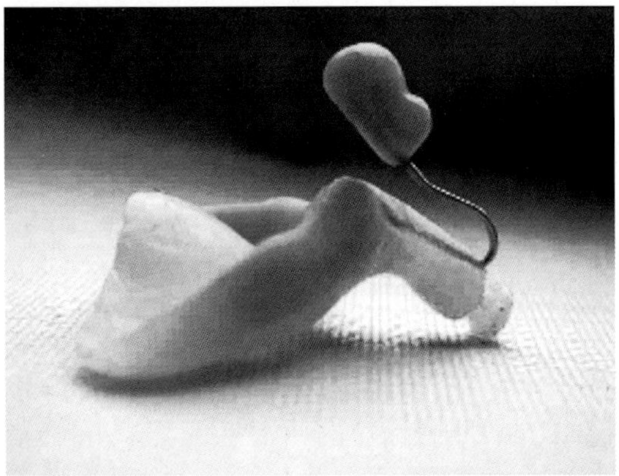

图 17－12　鼻-牙槽骨塑形器

逐渐变小，并逐渐矫正歪斜的鼻小柱，改善鼻孔的不对称畸形。

鼻-牙槽骨塑形矫形治疗在出生后 1～2 周内开始最为适宜。鼻-牙槽骨塑形可以关闭牙槽骨间隙、唇牵张及鼻矫形，通过选择性地添加与磨除塑形板部分区域的材料，可使分离的牙槽骨逐渐靠拢，缩小牙槽骨裂隙的宽度，并调整上牙槽突的形态；使用弹性橡皮筋和透气胶带，实施适度的唇组织牵张，将唇裂隙逐渐变小，同时也适度矫正歪斜的鼻小柱，改善鼻底区及鼻孔的不对称畸形。术前鼻-牙槽骨塑形最大限度地减小了手术的范围和难度，致术后瘢痕组织减少，且获得更为满意的术后效果；非手术延长鼻小柱，避免了手术在唇-鼻小柱结合处的瘢痕，术后鼻的对称性得到显著改善。

二、乳牙期的正畸治疗

（一）治疗原则

由于上颌骨先天缺损及术后各种原因造成的上颌骨发育不足，上颌骨相对位置后缩，使前牙或后牙反殆。软组织可能对颌骨发育异常有一定的掩饰作用。通过牙齿往往能反映潜在的颌骨发育不足，即存在单侧或双侧或前牙或后牙反殆。患有齿槽裂缺损患儿裂隙处乳牙可能出现迟萌。乳侧切牙可能为畸形牙或者先天缺失。除此之外乳牙的发育与非裂儿童无差异。此期的治疗，与非裂患者相同，应以多数牙错殆、颌间及颌关系失调的治疗为主，而非矫治个别牙错位。矫治时间选择在乳牙根发育完成后而又未大量吸收前进行。

（二）适应证

1. 乳前牙反殆

2. 乳后牙反殆

3. 全牙弓反殆

（三）治疗方法

1. 前牙反殆的矫治

（1）上颌　垫活动矫治器殆这是一种最常用的矫治反殆的可摘矫治器。矫治器的后牙区制作殆垫，以解除前牙反殆为其高度，前牙区制作双曲舌簧，唇向移动反殆的牙齿，达到矫治反殆的目的。一般每 2～3 周复诊一次，对舌簧加力，反殆解除后，分次及时磨除后牙殆垫，以防后牙压低。

（2）下前牙塑料联冠斜面导板矫治器　适用于乳前牙反殆，反覆殆深而反覆盖不大的患者。将矫治器用磷酸锌黏固粉或氧化锌丁香油糊剂黏在下前牙上，利用斜面导板矫治反殆牙。戴用矫治器后，一般 1～2 周复诊一次，反殆一旦解除，应及早去除矫治器，以防止下前牙被压低造成前牙开殆。

2. 后牙反殆的矫治

唇腭裂患者因其上颌骨的宽度发育不足，瘢痕挛缩，上颌牙弓狭窄，多出现一侧多数后牙反殆或双侧后牙反殆，甚至出现全牙弓的反殆，需要进行开展牙弓矫治。由于此时患者年龄较小，对矫治力反应好，扩弓可在相对较短的时间内取得良好的效果。一般采取以下几种方法矫治。

(1) 上颌单侧　垫矫治器殆用于矫治一侧多数后牙反殆。即在健侧后牙上制作殆垫,解除反殆锁结关系,患侧后牙腭侧放置舌簧,调节双曲舌簧,使反殆的牙齿颊向移动,达到矫治目的。同样,反殆解除后,逐次去除殆垫,并适当配合牙齿的调殆。

(2) 上颌分裂基托加双侧　垫矫治器用于矫治双侧多数后牙反殆。通过调节分裂簧对其加力,使后牙颊向开展移动,矫治后牙反殆。

(3) 快速腭开展矫治器　由于乳牙期患者年龄较小,骨缝反应好,可采用快速螺旋开展扩大牙弓矫治器,有报道最小可在3岁时运用。扩弓器每日加力1/4圈。

(4) 扩弓配合前牵引　四角簧扩弓器焊接在乳第二磨牙和尖牙的带环上用来扩大上颌牙弓,必要时可结合放置牵引钩做前牵引面具,用以改变生长状况。

三、替牙期的正畸治疗

(一) 治疗原则

此期决定是否正畸治疗介入的关键在于仔细判断分析现存的问题和潜在的风险及有利点。这期的治疗并不适合所有的唇腭裂患者的常规治疗。但伴随着牙槽骨移植术的出现而变得越来越普遍了。

(二) 适应证

1. 上颌恒切牙的舌向错位。
2. 切牙扭转错位。
3. 后牙的反殆。
4. 上颌前后向发育不足。
5. 裂隙部位的颌骨段位置影响植骨术的正常进行者。

(三) 治疗方法

1. 上颌切牙过度舌倾伴前牙反殆的矫治

采用上颌垫活动矫治器或固定矫治器。在短时间内纠正前牙反殆,以利上颌骨的向前发育,反殆解除后若有正常的前牙覆殆、覆盖关系,可保持几个月后去除矫治器,以不妨碍正常的牙齿替换。

2. 上颌切牙严重扭转错位的矫治

上切牙严重扭转在唇腭裂患者中非常常见。一般采用方丝弓固定矫治器进行治疗,即上颌第一恒磨牙上放置带环,上颌切牙上黏托槽,用镍钛丝唇弓或细丝弓对扭转牙进行矫治,一般能在较短时间内排齐前牙。由于扭转牙矫治后易复发,因而保持时间要相对长,由于扭转牙位于裂隙侧且常常是由于缺乏骨支持所引起,所以正轴时注意牙根的位置,避免牙根进入裂隙而松动,常需要结合扩弓开拓间隙后再正轴。

3. 牙弓狭窄及后牙反殆的矫治

(1) 快速上颌牙弓扩弓矫治器　采用固定矫治器快速螺旋扩弓器装置,在短时间内达到扩弓效果,上颌牙弓的扩弓于植骨术前进行,可通过裂间隙的扩大,使手术植骨易于进行。牙槽突裂植骨后扩弓,临床应运用后显示中切牙之间分开腭中缝前段有扩开现象,提示植骨后牙弓连续性恢复。有学者认为快速扩弓最佳时机是双尖牙萌出之后的恒牙早期,认为此期牙齿能承受最大的矫形力。

(2) 四角腭弓扩大器　上颌双侧第一恒磨牙放置带环,腭侧的四角弓分别焊接在恒磨牙带环的舌侧,通过调节四个圈的大小施力,从而使牙弓的前部或后部扩展,达到扩弓的目的。一般要每1个月加力一次,加力时应取下带环,加力后再黏着。

扩弓后由于扩弓所需的量较大，腭部瘢痕的牵拉，出现牙齿过度颊倾，而导致的术后复发及牙齿腭侧牙龈退缩现象。隐性的口鼻瘘会随着腭侧黏膜的展开而显现出来。这些应事先向患者说明。另外，由于上颌在生长发育中受限，在恒牙萌出后仍有再次需要扩弓的可能，也需向患者说明。由于此期骨缝对扩弓反应好，扩弓效果明显，但一些患者牙齿龋坏严重而无法作为基牙承受扩弓力，因此此期扩弓应视患者的具体情况选择时机及方式。

4. 上颌骨长度发育不足的矫治

唇腭裂患者上颌长度小于正常，生长速度减小，而且随年龄的增大，症状更为严重，因而常见唇腭裂患者面中1/3凹陷。X线头颅侧位片检查，显示SNA角小，ANS后缩，说明唇腭裂术后反殆患者，不仅上颌向前的生长受到限制，而且上颌整体向后错位。因此，单纯的牙齿唇向移动解决不了病人面中部的凹陷，需要采用前方牵引器，使上颌骨前部或整体前移，刺激上颌骨的生长。检查上下颌骨矢状不调。

5. 牙槽突植骨术前术后的正畸治疗

唇腭裂患者由于牙槽突间骨组织的缺失，造成上颌牙弓的完整性丧失，牙弓的对称性差，鼻基底部塌陷，牙槽突裂隙部恒尖牙的萌出受阻，因而需要进行牙槽突植骨术，这也是唇腭裂序列治疗的一部分。

许多专家认为，混合牙列期是进行牙槽突裂植骨的合适年龄。植骨的最佳时间由年龄和裂隙侧尖牙的牙龄共同决定，在尖牙牙根形成2/3，年龄在9～12岁时为植骨的最佳时间，在此期间进行植骨，大部分尖牙可以从植骨区正常萌出，随着尖牙的萌出，能给予移植骨功能刺激，对植骨成功率及牙槽功能恢复具有重要意义。同时，此时植骨对上颌骨的生长发育影响不大，植骨成活率最高。

(1) 植骨术前正畸治疗的适应证　术前正畸主要是针对那些畸形严重、妨碍植骨手术正常进行的患者。如植骨区切牙严重扭转错位、裂区两侧牙齿倾斜、需开展植骨间隙；双侧唇腭裂上前牙腭向过度倾斜、前牙反殆、前颌骨活动，可通过正畸解除反殆并使活动的前颌骨得以固定，扩大手术视野；上颌牙弓狭窄，需要开展上牙弓者。

(2) 植骨术前正畸治疗的时机　用活动矫治器或简单的固定矫治器，力求在较短的时间内完成矫治内容，解决患者的主要问题；矫治时间因错殆的严重程度不同而有所不同。一般应于植骨术前半年至一年的时间内进行矫治。

(3) 植骨术后的正畸治疗　植骨术后由于裂隙处骨组织的改建、吸收、恢复需要一段时间，所以术后正畸治疗一般要在植骨术后3～6个月后才能开始。一般主张在术后3个月即开始正畸治疗，目的是通过尖牙萌出的功能刺激及植骨后扩弓等正畸治疗手段减少移植骨吸收，保持植骨术后的稳定性。注意植骨术后患者植骨区的变化与恒尖牙的萌出情况，定期摄X线片，观察骨结构的形成，牙槽嵴的高度及尖牙牙胚的位置变化。

四、恒牙列早期及恒牙期正畸治疗

（一）治疗原则

唇腭裂患者恒牙期错殆畸形的正畸治疗原则与非裂患者的治疗原则相似，但是由于唇腭裂患者以上颌骨先天缺损及发育不足为特征，所以在恒牙列早期的治疗仍然围绕着上颌骨长、宽、高的发育不足进行。大部分患者整体生长发育较非裂患者缓慢。先最大程度纠正骨骼不调，然后在骨调整后的基础做出诊断，制定出符合个体错殆畸形特征的治疗方案。初步决定该患者是通过正畸矫治还是通过需结合正颌手术的正畸-正颌联合治疗。前者是一种在一定代偿能力下的掩饰性治疗。后者是一种去除代偿的为配合术后上下牙弓协调的正畸治疗。

(二) 适应证

此期矫治由于唇腭裂上颌骨先天缺损和后天发育不足引起的骨骼不调及相应的错殆畸形,包括横向,前后向,垂直向发育不调及牙列拥挤,个别牙错位矫正等。

(三) 治疗方法

1. 横向不调矫治法

上颌扩弓矫治根据扩弓的速度可分为慢速扩弓和快速扩弓。乳牙列期混合牙列期可使用分裂基托或带舌簧和指簧的上颌活动矫治器、W 形弓或四角舌弓矫正器等进行慢速扩弓;恒牙列早期的患者可采用四圈螺簧(Quadhelix)矫治器或Hyrax、Hass 等固定快速扩弓矫治器进行扩弓;而对于恒牙列晚期及成人患者则可能需要进行手术辅助扩弓。

(1) 上颌慢速扩弓:多采用四角形扩弓器使上牙弓扩大,尤其适用于后牙宽度正常双尖牙区狭窄的患者。这种扩弓开展速度慢,力量小,复发倾向小。避免牙齿快速颊向移动导致的牙龈退缩,可以在排齐牙列的同时进行。骑士弓也是开展牙弓后段向颊侧移动的方法。

(2) 上颌快速扩弓:慢速扩弓虽然可提供接近生理性的力,达到扩弓效果更稳定,复发量减少,但是慢速扩弓所产生的骨性改变量远小于快速扩弓,更多的是牙齿颊向倾斜使牙弓得以扩大。而对于唇腭裂患者来说,由于上颌先天发育缺陷及手术创伤的影响使得上颌横向发育严重不足,牙弓狭窄,因此常要求进行大量的扩弓以协调上下颌骨的宽度不调,上颌快速扩弓便成为临床较为常用的方法(图 17-13,图 17-14)。

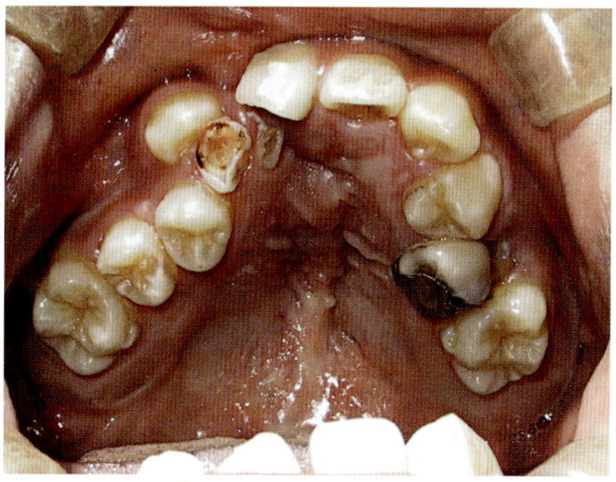

图 17-13 治疗前

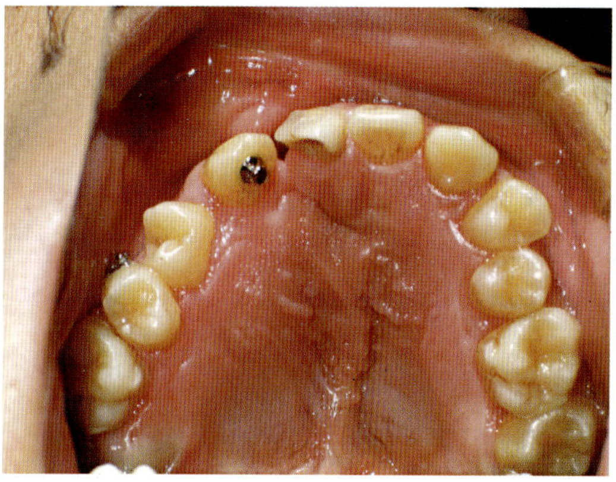

图 17-14 治疗后

在双尖牙萌出以后的快速扩弓治疗,可以作为支抗牙的第一双尖牙及第一恒磨牙能承受较大的力量获得很好的效果。虽然乳牙期及替牙期能取得较好的效果,但由于唇腭裂患者的口腔卫生差,龈炎的发生率高,缺乏支抗牙而无法安装扩弓器,而且乳牙列期及替牙期扩弓需保持使患者疗程增加,而恒牙初期扩弓能在较短的时间里取得治疗所需的扩弓量。根据唇腭裂患者上颌狭窄的严重程度不同,扩弓量也不同。由于裂隙的存在,扩弓的部位以裂隙处及骨段的旋转及牙齿的颊向倾斜为特征。实验研究证明其扩弓的阻力仍然是在上颌骨复合体,也即患者并非因为裂隙的存在而使扩弓变得容易或扩弓后由于裂隙的存在而复发。其复发的原因除了裂隙的原因,主要是由于扩弓量大,牙齿过度倾斜,以至于扩弓后牙齿的回复使横向宽度比扩弓后减少,但不会回复到原来的水平。另外，即使有裂隙的存在，但如果患者已过了生长发育的年龄，与非裂患者一样快速扩弓会失败，表现为矫治器因为应力的集中而损坏。

快速扩弓器采用 Hyrax 型，在64|46 制作带环，在模型上完成扩弓器制作。每日早晚二次旋转螺旋开关。每次 1/4 圈(0.25 mm)，根据牙弓狭窄的程度，开展 7～14 d，大部分患者过矫正。保持扩弓装置约 3 个月。

(3) 牙槽突裂植骨后

上颌快速扩弓：已往对于唇腭裂患者通常采取先扩弓后植骨的治疗方法，但许多研究发现植骨无法维持扩弓效果。因为牙槽突裂的存在使上颌骨段分离，快速扩弓无法打开腭中缝获得骨量的增加，导致扩弓效果不稳定。已有研究证实在植骨手术后进行上颌快速可有效打开腭中缝，获得骨量的增加，从而增加扩弓的稳定性。

植骨手术后进行正畸治疗的时机，通常选择在术后 3 个月。此时骨组织已经达到临床上的愈合，给予移植骨一定的功能刺激将有助于植骨区的稳定，减少吸收。

植骨后扩弓临床上常采用牙支抗型、带环支架式螺旋扩弓器—Hyrax 快速扩弓器，固定于上颌两侧第一前磨牙和第一恒磨牙上，每日早晚各旋转一次螺簧，每次 1/4 圈，每日开展量为 0.5 mm，直至后牙反𬌗解除达到过矫正后停止扩弓。扩弓过程中可以看到上颌中切牙间出现间隙，这是腭中缝打开的标志。扩弓结束后扩弓器固定于口内保持 6 个月，此阶段上颌中切牙间间隙消失。拍摄快速扩弓前、后的上颌咬𬌗片，显示前颌骨区的腭中缝密度降低，成裂开现象，术后 3 个月时腭中缝回复正常(图 17－15，图 17－16，图 17－17，图 17－18)。对扩弓前后的头颅定位片及模型分析结果显示快速扩弓后患者的鼻腔宽度、上颌基骨宽度、上颌磨牙宽度均明显增加，且形成基底位于牙槽骨水平，顶部位于鼻底的三角形扩弓模式；扩弓使牙弓宽度显著增加，后牙段扩展较前牙段明显，后牙区的反𬌗得到有效解除。扩弓后保持 6 个月时并没后明显的变化。植骨术后上颌快速扩弓作为一种有效解除唇腭裂患者上下颌骨宽度不调的方法，希望在今后的临床中得到更广泛的应用。

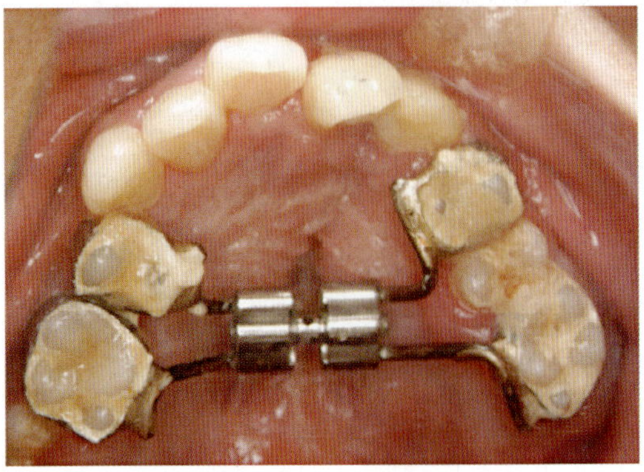

图 17－15　扩弓前

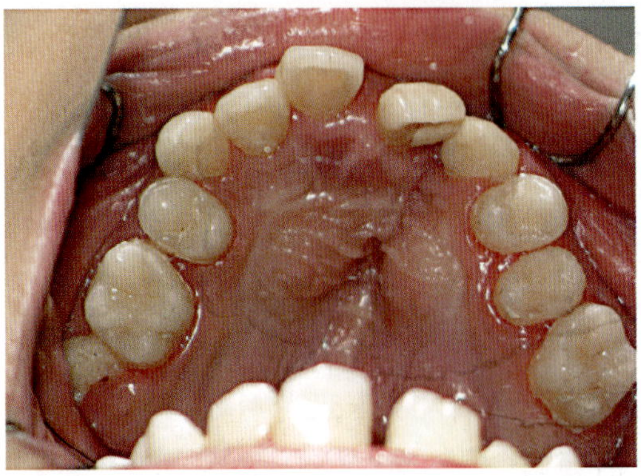

图 17－16　扩弓后

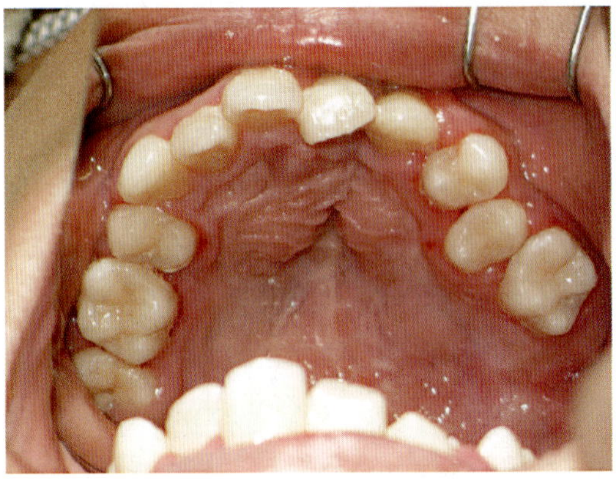

图 17－17　保持 3 月

通过各种方法扩弓后横向不调得到了纠正，但是我们仍然需要面对一个问题，那就是扩弓的长期稳定性。唇腭裂患者腭部裂隙无骨组织充填以稳定开展后的上颌牙弓，在腭部瘢痕组织的牵拉和唇

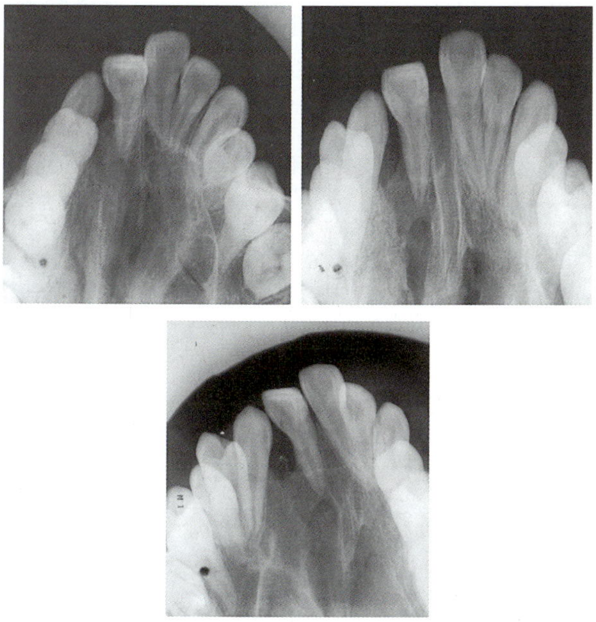

图 17-18　扩弓前、扩弓结束时及扩弓 3 个月时的上颌咬殆片

颊肌的压力下，开展的上颌牙弓容易出现复发，因此对于唇腭裂患者的扩弓保持，可以从以下几方面着手：扩弓后保持器固定于口内的时间不少于 3 个月，因为 3 个月对于骨组织的改建十分关键；正畸治疗结束时建立良好的后牙尖窝咬合关系，利用完善的咬合关系进行保持；进行过矫正治疗以及前段牙弓的固定桥修复；延长戴用保持器的时间甚至终身戴用保持器。

（4）唇腭裂手术辅助腭扩展：正畸腭扩展应用于骨骼尚未发育成熟的患者是有效的手段，但对唇腭裂所致的上颌发育不足患者单纯使用上颌快速腭扩展存在如下难点：由于腭部瘢痕牵拉力量很大，容易使扩展的牙弓宽度在短时间内复原；矫治器基牙颊向倾斜；齿槽及牙周组织损伤；正畸腭扩展过矫正的长期疗效研究提示效果不稳定；唇腭裂常规正畸腭扩展的长期疗效不理想，复发具有普遍性；成年患者不适合扩弓，腭扩展过程中患者因疼痛不能配合治疗。

手术辅助快速扩展目的在于通过外科手术的方法进行上颌骨前侧壁骨皮质切开，减小腭扩展骨阻力。唇腭裂致上颌狭窄患者以及常规正畸腭扩展失败者通过手术减弱腭扩展的骨阻力，使扩展过程中骨移动的比例增大，减小患者疼痛及基牙代偿，获得稳定的上颌骨宽度。手术方式是上颌骨颊侧骨皮质切开，切开部位为尖牙至磨牙区根尖上方 5 mm 处的上颌颊侧骨壁，术后开始腭扩展，每日开展量 0.5 mm（图 17-19，图 17-20，图 17-21）。

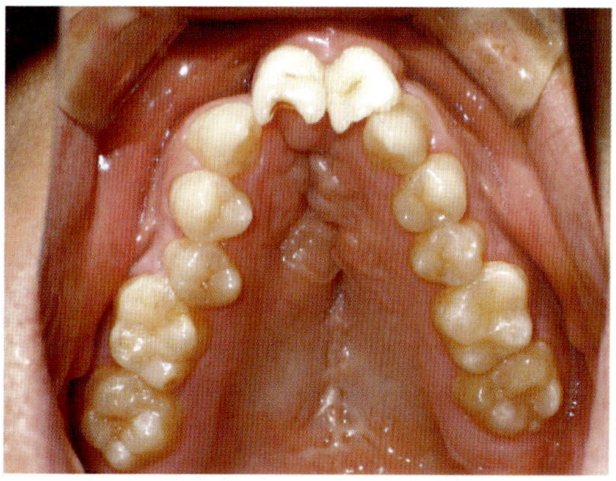

图 17-19　治疗前

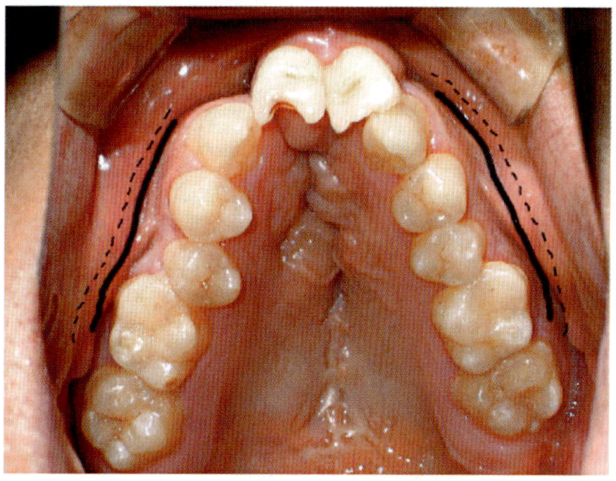

图 17-20　上颌颊侧骨皮质切开术截骨线

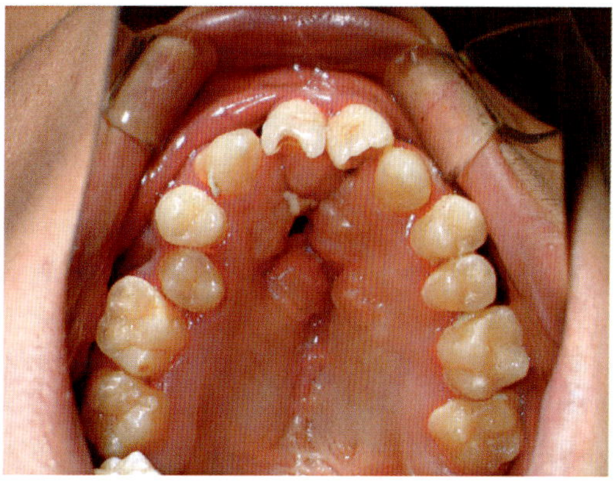

图 17-21　治疗后

手术辅助快速腭扩展对于上颌骨的影响主要体现在水平方向，骨皮质切开使上颌骨缝分离。减小扩弓骨阻力，在扩弓螺丝作用下骨缝发生改建，上颌骨块以向侧方旋转的方式获得宽度，使上颌宽度增加，后牙区扩弓量较前牙区大。

2. 前后向不调矫治

(1) 上颌前牵引：通过𬌗垫式活动前牵引装置或在64|46上制作带环，通过舌弓连接32|23之间置牵引钩，通过面具使上颌骨前移(图 17-22，图 17-23)。

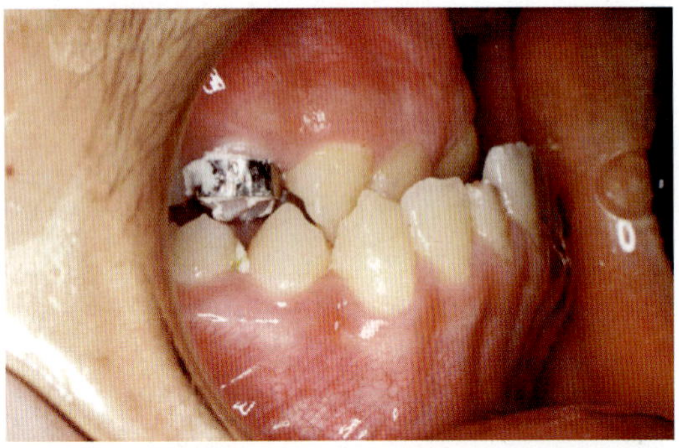

图 17-22 治疗前

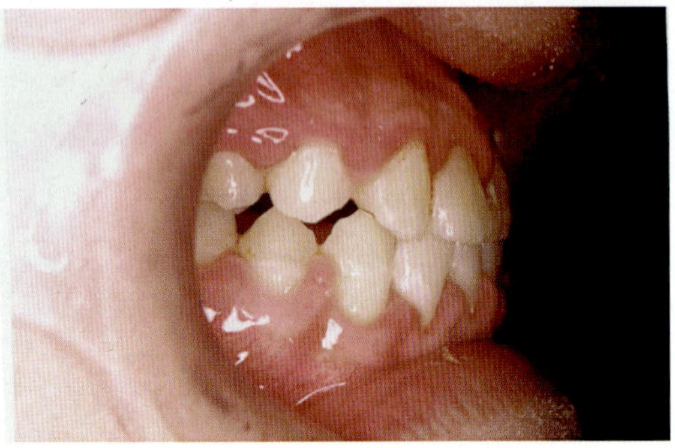

图 17-23 治疗后

(2) 上牙弓向前扩展：通过弓丝弯一组垂直曲向唇侧开展。前提是先提供牙弓排齐的足够间隙，必要时通过Ⅲ类牵引调整上下牙弓的矢状不调，前牙做适当的冠唇向转矩。

3. 垂直向矫治

唇腭裂患者上后牙槽高度发育不足，面下 1/3 距离过短是唇腭裂上颌发育不足的又一特征。严重后牙高度不足影响矫治的顺利进行，如由于牙槽高度不足，腭盖低平，软组织附着不足往往造成扩弓后牙龈退缩，预示着矫正治疗困难，单纯正畸治疗效果不理想。通过上颌第一磨牙带环上低位颈牵引的方法，通过后牙区的垂直向牵引，期望后牙高度能有所增加。

4. 上中切牙的矫治

由于裂隙的存在，位于裂隙侧的中切牙扭转，腭侧瘢痕的挛缩，唇肌的压迫使上中切牙舌倾。治疗时应首先考虑给予这些牙齿足够的间隙，必要时植骨，在开拓间隙后方可矫治。否则将导致中切牙的松动及牙根失去骨组织支持进入裂隙的后果。

5. 固定矫治器治疗

此期的正及至疗原则上与非裂患者的治疗一致，但唇腭裂患者治疗有其特殊性。对于非手术适应证选用单纯正畸治疗患者采用固定矫治器治疗。常用的有方丝弓、直丝弓、Damon 矫治器治疗。上颌发育不足及唇部瘢痕的挛缩导致上前牙内倾，裂隙侧中切牙缺乏骨组织支持而倾斜、扭转。大部分患者存在较大的 Spee 氏曲线及反𬌗。此时较难黏结全口托槽。临床上常需要通过𬌗垫或后牙咬𬌗垫打开咬合。一是便于托槽黏结，二是可使下颌向下向后旋转，消除可能由于过度闭合引起的牙性𬌗干扰使下颌前伸，通过𬌗垫或咬𬌗垫调整 CO—CR 位置。但𬌗垫会压低后牙，尽可能缩短其应用时间。可以先将𬌗垫戴在下颌，待上颌初步排齐后再戴上颌垫，排齐下颌。𬌗垫在某种意义上可认为是上下牙列分别按常规矫正时的最终咬𬌗关系确定的过渡的措施。如果下颌存在拥挤同时存在较深得 Spee 氏曲线，选择拔第二双尖牙能较好地整平 Spee 氏曲线排齐下牙列。下颌拔牙也预示着治疗后上下颌能较好的匹配。比下牙弓大没有拥挤存在的下颌不拔牙者更适合通过单纯正畸治疗。下颌 MEAW 弓是较好整平 Spee 氏曲线的弓丝。应用时先将拔牙间隙关闭后，同时保持下前牙较直立的位置。扭转的中切牙需有足够的间隙和骨组织支持时才能黏结托槽纠正扭转。治疗时配合Ⅲ类牵引以利于上切牙唇向开展，增加上颌垂直高度。

6. 结合修复

由于患者大多存在牙齿的缺失，多表现为裂隙区侧切牙的先天缺失。当牙列排列整齐，咬合关系恢复后常常需要缺牙区修复，多采用先结合保持器的活动义齿局部修复。等到了可以进行固定修复时，进行固定义齿修复并重新制作保持器。根据患者的意愿和基牙的情况及是否做过牙槽突裂植骨选择活动或固定局部义齿修复（图 17－24，图 17－25）。

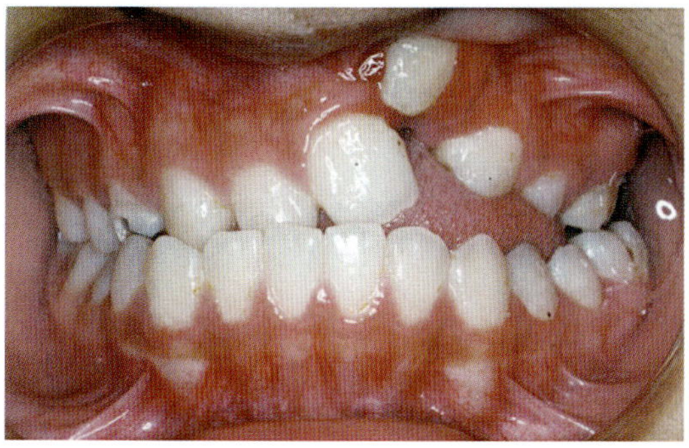

图 17－24　治疗前

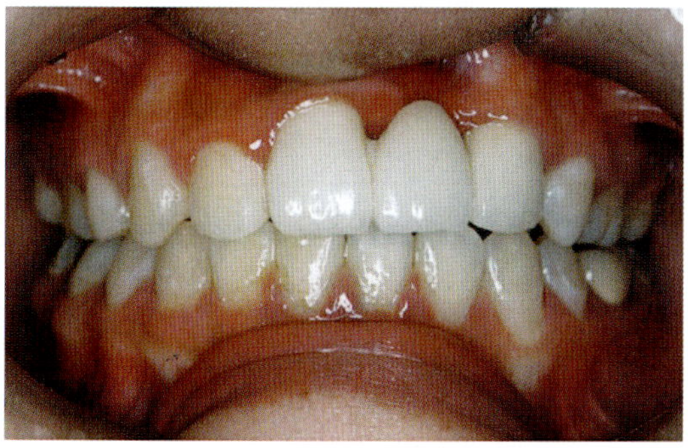

图 17－25　治疗后

7. 保持

很多患者通过各种方法希望保持唇腭裂治疗后的牙弓宽度和治疗效果，提出了Ⅱ期晚期植骨。增大固体修复体范围，通过保持器永久保持都是矫正后保持其治疗效果的方法。如果矫治后的牙齿倾斜度能恢复正常，并建立后牙良好的尖窝关系。结合上述方法是唇腭裂治疗后稳定的基本保证。

病例报告

病例一：11 岁单侧完全性唇腭裂女性患者（图 17－26）

主诉：左侧唇腭裂术后，要求矫正

检查：左上唇见手术瘢痕，混合牙列期，前牙反咬，上颌发略显不足，上 17 到 11，27 到 21，22 缺失，下 37 到 47，左上腭见腭裂手术瘢痕，前牙反咬，根尖片示：21 牙根弯曲与牙冠成角度，21，22 根尖方骨质缺损

诊断：1. 左侧唇腭裂术后，2. 牙列不齐

治疗计划：1. 21 拔除后植骨，上扩弓；2. 拔除 15，35，45，排齐上下牙列

治疗过程：

首先，拔除 21，行上颌 W 弓扩弓，下颌戴颌垫，上颌前牵引，其次，拔除 15，35，45，下颌直丝弓矫治器0.014 NiTi 排齐，下 0.017X25 NiTi 调整磨牙关系，然后，17，17 颊管黏结，17，27 垫高，下颌戴 J 钩，上颌 0.017X25 HANT。

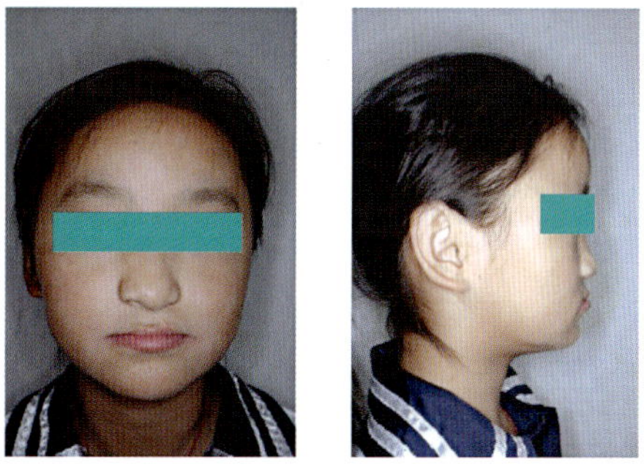

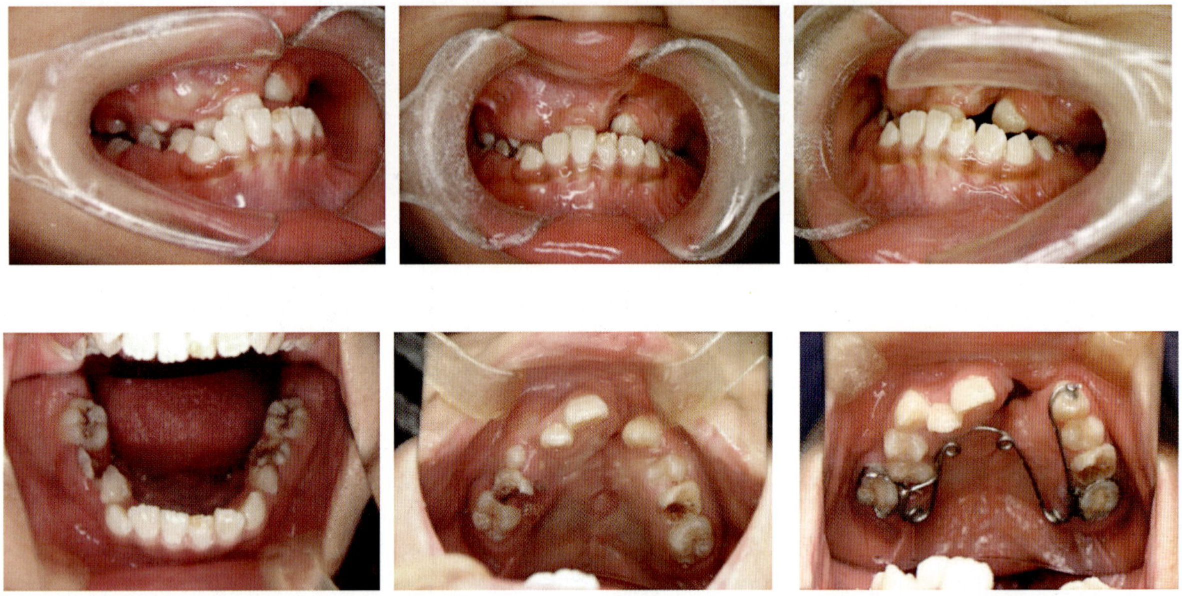

2006－08－01　　　　2007－10－26

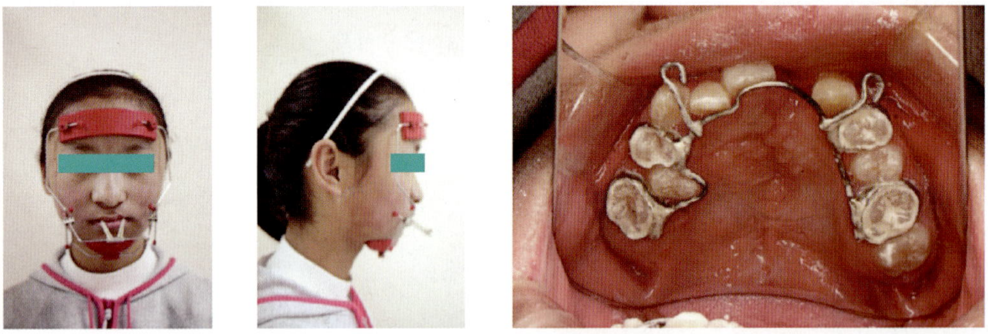

2008－08－13

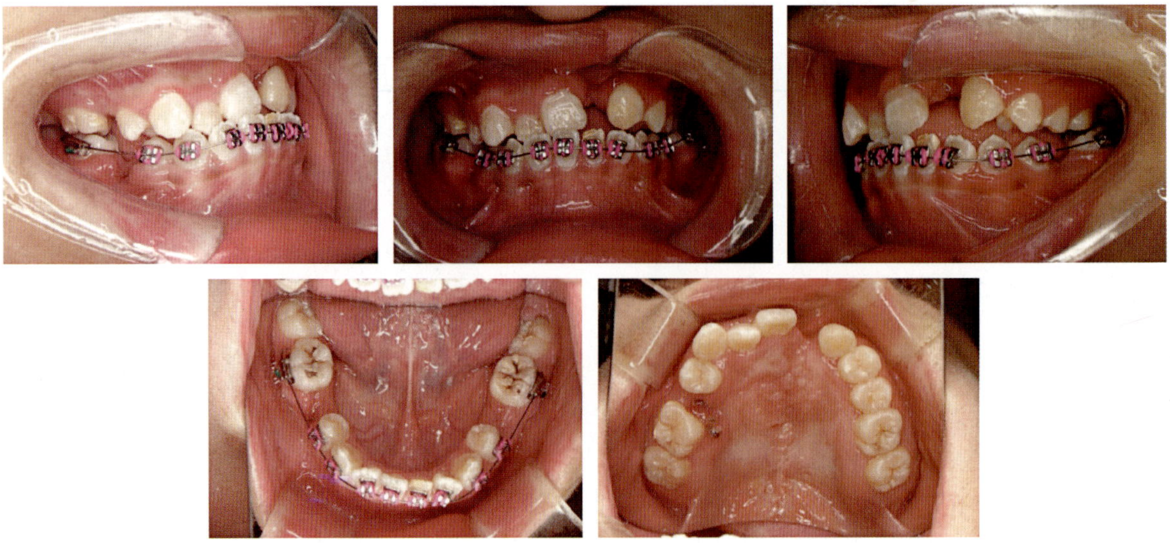

2009－10－19

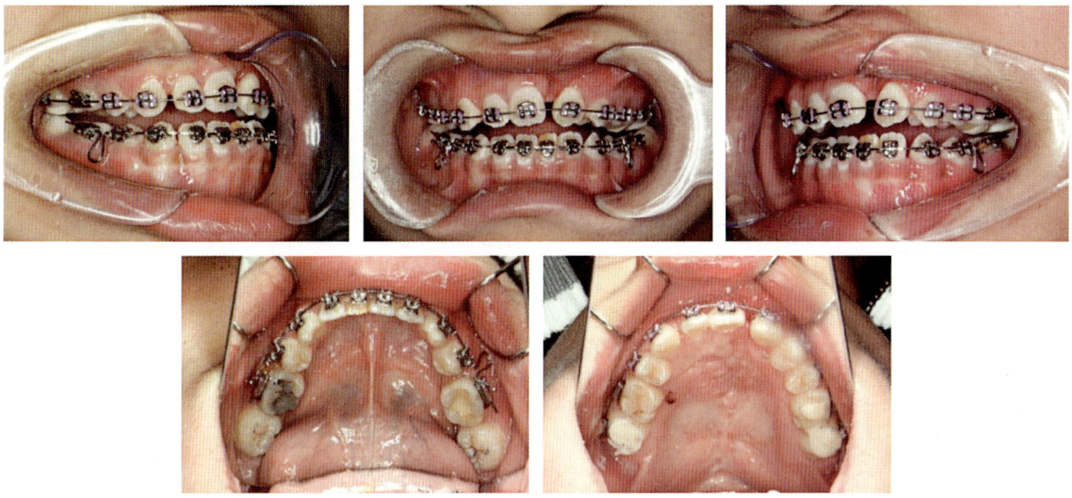

2009－11－27

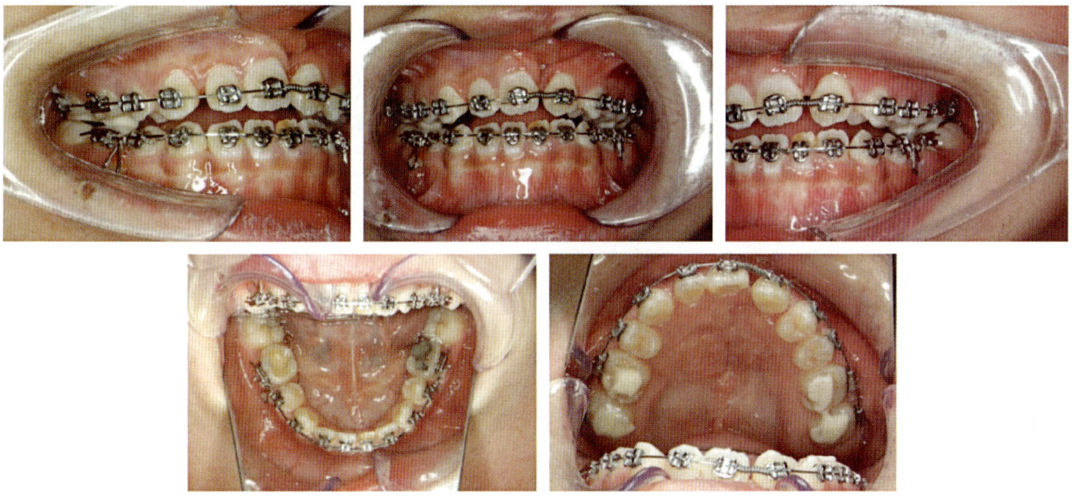

2010－04－12

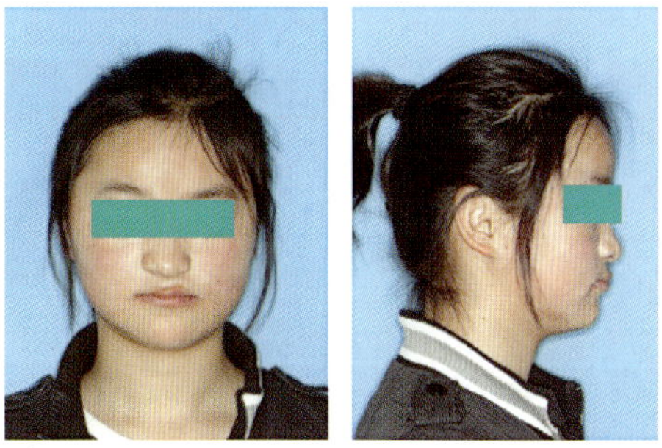

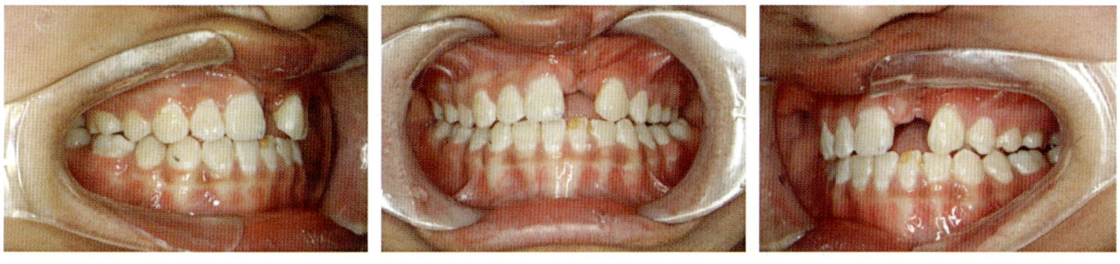

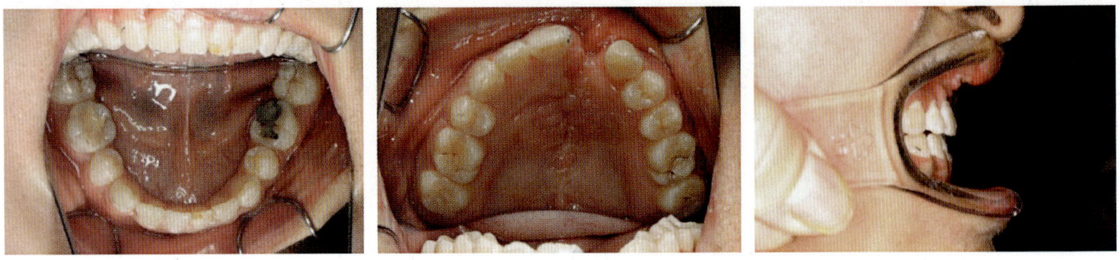

图 17-26　病例一

病例二：19 岁双侧完全性唇腭裂女性患者(图 17-27)

主诉：双侧唇腭裂术后要求矫正

检查：面中 1/3 塌陷，上唇见双侧唇裂手术瘢痕牙列上 17 到 27，下 38 到 48，磨牙中性关系，12 到 22 间齿槽裂，腭部见腭裂修复后瘢痕，说话有鼻音，前牙反咬

诊断：1. 双侧唇腭裂术后；2. 牙列不齐

治疗计划：

1. 下拔除 35，45 行方丝矫治

2. 上颌待下颌排齐后另行决定计划

3. 上拔除 12，22 过小牙行 Damon 矫治

治疗过程：

首先，上颌垫，下磨牙上带环，舌弓，34 到 44 托槽黏结，用 0.014 NiTi 排齐，36 到 33，43 到 46 片段弓。然后，下颌用 MEAW 弓平整下牙弓，其次，12，22 拔除，17 到 27 Damon 托槽黏结，上 0.014 NiTi 排齐，下颌垫初戴，上颌用 0.014X25 cooperNiTi 时，上颌戴 J 钩。上颌 0.016X25 s.s 关闭间隙，上颌简托修复完成，下颌带保持器。

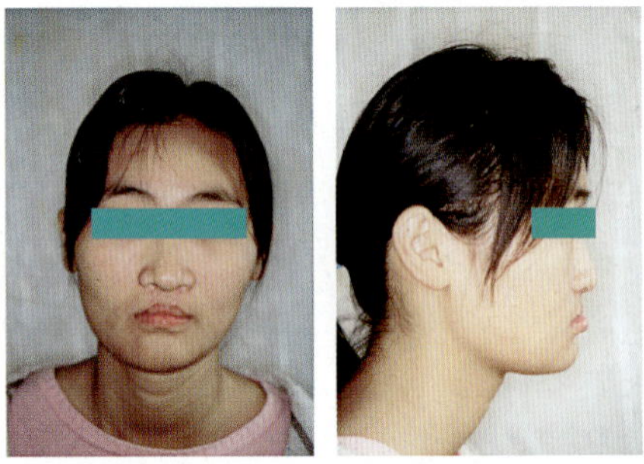

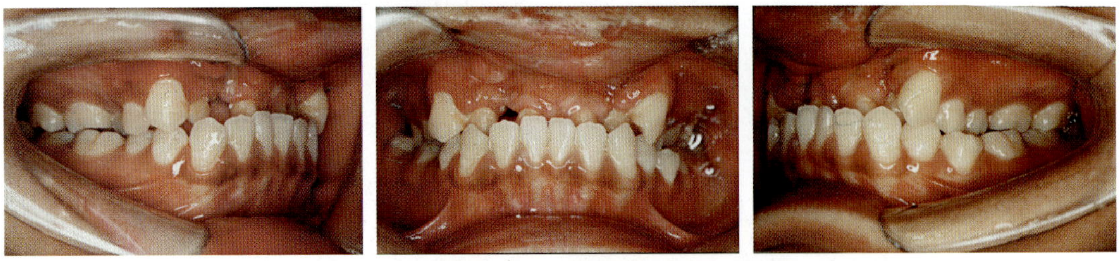

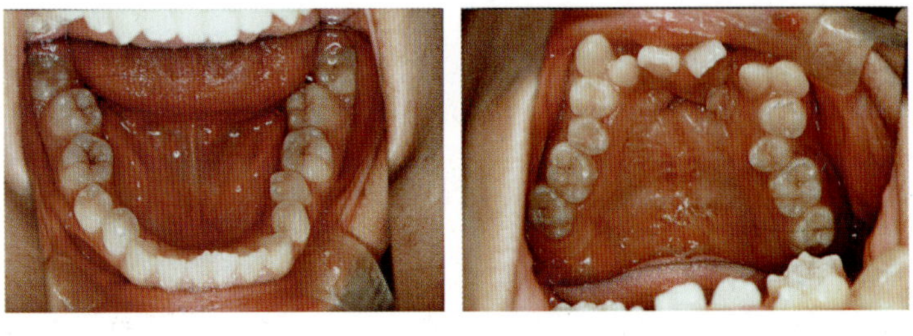

2007-10-22

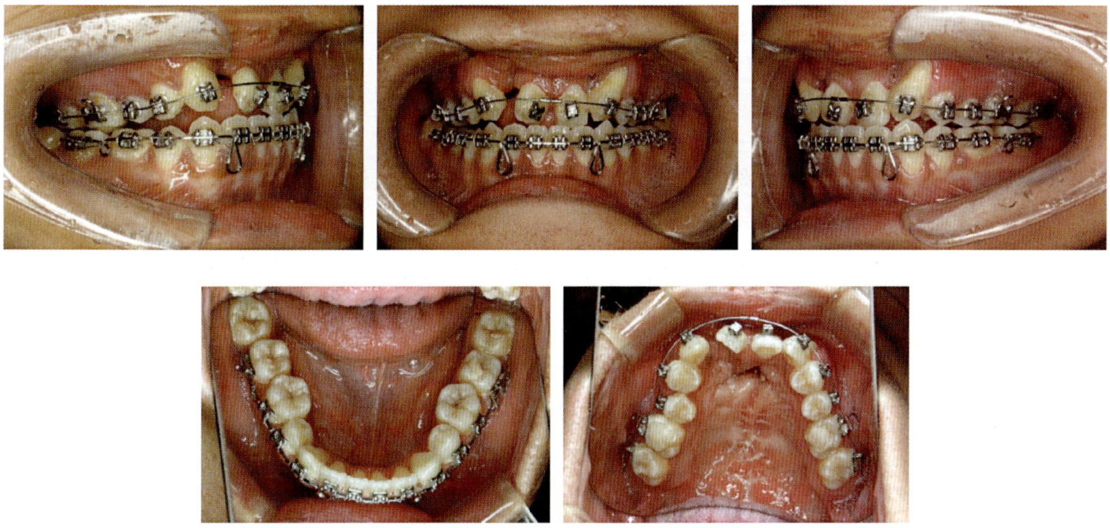

2009－11－16

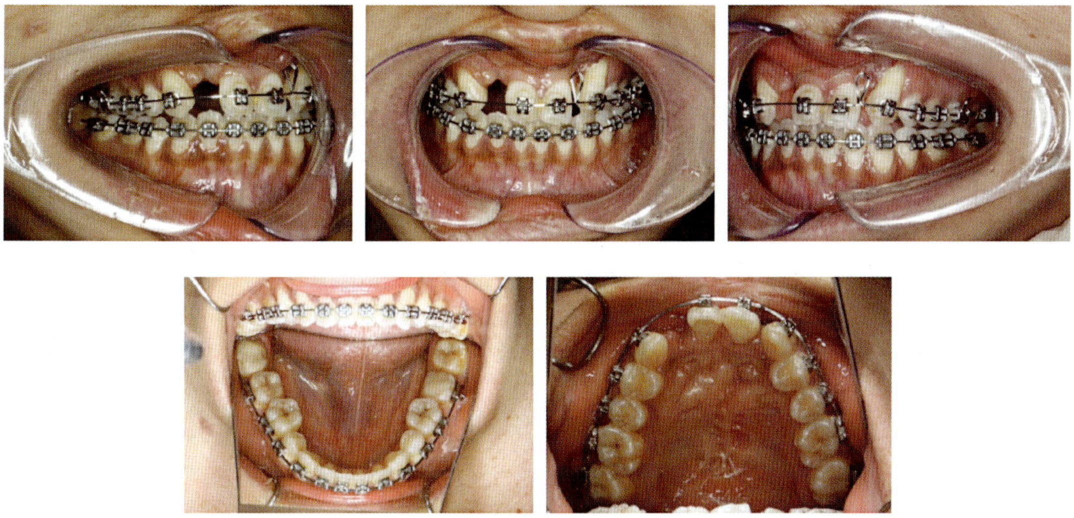

2010－01－11

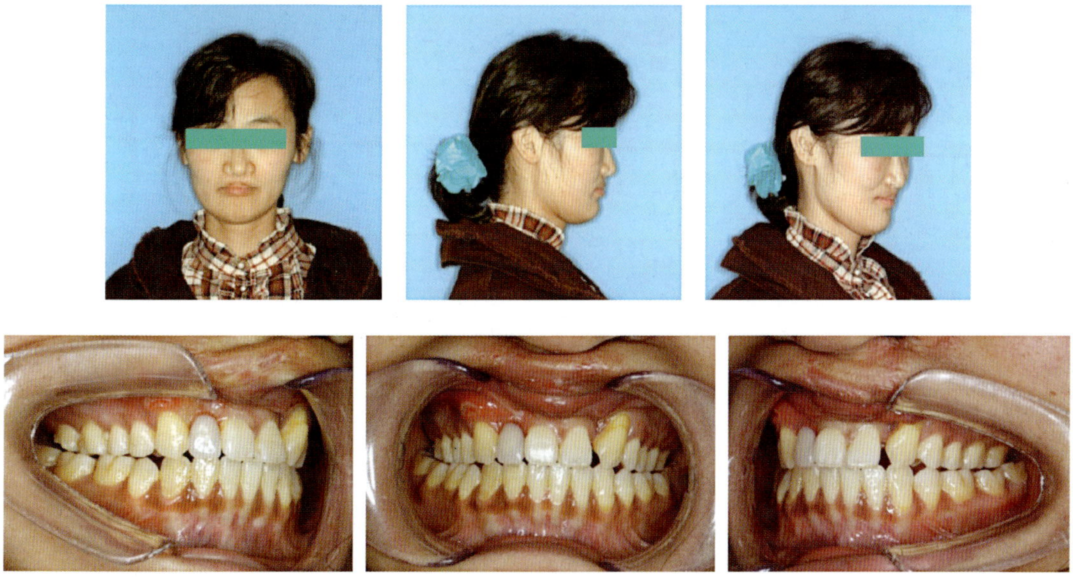

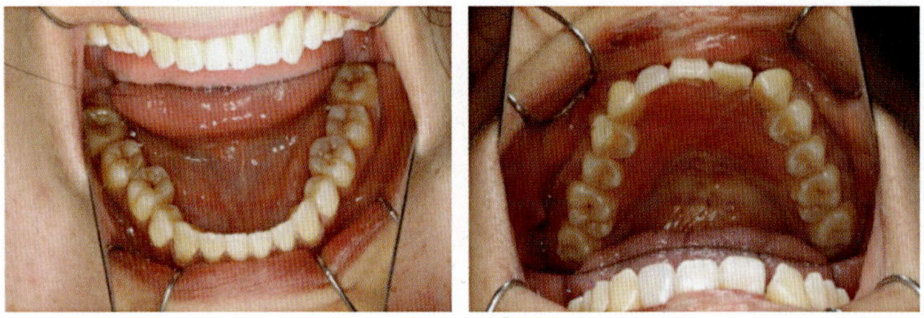

图 17-27 病例二

参考文献

1. Figueroa AA, Reisberg DJ, Polley JW, Cohen M. Intraoral-appliance modification to retract the premaxilla in patients with bilateral cleft lip. Cleft Palate Craniofac J. 1996, 33: 497-500.
2. Grayson BH, Cutting CB. Presurgical nasoalveolar orthopedic molding in primary correction of the nose, lip, and alveolar of infants born with unilateral and bilateral clefts. Cleft Palate Craniofac J. 2001, 38: 193-198.
3. Grayson BH, Santiago P, Brecht L, Cutting CB. Presurgical nasoalveolar molding in patients with cleft lip and palate. Cleft Palate Craniofac J. 1999, 36: 486-498.
4. Maull DJ, Grayson BH, Cutting CB, etc. Long-term effects of nasoalveolar molding on three-dimensional nasal shape in unilateral cleft. Cleft Palate Craniofac J. 1999, 36: 391-397.
5. Ross RB. Treatment Variables Affecting Growth in Unilateral Cleft Lip and Palate. Part 5: Timing of Palate Repair. Cleft Palate J, 1987, 24: 54-63.
6. Samuel Berkowitz. Cleft Lip and Palate. San Diego, California: Singular Publishing Group, Inc, 1996.
7. Will LA. Growth and development in patients with untreated clefts. Cleft Palate Craniofac J, 2000, 37: 523-526.
8. Wyszynski DF. Cleft lip and palate from origin to treatment. Oxford university press, New york, 2002.
9. 王光和. 唇腭裂的序列治疗. 北京：人民卫生出版社，1995.
10. 曾祥龙. 现代口腔正畸学诊疗手册. 北京：北京医科大学出版社，2000.

第十八章　牙槽突裂整复与植骨术

牙槽突裂是在胚胎发育期由于球状突与上颌突融合障碍所致，与腭裂相同，故牙槽突裂亦称前腭裂。

牙槽突裂的治疗已有一百多年的历史，直到20世纪50年代因牙槽突裂畸形导致的各种问题逐渐引起人们的重视，牙槽突裂骨移植修复的观念才逐渐被广泛接受并开始临床应用，成为唇腭裂序列治疗的一个重要部分。牙槽突裂的治疗应以手术植骨为主，辅以正畸治疗、种植和义齿修复以完善其功能和外形。

第一节　牙槽突裂整复术

一、牙槽突裂植骨的历史回顾

早在19世纪，唇腭裂裂隙的关闭主要是通过外科手术关闭，到19世纪末，外科手术关闭腭裂间隙成为首选方法。而随后的修复治疗只是作为一种辅助治疗。此时的修复治疗往往被用来进行面部形态和功能上的弥补，如矢状向、横向、垂直向上的发育不足，多采用覆盖整个上颌的较大面积的义齿，以辅助发音和咀嚼功能。

1931年后，随着头影测量分析的出现，对颅面部的生长发育的分析从定性发展到定量，正畸医生对唇腭裂的治疗产生了浓厚兴趣，发现早期的外科手术创伤往往导致严重的上颌骨发育受阻。在1949年报道了首例正畸医生与修复医生合作完成唇腭裂的治疗，正畸治疗排齐牙齿，重置上颌骨骨段的位置，并应用一个短的固定修复桥体关闭最后的裂隙缺损，治疗效果较以往的活动义齿覆盖整个上颌骨有了明显的提高。这标志着唇腭裂治疗进入了正畸修复联合治疗阶段。

但这时期的仅有的正畸修复联合治疗也存在以下不足：正畸治疗是有限的，年轻的成年患者还是需要人工义齿的修复；上颌骨骨段是不稳定的，尤其是双侧牙槽突裂的患者，上颌骨前段与整个牙弓之间没有骨性的连接，就需要一个相对较长的长桥义齿才能完成修复；还有就是前庭黏膜处的缺损所造成的口鼻瘘，造成口鼻腔相通，也不是正畸和修复治疗所能解决的问题。

1952年，由Axhausen引入了牙槽突缺损植骨的概念，他的理念是重建可以支持牙齿的骨组织。随后数年内，牙槽突裂植骨的研究出现较多的报道，主要目的是稳定上颌骨，尤其是双侧牙槽突裂的患者的前颌骨部分；重建牙槽突裂的骨质缺损，改善软组织关系；关闭口鼻瘘。

二、牙槽突裂的临床分类

牙槽突裂最常发生的部位在侧切牙与尖牙之

间，其次在中切牙与侧切牙之间，少数也可发生在中切牙之间或伴发腭裂，可单侧发生，也可双侧同时发生，根据裂隙的程度可分为以下几种。

1. 完全性裂

完全性牙槽突裂是指从鼻腔到前腭骨的牙槽突完全裂开，其裂隙宽度不一，口、鼻腔贯通，常见于单侧或双侧完全性唇腭裂患儿。

2. 不完全性裂

不完全性牙槽突裂是指牙槽骨部分裂开，鼻底及前庭部位牙槽骨有缺陷性凹陷，但保持着连续性，连续部分牙槽黏膜完整，口、鼻腔互不相通。

3. 牙槽突隐裂

牙槽突隐裂是指牙槽骨线状缺损或轻度凹陷的无开放性裂隙，牙槽黏膜完整，口、鼻腔互不相通的牙槽突裂。

三、牙槽突裂的临床特点

1. 面型不对称

对于完全性牙槽突裂的患者而言，由于牙槽突裂隙和鼻底相通，使患侧鼻翼失去骨性支撑而塌陷，鼻小柱偏向健侧，且患侧牙弓往往发育过小、过短，影响两侧上颌骨的对称性，从而导致两侧软组织的不对称。

2. 𬌗关系异常

不同裂隙程度的牙槽突裂导致的𬌗关系异常也程度不同，单侧牙槽突裂患者由于患侧牙槽骨段发育过小以及扭转，使患侧出现前牙和(或)后牙的反𬌗；双侧牙槽突裂患儿的前颌骨往往前突明显，可造成前颌骨段深覆𬌗、覆盖或开𬌗，两侧骨段存在反𬌗。

3. 牙弓不连续

完全性牙槽突裂患者的牙弓断裂，连续性被破坏，同时牙弓弧度亦出现异常，由于患侧或两侧骨段向内、向后移位而存在明显的台阶。

4. 牙萌出异常

牙槽突裂患者可能有牙过小，牙冠畸形、错位以及先天性缺牙等，也有在裂隙中或已萌出，或埋伏的多生牙，预判没有利用价值或可能干扰手术的牙可以早期处理，有时正畸科医生会要求保留这些牙到正畸年龄时再处理，利用它们保持间隙。

5. 口腔卫生不良

牙槽裂患者多因牙列不齐，口鼻腔相通，以及患者本身的观念常常造成食物嵌塞、牙龈炎、牙齿松动、多个牙龋坏。

6. 语音障碍

牙槽突裂造成的牙弓形态异常，如反𬌗、开𬌗等，使发舌齿音会出现较明显的异常/z/，/c/，/s/，/zh/，/ch/，/sh/等。

四、手术目的与要求

1. 为裂隙邻近和未萌出的牙提供骨的支持，裂隙缘的牙通过植骨区萌出，使该牙有较好的牙槽骨支持，以防止牙的过早脱落。能满足邻近牙的正畸需要，而不至于造成正畸时由于牙一侧没有骨组织支持而引起的松动甚至脱落。

2. 封闭口鼻瘘和前腭裂，分隔口鼻腔交通，防止口腔内液体从鼻腔溢出，改善口鼻腔的卫生状况，同时也阻断口鼻腔漏气，提高患者语言的清晰度。

3. 牙槽突裂植骨后能使分段的牙弓连接成一整体，防止裂隙侧骨段的塌陷，提供稳固的上颌牙弓形态，尤其是双侧唇腭裂患者，为将来上颌骨前移创造条件。

4. 为支撑唇和鼻底提供一个稳固的支架，牙槽突植骨后，可提高和支撑塌陷的鼻翼基底、建立一个完整的梨状孔边缘，有利于鼻唇Ⅱ期的整复。

5. 使裂隙区有足够的骨组织，能满足牙槽突裂缺牙区种植时人工牙根的埋入，为种植创造条件。

6. 手术应该以不影响或少影响上颌骨发育为原则，尽可能避免或减少手术后继发性畸形的发生。

五、手术年龄

对牙槽突缺损的修复长期存在着争议，主要围绕植骨的时间和对颅面部的生长发育和解剖的影响，及植入骨的生理变化以及手术者的操作技能方面。在早期的植骨实践中，早期植骨（primary osteoplasty）曾占主导地位，即在唇裂手术之后腭裂手术之前或在 2～5 岁期间进行植骨手术，但随后的出现的植骨术后的上颌后缩，反颌，牙槽骨的形态不佳，和对牙齿的阻萌及存在无骨组织支持的牙齿等情况使人们对早期植骨提出质疑。目前虽仍有部分治疗中心采用早期植骨的方法，也有少量报道认为早期植骨的效果比二期植骨好，但较多临床医生比较倾向二期植骨。

1972 年 Boyne PJ，Sands NR. 首次提出二期植骨（secondary osteoplasty）修复牙槽突裂的缺损，即在混合牙列期，8～11 岁进行植骨。经过近半个世纪的发展和不断探索，多数唇腭裂治疗中心采用二期植骨方法，认为二期植骨减少了早期植骨的缺点，对上颌骨生长发育的影响较小，因为此时上颌骨的横向发育已基本完成，在手术期间的对位更准确，术前正畸准备可以更充分，有助于恒牙的萌出提供骨支持组织，因此植骨较安全，效果更好。对北美 240 个唇腭裂治疗组的调查显示，对牙槽突裂植骨的时间（二期植骨）及取骨部位（髂骨）有一致的认同；大量的文献资料证明，在尖牙牙根形成 1/3～1/2 时，进行植骨是最佳时间。

六、骨　源

牙槽裂植骨的来源可取之髂骨、颅骨、胫骨、肋骨、下颌骨正中联合和磨牙后区牙槽骨等。骨松质移植后新骨形成的时间短，抗感染能力强，可以完全形成与牙槽突相同的骨结构，优于骨密质。

髂骨是目前临床上最常用的植入骨，因为髂骨具有丰富的骨松质，取骨简便和安全，并可提供足够的量，术后的后遗症较少；然而不相邻的取骨部位，以及取骨处皮肤上遗留瘢痕，术后疼痛引起短期内行动不便等是其主要不足之处。与肋骨移植相比，术后平均留院时间分别是 3 d（胫骨移植）和 5 d（髂骨移植）；同时髂骨较多用于二期植骨，因为早期（2～5 岁）进行植骨时，髂骨部位存在大量的软骨，而非骨松质，此时进行植骨可能会影响髂骨的生长发育。而且牙槽突的成骨方式为膜内成骨，不是软骨成骨，故不利于牙槽突植骨的修复。

取下颌骨为移植骨也被部分学者所采用，原因是下颌骨在同一供骨区，可以使手术区局限在口腔内，避免在其他部位遗留瘢痕，也无需术后的止动；有学者认为下颌骨的来源为外胚层的间充质细胞，与上颌骨缺损区的骨来源是一样的，而髂骨为间充质来源，骨松质的形成为软骨成骨，与牙槽骨是不同的；有资料研究证明，下颌骨植入牙槽突裂隙后，裂隙区的牙槽骨高度较高，吸收较少，而裂隙区附近牙齿的萌出也较顺利，尖牙的阻生率也较低，虽然尖牙阻生率与外科的手术方式时间和侧切牙存在与否有较直接的关系，但也不否认，与髂骨和肋骨相比，下颌骨与上颌骨的相融性更好；但下颌骨体积较小，可提供的骨松质较少，且在取骨时由于二期植骨的时间是上尖牙牙根形成 1/2～1/3 时进行，下尖牙也处于萌出阶段，此时取骨，如果取骨量和方式不当会造成下尖牙的损伤是其主要缺点，和下切牙牙根以及神经组织的损伤。有研究资料表明，植骨手术后，尖牙反而改变了萌出方向，有阻生的倾向，需要术后外科助萌和正畸治疗。

肋骨移植多用于早期牙槽突植骨，原因是在生长发育早期，髂骨存在较多软骨组织，不宜植入；而肋骨移植损伤小，可以修补牙槽骨的缺损，但对肋骨植入后的生物学特性尚存在争议。有学者认为肋骨移植多为皮质骨的移植，取骨时为整块取下并植入，虽然可以恢复牙槽骨的完整性，但却阻止了裂隙侧尖牙和侧切牙的萌出。也有学者认为肋骨可以提供良好的骨支持组织，以提供尖牙的萌出。

颅骨也被用于植入骨修复牙槽突缺损。颅骨植骨有瘢痕隐蔽，术后疼痛轻，植骨成功率较高的优点，而且颅骨的成骨方式也是膜内成骨，与上颌骨一致，但颅骨的取骨方式影响了它的推广应用，用开颅器和改良的环锯进行取骨，植骨的成功率较髂骨差，而且颅部取骨存在较危险的并发症，如脑脊液渗漏、硬脑膜撕裂、出血和硬膜外血肿等。LaRossa D等研究表明，当牙槽突裂较严重时，如单侧或双侧完全性牙槽突裂的患者，髂骨植入后裂隙区牙槽骨的高度优于颅骨植入后的牙槽骨高度。如果牙槽突裂不严重，如不完全性牙槽突裂，则髂骨与颅骨相比没有显著性差异。

胫骨作为供骨区与也有以下优点：术后疼痛较轻，出血量较少，术后留院时间短等优点，且术后的并发症少，术后 1 d 即可行动，关节功能活动恢复良好，供骨区的骨折感染等未见发生。

对于牙槽突裂植入骨的替代品有了更多研究。临床上运用了各种骨生物材料来替代自体骨，理想的骨生物材料应具有良好的生物相容性和降解性，多孔结构能适应一定范围的应力变化，作为支架引导成骨细胞和血管长入，具有良好的骨传导作用，具有一定的骨诱导作用。如生物活性玻璃类材料在牙槽突裂缺损修复中的应用，它是一种硅酸盐性质的异质移植材料，成分与人体天然骨类似，可促使细胞分泌更多的胶原蛋白、骨形成蛋白，使骨的形成加快，有研究表明生物活性玻璃类材料（倍骼生）有良好的生物相容性和力学特性，且尖牙可向移植区移动萌出，但根据临床体会，有的病例数月后暴露术区，移植人工骨材料与自体骨界限明显，没有很好地融合。另有报道称相类似的材料如羟磷灰石可能会妨碍牙的萌出及正畸治疗所需要的骨移动。Chin 等运用重组人类骨形成蛋白（rhBMP－2）修复牙槽突裂，骨形成蛋白（BMP）是属于转化生长因子家族的一种内源性蛋白质，与胚胎发育及骨骼的形成关系密切，它可刺激诱导未分化的间充质细胞向骨及软骨细胞分化，从而促进骨再生和加速骨愈合。1971 年 Urist 等首先命名并分离出骨形成蛋白，现通过重组及克隆可以获得大量的、纯净的重组人类骨形成蛋白（rhBMP－2）用于临床及实验，在骨科用于脊柱融合及长骨骨折不联合的治疗，在口腔颌面外科用于种植义齿时上颌窦底的提升等，亦单独用于裂隙适度的牙槽突裂，或联合牵引成骨术修复裂隙大的牙槽突裂，rhBMP－2 与蒸馏水混合获得 1.5 mg/ml 的浓度，可吸收胶原海绵（ACS）在其中浸泡 20 min，形成一种称为 rhBMP－2/ACS 的材料，把这种材料置入牙槽突裂隙中，关闭软组织即完成手术，15 个月后随访摄 X 线片提示有骨的固化形成骨的连续性及恒牙从重建的牙槽骨中萌出，并且不引起相接触牙根的吸收，对正畸治疗也有正常的反应。另有报道，称运用骨引导再生材料如不可吸收胶原膜（聚四氟乙烯膜）修复裂隙较小的牙槽突裂，4 个月后可以和骨结合形成骨桥，且通过正畸治疗后相邻牙也有萌出，12 个月可看到很好的效果，如果裂隙过大，可联合运用不可吸收膜和髂骨植骨。也有学者用可吸收的生物胶原膜引导新骨的形成，胶原膜在术后 6～8 周吸收，骨质修复良好。国外学者运用去蛋白作用后的网状小牛骨粉（Bio-oss）和可吸收的生物胶原膜（Bio-gide）修复骨缺损，6 个月后的结果显示：可吸收的胶原膜已降解，在包绕 Bio-oss 颗粒的结缔组织中新骨形成平均为 17.6%±14.5%，大部分仍为 Bio-oss 颗粒(40.5%±9.3%)和骨髓结缔组织(41.9%±13.1%)，尽管移植材料长时间没有被新骨替代，但1年后的临床效果仍相当好。组织工程对于替代骨的研究也是相当多，组织工程成骨材料(TEOM)由富含血小板的血浆和自体的间质干细胞组成，通过分离、培养、增殖、诱导使具有成骨潜力，Van der Meij 等报道在植入自体骨术后一年牙槽裂隙中余留骨量为 70%，而用同样评价方法测得 TEOM 9 个月后形成 79.1%的再生骨，且可能有助于牙从正常的位置萌出。TEOM 有良好的应用前景，它可重复操作，提供丰富的骨源，对自身没有明显损害，但目前因技术难度大，操作过程繁琐，费用高，推广应用存在一定限制。

七、手 术 方 法

切口设计为关闭牙槽突裂隙和前庭的口鼻瘘口，根据裂隙或瘘口的大小和软组织缺损多少，组织瓣的设计有三种类型。

(1) 裂隙或瘘口小，软组织基本没有缺损，则在裂隙区的乳牙列沿牙冠周围(如恒牙列在龈缘以上 3—4 mm)做一基底在侧上方的三角形龈黏膜瓣即可(图 18-1，图 18-2)。

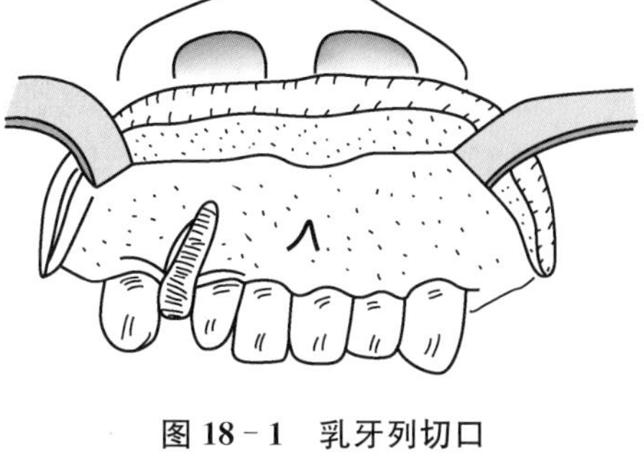

图 18-1　乳牙列切口

(2) 裂隙较宽，单利用裂隙唇侧软组织不够时，则可设计基底在侧上方的龈唇黏膜瓣，组织瓣滑行到隙区，覆盖在移植骨表面(图 18-3)。

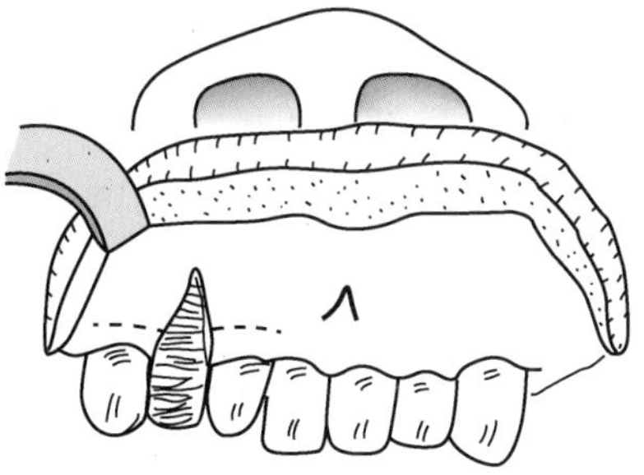

图 18-2　恒牙列切口

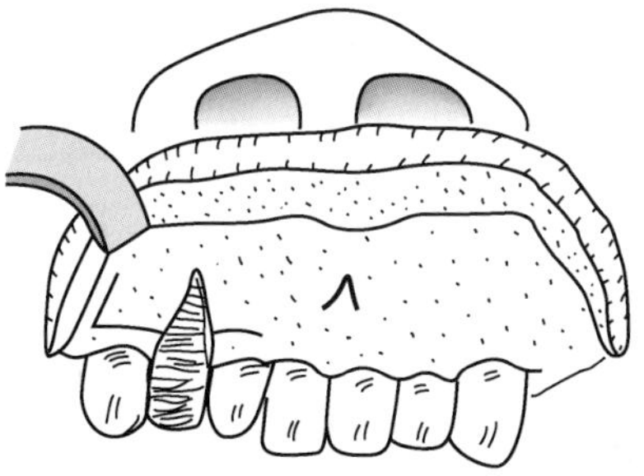

图 18-3　龈-唇黏膜瓣切口

(3) 裂隙宽，口鼻瘘大，软组织缺损多者，则可在颊沟设计蒂在上方的唇颊黏膜组织瓣，将组织瓣旋转覆盖在移植骨表面，关闭裂隙和瘘口(图 18-4)。

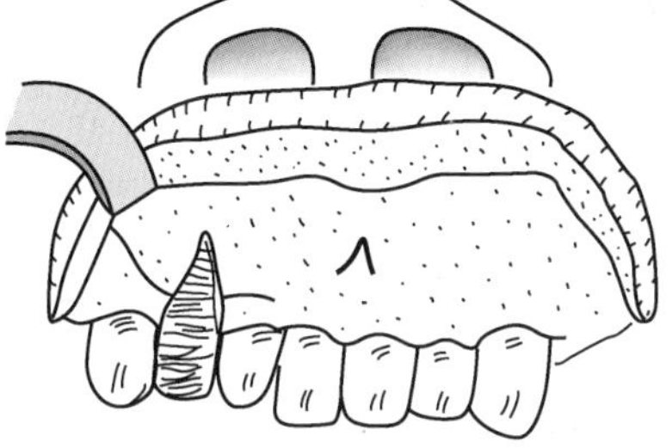

图 18-4　龈-颊黏膜瓣切口

植骨与缝合按前述设计，先沿裂隙边缘纵行切开两侧黏膜。剥离黏骨膜，延伸到牙槽裂深面达腭侧，显露整个裂隙区。再在腭侧裂隙边缘切开，利用裂隙两侧黏骨膜组织来形成鼻底，封闭口鼻瘘的鼻侧面，严密缝合腭侧和鼻底后，将骨松质填入整个裂隙范围内，同时增加上颌骨的厚度和支撑鼻翼基底。尽可能将骨松质均匀填入，注意牙槽突顶和梨状孔底，然后将前面已翻起的龈黏膜瓣覆盖植骨区，以关闭前面牙槽突部，在无张力下缝合。如需要，可将瓣的切口延伸到唇部或向颊沟延长切口，后面切断，形成龈唇颊黏膜瓣，滑行推进覆盖在移植骨面，关闭牙槽裂的口腔侧裂隙。牙槽裂隙宽，口鼻瘘口大者，可将唇颊黏膜瓣旋转覆盖在移植骨表面。组织瓣的游离端应与腭侧黏骨膜缝合，瓣的两侧与裂隙两侧边缘的牙龈黏膜缝合。

手术应注意以下几点：① 术前要有良好的口腔卫生，牙龈炎症要处理，结石要刮治，妨碍手术的牙齿拔除。② 口鼻瘘或牙槽突裂的鼻侧和口腔侧软组织关闭必须可靠，一定要在无张力下严密缝合，尤其是双侧牙槽突裂，前颌骨腭侧制作适合的组织瓣较困难，也更容易出问题，必要时可以分期手术。③ 取骨时应采用刮匙获取骨松质，颗粒大小均匀合适，颗粒过小容易吸收，过大充填有间隙，不易成活。④ 保护待移植骨，储存在温盐水容器中或温盐水浸泡的纱布内，时间不宜过长。

八、术后处理

1. 为预防术后感染，静脉给予抗生素 3～5 d。

2. 进软食 1～2 周，保持口腔卫生。

3. 局部加压牢固，10～14 d 拆线。

4. 术后如发生创口裂开，有小部分移植骨暴露时，应继续保守治疗，加大抗生素剂量，去除小块已露出的移植骨，待创口肉芽生长愈合。

5. 牙槽突植骨成功后，仍有一定比例的患者其尖牙不能在牙槽突裂植骨区自行萌出，对这类尖牙不能自行萌出的病例应再次进行手术助萌，使其长出到裂隙部位。

九、植骨术后的评价方法

无论是植入自体骨还是异体骨，植骨后都会发生或多或少的吸收，差别在于吸收的量的多少及何时内发生吸收。这就需要对植入的骨的量有一种客观评价。临床上最早也是最常用的方法是拍摄二维方向上的根尖片和上颌咬合片，一般在术前、术后 1 个月、术后 3 个月、及术后 1 年进行摄片，检查植入骨的情况。最常用的评价方法是由 Bergland 在 1986 年提出的：即评价植入的牙槽骨间隔的高度与正常牙槽嵴高度的比例，分为四型：Ⅰ型，与正常牙槽嵴高度一致；Ⅱ型，为超过正常牙槽嵴高度的 3/4；Ⅲ型，为少于正常牙槽嵴高度的 3/4；Ⅳ型，为植骨失败，即在缺损区没有骨性连接，其中正常牙槽嵴高度以相邻牙根的根长为标准，不考虑鼻底部的骨质高度。根据这一标准，可以对术后较长时间内植入骨的生长情况有一个评价。经他对 378 名齿槽裂患者共 450 处牙槽突裂裂隙的评价，认为可以达Ⅰ型的比例为 50%，达到Ⅱ型的比例为 40%。

这一评价方法是最早被应用，而且目前仍然被大多数学者使用的方法，它显而易见地存在一些缺点：除了以上所说的牙片评价仅是二维方向上的评价，不能提供三维方向上的信息之外，还存在以下不足：作者评价植入骨的高度主要是根据植入骨的高度与相邻牙根长度的比值进行评价，而且仅考虑咬合平面方向上的植入骨的高度，没有将超过相邻牙根尖以上，近鼻底部的牙槽骨的高度考虑进去，而植骨手术的目的其中之一就是抬高鼻底的支持组织，增加鼻部的对称性，不对这一部分的骨组织进行评价，也就忽视了植骨手术的这一目的。

为避免以上所述的缺点，P. J. Hynes 等学者对 Bergland 标准进行改进，提出了改良的 Bergland 评价标准。主要是对植入骨的鼻底部的高度进行了详尽的研究分析，他对 61 名患者共 71 个植骨区拍摄牙片进行评价。首先分别从两个方面对植入骨的高度进行评价，一个为咬合平面方向上评价，一个从鼻底处进行评价，所采用的方法也为 Bergland 所提出的四分法标准，即当评价一个方向时默认另一方向上的牙槽嵴高度与正常高度一致。当对咬合平面方向上的植入骨高度进行评估时，达到Ⅰ型植骨的为 60.5%，Ⅱ型植骨的为

32%，总计达 92.5%；对鼻底部方向上进行评估时，达到Ⅰ型植骨的为 66%，Ⅱ型植骨的为 25.5%，总计达 91.5%。

而采用改良的 Bergland 评价方法时，评价标准为：Ⅰ型为正常牙槽嵴高度；Ⅱ型为植入骨的牙槽嵴高度超过总的牙槽高度（即鼻底到釉牙骨质界的高度）的 3/4；Ⅲ型为植入骨的牙槽嵴高度少于总的牙槽高度（即鼻底到釉牙骨质界的高度）的 3/4；Ⅳ型为牙槽突裂间隙内没有植入骨的骨桥存在。再次对植入骨的高度进行评价时发现，达到Ⅰ型植骨的为 38%，Ⅱ型植骨的为 38%，总计达 76%。说明根据以往的评价方法过高地估计了植入骨的高度，没有充分地将鼻底部的牙槽骨高度考虑进去。作者认为以往的 Bergland 评价标准仅能满足正畸医生对正畸牙移入后牙槽嵴高度的评价，而对牙槽突裂植骨术的目的，如鼻翼的支撑作用，形成稳定的牙弓，为尖牙提供萌出的骨组织，为正畸和修复治疗提供骨组织基础，尤其是为目前被越来越多修复医生所采用的种植体修复，以及唇腭裂治疗往往需要结合的正颌手术治疗等，采用以往的评价标准是远远不够的，需要认真评价鼻底部的骨组织高度。

而 Shingo Kawakami 等学者也对鼻底部的牙槽突裂的高度进行了评价，并分析何种因素对鼻底部的植入骨高度有影响。上海交通大学医学院附属第九人民医院对 41 名牙槽突裂患者进行分组，分组标准为裂隙侧中切牙的根尖线，即过位于裂隙侧中切牙的根尖做中切牙釉牙骨质界的近远中连线的平行线，称为裂隙侧中切牙根尖线，将植入的牙槽骨高度位于根尖线以上的为 1 组，位于根尖线以下为 2 组，其中 1 组约占总数的 54.9%，2 组约占总数的 45.1%，说明近半数的植骨病例的牙槽突裂的植入骨高度位于根尖线以下，即鼻底部的植入骨量近半数是缺失的。

另外，上海交通大学医学院附属第九人民医院比较了两组间年龄、性别、裂隙宽度、牙槽突裂隙与鼻底裂隙宽度的比值，及牙槽突裂与犁状孔宽度的比值之间的差异发现：第一组，即骨桥位置超过根尖线的一组，即骨桥位置靠近鼻底侧一组，牙槽嵴侧宽度、鼻底侧宽度比值较小，即鼻底部裂隙相对牙槽嵴部裂隙较宽大；呈现漏斗形，上宽下窄的形态。第二组，即骨桥位置位于根尖线以下的一组，牙槽嵴侧宽度、鼻底侧宽度比值较大，即牙槽突裂隙与鼻底裂隙宽度的比值越大，即牙槽突裂隙的上下宽度越一致，呈现柱形的缺损，则植入骨后的骨桥位置越低，即鼻底侧骨质较少。而性别，年龄，手术时尖牙是否萌出，及牙槽突裂的平均宽度等因素分析发现，两组之间没有统计学意义上的显著性差异，说明影响鼻底部植入骨高度的因素主要是裂隙的形态，与年龄、性别、及手术时尖牙是否萌出、牙槽突裂的平均宽度没有相关性。这与以往其他学者的研究存在不同。

Chen Lee 等学者研究分析认为，牙片与 CT 及临床检查相比较，过高地估计了植入骨的质和量，约过高估计了 17%的患者，认为可以进行正畸治疗关闭间隙。而且牙片上显示骨小梁的形成较晚，临床检查与 CT 在术后 1 个月即可显示骨小梁的形成，但牙片上要等 3 个月之后才显示与正常牙槽骨融合；认为这主要是因为牙片是二维方向上的检查，所提供的信息不够全面所致。

对于植入骨的评价一直存在不同的方法，而对植入骨的吸收的评价也因不同的学者存在很大的差异。

Ross E. Long Jr. 等学者通过对 56 个牙槽突裂进行评价，认为二期植骨对牙槽突裂缺损的修复是有意义的，手术不仅仅是放置一个骨性的小连接体，而是提供了牙齿萌出的骨组织，而且可以支持正常牙齿行使功能，并允许正畸牙移入。上海交通大学医学院附属第九人民医院比较牙槽突裂隙前牙段的近裂隙侧的牙槽骨高度，较裂隙远中段的近裂隙侧的牙槽骨高度小，认为这是因为前牙段的牙齿的萌出早于牙槽突裂植骨的原因；而术前的正畸治疗可能降低植入骨的高度；而尖牙在植入骨区的萌出却有助于牙槽突裂高度的维持。

上海交通大学医学院附属第九人民医院发现裂隙近中侧的牙根有可能出现不被骨组织包围的情况，而远中侧却没有这一现象，而且认为术前小范围的正畸治疗有可能会造成这一现象，但不会损害牙根的完整性和植骨的成功率。

在该研究中仅有3颗牙齿缺失，主要是侧切牙，由于牙冠和牙根的形态异常和位置不佳，缺乏骨组织支持而拔除。缺失率为5%，与其他学者的研究有差异，Helms的研究认为缺失率可达到22%。约95%的病例有尖牙的自行萌出，不需要外科手术和正畸牵引。除一例存在口鼻瘘之外，其余均关闭。

该研究的重要发现是术前的裂隙宽度与牙槽植骨的成功没有、或只有十分弱的相关性。回归分析发现在裂隙宽度从1.0～11.2 mm范围内存在有统计学意义的弱的相关性，但却没有明显的临床意义，也就是说，术前的裂隙宽度不是决定植骨成功有唯一因素，可能是多方面因素决定了植入骨的成功与否。这也意味着术前正畸的扩弓治疗不会引起植骨的失败，相反，如果术前正畸扩弓后出现口鼻瘘可以在植骨时关闭口鼻瘘；而如果在植骨术后进行正畸扩弓而引起的口鼻瘘却需要另外的手术来关闭。

也有学者通过骨密度的测量，来评价不同的取骨部位，及植骨后不同的时间对骨密度的影响。研究证明，植入骨后的3个月骨的密度有明显的下降，但不同的取骨部位对植骨区的骨密度没有影响。

然而用牙片或咬合片评价植骨情况，是在二维方向上的评价，并由于在拍摄时的放大或投照角度的变化，以及标志点的重叠而产生检查结果上的偏差。因此应用三维螺旋CT扫描可以提供更精确的评价。有研究表明，植骨术后一年，植入骨的体积发生变化，单侧牙槽突裂患者一年后植入骨仍保留70%，而双侧牙槽突裂患者患者只有45%存在。还有学者采用各种计算软件，通过术前和术后的不同截面的重叠，计算植骨前后横截面的差值，从而评价植入骨的量；或是评价CT在不同时期在特定线段上的骨质密度来评价植入骨的量，并与牙片进行比较，认为牙片的评价方法过高的评价了鼻底和横断面的植骨量。与牙片和咬合片相比较，常用的三维CT的扫描，因为放射剂量较大、费用较高等因素影响了临床上的使用。

十、牙槽突裂手术失败原因的分析

1. 尖牙萌出与否是影响植骨成功与否的重要因素。认为尖牙萌出前进行植骨，植骨的成功率要明显超过尖牙萌出后进行植骨的成功率。即在患者9～11岁期间进行植骨，可以提高植骨的成功率。这是目前被广大学者所接受的观点，也被较多学者的研究所证实。将样本分为尖牙萌出前组和尖牙萌出后组，比较两组术后的植入骨的高度，认为尖牙萌出前组的植入骨的高度要超过尖牙萌出后组。

2. 口腔卫生不良，牙龈炎，牙周炎，大多数牙槽突裂患者局部软组织都不充分，因此软组织都要充分保留，并不能把不健康的牙龈组织修剪去，但如果保留着可能导致局部伤口愈合不良，植入骨暴露，部分吸收，因此术前要清洁口腔卫生，如洁牙，待牙龈恢复健康后再考虑手术。

3. 裂隙中有乳牙残留或恒侧切牙及多生牙萌出，术前未处理，术中拔牙的创面可能导致软组织缝合较困难，或不够严密，术前会诊于正畸科医生，予以拔除残根、残冠、多生牙、畸形牙等术后没有利用价值的牙，待到创面愈合后再考虑手术，此时局部牙龈组织更为一个整体，利于缝合和成活。

4. 牙槽突裂两侧骨段存在较大的台阶，植入骨与两侧骨面不能形成良好的充分的接触，如果术前得不到很好的矫正，术后并不能形成很好的骨桥，尤其是双侧牙槽突裂的患者，由于前颌骨前突明显，与两侧骨段间落差大，植入骨并不能把裂隙两端的骨面很好的连接起来，成骨就更困难了。

5. 牙槽突裂两侧骨段之间有折叠，不能很好地暴露植骨床，手术进路及空间就很狭小，容易切破腭侧黏膜，同时进针困难，给严密缝合带来不小的困难，常常会由于缝合的疏漏导致手术的失败。

6. 牙槽突裂隙过大，缝合后裂隙中央牙槽嵴顶自然塌陷，压迫吸收，形成牙槽嵴顶的V形缺损，如果软组织的量不够，缝合后有较大张力，对植入的骨组织有压力，造成骨的吸收，骨量减少。

7. 腭裂术后在切牙孔后方遗留穿孔，与牙槽突裂隙相通，如果同期修复腭裂术后穿孔，一部分组织瓣需要被用作去封闭腭侧裂隙，裂隙两侧的黏骨膜瓣也需要和腭侧瓣缝合来关闭口鼻瘘，植骨床的底会很浅，植入的骨量有限。

8. 腭侧组织瓣松解不足，一方面是由于瘢痕明显，不容易松解；另一方面是腭侧组织量不够，不能够无张力缝合，而且腭侧牙槽嵴顶可能无足够组织瓣覆盖，组织瓣对植入骨形成较大压力，而造成更多吸收。

9. 植骨床制备时，裂隙尖端位置最深最狭窄，缝合较困难，缝合不严密，就有可能使植入骨感染；裂隙两侧骨面上的组织瓣分离不彻底，骨面没有充分暴露，等于把髂骨骨松质部分放置在黏膜上，是不会形成骨愈合的，也没有可能形成骨桥。

10. 牙槽突裂隙的深面中有时会有较多的结缔组织存在，因担心切除后无法封闭瘘口，不加以彻底切除，存留在裂隙中，使植入骨总量减少，同时有可能压迫植入骨，引起骨的吸收。

11. 剥离裂隙两侧黏骨膜瓣时，尤其是近中侧组织较薄，容易破裂，导致缝合不严密，或因破裂口的修补而使植骨床底部变浅，植入骨量大大减少。

12. 唇侧黏膜瓣松解不充分，有时可能直接拉拢缝合，缝合时张力大，或植入的骨量偏多，而未仔细考虑软组织的量，并因外部加压后可能导致局部伤口的裂开。

13. 年龄过大，骨的活性降低，吸收过多；也会因为局部缺乏生理性刺激，导致骨的吸收。

第二节　髂骨取骨术

自20世纪50年代末，髂骨移植一直被广泛应用于口腔颌面外科临床。它不仅用于颌骨重建，齿槽裂患者的植骨，种植外科的上颌窦提升，且广泛用于颌面整形的各类植骨修复中。

髂骨由骨皮质和含量丰富的骨松质组成，可提供较大移植骨量，且位置表浅，易于制取，继发骨缺损部位隐蔽，远期并发症少。

一、髂骨的解剖生理

髂骨分为肥厚的髂骨体和扁阔的髂骨翼。髂骨翼上缘肥厚成弓形的髂嵴，髂嵴前端为髂前上棘，后端为髂后上棘，髂嵴外唇距髂前上棘5～7 cm处有一向外的突起称为髂结节。髂骨外侧有臀肌、阔筋膜张肌附着，内侧有髂肌、腹内斜肌附着。股外侧皮神经在骨盆内走行于髂肌深面，常从腹股沟韧带于髂前上棘附着点的下方穿出。

二、成功骨移植的基本条件

1. 移植骨选择

（1）移植骨应具备无免疫原性，不诱导宿主的免疫排斥反应。

（2）具有一定的骨诱导能力，刺激新骨生成。

(3) 可迅速再血管化,促进骨的愈合。

(4) 可被吸收并由宿主骨替代。

(5) 能发生适应与改建,恢复缺损区的正常形态与功能。

2. 受植区骨床条件

受植骨床应有丰富的血供与周围健康的软组织,这是促使移植骨再血管化、迅速愈合的基本条件。感染或污染受植骨床应视为骨移植的禁忌。虽然抗生素的应用已大大扩展了骨移植的适应证,但应尽量避免污染及术后感染。

3. 移植骨的稳定性

移植骨与受植区骨床间不仅应有紧密的接触,而且必须使其牢固固定于受植骨床,这是保证移植骨成活,而不致被大量吸收的重要条件。

4. 严格无菌操作技术

无论何种方式骨移植,应遵循严格无菌操作原则。

三、手术操作技巧

1. 术中患者取仰卧位,消毒铺巾之前用沙袋将患者手术侧臀部垫高,使患者向远离术者方向旋转 30°～40°,使髂嵴更为突出,便于操作。

2. 常规消毒铺巾,暴露髂前上棘和髂嵴的前半部。

3. 手术切口设计在髂嵴外侧 1～2 cm,髂前上嵴和髂骨前缘后 1～1.5 cm,切口长度约为 2 cm。

4. 逐层切开皮肤、阔筋膜和深面的阔筋膜张肌,到达髂骨后,在髂嵴下方切开骨膜,剥离骨膜暴露骨面,用骨凿凿开髂骨外板成一直线形切口,一般大于皮肤切口,用挖匙向前后方向挖取足量的骨松质,挖取时用左手扶持住髂嵴,感知髂骨内外板的厚度及挖匙的方向和力度,防止穿透内板和外板。所取骨松质保存在生理盐水中。婴儿出生时髂嵴由一层初始软骨覆盖,组成髂嵴和髂翼上部,位于髂骨体骨化部分的上方,9 岁左右软骨高度仍为 1 cm 左右,20～25 岁骨化完成。髂前上嵴到髂结节之间的髂嵴最宽,下方的髂翼相对较厚,是最佳取骨部位。儿童应避免软骨下骨骺损伤,也应尽量保留髂前上嵴,既可保证骨盆骨继续生长发育,也可保护附着于其上韧带和肌肉附着点不变。

5. 骨腔内用氯霉素溶液或生理盐水冲洗,用干纱布拭干,再置入可吸收的止血纱布,并挤压出残余的血液。

6. 压迫骨板复位,分层缝合骨膜,阔筋膜张肌,对位缝合皮下组织及皮肤。

7. 创面贴敷创可贴,外置棉垫,腹带加压包扎。

8. 术后给予抗生素及激素治疗,疗程 3～5 d。

9. 术后第 1 日打开髂部敷料,检查伤口有无出血及肿胀范围,更换敷料后继续加压包扎。

10. 术后第 3 日嘱患者可下床轻便走动。

11. 术后 1 周髂部拆线,并可去除敷料和腹带,嘱其 1 个月内避免较剧烈运动。

四、术后并发症

1. 术后出血

术后出血往往是术中止血不完善所致,术中器械操作必须有良好的支点,器械用力方向和力度应良好控制,如器械损伤髂肌深面并穿过腹内斜肌,可能损伤腹膜和腹腔脏器;另外可能是术后敷料加压不完善,不能起到压迫骨髓腔的作用。

2. 术后感染

术中消毒不严和术后骨髓腔内积血积液可能引起感染,术中严格消毒和止血多可避免。一旦感染可形成局限性骨髓炎,愈合病程时间较长。每日氯霉素溶液和过氧化氢溶液反复冲洗,放置皮片引流,此处姿势引流不畅,应嘱其多站立,直到脓液消失，让其缓慢自然愈合。

3. 暂时性跛行

取髂骨患者术后大都会有跛行，这是由于附着于髂骨周围，特别是外侧的臀肌、阔筋膜及阔筋膜张肌在术中剥离所致，术后阔筋膜张肌附着不良也会造成步态紊乱。因此，应注意肌肉附着点的恢复和切断之肌肉的严密对位缝合。

第三节　植骨与正畸治疗

正畸治疗一直与齿槽裂植骨有着密切的联系。

众多学者认为，在乳牙列一般不进行正畸治疗，恒切牙萌出后的前牙反颌和严重的扭转则需要进行治疗；一般乳牙期的治疗时间短暂，不进行长时间矫正装置的放置，以减少对颌骨正常发育的影响。

在二期植骨期间，即混合牙列期，如果畸形程度较轻，经过植骨手术后，恢复了牙弓的完整性，不存在较大的颌骨矢状向横向的不调，则与普通的非裂患者的正畸治疗没有差别。如果替牙期的患者仅有拥挤、扭转、高位、低位等较局限的错颌状况，可暂不进行正畸治疗，等植骨手术完成之后，尖牙自行萌出，全口乳牙完全替换完成，恒牙萌出充分之后进行恒牙列期的排齐整平的治疗，可以缩短治疗的时间。

而唇腭裂的患者由于术后软组织瘢痕的影响，多数存在较为严重的矢状和横向的发育不调，表现为前牙和后牙段的反颌。该阶段的治疗视发育不足的程度不同，而采用不同的治疗方试。

上颌骨矢状发育不足不是十分严重，反颌的形成有部分原因是下颌的功能性前伸造成，上下前牙可达到或较为接近切对切的咬合状态，X线头影测量分析上颌骨骨性的发育不足尚未十分严重，下颌骨的发育基本正常，这时的治疗方法主要以通过前牵引的装置进行治疗。一般认为在植骨术后3个月即可进行上颌骨的前方牵引的治疗，口内可采用活动或固定的矫正装置，或是采用固定种植体，面部戴用前牵引的面具，牵引时间为每日12～14 h，每侧力为300～500 g；由于完全性腭裂患者的腭中部没有骨性组织，前方牵引时较正常的反颌患者更快解除反颌，但同时由于手术瘢痕的牵拉，使反颌复发的速度也很快，因此，前方牵引完成之后，应尽快进行全口的正畸治疗，及时建立上下颌骨之间的尖窝相对的咬合关系，最大限度地减少前牙反颌的复发。

如上颌发育不足的程度过大，单纯前牵引不能解决，则可以通过正颌手术的方法，或前方牵引成骨等方法进行矫正。

而上颌横向发育不足，基骨明显塌陷，影响手术时视野的暴露，则需要在植骨术前进行适当扩弓，建立较为良好的牙弓形态，以方便植骨手术的进行，为日后的正畸治疗提供便利，减少日后的复发。可采用快速扩弓和W扩弓装置将较塌陷侧的骨段向前向外侧推，以帮助建立良好的牙弓形态，为植骨手术后植入骨的稳定成活创造良好的立体的骨床，提高植入骨的成活率。

双侧牙槽突裂的患者，由于前颌骨段是不固定的，进行植骨前要通过正畸的方法，使用较粗的钢丝将前颌骨段固定，然后进行植骨，术后3个月才能去除固定的钢丝；术后应避免对植骨区的冲撞，以利植入骨的愈合。

牙槽突裂患者常存在邻近裂隙区的牙齿发育畸形和先天性缺失。如果缺隙较大，超过一个侧切牙的宽度，一般通过修复治疗来关闭间隙，目前有学者报道在植入骨内打入种植钉修复缺牙获得良好效果。

如果经正畸治疗后余留间隙不大，可以通过正畸牙的移动来关闭间隙，有研究资料表明，正畸治疗的方法关闭缺牙间隙，增加了植骨区的功能性刺激，有助于减少植入骨的吸收。而且，在植骨区中如果植入骨量较小，两个骨端间成活的骨桥梁狭窄，随着正畸牙的移入，植入骨可以发生塑形上的改变，狭窄的骨桥可随正畸牙根的移入变宽增厚。

还有学者在缺失牙较多的情况下，结合正畸治疗，将治疗所拔除的正畸牙进行自体牙移植，修复缺失牙齿，也获良好效果。

唇腭裂患者的正畸治疗后的保持较非裂患者困难，这是因为腭裂术后的瘢痕组织的影响。而且由于牙槽突裂患者的畸形程度与缺牙情况较严重，治疗后的尖窝关系不及非裂的正畸患者。可能需要长时间甚至永久的固定保持。

牙槽突裂植骨术后的常见并发症有：植骨区的感染，植入骨不同程度的吸收和植骨区附近的牙吸收，尖牙阻萌等。植入骨吸收的原因有多种，一般认为与患者的年龄，尖牙萌出情况，裂隙区的大小，裂隙区近中与远中侧牙槽骨的高度，术前患者口鼻腔卫生情况，以及与术者操作技能关系也甚密切，术后采用何种方式关闭缺牙间隙等因素有关。而植骨区附近的牙体吸收与尖牙阻萌，则与术中是否保护好覆盖在尖牙表面的牙槽骨或有无损伤已部分萌出的尖牙的牙骨质有关。

总之，唇腭裂患者的牙槽突裂缺损的修复是一个需要长时期的多学科合作的治疗过程，随着科学的进步和组织工程技术的不断成熟，以及各学科间的相互合作，未来将会有更理想的治疗方法来完成牙槽突缺损的修复。

（张　勇　吴　军）

参考文献

1. 邱蔚六. 口腔颌面外科理论与实践[M]. 北京：人民卫生出版社，1998.
2. 李祖兵，钟林生，傅豫川，等. 颏部骨移植修复牙槽裂的临床研究[J]. 华西口腔医学杂志，1996，14(2)：125－128.
3. 阎燕，张君孝. 完全性唇腭裂患者牙槽突裂植骨手术前后的正畸治疗[J]. 中华口腔医学杂志，1998，33(3)：169－171.
4. 贾绮林，傅民魁，马莲. 术前正畸对完全性唇腭裂牙槽突裂植骨疗效的影响[J]. 中华口腔医学杂志，2004，39(3)：236－238.
5. 吴军，钱玉芬，王国民. 唇腭裂患者牙槽突裂的修复与效果评价[J]. 中国口腔颌面外科杂志，2005，3(4)：351－354.
6. 王鹏来，丁建兰，周正国. 不同年龄组牙槽嵴裂植骨术后牙槽嵴高度的临床观察[J]. 上海口腔医学，2004，13(5)：433－435.
7. 王鑫，罗奕. 牙槽嵴裂骨移植修复术后影响骨吸收因素的初步研究[J]. 中华口腔医学杂志，2005，40(5)：373－375.
8. 贾绮林，傅民魁，马莲. 唇腭裂二期牙槽突裂植骨二维与三维影像评价方法的对比分析[J] 中华口腔医学杂志，2002，37(3)：194－196.
9. Murthy S，Lehman A. Evaluation of alveolar bone grafting：a survey of ACPA teams[J]. Cleft Palate-Craniofacial J，2005，42(1)：99－101.
10. Murthy AS，Lehman JA. Evaluation of alveolar bone grafting：a survey of ACPA teams[J]. Cleft Palate Craniofac J. 2005 Jan；42(1)：99－101.
11. Bergland O，Semb G，Abyholm FE. Elimination of the residual alveolar cleft by secondary bone grafting and subsequent orthodontic treatment[J]. Cleft Palate J. 1986，Jul；23(3)：175－205.
12. Sivarajasingam V，Pell G，Morse M，Shepherd JP. Secondary bone grafting of alveolar clefts：a densitometric comparison of iliac crest and tibial bone grafts[J]. Cleft Palate Craniofac J. 2001，Jan；38(1)：11－14.
13. Enemark H，Jensen J，Bosch C. Mandibular bone graft material for reconstruction of alveolar cleft defects：long-term results[J]. Cleft Palate Craniofac J. 2001，Mar；38(2)：155－163.
14. Bajaj AK，Wongworawat AA，Punjabi A，Management of alveolar clefts. J Craniofac Surg. 2003，Nov；14(6)：840－846.
15. Yilmaz S，Kilic AR，Keles A，Reconstruction of an alveolar cleft for orthodontic tooth movement，Am J Orthod Dentofacial Orthop 2000，117：156－163.
16. Van der Meij AJ，Baart JA，Prahl-Andersen B，et al. Bone volume after secondary bone grafting in unilateral and bilateral clefts determined by computed tomography scans[J]. Oral Surg Oral Med Oral Pathol Oral Radiol Endod. 2001，92(2)：136－141.
17. Witherow H，Cox S，Jones E，A new scale to assess radiographic success of secondary alveolar bone grafts. Cleft Palate Craniofac J. 2002，May；39(3)：255－260.

18. Horswell BB, Henderson JM. Secondary osteoplasty of the alveolar cleft defect. J Oral Maxillofac Surg. 2003, Sep;61(9): 1082 - 1090.

19. Hynes PJ, Earley MJ. Assessment of secondary alveolar bone grafting using a modification of the Bergland grading system. Br J Plast Surg. 2003, Oct; 56(7): 630 - 636.

20. Kawakami S, Hiura K, Yokozeki M, et al. Longitudinal evaluation of secondary bone grafting into the alveolar cleft[J]. Cleft Palate Craniofac J, 2003,40(6): 569 - 576.

21. Dieleman FJ, Tump P, Baart JA, et al. A computed tomographic evaluation of change in bone volume after secondary bone grafting over the first postoperative year [J]. Plast Reconstr Surg, 2004, 114 (3): 738 - 742.

22. Rosenstein SW, Long RE Jr, Dado DV, et al. Comparison of 2 - D calculations from periapical and occlusal radiographs versus 3 - D calculations from CAT scans in determining bone support for cleft-adjacent teeth following early alveolar bone grafts[J]. Cleft Palate Craniofac J, 1997,34 (3): 199 - 205.

23. Schultze-Mosgau S, Nkenke E, Schlegel AK, etc. Analysis of bone resorption after secondary alveolar cleft bone grafts before and after canine eruption in connection with orthodontic gap closure of prosthodontic treatment. Journal of Oral and Maxillofacial Surgery, 2003, 61: 1245 - 1248.

第十九章　唇腭裂术后继发颌骨畸形与正颌外科

唇腭裂患者经原发裂隙修补后，随着面部发育，成年后会出现不同程度的颜面继发畸形，对其面部外形、牙颌功能及心理均产生严重影响。上颌骨继发的发育畸形在临床中最为常见，主要表现为颌骨发育不良引起的面中部凹陷、两侧颊部不对称、或下颌前伸。上述问题需行外科矫治以恢复正常脸型和牙颌关系。

一、手术前准备

1. 手术年龄

通常 16 岁后可以考虑行上下颌骨的外科正颌治疗。女性可以略早，首次行经后一年可以手术。

2. 术前难易度估计

由于裂隙修补后，腭部和牙槽嵴仍有分开，骨裂隙中间有致密的术后瘢痕，容易产生植骨感染，使得上颌骨横断截骨后的前移和骨内固定远较常规正颌手术来的困难，术后复发的概率增高。同时上颌骨前移后还可能对腭咽闭合产生不良影响，因而常使上颌前移的幅度和范围受到一定限制，术前应该充分估计到这些影响因素。

在头影 X 侧影测量、石膏牙模设计、或面弓转移的基础上，如估计上颌-牙骨段前移距离<6 mm 者，可采用传统上颌骨截骨前移手术矫治颌骨畸形，对于上颌-牙骨段前移距离>6 mm 者，可以采用传统正颌的双颌截骨手术，或上颌骨牵引成骨技术矫治其上颌发育不足畸形。术前和术后都需要正畸治疗和调整咬合关系。如估计上颌骨前移距离过大、术后可能不稳定者应优先考虑上颌骨颅外固定牵引成骨术，严重者应估计有二期行正颌手术治疗的可能。

3. 治疗方案

外科医生应与正畸医生共同商定治疗方案。同时应考虑患者愿望，如对面型改善的追求程度，对正颌治疗的接受程度等。

（1）面部畸形较轻，上颌骨和下颌骨相对位置基本正常，反颌程度在正畸矫治范围内者，先行正畸治疗，正畸后遗留的牙间隙再作固定义齿或可摘局部义齿修复。如患者无条件正畸时可做唇颊侧双牙列修复。

（2）面部畸形较重，上颌骨和下颌骨相对位置异于正常位置，反颌程度已超出正畸矫治范围且迫切要求改善面形者，可先行正畸治疗，后作正颌手术。术后遗留缺失牙或颜面不对称等再做修复治疗。如患者不接受正颌手术，可做双牙列颌垫修复。修复体此时可起到参照与模板的作用。

（3）面颌畸形严重，上颌骨和下颌骨相对位置严重异常（如上颌骨后缩>20 mm）、口鼻穿孔、不适合做正颌手术治疗者，则可放弃手术治疗，二改做牙修复治疗，以改善上唇和鼻底部的凹陷。如仅有少数余牙时，先将余牙适当牙体修整后做全冠，再做覆盖义齿。如主要是前腭部大型缺损、口鼻穿通，则可做腭阻塞器双牙列修复体。

（4）前牙缺失处齿槽低平和有齿槽裂隙者，先行齿槽植骨术（8～10 岁时效果良好），再做义齿修复。

唇腭裂引起的颌骨发育畸形，需要根据术前估计颌骨移动距离的大小、患者骨发育情况而采用不同的治疗方法。颌骨发育未成熟者可采用牵引成骨术以改变颌骨位置，进而通过正畸治疗建立合理咬合关系。颌骨发育成熟者，若颌骨移动距离较大，需要先行上颌骨牵引成骨术，再施行正颌手术；颌骨移动距离小者可以直接行正颌手术，包括单纯上颌骨前移手术及上颌骨前移同时下颌骨后退的双颌手术。

手术的设计方法可根据医生掌握的能力选择，其具体方案尚需结合患者的特点而定，比较有效的治疗手段包括早期的齿槽植骨、上颌骨 Le Fort Ⅰ截骨前移术、上颌骨 Le Fort Ⅰ截骨＋内置牵引成骨术、上颌骨 Le Fort Ⅰ截骨＋外置牵引成骨术、上颌骨 Le Fort Ⅰ截骨前移＋双下颌骨升支矢状纵劈后退术、梨状孔周围植骨术等。

4. 术前、术后准备

（1）患者手术前需空腹抽血查肝功、肾功能；检查血常规、尿常规、照胸部 X 线片等。如有问题应治疗后再入院手术。

（2）手术前应无发热、咳嗽和流鼻涕等上呼吸道感染症状。

（3）术后口腔清洁护理是保证伤口正常愈合和手术成功的关键。

（4）术后 24～48 h 内，伤口可采用包扎疗法。如术后分泌物污染敷料，可在 24 h 或 48 h 后采用暴露疗法。

（5）术后 6～7 d 拆线。

二、传统正颌手术

1. 齿槽植骨

此手术一般在 8～12 岁进行，主要目的一是将裂开的上颌-牙槽骨段连成一体，以便后期截骨前移；二是抬高患侧鼻底-梨状孔区域，改善外形。

具体手术步骤见前章节。

2. 双下颌骨升支矢状纵劈后退术

20 世纪 60 年代，德国医生 Obwegeser 设计和使用双侧下颌骨升支矢状纵劈手术。该术式在下颌骨升支设计截骨线，骨段经中间劈开后可以按照要求前移和后退。松动的内、外两片下颌骨可以用侧壁螺丝刀和 8 mm 的螺钉固定，也可以用长钛板在下颌体上缘固定（图 19－1A—C）。

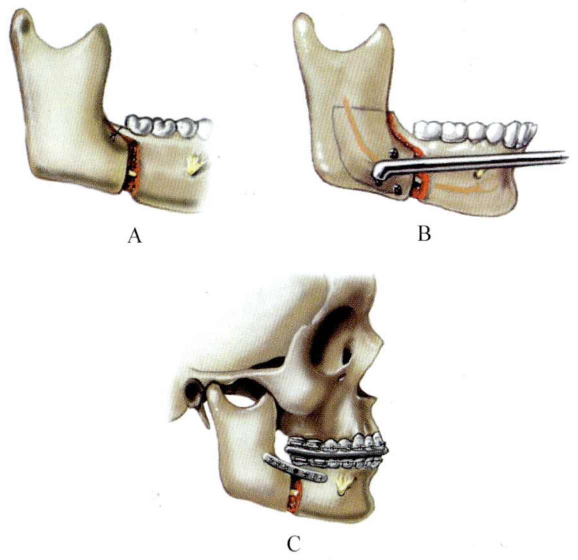

图 19－1　双下颌骨升支矢状纵劈后退术

A. 下颌骨升支截骨线，骨段经中间劈开后可以按照要求前移和后退
B. 可以用侧壁螺丝刀和 8 mm 的螺钉固定
C. 也可以用长钛板在下颌体上缘固定

此术可以有效地后退下颌骨，维持良好的上颌-下颌关系，即在上颌位置不变的情况下，后退下颌骨以形成下颌相对上颌的良好咬合关系。一些医生开始将此术式应用于唇腭裂二期颌骨畸形的治疗，但因为上颌骨发育不规则，简单的后退下颌骨，在大多数情况下很难和分成两块或三块的上颌骨取得良好的对合关系（图 19－2A—I），容易复发。

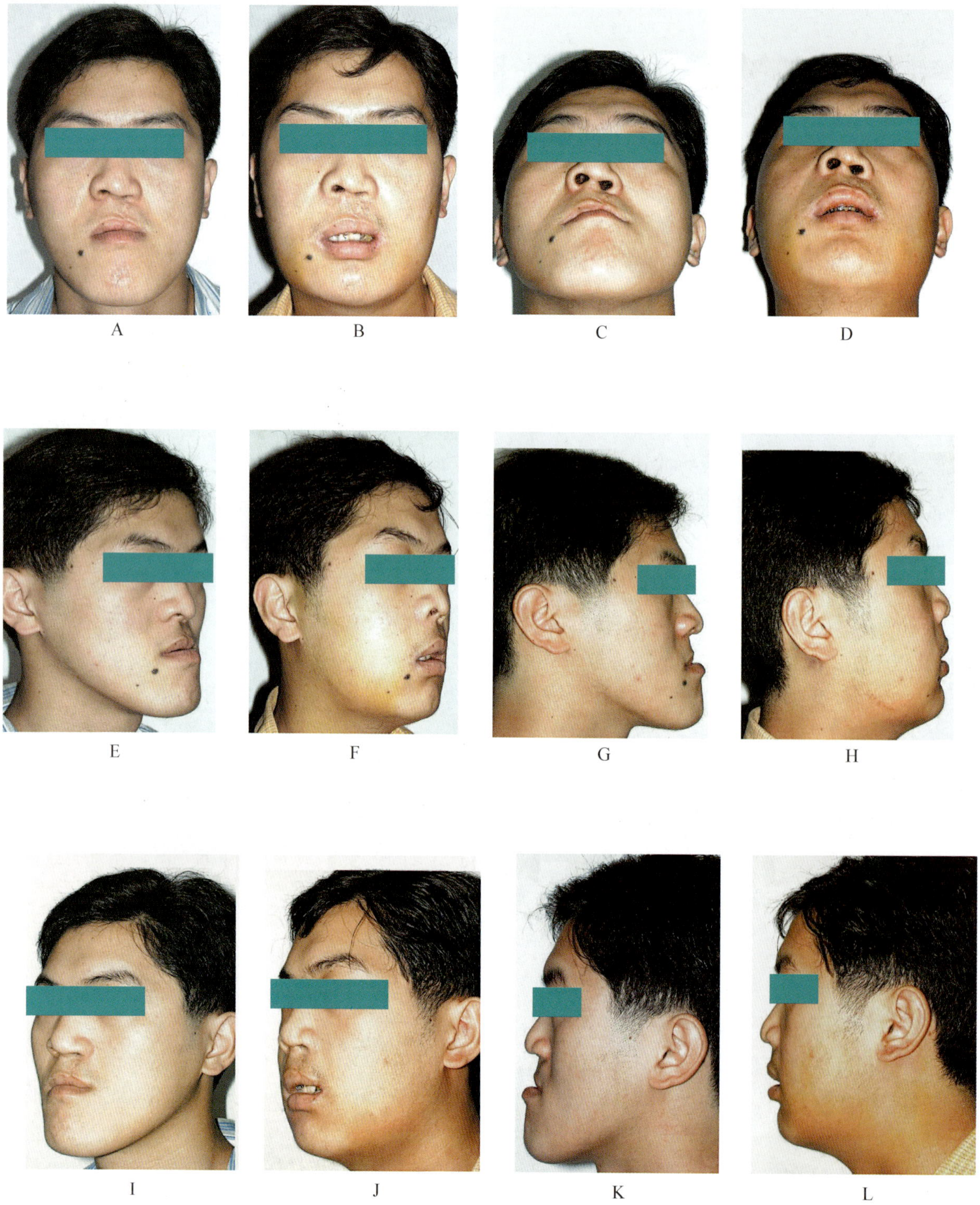

图 19-2　单纯下颌骨后退治疗唇裂二期面中部凹陷畸形

A. 术前正位　B. 术后 3 周正位　C. 术前抬头位　D. 术后 3 周抬头位
E. 术前右斜侧位　F. 术后 3 周右斜侧位　G. 术前右侧位　H. 术后 3 周右侧位
I. 术前左斜侧位　J. 术后 3 周左斜侧位　K. 术前左侧位　L. 术后 3 周左侧位

3. 上颌骨 Le Fort I 截骨前移术

由法国医生 Le Fort 按照面部创伤后上颌骨发生骨折的高低进行的分类，为临床医生广为接受。20 世纪 70 年代，有些医生按照低位上颌骨骨折线进行上颌骨的截开向前移位，以纠正上颌骨后缩畸形，并称此类截骨为 Le Fort I 截骨截骨前移术。此类术式同样应用于唇腭裂二期的颌骨发育不良畸形，即通过上颌骨的低位截开并前移上颌-牙槽骨段，改善面部凹陷和反颌畸形。上颌截骨线设计，与 Le Fort I 骨折线吻合。上颌-牙槽分成两块，裂隙处瘢痕粘连明显，需要仔细剥离，手术中很容易鼻腔穿孔。截开的上颌-牙槽段需要向深部彻底剥离，完全松解腭部的裂隙瘢痕，一直到达软腭部位。用 Kawomoto 凿离断双侧上颌结节后端和翼板的连接，用上颌持骨钳夹持上颌-牙槽段，摇动和折断，并使之前移。用粗钢丝穿过上颌-牙槽中央前端，以便拉持，同时进一步松解上颌结节，使骨段尽量前移。上颌-牙槽段完全松解后，向中央靠拢，使整个上颌-牙槽成为一个整体，并调整上下牙列。如果术前经过设计，制备有咬合牙板的话，可以以此为依据调整上下牙列。前移的上颌-牙槽骨段牙列和下颌正常牙列对合后，如果有较大的中央裂隙，可以取自体骨移植。前移的上颌-牙槽骨段用坚固内固定和原上颌骨连接固定，固定位置以梨状孔周围和上颌结节处为佳，此处骨质致密，不致因钛板钛钉而发生破裂。术后冲洗干净，缝合黏膜，可置负压引流(图 19-3A—F)。

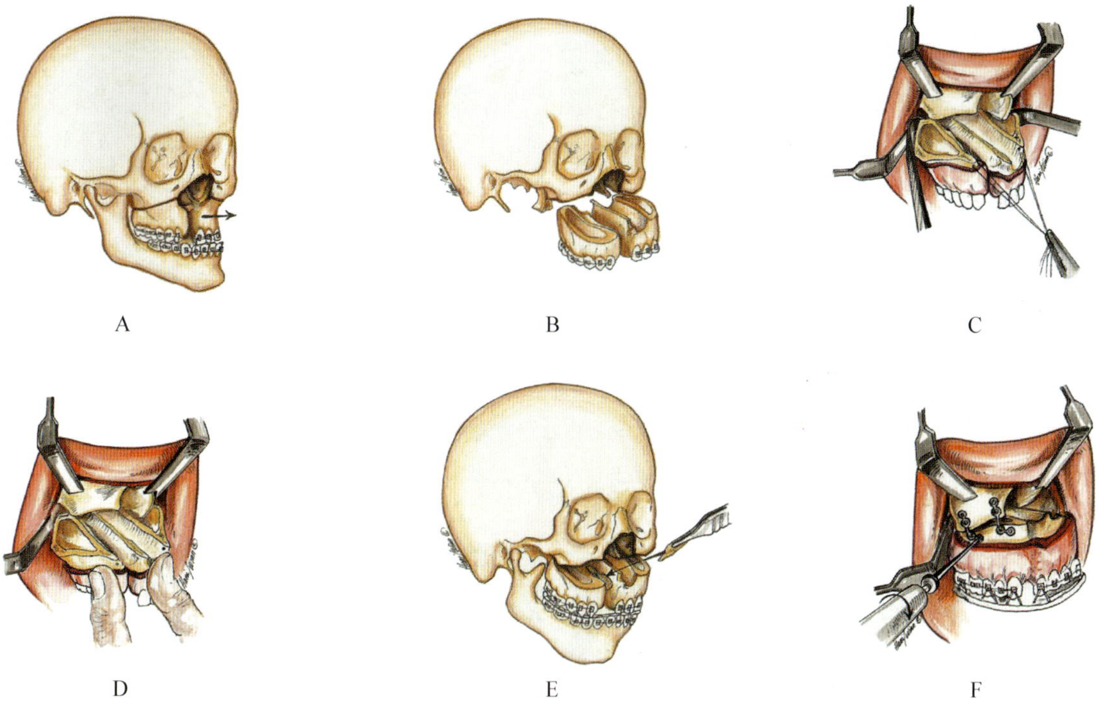

图 19-3　上颌骨 Le Fort I 型截骨前移术治疗唇腭裂二期颌骨发育不良手术设计示意图

A. 上颌截骨线设计，与 Le Fort I 骨折线吻合。上颌-牙槽分成两块，裂隙处瘢痕粘连明显，需要仔细剥离，手术中很容易鼻腔穿孔。

B. 截开的上颌-牙槽段需要向深部彻底剥离，完全松解腭部的裂隙瘢痕，一直到达软腭部位。用 Kawomoto 凿离断双侧上颌结节后端和翼板的连接，用上颌持骨钳夹持上颌-牙槽段，摇动和折断，并使之前移

C. 用粗钢丝穿过上颌-牙槽中央前端，以便拉持，同时进一步松解上颌结节，使骨段尽量前移

D. 上颌-牙槽段完全松解后，向中央靠拢，使整个上颌-牙槽成为一个整体，并调整上下牙列。如果术前经过设计，制备有咬合牙板的话，可以以此为依据调整上下牙列

E. 前移的上颌-牙槽骨段牙列和下颌正常牙列对合后，如果有较大的中央裂隙，可以取自体骨移植

F. 前移的上颌-牙槽骨段用坚固内固定和原上颌骨连接固定，固定位置以梨状孔周围和上颌结节处为佳，此处骨质致密，不致因钛板钛钉而发生破裂

Le Fort I 型截骨前移术治疗唇腭裂二期的颌骨发育不良，主要难度在于牙列紊乱、上颌骨分成 2～3 块，即使上下颌骨的位置可以匹配，但上牙列很难和下牙列匹配，术后效果维持较难，容易复发。如果术中有良好的坚固内固定和植骨，术后可以保持较好的外形效果和咬合关系，即使有少许复发，但相较术前严重的畸形，治疗效果还是可以正面评价的，大多数患者会表示满意(图 19－4A—H，图 19－5A—D)。

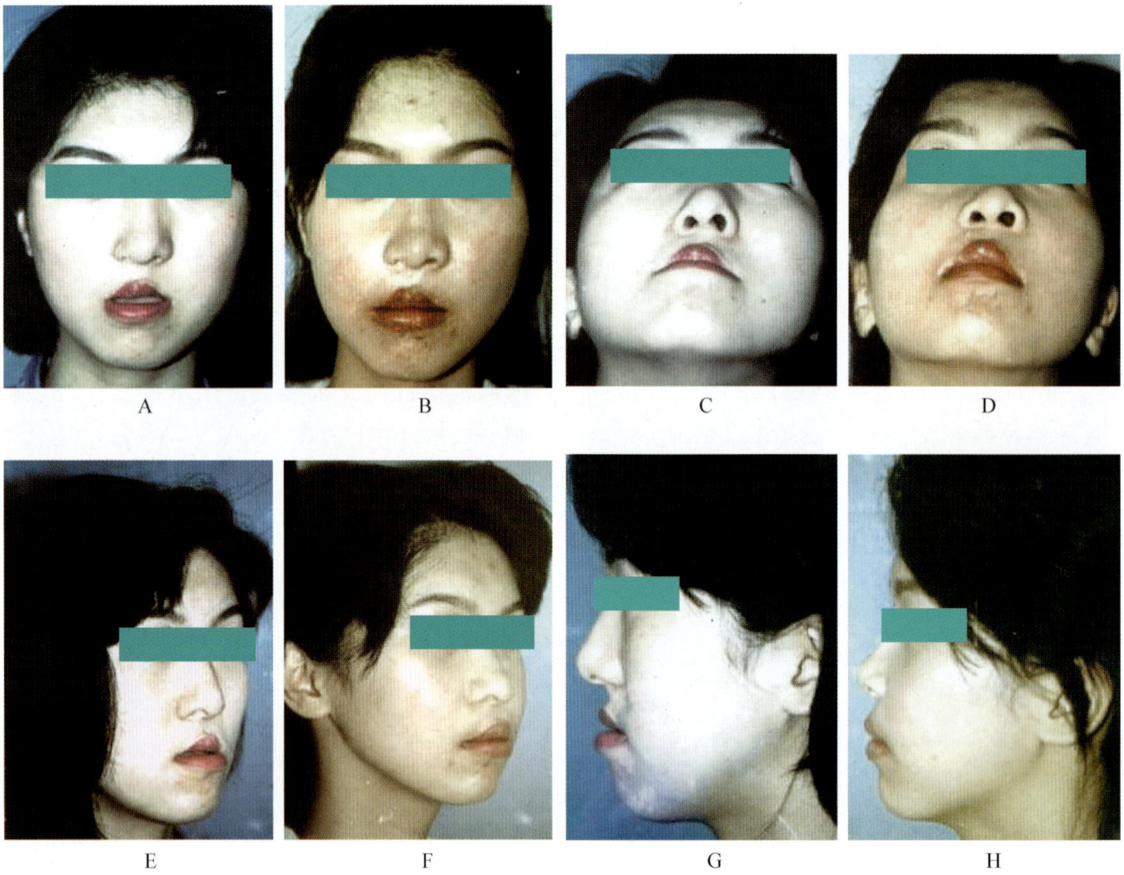

图 19－4　上颌骨 Le Fort I 型截骨前移术治疗唇腭裂二期颌骨发育不良临床病例

A. 术前正位　B. 术后正位　C. 术前抬头位　D. 术后抬头位
E. 术前右侧位　F. 术后右侧位　G. 术前左侧位　H. 术后左侧位

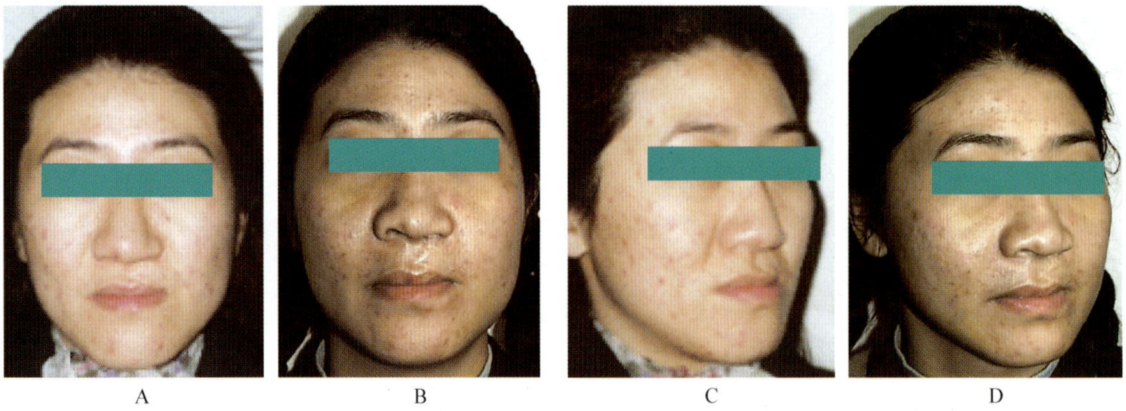

图 19－5　上颌骨 Le Fort I 型截骨前移术临床病例之二

A. 术前正位　B. 术后正位　C. 术前侧位　D. 术后侧位

4. 上颌骨 Le Fort I 截骨前移＋双下颌骨升支矢状纵劈后退术

20 世纪 70 年代和 80 年代，医生们在总结 Le Fort I 截骨前移术和双侧下颌骨升支矢状纵劈术的应用，以及临床经验的基础上，开始尝试采用同时进行上述两项手术的双颌手术法治疗唇腭裂二期畸形，取得较好的效果(图 19－6A—C)。手术原则上行上颌骨截断后前移，下颌升支部截断后后退。术中注意上、下牙列对合，可以按照术前设计的咬合牙板临时固定上下颌骨。上下颌分别固定。可同时行颧骨充填、颏成型术等同步改善外形。

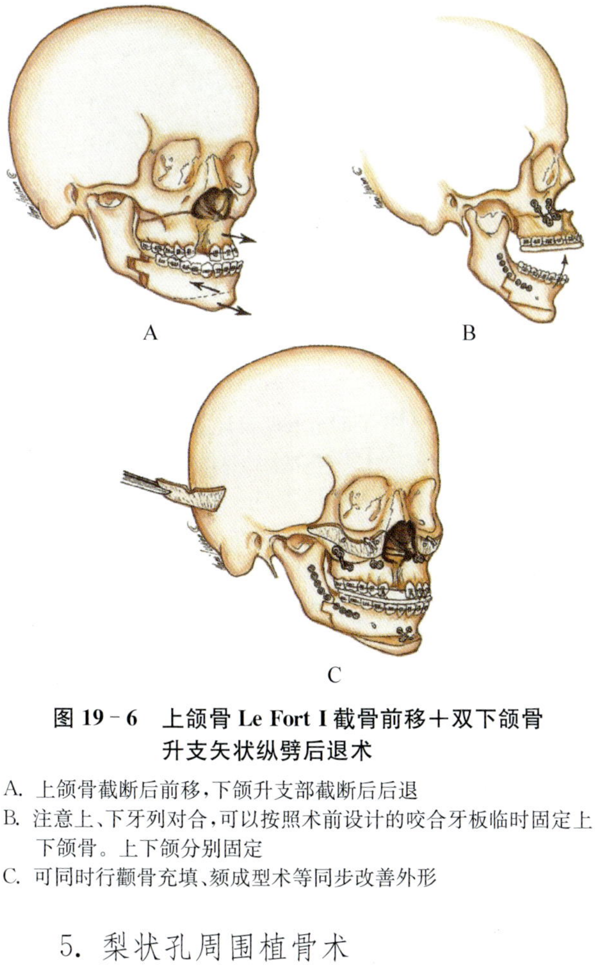

图 19－6 上颌骨 Le Fort I 截骨前移＋双下颌骨升支矢状纵劈后退术

A. 上颌骨截断后前移，下颌升支部截断后后退
B. 注意上、下牙列对合，可以按照术前设计的咬合牙板临时固定上下颌骨。上下颌分别固定
C. 可同时行颧骨充填、颏成型术等同步改善外形

5. 梨状孔周围植骨术

有些患者不愿行 Le Fort I 截骨前移，或下颌升支矢状截骨后退。患者的顾虑或者是手术创伤过大、或者是因为时间仓促没有经过正规正畸治疗而怕手术效果不佳、或者是经济原因等，仅希望通过小的手术改善中面部凹陷、或单侧鼻底部对称等颜面畸形。

为满足此类患者要求，可以选用变通的治疗方法，即梨状孔周围植骨术以代替上颌-牙槽骨段截骨前移术，其前提是牙颌畸形(反颌、错颌)排除在治疗考虑之外。

梨状孔周围植骨，位置相当于鼻基底部，在唇腭裂的裂隙前端，可以有效改善鼻底外形和唇的凹陷。和齿槽植骨不同的是，两者手术目的不同。齿槽植骨是为后期的上颌-牙槽骨段整体前移做前期准备，而梨状孔周围植骨仅为了改善外形；齿槽植骨采用骨松质填入骨裂隙中，而梨状孔周围植骨采用整块骨或骨替代材料做表面覆盖移植，需要坚固固定(图 19－7)。

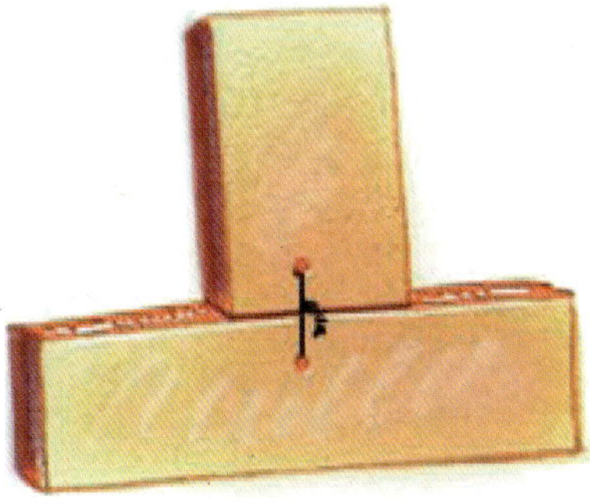

图 19－7 骨块表面移植的塑形方法

取植骨材料首选自体骨，如肋骨(图 19－8A—C)、髂骨(图 19－9A—B)、颅骨外板(图 19－10)。三者自体骨中以颅骨外板吸收最少(约 10%)，肋骨吸收最多(约 40%)。

在骨膜下显露取骨区域，用圆球钻分片取下颅骨外板。以顶颅区域为好也可选用人工骨替代材料。通常可以选用脱矿骨、聚四氟乙烯(MEDPOR)(图 19－11A—B)、羟基磷灰石、磷酸四钙、硅胶等。近来有报道称，脱矿骨或磷酸四钙联合应用骨形态蛋白(bone morphology protein，BMP)，成骨效率高。骨替代材料的优点是吸收少，无需取自体骨

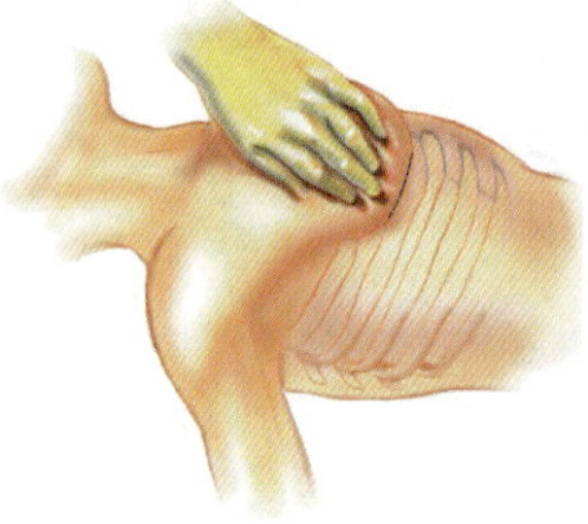

A

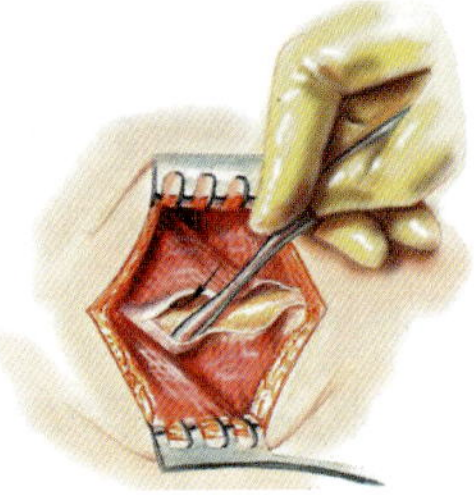

B

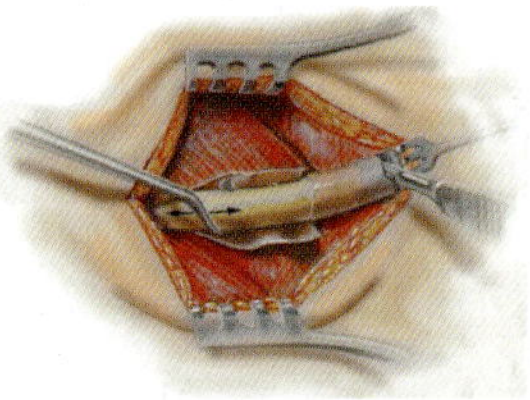

C

图 19－8　取自体肋骨方法

A. 设计切口，选第五或第六肋，女性可在乳房下皱襞做切口
B. 切口肌肉和骨膜，在骨膜下剥离肋骨
C. 用杜因剥离子分离肋骨，一端牵出后剪断肋骨远端

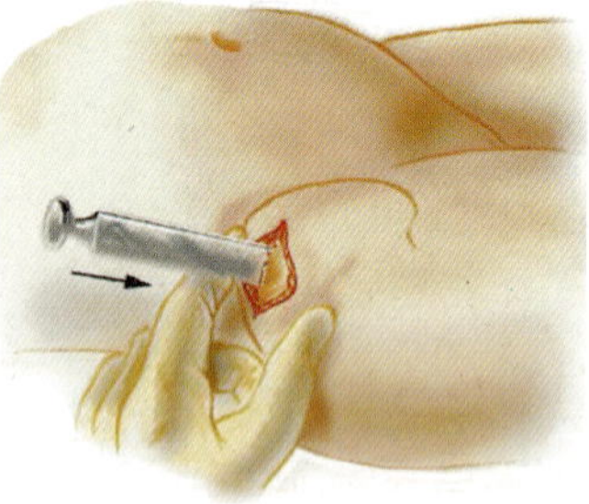

A

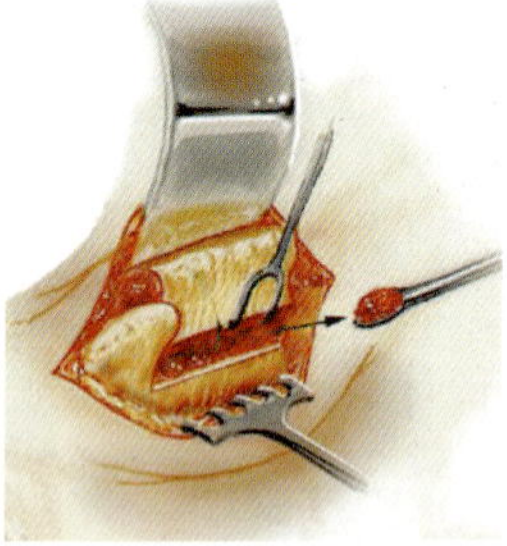

B

图 19－9　取自体髂骨方法

A. 取髂前上棘切口，切开骨膜，剥离取骨范围
B. 保留主要的髂前上棘，取下需要的骨块

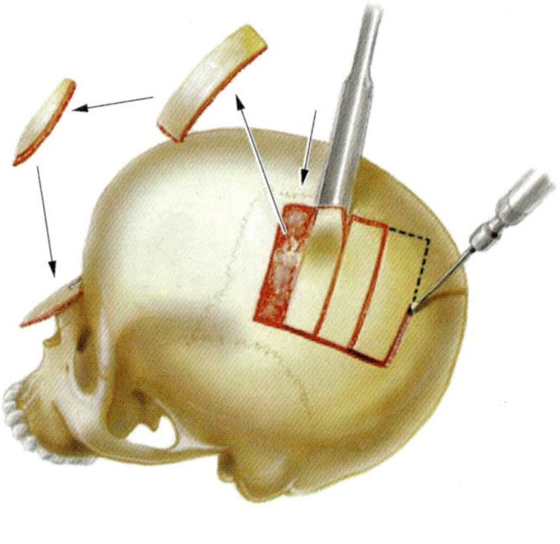

图 19－10　取自体颅骨外板方法

（减少供区和创伤），但相对而言，抗感染能力、生物相容性较自体骨略差。

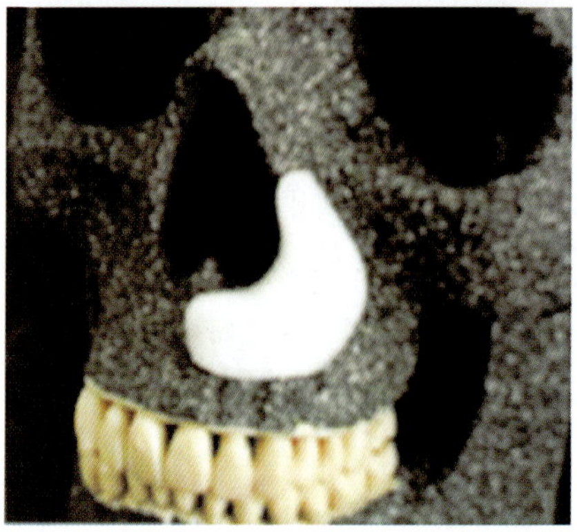

A

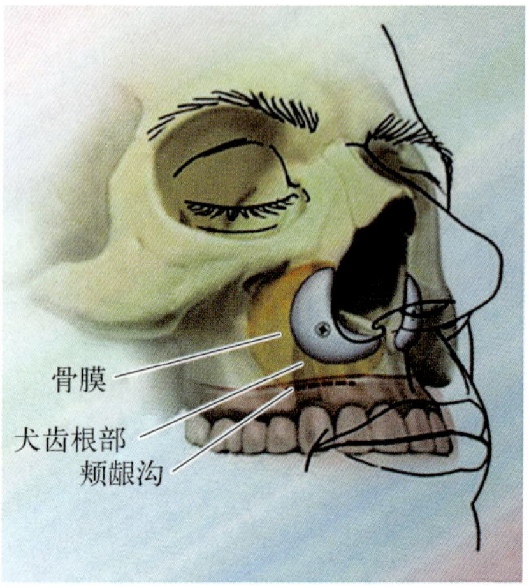

B

图 19－11　M J Yaremchuk 设计的鼻侧凹陷填充

A. 成型的梨状孔周围充填材料（MEDPOR）
B. 手术切口设计、分离范围和固定位置（申旭公司提供）

三、牵引成骨术

牵引成骨术（distraction osteogenesis，DO）亦称牵张成骨术、骨牵引术、骨痂成形术、骨痂牵引术、骨延长术等，是一项通过将骨截断后，应用特定机械装置渐进性牵拉离断的骨段，使截骨间隙中形成新骨，从而达到骨延长或增宽目的的技术。它较传统手术减少了手术创伤及手术并发症，无需植骨，牵引过程中伴随的各类软组织（肌肉、血管、神经、皮肤等）得以新生与延长，功能与

外形恢复稳定，是近来治疗唇腭裂继发畸形的一个重要手段。

颅颌面牵引成骨是在肢体长骨牵引成骨技术的基础上发展起来的。1973 年，美国学者 Snyder 首次应用外固定牵引装置成功延长了一只狗的下颌骨。1992 年，美国医生 McCarthy 首次报道使用口外牵引装置成功矫正了 4 例儿童半面短小畸形（hemifacial microsomia）。1995 年，McCarthy、Wangerin 等先后设计出内置式牵引器。牵引成骨是指在牵引力的作用下，在截开骨皮质的骨段之间会产生持续缓慢的作用力（或称张力），这种作用力促使骨组织和骨周组织再生，从而在牵开的骨断端间，即牵引间隙（distraction gap）中形成新骨，并使骨周软组织同步生长。牵引成骨不仅可以通过施加牵引力诱导骨组织自身生长增加骨量，而且可以根据需要设计不同的牵引器以获取临床期望的有特定形状与大小的骨组织块，因而被学术界誉为内源性组织工程技术（endogenous bone tissue engineering）。

Ilizarov 的研究证实，新骨形成的质和量取决于四方面的因素：牵引的速率，牵引的频率，固定的强度，骨髓、骨周软组织及血供的损伤程度；而截骨线的方向和牵引的方向决定了成骨的方向与形态。牵引成骨的全过程一般包括三个时期或阶段：即手术截骨后的延迟期（latent period）、牵引期（distraction period）和固定期（consolidation period）。

延迟期指截骨安放牵引器至开始牵引的间歇阶段，类似于骨折修复炎症期，有利于骨切开处炎症反应的消退和前体成骨细胞的储备，术后即刻牵引反而可能抑制间充质干细胞向成骨细胞分化和增殖。年龄越小，延迟期可缩短；一般来说，截骨后的延迟期以 5～7 d 为佳。

牵引期按一定的速率和频率进行牵引，牵开的骨段之间形成新骨并导致骨周软组织同步再生。牵引的速度和频率是保证牵引成骨新骨生成的重要因素。一般认为，在 0.5～1.5 mm/d 范围内牵引频率与新骨生成能力成正比。大量动物实验和临床研究表明，安全而理想的牵引速率为 1 mm/d，牵引频率为 2～4 次/d。

固定期指牵引结束至牵引装置拆除的这段时间，在牵引装置的稳定作用下新骨基质进一步钙化、成熟、改建、塑形并获得足够生物力学强度。目前，国际上普遍主张固定期应为 2～4 个月，新骨组织达到完全正常约需 1 年。固定期过短，再生骨强度不够，易发生变形和骨折，过长又因缺乏功能锻炼可能导致新骨废用性萎缩。临床上，可参照 X 线检查结果决定固定期的长短。

（一）牵引装置的分类

牵引成骨装置（distraction osteogenesis device，DOD）可以根据其是否埋置于软组织内而分为外置式及内置式，根据其与口腔的关系而分为经口内式或经口外式；根据牵引部位及用途而分为颅顶骨、颧骨、中面部、上颌骨、腭骨以及下颌骨 DOD 等；按牵引方式（以焦点原理为基础）可分为单焦点、双焦点或多焦点牵引式；根据断端两侧骨与牵引器的附着方式又可分为牙支托式及骨内钉支托式；按驱动形式可分为手动牵引器和自动牵引器，前一种牵引器需要用手进行加力，也是目前临床上应用最多的一种牵引器。此外，还可按制作材料进行分类，如可吸收材料牵引器，钛镍合金丝牵引器等。

（二）牵引装置的构成

各种类型的牵引器基本上由固定装置和牵引装置两部分构成。一般通过固定针、螺钉或种植体将牵引装置固定于颅面骨，这种方式稳定性好，容易获得预期效果；或通过黏结带环、唇弓、舌杆等将牵引装置固定于牙体，这一方式在牵引过程中易发生牙的倾斜移位，难以控制牵引方向和距离，稳定性较差，易复发。牵引装置由旋转螺杆和螺旋轨道组成。按照预定的速率和频率旋转螺杆，牵引装置连同固定在其上的骨段会沿螺旋轨道移动，在截骨段间产生张力和拉力，刺激骨组织的生长，同时对周围软组织包括皮肤、肌肉、血管神经起到扩张延长的作用，达到软硬组织同步延长的目的。

（三）牵引装置的安放要求

牵引装置安放部位的选择非常重要，颅颌面部的特点和一些新理论给 DOD 提出了较高的要求：① 尽量能达到预期矫治效果，恢复颅颌骨原有的解剖外形与结构；② 尽量与牵引部位形态相适应，不损伤重要血管与神经及其他组织；③ 不妨碍颜面美观，不遗留面部瘢痕，尽量埋置皮下，减少感染机会；④ 方便进行牵引器操作和以后的取出，固位牢，施力适当，控力精确；⑤ 不妨碍咬合、吞咽及发音功能，必要时能辅助咬合恢复(图 19－12A—C)。

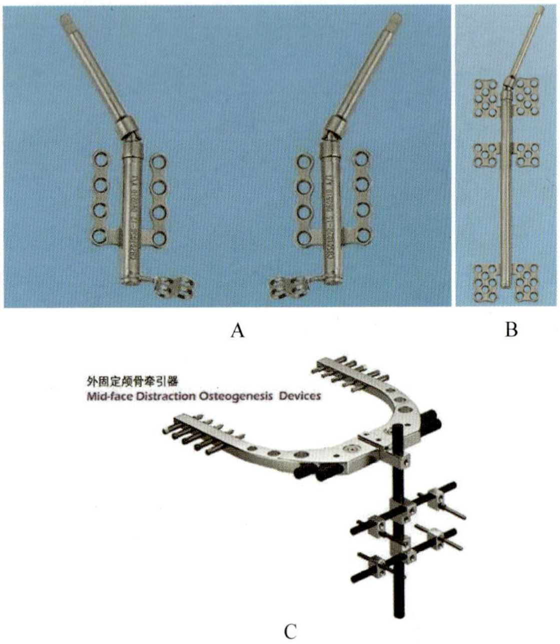

图 19－12　各种颅颌面牵引装置(宁波慈北医疗器械公司)

A. 上颌骨牵引器(内置)　B. 下颌骨牵引器(内置)　C. 上颌骨牵引器(外置)

（四）牵引成骨技术在唇腭裂继发畸形中的应用

术前进行常规的头影测量分析、咬合关系评估、模型外科制备及计算机辅助手术设计、三维手术模拟，并采用基于 CT 资料的头颅模型快速成型技术等，以获得精确的牵引支架术前试安装，包括颅骨固定圈的定位、中央伸缩杆位置的确定、鼻根牵引点和(或)中面部牵引点的选择、下面部牵引点/腭托夹板的选择、牵引方向的调试等。

手术采用口腔上颌唇龈沟切口入路，切口黏膜后，在骨膜下分离，显露截骨区域(图 19－13A)。上颌截骨线设计，与 Le Fort I 骨折线吻合，用电锯按照 Le Fort I 型骨折线进行截骨。上颌-牙槽分成两块，裂隙处瘢痕粘连明显，需要仔细剥离。截开的上颌-牙槽段需要向深部彻底剥离，完全松解腭部的裂隙瘢痕，一直到达软腭部位。用上颌持骨钳夹持上颌-牙槽段，摇动和折断。在截骨线的上下端安置内置式牵引器(图 19－13B)。注意牵引器的方向，两侧的装置应该平行向前。安装完毕后，调试装置，确认牵引器能否正常前移和后退。冲洗创面后分层缝合黏膜。

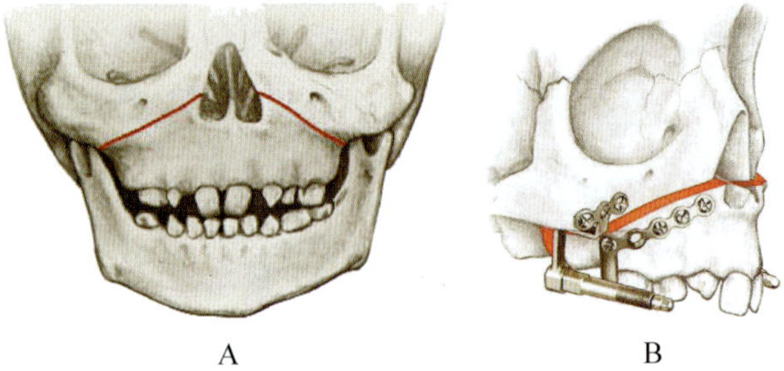

图 19－13　上颌骨 Lefort I 型截骨牵引示意图

A. Le Fort I 型截骨线设计，沿此截骨线做骨膜下分离
B. 安装内置式上颌牵引器。两侧的装置应该平行向前

牵引程序：术后通常有 5～7 d 的间歇期，第 6～8 d 开始牵引，每日 2 次，每次 0.5 mm。牵引过程中，既要顾及牵引的质心是否可以控制方向和按照需要如何调整，又要考虑两侧同时前移的平衡和

对称问题。牵引方向主要为向前略向下，使整个中面部骨骼在水平向和垂直向均得以延长。综合模型外科、头影测量及术前三维模拟，达到预期效果后，即中面部前移到达良好位置、凹面畸形消失、咬合关系正常或略微超颌时，停止牵引。固定牵引装置保持 2～4 个月拆除。由于一些患者尚在发育过程中，术后适时的牙列正畸是必需的；随着面部的发育，有时还需进行二次手术。

1997 年，Cohen 首次将牵引成骨技术引入唇腭裂二期继发上颌发育不良畸形的矫治，上颌骨 Le Fort I 型截骨术后向前方的牵引，使患者中面部发育不良获得显著改善。上颌骨牵引按牵引器安置方式可分为口外牵引和口内牵引。由于上颌骨解剖形态与结构特殊，骨质薄和上颌窦腔的存在，应用颅骨外固定式牵引装置前徙上颌骨在临床上较为常见，主要有 KLS Martin、Jacksonvile、FL 等产品。牵引器的使用前可在磨牙上安置带环和粘贴锁槽，利用唇弓或夹板将各段上颌骨连成一整体，通过钢丝与外牵引器连接进行牵引。上颌骨内置式牵引器与下颌骨牵引器原理相同，结构稍有差异，设计的固定脚上螺孔较多，利于不同位置的固定，上颌骨截骨后，将牵引器伸出的有螺孔的脚分别固定于截骨线的上、下方，牵引杆由黏膜切口伸出弯置于口腔前庭沟的唇沟处(图 19－14A—U)。

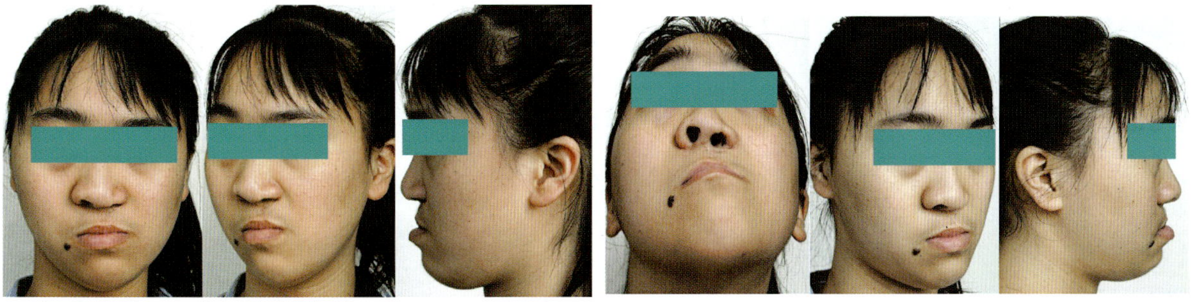

A　B　C　D　E　F

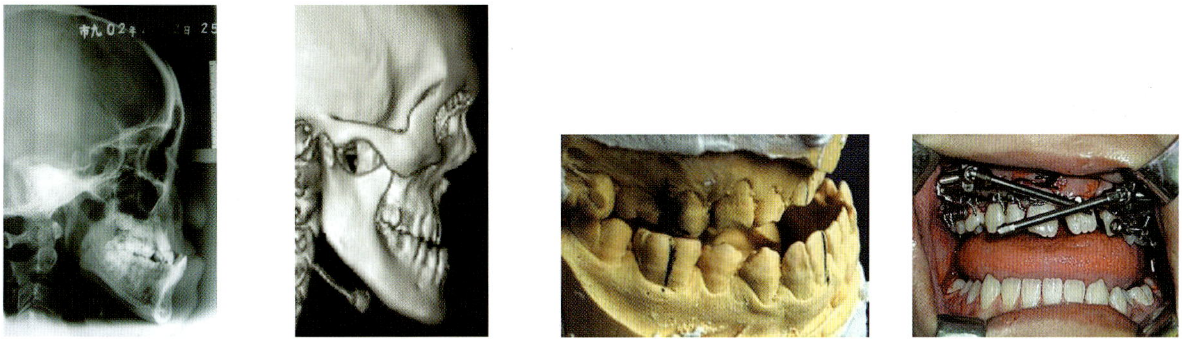

G　H　I　J

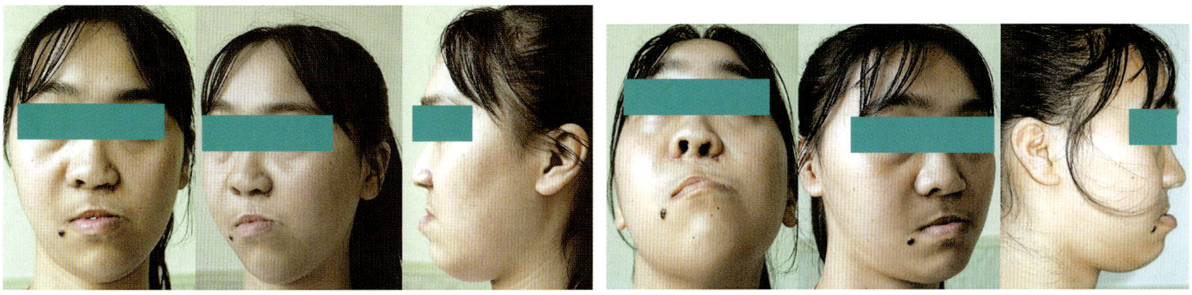

K　L　M　N　O　P

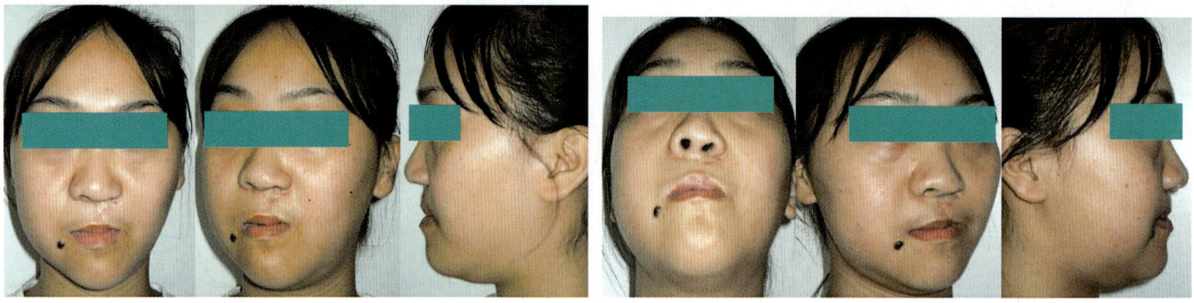

Q　R　S　T　U　V

图 19－14　上颌 Le Fort I 型截骨＋牵引成骨前移治疗唇裂二期颌骨发育不良

A—F. 术前正侧斜位　G. 术前 X 线侧影头颅定位片
H. 术前三维头颅 CT 片　I. 术前牙咬合石膏模型
J. 术中安置内置式上颌牵引期　K—P. 截骨＋内置式上颌牵引术后 7 周
Q—V. 取出内置式牵引器后 1 年

（穆雄铮）

参考文献

1. Knowles CC. The place of mandibular osteotomy in the treatment plan for cleft lip and palate conditions[J]. Br J Plast Surg, 1969,22: 365－369.
2. Epker BN, Wolford LM. Middle-third facial osteotomies: their use in the correction of congenital dentofacial and craniofacial deformities[J]. J Oral Surg, 1976,34: 324－342.
3. Obwegeser HL. Surgical correction of maxillary deformities[J]. In: Grabb WE, Rosenstein SW, Bzoch DR, eds. The cleft lip and palate. Boston: Little Brown, 1971, 516－556.
4. Epker BN, Turvey T, Fish LC. Indications for simultaneous mobilization of the maxilla and mandible for the correction of dentofacial deformities [J]. Oral Surg Oral Med Oral Pathol, 1982,54: 369－381.
5. 王兴。唇腭裂继发颌骨畸形的外科矫治[J]. 中华口腔医学杂志，2004，39: 362－364.
6. 洪流. 林久祥. 唇腭裂术后颌面继发畸形的修复治疗[J]. 中华口腔医学杂志，1999，第 5 期第 34 卷.

第二十章　唇腭裂患者的护理

随着医学科学的不断发展，唇腭裂（cleft lip and palate）畸形的治疗不再是单一的外科手术，而是综合序列治疗，其中涉及的学科除了口腔颌面外科、口腔正畸科、耳鼻咽喉科等，也包括护理学、心理学，这就足可以体现出护理工作的重要性。本章节所阐述的是包含着患者手术前、后的护理工作，在唇腭裂治疗组中，护士通常是患者及其家属所接触的最直接、时间最多的专业人员，因为掌握专业的护理知识、沟通技巧、长期的唇腭裂病例管理经验，因此对患儿家庭能起到重要的作用，给患儿及其家属提供及时的、综合的指导和情感支持，使患儿在住院手术期间得到最佳的护理效果。

第一节　唇腭裂患儿的解剖、生理特点

唇腭裂畸形的外科手术治疗从患者的婴幼儿时期即已开始，因此了解小儿各系统的解剖和生理特点，有助于更好地开展护理工作。

一、呼吸系统

婴幼儿无鼻毛，后鼻道狭窄，鼻黏膜血管丰富，易受感染，即使是普通的上呼吸道感染，婴幼儿也可能出现呼吸困难、烦躁不安等。小儿喉部呈漏斗形，声门下区较窄，故轻微炎症即可引起声音嘶哑和吸气性呼吸困难。婴幼儿的呼吸肌不发达，主要靠膈肌呼吸，呈腹式呼吸，小儿代谢旺盛，需氧量高，但由于呼吸系统尚未发育完善，只有采取浅快的呼吸作为消耗量最少的方式，年龄越小，呼吸频率越快，容易出现呼吸节律不齐。

表 20－1　各年龄小儿呼吸、脉搏频率（次/min）

年　龄	呼　吸	脉　搏	呼吸：脉搏
新生儿	40～44	120～140	1∶3
1岁以内	30～40	110～130	1∶3～1∶4
2～3岁	25～30	100～120	1∶3～1∶4
4～7岁	20～25	80～100	1∶4
8～14岁	18～20	70～90	1∶4

二、循环系统

小儿的心率相对较快，主要由于新陈代谢旺盛，身体组织需要更多的血液供给，而心脏每次搏出量有限，只有增加搏动次数以满足需要。小儿的脉搏次数极不稳定，容易受内外各种因素的影响而发生改变，如进食、活动、哭闹、发热等，一般体温每升高1℃，心率增加10～15次/min，因此术后观察患儿的心率时应注意排除各种因素的干扰。小儿血容量相对较成人多，但由于体重轻，体内有效循环血量绝对值小，故手术中稍有出血，血容量就会明显降低。此外，由于小儿的新陈代谢率高，机体

耗氧量高，对禁食、禁饮的耐受性较差，因此，术前应严格掌握禁食时间。

三、体温调节功能

小儿因体温调节中枢尚未发育完善，体温调节的能力差，皮下脂肪又少，容易受体内、外环境因素的影响，所以术前、术中、术后都应注意控制环境温度、穿着适当，尤其手术当天应避免患儿在术前禁食的情况下哭吵，防止发生脱水现象，出现体温过高、体温过低的异常情况。此外，儿童由于代谢率高，体温可略高于成人，患儿如体温稍高于正常范围，家长也不必过于紧张，仔细观察即可。

第二节　唇裂修复术的护理

一、术前护理

（一）护理评估

1. 健康史

评估年龄是否符合手术要求：单侧唇裂(cleft lip)患者至少在3个月以上、双侧唇裂患者达到6个月；评估营养状况：体重是否达到该年龄段的标准、血红蛋白的值；评估患者的呼吸道、消化道的情况；了解是否存在其他先天性畸形，如先天性心脏病、手足畸形等。

2. 术区情况

检查患者面颈部皮肤有无湿疹、面部有无疖等皮肤感染，以及口鼻腔的卫生状况。

3. 父母(患者)心理状况

家庭中一旦有唇裂患儿出生，父母在震惊之余往往会出现两种情况，一种是认为自身的原因造成孩子的缺陷，对孩子有愧疚感，表现出异常的紧张，这类父母同时会很担心周围人群的眼光，因此在手术治疗前会把孩子封闭起来；另一种父母则对孩子不闻不问，任由祖父母(外祖父母)来抚养。青少年患者因自身外形的缺陷，会有自卑心理，表现出孤独的性格，种种负面情绪都不利于手术的顺利进行，需要及早干预和支持。

（二）护理问题

1. 潜在的家庭适应能力失调　与患儿颜面部的畸形引起家庭的震惊有关。

2. 知识缺乏(父母)　与父母缺乏正确照看患儿的知识及(患者)对手术缺乏应有的知识有关。

（三）预期目标

1. 达到家庭良好地配合。
2. 家长能正确照顾和喂养患儿。
3. 家长能获得本次手术的有关知识。

（四）护理措施

1. 对患儿家长心理支持，营造轻松的病房氛围，让患儿及家长感受到周围平静、关爱的目光，随时与患儿及家长打招呼、提供宣教，向他们介绍成功的病例，以增强信心。

2. 向患儿家长介绍喂养知识，患儿入院后即应改成汤匙喂养，以便适应术后的进食方式，目前各大医院都在缩短平均住院日，因此术前要反馈家长使用汤匙的情况，随时提醒。此外纠正患儿吮手指的习惯，防止术后损伤伤口。

3. 从患儿入院起至手术前这段时间，护士应注意观察患儿有无咳嗽、流涕、发热等上呼吸道感染症状，工作中注意倾听，取得信息；指导家长预防感冒的措施，保持病室内空气相对清新，尽量减少陪护人员，避免患儿接触有呼吸道感染症状的人员。

4. 指导家长不要给患儿面部涂抹成人的护肤类化学用品，以免引起皮肤过敏而影响手术；如患儿面部皮肤有湿疹，也应及时用药物控制。

5. 术前准备

(1) 完善各项检查与化验。

(2) 术前一日完成药敏试验，向家长(患者)做好必要的宣教，让他们对术中、术后的情况有所了解，做好自身准备、物品准备。清洗全身皮肤，尤其是口唇部、鼻部，保持局部皮肤的清洁，对于婴幼儿患者，由于皮肤娇嫩，局部如有干痂存在，可用婴儿皮肤清洁油浸软后再擦洗干净，切勿用力擦洗，以免皮肤破损，术日晨再次检查颜面部的清洁。再次测量体重，防止入院时穿着过多等因素影响药物剂量的计算。

(3) 合理安排禁食、禁饮时间：婴幼儿禁食6 h，儿童禁食8 h，禁饮4 h，小儿术前禁食时间不宜太长，而术前最后一次进食时间往往在夜间，为了防止患儿次日晨因为饥饿哭闹最后导致体温升高，因此要确保夜间的最后一次进食，夜班护士应适时叫醒家长，反馈患儿进食情况。

(4) 术日晨认真监测体温，检查患者的穿着。

(5) 术前按照医嘱准确地完成术前用药，一般阿托品0.02 mg/kg，减少呼吸道分泌物，对抗迷走神经的兴奋。

二、术后护理

(一) 护理评估

1. 评估患者的生命体征。
2. 评估患者的营养状况。
3. 评估患者的排泄情况。
4. 皮肤完整性的评估。

(二) 护理问题

1. 有窒息的危险

与全麻术后呕吐、误吸、喂养方式不当有关。

2. 有受伤的危险

与家长缺乏防止伤口损伤的知识、患儿哭闹、搔抓伤口有关。

3. 舒适度的改变

与组织损伤、排便不畅有关。

4. 有感染的危险

与唇部伤口未及时清除血痂、鼻涕及食物残渣有关。

(三) 预期目标

1. 患者术后不发生窒息。
2. 患者未发生伤口及其他部位的损伤。
3. 患者术后不吵闹、进食量无变化。
4. 患者术后未发生伤口感染。

(四) 护理措施

1. 防止患者发生窒息，手术结束后患者先进入苏醒室，待完全清醒拔除插管后再返回病房。

苏醒室护理：

(1) 体位安置：去枕平卧位，为防止患儿清醒前发生躁动坠床，应妥善固定患儿四肢，确保安全。

(2) 保持呼吸道通畅：有效地吸清插管内分泌物，确保气道通畅。

(3) 氧气吸入：术后氧气低流量持续吸入直至拔管后。

(4) 观察：继续心电监护，观察心率、血压、呼吸、血氧饱和度和体温的变化，发现异常及时处理，并做好记录。

(5) 拔管：严格掌握拔管指针，即患儿完全清醒、咽喉反射完全恢复、有足够的潮气量和每分通气量，在呼吸空气 20 min 后脉搏血氧饱和度达正常范围时方可拔管。拔管后立即吸清口鼻腔内分泌物，吸管插入位置应该较深，直至胃内，吸清胃内分泌物，防止拔管后呕吐引起误吸。

(6) 拔管后如有上呼吸道梗阻现象，应立即放置口咽通气管，妥善固定，可支持患儿通气，有利于吸清口腔内分泌物，保证氧气的吸入。

病房内气道管理：

全麻术毕拔除气管内插管后，患儿往往有一段嗜睡期，返回病房后 6 h 内仍应按未清醒前的情况护理。

(1) 用物准备：床边备好吸引装置、氧气装置、血氧监测仪，铺好麻醉床。

(2) 体位安置：原则上取去枕平卧头偏向一侧位或是侧卧位，以利于血液、唾液的流出，防止呕吐物逆行性吸入。婴幼儿患者可根据其年龄特点适当调整体位，但不改变原则，如可侧身抱起患儿，让患儿身体处于同一水平；也可平抱患儿头偏向一侧，采用这样的体位，是根据 3 岁内的婴幼儿心理特点，耐受力低，对外界的刺激反应非常敏感，稍有不适和疼痛，即出现急躁、手舞足蹈、哭叫不宁等，这样的体位患儿可得到满足，便于家属安抚患儿、减少哭闹、防止呛咳、减少伤口出血。

(3) 保持呼吸道通畅：术后注意观察，如口鼻腔内存在分泌物，应及时、有效地吸清，但也应该避免家长过度紧张而不停要求吸痰的现象，过多不必要地吸痰反而会刺激口内伤口、加重咽喉部的肿胀，护士应该正确地进行评估，仔细地讲解。

(4) 呼吸观察：观察时应注意方式，避免直接接触患儿而引起其哭闹；严密监测心率、呼吸、血氧饱和度；患儿呼吸频率加快时应注意区分是否因体温升高所致；根据患儿哭声、发音判断是否有声音嘶哑、存在喉头水肿，一旦发生，立即通知医生应用激素治疗，并密切观察其呼吸变化；如发生舌后坠，妨碍呼吸，及时使用拉舌钳、放置口咽通气导管，防止窒息的发生。

(5) 术后首次喂食，应先由护士进行评估，患儿必须完全清醒、呼吸音清晰、无呛咳现象，一般术后 4 h 后先喂少量冷温开水，无呕吐、无呛咳者可喂食奶类流质，应避免在患儿哭闹及熟睡的情况下喂食，防止呛咳。

2. 避免患儿发生损伤

(1) 患儿返回病房后可用安全别针将其两侧衣袖固定于裤子的外侧，防止患儿抓伤口。

(2) 对于 5 个月以上的患儿取侧卧位睡眠时，应注意观察，防止患儿转身俯卧擦伤伤口。

(3) 示范并指导家属正确使用汤匙或滴管，汤匙不宜过大，不宜使用质薄的金属汤匙，喂养时汤匙应置于健侧、贴近下唇，避免碰触伤口。

(4) 不给患儿由硬质材料制成的玩具，以免碰及伤口。

(5) 教会家属正确抱患儿的姿势，避免有患儿伤口撞及家属肩部、手臂的危险。

(6) 患儿的病床应加护栏，防止发生患儿坠床的危险。

(7) 对于戴唇弓的患儿应避免触及唇弓，如有胶布过敏现象，可取下唇弓，但要防止摔跤、撞伤的现象。

3. 提高患儿的舒适度

（1）保持环境的安静、舒适，避免过多的家属。

（2）由以往主要的抚养人来陪伴，尽量保持以往的生活习惯，减少不适感觉。

（3）术后注意保持患儿排便通畅，防止因腹胀而导致患儿的哭闹。

（4）由于手术的原因，术后机体各项功能正处于逐步恢复的阶段，此时不宜给患儿添加辅食、改变以往的饮食习惯，以免引起腹泻的现象。

4. 保持伤口清洁、防止感染

（1）术后第一天去除外敷料后，彻底清除伤口的血痂，平时如有鼻涕、食物残渣在伤口上，应及时用生理盐水擦洗干净，并指导正确的擦拭方法，忌用力擦拭伤口。

（2）病房内保持清新的空气，减少探视人员，防止外来感染。

（3）遵医嘱准时准量地使用抗生素，预防感染。

（4）注意观察患者体温的变化，如有变化，及时处理。

5. 拆线护理：术后 5～7 d 伤口拆线，为了让患儿能保持安静、配合的状态，目前临床上都开展氯胺酮基础麻醉下拆线。一般拆线后患儿在苏醒室观察 2 h，情况稳定后返回病房，回病房后 6 h 内仍要求按全麻术后未清醒前的护理。

（五）康复指导

1. 拆线后仍应注意保持口唇部的清洁干燥，避免食物残渣、鼻涕等的沾染。

2. 2 周后用大拇指按摩伤口。

3. 拆线后应继续防止患儿跌跤等外伤，避免口唇部的碰撞，以免创口裂开。

第三节　腭裂修复术的护理

一、术前护理

（一）护理评估

1. 健康史

腭裂(cleft palate)患者由于腭部解剖形态的异常，临床上可见一些腭裂患者以综合征形式表现，如同时可伴听力障碍、先天性心脏病等疾患；由于腭部裂开、口鼻腔的相通，使患儿无力吸母乳，或是乳汁从鼻孔溢出，从而影响患儿的正常母乳喂养，增加了喂养难度，在一定程度上影响患儿的营养摄入、影响健康成长；腭裂患者的另一个特点是发元音时产生过度鼻音、发辅音时鼻漏气，这样的语言不同程度地影响着与他人之间的交流，因此术前应详细评估患者是否存在其他面部、四肢及内脏器官的先天性畸形、患儿的发育和营养状况以及患者的心理状况等。

2. 手术条件评估

腭裂整复术与唇裂修复术相比，创伤较大、失血量也较多，术后并发症也较严重，因此周密的术前准备不容忽视。

术前认真了解、观察患儿是否存在发热、咳嗽、肺部有啰音、腹泻、白细胞计数异常等急性上呼吸道感染、急性胃肠道感染的情况；患儿有无严重贫血；口内有无溃疡等感染灶；尤其注意成年患者的活化部分凝血活酶时间(APTT)、凝血酶原时间(PT)是否存在异常，如有以上这些情况的，应推迟手术，确保手术在唇腭裂患者健康状况良好时进行。

（二）护理问题

1. 家庭适应能力失调

与患儿腭部形态的异常、喂养困难有关。

2. 营养状况的改变——低于机体需要

与患儿吸吮困难、进食时容易呛咳有关。

3. 言辞沟通障碍

与患者的腭裂语音（即过度鼻音、鼻漏气）、腭裂术后腭咽闭合不全有关。

4. 焦虑（成年患者）

与患者对环境的不熟悉、对整个治疗方案的不了解、有以往失败的手术经历而对本次手术效果的担心有关。

5. 家长、患者知识缺乏

与患儿家长缺乏正确的喂养及照看知识、家长、患者不了解手术前后如何参与必要的准备有关。

（三）预期目标

1. 达到家庭的适应与良好的配合。
2. 家长能正确地喂养患儿。
3. 患者能与医护人员之间进行有效的沟通。
4. 患者熟悉环境、对本次治疗建立起信心。
5. 家长能正确地喂养患儿、照看患儿，家长、患者能描述术前、术后的注意事项。

（四）护理措施

1. 促进患者家庭的适应与有效配合。腭裂的综合序列治疗需要较长的周期，要获得满意的治疗效果，患儿家庭的良好配合是前提，尤其在语音治疗过程中，患儿家长的积极性起着决定性的作用，因此要让患儿家长能正确地认识腭裂，充分了解配合治疗的重要性，使其家庭发挥积极作用。

2. 提供正确的喂养知识。患儿入院后即应指导家长改用汤匙喂养，以便术后能适应这种方法进食，减少哭闹的发生。完全性腭裂患儿由于口内裂隙大，进食时容易引起呛咳，因此喂食时应将患儿保持坐位或者半坐位，头胸部稍向后，减少误吸入肺部的机会；临床上可以见到12个月左右的患儿，饮食仍以奶类为主，事实上，大于4个月的婴儿，无论母乳、混合或是人工喂养都不能满足其生长发育的需要，也不能单纯依靠增加奶量来满足婴儿的营养，那么根据患儿的不同年龄段应给予家长相应的指导，合理添加辅食。不过手术前后2周不适宜添加辅食，以免胃肠道不适应，引起腹泻等症状，影响手术的进行。

3. 缓解患者的焦虑、紧张情绪。患者入院时护士主动与之交流，详细介绍环境、主管医生、护士，介绍周围病友，并鼓励其与病友交往；介绍同病种治愈后的患者，消除其紧张心情；向家属了解患者的性格特点，生活上给予细心的照顾，使其有亲切感，让患者对本次治疗建立起信心。

4. 术前准备

（1）术前宣教：向家属（患者）介绍有关检验与治疗的目的和主要方法；术前应注意的事项，如防止呼吸道、消化道的感染等；介绍患者术后的体位、进食情况等；对较大的患儿进行宣教，避免术后哭闹，以减少切口的张力及出血。

（2）准备工作：咽成形术患者术前2 d开始用呋喃西林麻黄碱溶液滴鼻，达到清洁的目的；术前1日患者必须做好全身的清洁工作，完成相应的药物过敏试验，为了确保患儿麻醉药物剂量的计算准确，防止因患儿入院时的匆忙或是衣着的过多，引起体重的偏差，术前1日应再次测量体重；指导家长(患者)备齐物品；通知术前禁食、禁饮时间：1～3岁的幼儿6 h，3岁以上的儿童8 h，成年患者术前应禁食、禁饮8～12 h；术日晨认真监测患者体温，检查患者的穿着、识别标志的佩带情况；术前30 min根据医嘱完成术前用药。

二、术后护理

(一) 护理评估

1. 评估患者的体温、呼吸的频率及节律。

2. 患者声音的变化。

3. 检查切口有无渗血，评估呼吸道分泌物的性质。

4. 患者进食情况，了解摄入食物的种类及量。

5. 评估患者的排泄情况。

6. 评估切口疼痛的程度、止痛方法的效果。

(二) 护理问题

1. 有窒息的危险

与全麻术后呕吐、咽喉部组织水肿、痰多咳嗽无力、喂食过多过急有关。

2. 吞咽困难

与口内创口及咽喉部的疼痛、术后恶心呕吐有关。

3. 舒适度的改变

与口内组织损伤、咽喉部肿胀有关。

4. 语言沟通困难

与口咽部疼痛害怕发音、担心发音不清楚，害怕与人交谈有关。

5. 潜在并发症

如出血、伤口感染、创口裂开或穿孔。

(三) 预期目标

1. 患者术后未发生窒息。

2. 患者能摄入足够的营养，体重不发生异常变化。

3. 患者的面部表情、身体各部位放松，能安静入睡。

4. 患者能采用合适的方式进行语言沟通。

5. 患者术后未发生并发症或是并发症被及时发现和处理。

(四) 护理措施

1. 防止窒息和呼吸道梗阻。苏醒室内护理同“唇裂术后护理”。

病房内气道管理：腭裂患儿全麻术后拔除气管内插管返回病房后，仍应按未清醒前的情况护理。床边应备好吸引装置、氧气装置、血氧监测仪。体位取平卧头偏一侧、侧卧位，便于口内分泌物流出，防止呕吐物逆行性吸入，值得一提的是Robin's序列征患者，由于包括小下颌、舌下垂、呼吸道阻塞的三联征，临床上可见到这些患儿平时睡眠时主要以侧卧位为主，也有患儿取俯卧位，这个卧位可以使舌头向前伸，帮助防止呼吸道阻塞和减少能量消耗，因此术前应观察这类患儿夜间的睡姿，向家长了解患儿平时的主要睡姿，以便术后仍让患儿采用以往的卧位，必要时可以使用舌体牵引，防止舌后坠，保持呼吸道通畅。口鼻腔内如有分泌物应及时、有效地吸清，防止呛咳，但也应该避免家长过度紧张而不停要求吸痰的现象，过多不必要的吸引反而会刺激口内创口、加重咽喉部的肿胀，护士应该正确地进行评估，仔细的讲解。严密观察患儿呼吸、心率的变化，并做好记录。

术后应仔细倾听患儿的哭声，成年患者可让他发音，如有声音嘶哑，说明有喉头水肿存在，应立即通知医生使用激素治疗，严密观察呼吸情况，同时床边备好急救物品，一旦发生呼吸困难，及时配合医生做好气管切开，防止窒息的发生。对于咽成形术患者，临床上在 24 h 内常规使用激素静脉注射，防止咽喉部的肿胀，护士应准时准量地执行医嘱。

2. 监测体温。由于小儿体温调节中枢功能薄弱，易受环境等因素的影响，常会出现高热，术后必须注意监测体温，每小时一次，直至平稳，如有异常，积极寻找原因，同时做好降温处理，保持室内空气流通，患儿着装应适宜，便于体内热量的散发，防止高热抽搐的发生。

3. 饮食管理。患儿完全清醒 4 h 后，先由护士进行评估，要求呼吸音清晰、无呛咳、无呕吐现象、没有哭闹、不在熟睡的状态下，可先喂少量冷温开水，观察 15 min 左右，没有呕吐者可以喂食冷温流质，手术当日以牛奶、果汁为主，术后第 1 日起食物种类扩大到各种口味的流质，强调的是患儿术前食用过的、术后喜欢的口味，尽量甜咸流质交替，增加患儿的进食量，保持营养平衡。喂食时忌过快、过多，应少量多次，尤其是 24 h 内，防止呛咳的发生。术后喂养以汤匙为主，避免用吸管、奶瓶等物，在上海交通大学医学院唇腭裂治疗中心，患儿 1 周岁左右施行腭裂整复术，这一年龄段已到了断奶的时间，饮食应以软饭、面类为主，利用这一机会，可以指导部分家长改变患儿对奶瓶的依赖，手术康复后逐步添加辅食。术后流质饮食维持 7～10 d，半流质 1 周，之后可进普食。

4. 创口观察与护理。术后 24 h 内应注意观察创口的渗血情况，手术当天唾液中带有少量血水而未见有明显的渗血或出血点时，局部无需特殊处理，遵照医嘱常规使用止血药物即可，同时向患者及家属耐心解释，避免不必要的紧张。为了防止创口的出血，术后应指导患者进食冷温流质，避免过烫的食物；避免患儿大声哭叫和不必要的口内检查；严禁患儿将手指、汤匙、吸管、玩具等物纳入口中，以防创口裂开。注意保持口腔的清洁，成年患者可用漱口水漱口，患儿可鼓励其进食后多饮水，达到冲洗口腔、防止食物残渣遗留、防止口腔异味的目的。腭裂术后常规应用抗生素 3～5 d，护士应准时准量地给药，防止创口感染。如口内松弛切口处有碘仿纱条填塞，术后 8～10 d 抽除，抽除后患者须平卧、禁食 2 h，注意观察切口内有无出血。

5. 提高舒适度。常规措施同“唇裂术后护理”。

由于口内有创口、咽喉部肿胀，吞咽时会有明显的疼痛感，尤其是咽成形术后患者，往往因为咽喉部的疼痛而不肯进食，国外有报道“鼓励给予止痛药物使患儿在进食时不感到疼痛是很重要的”，而在国内一般不主张使用止痛剂，那么临床上可使用一些护理方法，如在患者进食前饮用一些薄荷味的饮料，咽喉部会有清凉的感觉，暂时可减轻疼痛感，此时可及时进食。此外，术后第 1 日用生理盐水、抗生素、激素等药物做雾化吸入，药物通过雾化罐的作用，形成细微的气雾，随着患者的吸气而进入呼吸道，雾滴小而均匀，温度接近体温，药液作用于咽喉部有助于局部消炎、消肿，减轻疼痛的作用。

6. 加强护患沟通。术后护士应主动与患者交流，耐心倾听患者对创口不适的描述，鼓励患者用语言交流，回答患者问题时，速度要慢而且清楚，语言通俗易懂，避免使用专业术语，必要时使用手势等肢体语言。对于患儿可与他们一起做游戏，建立一种亲近、信赖感，同时指导家长日常生活中不宜用“打针”等话语来吓唬患儿，应正确的教导孩子，让孩子从小有健康的心理。

7. 术后并发症的护理

(1) 咽喉部水肿

原因：由于气管内插管的创伤和压迫、手术对咽部的损伤。

护理措施：术后严密观察；遵照医嘱准时准量地使用激素，可减轻或防止咽喉部水肿的发生，必要时做好气管切开的准备。

(2) 出血

原因：术后的早期出血(原发性出血)多因术中止血不全所致；术后较晚期的出血(继发性出血)多因创口感染所致。

护理措施：如发现口内有鲜红色血液流出或是患者出现频繁的吞咽动作，立即通知医生，吸清口腔内分泌物，检查有无活动性出血、出血部位及出血原因。根据出血情况，准备好相应的物品，如为渗血，准备止血纱布，或是浸有肾上腺素的小纱布行局部填塞和压迫止血；如出血在鼻腔侧创面，准备好1%麻黄碱溶液滴鼻，或者浸有麻黄碱液的纱条准备填塞；如松弛切口内出血，准备碘仿纱条进行填塞；如发现有明显的出血点，则准备好缝针、缝线、持针器等物，以便医生及时缝扎止血。

另外，临床上也遇见过因凝血因子缺乏、凝血功能障碍的腭裂术后出血患者，针对这种情况应准备相应的止血剂、新鲜血液，此外，详细询问病史能有效地防止出血。

(3) 感染　腭裂术后偶见局限性感染，护理预防措施见“创口观察与护理”。

(五) 康复指导

1. 注意口腔卫生，进食后饮水或漱口。

2. 加强腭部肌肉的功能锻炼，1个月后可吹口琴、吹气球等，3个月后用大拇指按摩腭部，加强腭咽的闭合。

3. 术后1月进行门诊随访，了解腭部创口的愈合情况、语音情况以及语音训练的安排等。

三、牙槽突裂植骨术后护理

牙槽突裂(alveolar cleft)植骨和软组织修复是一种选择性手术，多数唇腭裂治疗中心赞同的手术年龄为9～11岁，而这个年龄段的孩子已经能够理解与手术相关的信息，因此，术前让他们共同参与了解手术的相关知识、术后的注意事项，尤其重要的是让他们了解术后运动将受到限制，做好心理准备，以取得良好的术后配合。牙槽突裂植骨术后护理目的在于同时保护植骨和取骨部位，观察有无出血和感染症状，做好相应的护理。

1. 取髂骨处创口腹带加压包扎1周，应注意做到有效包扎，防止出血，随着患者活动量的增加，随时调整松紧度。

2. 注意保持口腔卫生，防止继发感染，可以多饮水来冲洗口腔或者使用漱口水漱口，根据医嘱应用抗生素3～5 d。

3. 由于植骨，术后第1日起头面部肿胀会比较明显，可抬高头部或使用冰袋来改善面部的肿胀情况，同时给予患者及家属相应的指导，避免不必要的紧张。

4. 术后进食流质饮食3 d，半流质1周，之后改为软食。

5. 髂部植骨后活动受到限制，术后3 d内主要以床上活动为主，减少局部活动，应注意保持骶尾部皮肤的清洁、干燥，防止压疮的发生，3 d后下床活动，逐步增加活动范围，但要避免剧烈运动。

康复指导：

1. 继续保持口腔卫生，多饮水或者漱口。

2. 髂部创口拆线后应注意保持局部的清洁、

干燥，防止感染的发生，待创口完全愈合后可以重新开始洗淋浴。

3. 患儿回到学校后3个月内应避免剧烈的运动，体育课免修。

（陈利琴）

参 考 文 献

1. 薛富善，袁凤鸣. 围手术期护理学[M]. 北京：科学技术文献出版社，2001，1130 1132 1139 1142-1143.
2. 邱蔚六. 口腔颌面外科学[M]. 第6版. 北京：人民卫生出版社，2008，408-409 411 431.
3. Joseph E. Losee, Richard E. Kirschner. Comprehensive Cleft Care. the United State: McGraw-Hill Professional, 2008, 147-169.
4. 姜安丽，石琴. 新编护理学基础[M]. 北京：高等教育出版社，2000，303.
5. 胡嫦. 儿科护理学[M]. 北京：中国医药科技出版社，2005，79-80. 158 168.
6. 曲维香. 标准护理计划 外科分册[M]. 北京：北京医科大学，中国协和医科大学联合出版社，1997，347.
7. 陈利琴. 唇腭裂患儿手术前后贫血状况的观察与喂养指导[J]. 上海护理杂志，2002，2：56 57.

第二十一章　唇腭裂患儿及家长的心理问题

唇腭裂作为多因素遗传疾病，成为颌面部最常见的先天性畸形的疾病之一。以多学科（综合）治疗小组（常被称为 team approach）形式开展唇腭裂综合序列治疗已普遍被国内外同行认为是治疗唇腭裂的最佳方式，使唇腭裂患者在颌面部形态与功能尽可能恢复或接近正常人的外形，以及在心理上也能达到与正常人相似的结果。作为序列治疗，其中重要、也容易被忽视的是贯穿始终的心理治疗。随着患者年龄的增长，多数唇腭裂患者因颌面先天畸形及术后语音障碍导致其性格往往比较内向；另外，一些综合征患者的智力发育也略低于同龄人。因此，如何对综合征患者进行智商监测，有效缓解唇腭裂患者及其家庭心理压力，及时发现并纠正他们在行为方面存在障碍问题成为国内外唇腭裂综合序列治疗组的共识。国外对唇腭裂患者及家长心理干预工作已开展数十年，我国 20 世纪 90 年代末也已起步，多数由口腔颌面外科、儿科或神经内科医生承担着这一任务。

儿童期（0～11 岁，新生儿期、婴幼儿期、学龄前期、学龄期）与少年期（11～15 岁，学龄中期）联系紧密，连称为“儿童少年”。发育行为儿科学和儿童精神医学是儿童少年心理学方面既在学科范畴上有交叉重叠又在专业领域各自独立的临床儿科学专业，我们有必要先将两者的区别与关系阐明清楚。

发育行为儿科学（developmental behavioral pediatrics）是研究出生至 18 岁儿童正常发育规律与行为发育性疾病，研究儿童行为的发育和发育中的儿童行为。着重于儿童和青少年的心理行为、社会和学习问题，同时特别强调在疾病防治、病房门诊管理、健康护理等各方面对心理行为的关注。儿童少年精神医学（child and adolescent psychiatry, psychological medicine）是儿童少年精神病学（psychiatry）和心理（精神）卫生（mental health）的综合。根据世界卫生组织（WHO）原精神卫生处处长 Norman Sartorius1987 年曾指出：精神病学是研究精神疾患的诊断、治疗和预防，主要在临床条件下进行，研究对象为患者个体及其相关的直接环境（如家庭）；心理卫生则着眼于人群，研究的目的在于减少精神疾患的发生，促进其他疾病的防治，以及提高心理健康素质。

儿童少年精神病学医生主要关注较为严重的儿童精神心理疾病尤其是精神分裂症、严重抑郁症、强迫症等；发育行为儿科学医生则主要关注儿童常见的、普遍的、轻型的行为问题，尽管也适用药物治疗，但更多的是立足于早期发现、早期干预、行为矫正、教育训练等。在总体态度上，儿童精神病科医生专业性很强，倾向于被动地接受自己有就诊需求的患者并给予专业性的心理干预和治疗（包括精神类药物治疗）；而发育行为儿科学医生则更为积极主动服务于儿童和家庭（无论是否提出服务的需求），力求与家庭、学校等合作处理儿童的行为问题。

从新生儿喂养指导开始到青少年后接受正颌外科手术，唇腭裂综合序列治疗时间跨度长。随着患者年龄增大，以家庭为主逐渐转化为以患者为主一系列复杂的心理问题出现。我们对唇腭裂患者进行心理治疗的重点在于对患儿发育行为障碍的早期识别、预防、教育和早期干预，通过恰当使用康复治疗、行为矫正、认知疗法、家庭治疗、心理治疗、药物治疗等方法，以优育（家庭、学校和社会共同参与）为手段，塑造正常儿童行为、矫正异常行为，为唇腭裂儿童少年的健康成长提供良好的生活环境，满足他们必要的物质和情感的需要，培养其良好的生活习惯、规范的社会行为、高尚的思想道德、健全的人格以及适应社会的能力。

一、儿童少年心理社会发展特点

（一）婴幼儿期心理社会发展

出生后到满 1 周岁之前为婴儿期，1 周岁后到满 3 周岁之前为幼儿期。按照目前国内外主张的唇腭裂手术年龄，单侧唇裂 3 个月以上，双侧唇裂 6 个月，腭裂修复术 1.5 岁，可见婴幼儿期为唇腭裂患儿心理发展促进的重要阶段。

婴儿的生物-社会反应是以心理因素为中介的，亲子交往的心理沟通不是语言，而是感情性信息。婴儿出生后即有情绪反应，初生婴儿对各种不同刺激包括社会性和非社会性的，如灯光、人脸、图片、说话声等都产生微笑；5 周左右开始对人脸、人语声出现偏好，出现了最初的社会性微笑，但对所有人都一样；2～3 个月婴儿对趋近母亲面孔和高频语音会做出微笑和活跃反应，并以“哭叫-等待-哭叫”模式呼唤成人，把母亲、家庭成员和陌生人予以区分，对不同的人微笑开始不同。婴儿对成人表情信号认知的发育特征如下。

1. 0～2 个月婴儿不会整合、接受成人情绪信息，面容反应与成人表情无感知关系。

2. 2～5 个月婴儿能对成人表情报以情绪反应，但不能评价成人表情的含义。

3. 5～8 个月婴儿能对成人正、负性表情发生不同反应，即积极与消极两方面。

4. 8～12 个月婴儿在识别成人表情中，会在因果参照体系中发展认知。

亲子交往形成了婴儿早期生活中最主要的社会关系。母亲通过对婴儿日常生活的照料和陪伴婴儿游戏，与婴儿形成了亲密的、持久的和特殊的情感联结，即依恋。依恋的形成和发展分为四个阶段。

1. 无差别的社会反应阶段（0～3 个月）。婴儿对所有人的反应几乎都是一样的，所有人对婴儿的影响也是一样的，此时婴儿对任何人都没形成偏爱。

2. 有差别的社会反应阶段（3～6 个月）。婴儿对人的反应有了区别，对主要照料者（一般是母亲）更为偏爱，对其他熟悉人、陌生人反应依次减少，但不怕陌生。

3. 特殊的情感联结阶段（6 个月～2 岁）。此时婴儿对主要照料者的偏爱更加强烈，形成了分离焦虑和陌生焦虑现象。

4. 目标协调的伙伴关系阶段（2 岁以后）。此时婴幼儿能较好理解父母的愿望、情感等，能调节自己的行为。

除了与父母交往，6 个月的婴儿就能相互触摸、微笑和发声。婴幼儿早期的同伴交往也分为三阶段。

1. 以客体为中心阶段。即集中在玩具或物品上，而不是婴儿本身。

2. 简单交往阶段。婴儿对同伴行为做出反应，经常企图或控制别的婴儿行为。

3. 互补性交往阶段。婴儿与同伴间互相模仿、合作游戏。

幼儿期开始学话与行走，活动范围扩大，智能发育较突出，语言、思维和应人应物能力增强，自主性与主动性发挥的质量极大影响他们行为模式内化的品质。

（二）学龄前期心理社会发展

3 周岁后到入学前（6～7 岁）为学龄前期。小年龄组唇腭裂患儿，在经过唇裂、腭裂修复术后，主要存在问题是语音障碍。在有条件的唇腭裂治疗中心4～5岁时就开始由语音专科医师评价患儿的语音清晰度。

此期儿童智能发育更趋完善，求知欲强，好奇、爱问、喜模仿、知识面扩大，形成最初的比较明显的个性心理特征。成人对孩子教育和教养的作用在于给儿童提供完成活动的心理环境。不同的教导类型直接影响此期儿童心理发展。

1. 专断-拒绝教导型：表现为成人对孩子感情冷漠而态度严厉将导致儿童内心痛苦而萌生敌意，心理和行动上趋于极端、偏激而缺乏友善，同时，儿童受到压制而产生忧郁、焦虑而缺乏自信心。

2. 放任-纵容教导型：表现为成人无限度满足儿童需求，代替克服困难，将导致儿童缺乏自律性，失去独立性能力而导致心理承受能力弱。

3. 规范化教导类型：表现为成人对孩子既有章可循，又给予充分的尊重和鼓励，使他们有独立处理问题的余地。

学龄前期儿童的社会性认识受自我中心的限制，虽然能区别自己与他人，但仍认为他人和自己看法相同。随着亲子交往和同伴关系发展，逐渐认识到他人与自己有不同的思维和情感，以及对事物反应不同。控制、互惠和表述能力在学龄前期儿童心理社会发展方面比较明显：在学龄前期，儿童开始学会控制自己的冲动、行为和情绪；与同龄伙伴平等交往，共享玩具，合作性差的儿童则会受到同龄伙伴的排斥；开始学会由发脾气等行为方式表达情感逐步过渡到通过口头表述来正确表达自己的情感。

（三）学龄期心理社会发展

从小学（6～7岁）到青春期（女12岁，男13岁）开始之前称学龄期。在唇腭裂综合序列治疗中处于腭咽功能闭合不全手术治疗、语音训练和牙槽裂修复术、腭裂伴发牙颌面畸形的正颌外科治疗、唇裂二期修复治疗等阶段。

此期儿童自我意识有了很大发展，逐步摆脱对外部控制的依赖，逐步发展内化的行为准则来监督、调节、控制自己的行为，逐步学会按照一定的原则或道德观点独立地、批判地评价自己的言行，但是由于学龄期儿童对道德原则的理解不深，又存在强烈的模仿倾向，所以在道德意识转化为道德行为事经常会出现言与行、认识与行动的脱节。

此期儿童走向成熟，是长知识、接受文化科学教育的重要阶段，学校、家庭带来的情绪和行为对其冲突，影响到其人格整合。在家庭中，教导、强化、榜样和慰藉这四种社会化心理机制对儿童心理社会发展施加影响。在社会环境中，人际交往与社会对其角色评价对儿童心理社会发展施加影响：得到成人肯定的具有统一的自我同一性的少年，能力循目标与日俱增，容易在困惑、挫折中成熟起来；未能建立起统一的自我同一性的少年，容易发生“角色混乱”，常常在矛盾或混乱中走入心理问题的歧途。

二、唇腭裂患儿及家长产生心理问题的影响因素

（一）遗传因素

1. 唇腭裂疾病是多基因遗传：单独发生的唇腭裂是一种多基因遗传所致的先天性畸形，与由于染色体畸变和单基因突变所致的唇腭裂不同，即后者伴有其他组织和器官的多发性畸形并常以综合征的形式出现。唇腭裂遗传特点是：

（1）亲属患病率随群体患病率的增高而增高，但两者之间并不成正比；亲属关系愈密切，患病率愈高；男性患病率高于女性，而男性患者的子女通常仅有唇裂，但女性患者的子女则较易同时发生唇裂与腭裂；患者病情愈重，则其亲属患病率愈高；家

庭中已有患者人数愈多，则再出生子女的唇腭裂患病率愈高。

(2) 近亲通婚所生子女较正常婚配所生子女的多基因遗传病患病率高出50%～100%。

(3) 黄种人的多基因遗传病患病率要高于白种人，黑种人最低。

(4) 在双生子中，多基因遗传病在同卵双生子中患病一致率高于异卵双生子。

2. 儿童行为的遗传因素：采用家系法研究、双生子研究、寄养子研究、细胞遗传研究等方法，目前能证实儿童行为和精神障碍类疾患中为确切的多基因遗传疾病的不多，但越来越多的研究表明，遗传因素与环境因素交织在一起，遗传因素与环境因素对不同的精神障碍患儿的影响不同。遗传因素对情感问题的作用更大一点，而不良家庭和社会等环境因素对儿童行为障碍问题的作用更大一点。

3. 智商：据报道，单独发生的唇腭裂患儿的智力水平总体来说在正常范围内，但一些综合征患者的智力发育略低于同龄人。

(二) 身体缺陷

婴幼儿时期，家长对患儿颜面畸形特征的态度有很大差异，家长心理压力造成了患儿最初的心理创伤。绝大多数家长误认为唇腭裂是严重残障，感到震惊、怀疑、自责和不知所措，继而沮丧。在之后诊疗过程中，家长对婚姻的不满大于对诊断的接受，对选择治疗方法以及照顾孩子的责任方面的分歧，所造成的家长抑郁心理，以及祖父母可能不能接受事实，责备父母中的一人，朋友们疏远唇腭裂患儿家长而导致患儿从小与社会隔阂，都直接重创了唇腭裂患儿幼小心灵。同时，当患儿进入青少年期，容貌受到社会影响，不同程度遭到周围人的歧视。特别是在婴幼儿时期施行手术时，由于手术设计不当或操作失误而造成术后不良效果或继发牙颌面畸形，所带来的形态上的缺陷，会给患者自身带来严重的难以弥补的心理损伤，致使患者性格孤僻，不愿与外界接触和参加必要的学校社交活动，给生活和工作带来烦恼，有的甚至会丧失适应社会生存能力，失去生活勇气。

(三) 气质因素

气质(temperament)是个体之间表现出的不同行为方式，是个体对环境应答过程中伴有情绪表现的行为方式。气质与动机、能力概念不同，动机是指“为什么做”，能力是指“做什么”和“做得如何”，气质是说明“怎样做”。现代心理学认为气质主要是生物因素(遗传天赋)决定的相当稳定而持久的心理特征。是一个人心理活动的动力特征，主要表现为心理活动的强度、速度、灵活性与指向性，并以外部特质表现出来，使每个人的心理活动带上个人的独特色彩，制约心理活动的进行。

儿童气质研究始于1956年Thomas、Chess和Birch等人领导的纽约纵向研究，通过研究，Thomas等首先提出儿童间存在气质差异，并提出了儿童气质结构论，认为儿童气质由九个维度构成，分别是活动水平、节律性、趋避性、适应性、反应强度、心境、持久性、注意分散和反应阈，这九个气质维度的不同组合构成了每个儿童的不同气质(表21-1)。

表21-1 Thomas等提出的儿童气质维度的意义

气质维度	意义
活动水平	儿童在睡眠、游戏、进食、穿衣、洗澡及其他日常生活中身体活动的数量
节律性	儿童生理功能、日常行为或对事件的反应的规律性或可预测性
趋避性	又称初始反应，指儿童对新鲜事物(如陌生人、新情景、新地方、新食物、新玩具、新的程序)的初始反应
适应性	对新事物在初始反应后的长期调节反应
反应强度	对刺激反应的强度大小

续 表

气质维度	意　　义
心　境	情感性质，指儿童日常生活中高兴与不高兴心情的数量的多少
持久性	儿童坚持某项活动的时间长短（包括克服障碍或排除干扰坚持活动）
注意分散	外来刺激对儿童活动的干扰的难易程度
反应阈	引发儿童出现可观察到的反应或注意的刺激的量的大小

婴幼儿的气质特点较青年和成人更加明显，同时影响儿童的成长发展。Thomas 和 Chess 根据婴儿气质九方面表现，将婴幼儿气质划分为“易养型、难养型、中间偏易型、中间偏难型、发动缓慢型”等五种类型。张琪等 1996 年应用 Carry 婴儿气质问卷修订版对我国城市 200 名 4～8 个月的婴儿气质类型分布与美国婴儿作跨文化对照研究（表 21－2）。

表 21－2　中国城市与美国婴儿气质类型分布

气质类型	中国城市（%）	美国（%）
易养型	38	39.342 4
难养型	7	9.414
中间偏易型	40	30.431
中间偏难型	10	10.011 3
启动缓慢型	5	5.9—7.5

Thomas 儿童气质理论的基本观点是气质无好坏之分，各种不同气质的儿童都是正常的孩子。

（四）环境因素

1. 家庭因素

家庭是一个动态的和相互作用的社会单位，在儿童成长发育的过程中发挥着养育儿童和促使儿童社会化（socialization）的重要作用。

（1）家庭结构：一般根据家庭成员构成可分为核心型家庭、主干型家庭、结合型家庭和大家庭四种类型。核心型家庭，成员包括一对夫妻及其未成年子女，其中包括传统型家庭、双职工家庭、重组家庭、单亲家庭、未婚家庭等多种类型；主干型家庭，是三代同堂家庭，由夫妻一方的父母、夫妻及其未婚子女组成；联合型家庭，也是三代同堂的家庭，除主干型家庭成员外，还包括夫妻一方已成年但未婚同胞组成；大家庭，是二、三级亲属共同生活家庭，由夫妻一方的父母、夫妻及其已婚子女和夫妻一方的已婚同胞组成。

据报道，主干型、联合型家庭和大家庭儿童心理问题检出率最低，核心传统型家庭型次之，核心单亲型家庭最高。如果三代同堂家庭成员之间关系复杂，矛盾冲突多，也会影响儿童心理健康成长。

（2）父母与婴儿间的依恋关系：有国外唇腭裂患儿家长心理研究资料表明：

——刚出生时，大多数父母对生育畸形儿缺乏心理承受能力，而表现出强烈沮丧、痛苦、难过，对抚养、照料产生极大的心理矛盾，有父母对患儿感情淡漠，甚至遗弃患儿。

——婴幼儿时期开始进入唇腭裂的综合序列治疗，此时父母亲子关系的密切度对唇腭裂儿童心理发展会产生不同的影响。

艾因斯沃斯（Ainsworth 等，1978）所设计的“陌生情景测量程序”研究显示出 4 种类型的母-婴依恋行为（表 21－3）。

表 21－3　艾因斯沃斯“陌生情景测量程序”显示 4 种类型依恋行为

母-婴依恋关系类型	当母亲离开或者返回时的一般性行为
安全型依恋	把母亲作为探索的基础；当母亲离开，感到难过，但是，当母亲返回，迅速得到安慰；积极欢迎母亲的归来
不安全-回避型依恋	当母亲离开，很少哭叫；当母亲返回，忽略或者积极地回避她，当把婴儿抱起时，有时明显不看或者不紧贴母亲
不安全-抵抗型依恋	当母亲离开，非常难过；当她返回，非常生气，有时把她推开
没有组织/没有定向型	对分离与重新团聚，表现出矛盾、没有组织的反应；当母亲返回，可能哭叫，但是会跑开，或者一边看着其他地方，一边接近母亲

母-婴“安全型依恋”的，婴儿在依恋关系的安全性与探索能力之间已经成功获得良好平衡，在心理成长方面会表现得更有能力、更好地解决问题，更加独立自主、更加好奇、更有弹性，而且在幼儿园中表现得更好。

母-婴“不安全型依恋”的，婴儿更有可能在今后的生活中表现出分离焦虑反应等不良心理行为，也造成父母紧张、焦虑、神经质等不良情绪。

母-婴“没有组织、没有定向型依恋”的，婴儿有可能在学龄前期时具有涉及破坏行为的问题，具有过分的攻击性。

大量研究表明母-婴关系是影响婴幼儿情绪、社会性行为以及性格特征发展的重要因素。国内有研究报道：中国父母对降生畸形儿有63%的父母感到难过，但可以控制，能接受现实；17%的父母持无所谓态度；14%有焦虑、羞愧、内疚感；6%有沮丧、痛苦。在教养上，85%的父母更有爱心、耐心、同情心，13%与正常孩子一样教育、爱护，2%不喜欢。

(3) 唇腭裂患儿对家庭的影响及家庭对患儿的反应：

当唇腭裂父母第一时间得知自己孩子患有先天畸形时，必然会出现反应，反应程度与父母过去的生活经验、传统文化、宗教信仰、文化背景有关。随着从医护人员得到专业知识及正视病情过程、认知治疗时间长短，所需应付经济问题，以及专业人员、朋友和其他家庭成员能否提供帮助和他们对帮助的接受程度，都会影响到唇腭裂父母情绪的发展。如果唇腭裂父母不能尽快对家庭的角色、关系和结构进行调整，或者出现孤立、抑郁与意见分歧时，得不到及时心理治疗，会导致唇腭裂父母产生严重心理问题，且随着患儿成长而波动。给婴幼儿带来挫折和被拒绝的痛苦，在婴幼儿长时间反抗-呼唤-失望中，容易造成患儿主动产生回避行为，表现在感情淡漠、不快乐或爱哭闹，也更加重父母缺乏亲子感情、甚至厌弃患儿不良情绪。父母长期抑郁会合并愤怒，进而认为自己孩子个性、活动能力、认知能力等比正常孩子低，使患儿长期处于消极环境重，情绪低落，产生心理戒备防御机制，容易造成患儿个性高度内向、被动、胆怯、依赖性强、遇事容易产生焦虑不安等不良情绪。

2. 学校因素

(1) 学校教师因素

唇腭裂患儿在家庭中长辈集中关爱要转变为在学校里老师对所管班级学生普遍关注。由于唇腭裂患儿语音不清、听力异常所造成学习困难，按照“罗森塔尔效应”或“教师期望效应”理论，有些教师对这类低成就者怀有低期望，对于唇腭裂儿童提供较少的机会和鼓励，无疑使他们受到冷遇对待，表现为老师不主动与之交流，不鼓励孩子发言，不鼓励其参加集体活动，从而导致患儿失去学习信心，恶性循环。

(2) 周围同伴因素

唇腭裂患儿先天性畸形造成语言障碍、听力障碍，使得患儿与周围同伴交流困难，造成人际交往能力下降。特别是当自己容貌异常遭到周围人盯视、歧视、嘲讽，甚至侮辱、欺负时，加重他们心理压力。在学龄前期可表现为易情绪激动、易行为偏激等，而在学龄期后可表现为抑郁、自卑、被动、独处等内向、消极性格。

(五) 社会和文化因素

唇腭裂患者随着年龄增大，外貌异常、语言障碍所造成择业、择偶方面一定程度限制和歧视，社会人际地位低下、自尊感的丧失，会造成心理严重伤害。同时，患儿出生后，在与父母间重复和持续的相互作用，使他们包含了家庭的社会文化特点，家庭教育方式对其心理社会发展会产生不同影响。

（六）医源性因素

儿童正处于生长发育时期，对周围事务不能正确理解和对待，常产生畏惧心理而不能与医生很好合作。胆小惧怕型、娇生惯养型、强持反抗型的患儿，给医生护士操作带来较大困难。特别是婴幼儿时期第一次接受全麻手术治疗时胆怯紧张可以直接造成患者的心理负担，在以后治疗检查时出现害怕、担心、焦虑、忧郁等不良心理反应。另外，如果手术失败未能达到其期望效果可影响患儿社会心理发展；如果发生因医疗手段失误或物质滥用而造成患儿在短期内或较长时期后出现医源性问题，会对处于生长发育阶段的儿童造成严重影响。

三、唇腭裂患儿心理问题的表现

唇腭裂患儿虽然出生先天缺陷，但任何一个患儿和同一患儿在任何一个时期的发育行为（包括正常行为和行为障碍）的发生和发展都是环境因素与机体生物或遗传因素相互作用的结果。换句话说，唇腭裂患儿并不都存在心理和行为障碍，即使存在心理问题或行为发育障碍，也具有相应年龄阶段同样问题儿童的临床表现。

（一）婴幼儿期心理、行为障碍表现

1966年美国精神医学新进展研究组（GAP）提出了一婴儿发育、心理和行为障碍分类方案，Call1977年对之进行了修订。身体特征畸形尚未对婴幼儿时期唇腭裂患儿心理行为造成影响因素，但是母婴间的感情依恋关系，以及婴幼儿从依恋关系中产生的信任感和安全感则是影响直接因素。主要表现为：

1. 无病征的正常反应

此类婴幼儿无病征指征，只是对于母婴短时间分离表现为一过性的焦虑。

2. 反应性障碍

此类婴幼儿对离别恐惧会构成严重焦虑，表现为母亲离别时强烈反抗，不让离开，引人哀怜的烦躁、哭泣、挣扎和焦虑不安，时有惊恐表现，对照料他们的护士也是如此；当母亲来访时，就紧紧抱住不放，大声哭闹。睡眠障碍和夜惊是经常表现。这类心理障碍在经历创伤性诊断检查的唇腭裂婴幼儿中尤为表现突出。

3. 依恋障碍

婴幼儿依恋障碍可有多种，在唇腭裂患儿中主要有两类：① 童年脱抑制依恋障碍（disinhibited attachment disorder），表现为患儿行为异乎寻常的泛化，见到陌生人不显焦虑、也不愉悦，可有怪异作态行为，难以与其他小伙伴建立友好亲密信任关系。这类心理障碍主要存在于长期在孤儿院或育婴院照料的唇腭裂婴幼儿中，也与多次变换抚养者，或多次变换寄养家庭有关；② 反应性依恋障碍（reactive attachment disorder），表现为患儿情绪紊乱，如恐惧、愁苦，而且保持高度警惕，特点是虽经安慰，仍不见效，对抚养者有时亲近，有时回避拒绝。这类心理障碍主要存在于抚养者恶劣对待患儿、并持续存在的唇腭裂婴幼儿中。

（二）学龄前期心理、行为障碍表现

1. 一般行为问题

如同其他正常的儿童，一般行为问题是指在儿童发育过程中出现并引起抚养者烦恼的单个或多个行为异常，不同年龄阶段有不同行为问题，随着年龄

增长、教育或环境的变化可逐渐消失，不会持续到成年，包括：① 遗尿等大小便控制障碍；② 多梦、夜惊、磨牙症等睡眠障碍；③ 偏食、食欲不佳等饮食问题；④ 吮吸手指、咬指甲、咬嘴唇等运动性行为问题；⑤ 发脾气、屏气发作、易怒、害羞、敏感等性格行为问题。对这类唇腭裂患儿行为，只要分析引发原因并有效消除，以及及时纠正不良习惯，预后都是良好的。

2. 选择性缄默症

与孤独症等广泛性发育障碍不同，此类患儿主要表现为交流行为的明显选择性：在社交场合拒绝言语交流，或发单音节词与人交往，有非言语性交流行为，如手势、点头、摇头，能理解别人口语；在家可以与家人正常交流。

3. 儿童孤独症(autistic disorder)

也称自闭症，属于广泛性发育障碍。由美国儿童精神病学家 Leo Kanner 1943 年首先描述。美国精神病学会(APA)根据对精神障碍的调查研究，于 1952 年颁布了精神障碍《诊断和统计手册》(Diagnostic and Statistical Manual of Mental Disorders，DSM)-Ⅰ，并于 1987 年出版了 DSM-Ⅲ-R(即修订版)，1994 年出版了 DSM-Ⅳ，为广大学者所引用。"孤独性障碍"已明确作为"广泛性发育障碍"的诊断类别。

有资料估计儿童孤独症患病率为 0.02%～0.13%，男性发病率高于女性，(6.5～9)∶1。该病一般在 30～36 个月内起病，但通常情况下，由于父母缺乏有关婴幼儿心理和行为发育程序的知识及观察不密切，对患儿起病很难确定。唇腭裂患儿由于幼儿时代接受唇裂手术治疗所造成的痛苦使其对医务人员疏远，有恐惧心理，加上心源性和生物源性因素，也有发病个体存在。

临床主要症状：

(1) 社会交流障碍

是孤独症的核心症状。儿童喜欢独自玩耍，对父母多数指令常常充耳不闻(听力正常)；非言语性交流行为应用缺乏，如饥饿、疼痛或不舒服时，不会跑到父母身边寻求食物或安慰，或只拉着父母手去取东西，而不会以言语或躯体语言(如手指指物，点头或摇头表示同意或拒绝)来表示；与相似年龄儿童缺乏应有的同伴样关系，不与周围小朋友交往；缺乏社交或感情相互关系，对人缺乏兴趣，母亲抱着喂奶时，不会将身体与母亲贴近，不会望着父母微笑，平常不注视父母的走动，对父母离去或归来无动于衷。

(2) 语言交流障碍

口语发育延迟、缺如或在正常语言发育后出现语言倒退，仅以手势或其他形式表达自己的要求；虽有足够的言语能力，但不能与他人开始或维持一段交流，表现为无意义语言或自言自语；刻板地重复一些言语或言语奇怪，他们常常是在"对"人说话，而不是"与"人交谈，和患儿谈话时他常只会重复你的讲话。

(3) 狭隘的兴趣活动和重复刻板行为

兴趣狭窄和不寻常的依恋行为，对一般儿童所喜爱的玩具和游戏缺乏兴趣，不会玩想象力的游戏，而对某些特别的物件或活动表现出超乎寻常的兴趣，并因此表现出重复刻板行为或动作(如转圈、玩弄瓶盖、门锁、反复摸光滑地面、玩弄开关、来回奔走)；生活习惯不愿改变(固定环境、吃固定食物，坐固定位置)；往往在某一段时间有某几种特殊兴趣和刻板行为，并非一成不变。

(4) 感觉和动作障碍

有些患儿对某些声音特别恐惧或喜好(如汽笛声等)；有些患儿对某些视觉图像恐惧或喜欢用特殊方式注视某些物品；对疼痛和外界刺激麻木。

按照 DSM-Ⅳ的诊断标准：① 上述(1)、(2)、(3)中的六项以上，至少有两项是(1)中的，(2)、(3)中至少各一项；② 功能异常或延迟，出现在 3 周岁之前；并非 Rett 病或儿童期互解性精神障碍。

（三）学龄期心理、行为障碍表现

唇腭裂患儿随着年龄增长，对形态缺陷导致外貌不佳和生理性缺陷导致语音不清、难以模仿和学会正常的语言所带来的自我概念（self-concept）不佳和人体形象（body-image）不良感愈来愈突出。心理、行为障碍主要集中在情绪障碍。

1. 情感性障碍（affective disorder）

情感性障碍是以持久的、显著的情绪异常（高涨或低落）为基本症状。需要提醒的是健康的学龄前期儿童具有情绪不稳定、易变性和冲动性的特征，往往在愉快心境情况下，很容易为一点小事而伤心哭闹，这种情绪变化常受外界环境所支配，并不属于病理状态。唇腭裂患儿除了社会心理因素，遗传因素也是情感性障碍的重要致病因素之一。

（1）儿童抑郁症（childhood depression）

特征为儿童处于极端的、持续的或难于调节的情绪状态，对任何事物缺乏激情。童年期抑郁症发病率无明显性别差别，少年期发病率则女性多于男性。

儿童抑郁症临床表现为：① 情感低落，表现为情绪低沉、不愉快、悲伤、自我评估过低、对生活丧失兴趣，自我封闭、社交退缩；也有易激惹、好发脾气、攻击等；② 精神运动迟滞，表现为活动减少、动作迟缓、不听从管教，对抗、攻击行为、甚至出现自杀意念或自杀行为；③ 认知功能失调，言语减少、难于集中注意力、思维和活动缓慢、记忆下降、自责自卑、贬低自己表现、不接受别人的表扬；④ 躯体症状，如头痛、头昏、疲乏无力、食欲减退、睡眠障碍等各种各样躯体不适。

诊断主要根据临床特征和症状。症状标准为在两周内至少出现以下 5 种症状，并且出现功能改变。

1）每日几乎都出现抑郁情绪，并自述主观感受或他人发觉。

2）每日几乎表现明显地失去活动兴趣或乐趣，可自述或他人发觉。

3）未节食情况下体重明显减轻或体重增加，或每日食欲下降或食欲增强。

4）几乎每日失眠或睡眠过多。

5）几乎每日都有精神运动性激越或阻滞，可自述或他人发觉。

6）几乎每日表现疲乏或精力不足。

7）几乎每日都有无价值感或过度内疚感（可以是妄想）。

8）几乎每日都有思维或注意能力下降表现，可自述或他人发觉。

9）反复想到死，而非对死的恐惧，反复自杀意念或自杀企图，或有计划的自杀。

（2）心境恶劣障碍（dysthymic disorder，DD）

主要表现为慢性抑郁症状或易激惹，至少持续 1 年，至少符合以下两条：① 食欲障碍；② 睡眠障碍；③ 精力减退；④ 自我评价降低；⑤ 注意力不集中；⑥ 悲观失望。

（3）儿童躁狂症（childhood mania）

主要表现为：① 情感障碍，过分喜悦，易激惹；② 思维障碍，意念飘曳，注意涣散；③ 精神运动兴奋，过度活动，坐立不安，惹是生非，恶作剧，不听管教或有不良行为；④ 躯体症状，食欲增多或减少，常有失眠。

2. 情绪障碍（emotional disorder）

（1）焦虑症（anxiety disorder）

焦虑症是个体在预感潜在的危险或不幸时，所产生的负性情绪和紧张的躯体症状。即个体无明显原因下发生的发作性紧张、莫名恐惧与不安，常伴有自主神经系统功能的异常。在唇腭裂儿童中主要见于在与亲人分离或某些特定场合下诱发焦虑，大年龄组女孩发生率相对较高。

根据 DSM－Ⅳ－TR 诊断标准，儿童单纯焦虑症可分为：① 分离性焦虑（seperation anxiety disorder）；② 过度焦虑反应（overanxious disorder）；③ 社交性焦虑（social anxiety disorder）三个主要类型。主要临床表现为：发作性紧张、恐惧，担心将来，焦虑不安，唉声叹气，诚惶诚恐，对家庭、学校不满，上课小动作多，思想难以集中，学习成绩较差，常有旷课、逃学现象发生；伴有心慌、失眠、多梦等自主神经系统功能紊乱症状。

1）分离焦虑障碍。在儿童中最多见，尤其是7个月到上小学阶段，患病率约10%。但焦虑持续4周以上，并影响正常的日常生活和学习娱乐，可能会患上分离性焦虑障碍。DSM-Ⅳ-TR诊断标准为：

在离家或与所依恋的人分离时，出现不适当的和过度焦虑，具有以下3种或以上的症状：

a）离开家或与主要依恋对象分离时，或分离即将发生时出现过度痛苦和忧伤。

b）持续而过度地担忧主要依恋对象可能消失或受到伤害。

c）持续而过度地担忧因突发事件而与主要依恋对象分离（如迷路或被绑架）。

d）由于对分离恐惧，而持续不愿或拒绝上学或出门。

e）持续过度地担忧独自一人、主要依恋对象不在家或没有大人陪伴的情形。

f）对不在主要依恋对象旁边睡觉或在家以外地方睡觉感到持续而过度的担忧。

g）不断做有关分离主题的噩梦。

h）在与主要依恋对象分离或即将分离时，出现头痛、恶心、胃痛、呕吐等躯体不适。

2）广泛性焦虑障碍。儿童患病率大约在3%～6%。患儿总是预期最坏的可能，总是低估自己处理事件的能力，不断寻求他人的赞同和保证，对自己表现要求极高，达不到要求时限于自责。DSM-Ⅳ-TR诊断标准为：

a）对许多事件或活动（如作业或在学校的表现）过度焦虑和担忧（预期焦虑），持续时间不少于6个月。

b）难以控制担忧。

c）焦虑和担忧至少有以下3种或3种以上（至少某些症状的持续时间不少于6个月）。

——坐立不安或感到紧张。

——容易疲倦。

——难以集中注意或头脑变得空白。

3）惊恐发作。儿童患病率1%～5%。突如其来、强烈恐惧或不适发作，发作后10 min内达到高峰，随后30 min至几小时内症状逐渐消退，发作短暂，但频率较高。DSM-Ⅳ-TR诊断标准为：

一段时间的极度害怕或不舒服，有下列4种以上症状突然发生，并在10 min内达到：

a）心悸，心慌，或心率加快。

b）出汗。

c）颤抖。

d）觉得气短或胸闷。

e）窒息感。

f）胸痛或不舒服。

g）恶心或腹部不适。

h）感到头昏、站不稳、头重脚轻、或晕倒。

i）环境解体（非现实感）或人格解体（感到并非自己）。

j）害怕失去控制或将要发疯。

k）害怕即将死亡。

l）感觉异常（麻木或刺痛感）。

m）寒颤或潮热。

（2）学校恐怖症（school phobia）

是儿童对学校特定环境异常恐惧，强烈拒绝上学的一种情绪障碍，属于恐怖症中特殊类型。病因有五类：① 儿童个性自幼脆弱和过分依赖父母；② 患儿对父母分离焦虑；③ 学习困难大；④ 应激事件如考试焦虑、转学、患病、意外事件或在学校遭遇精神刺激；⑤ 父母对儿童过度干预或具有刻板和强迫行为，对子女过于苛求。

临床表现为三个阶段：① 拒绝上学，借身体不适理由获得父母同情暂不上学；② 以后每当上学哭闹，并伴随头痛、腹痛、发热等躯体症状，待在家里则症状消失，若逃脱不了上学，则表现在学校恐惧心理，放学后如释重负；③ 旷课、逃学现象出现。病程中后期还会出现家庭暴力、情绪消极厌倦和出现幻听幻觉甚至抑郁等精神症状。

在诊断时学校恐怖症应与逃学儿童鉴别。前者大多学习成绩较好，有焦虑恐惧情绪，行为品德没有问题；而逃学儿童无情绪问题，行为品德问题较多，学习成绩较差。

四、唇腭裂患儿及家长心理问题的评估

（一）评估时间

对于唇腭裂患儿及家长心理问题的评估，应该从患儿出生就开始，并且贯穿患儿整个人生，特别要注意以下几个重要时间段。

1. 出生时重视对家长的评估。出生时，大多数父母对生育畸形儿因无心理准备而表现出强烈沮丧、痛苦、难过，对抚养、照料产生极大的心理矛盾，有极少数甚至遗弃患儿。家长这种心理问题如果不及时评估和治疗，会直接影响到患儿心理健康；同时，帮助父母掌握唇腭裂患儿的早期喂养技术，对树立抚养患儿的信心显得尤其重要。

2. 婴幼儿期对患儿和家长评估都要重视。唇腭裂患儿早期就开始接受综合序列治疗，加上幼小儿童言语、运动发育不完善，表达能力有限，出现一般心理问题家长是难以发现的，许多心理因素又互相牵制，不及时评估和治疗，会加重心理问题的发展，最终导致唇腭裂儿童心理疾病的发生；对家长评估，既可以获得他们所提供的唇腭裂患儿心理问题的资料，又可以对父母态度、行为与唇腭裂儿童问题行为之间相关联系的信息作出合理评价，便于正确地指导心理问题的家庭治疗。

3. 每次手术前后评估要重视。全麻手术治疗所带来痛苦和刺激可以直接造成患者的精神心理负担，在以后治疗检查时出现害怕、担心、焦虑、忧郁等不良心理反应。因此，术前评估有利于医患配合，术后评估则有利于及时消除不良心理反应。

4. 语音训练前心理评估特别重要。唇腭裂儿童在人格发展上与一般正常儿童无异，只是他必须配合长期的多项的治疗计划，以及由于外观及语音问题，可能比较容易遭受挫折。因此，语音训练前的心理准备对保证腭裂术后儿童顺利、如期完成语音治疗计划是十分必要的。在训练前给予心理咨询和心理治疗，使儿童恢复自信心，乐于接受语音训练。

5. 学龄前期和学龄期评估要重视。此时患儿具备简单语言表达能力以及自我形象认知能力，言语障碍、术后外貌未达到期望效果，会造成情绪低落。如果受到周围环境一定的限制和歧视，更会造成心理的不平衡，产生心理疾病。

（二）评估的对象

主要是唇腭裂患儿及其父母，另外亲近的家庭成员、监护人也可进行评估，必要时对学校周围同学和老师也要了解其心理状况。

（三）评估的方法

对唇腭裂患儿及家长心理问题评估的方法主要包括：诊断性会谈、临床资料收集与检查、临床评定量表、临床辅助检查（心理测试等）。

1. 诊断性会谈

检查者通过与儿童少年及其家长会谈，了解儿

童少年在该年龄阶段所处环境里的正常心理和异常行为，收集完整资料，为作出正确的精神医学诊断提供依据，称之为诊断性会谈。由于认知发育水平和意愿，与儿童少年会谈较为复杂。

（1）诊断性会谈的目的：

1）尽快而容易地确立治疗方案。

2）获得准确完整的有关资料。这包括病史、当前问题的性质、患者（或家长）的想法、感情、理解、期望和养育知识等资料。

3）了解儿童及其家庭成员的行为、情感、一般表现、健康状况、相互作用的形式等。

4）判断儿童和家庭的功能及应付问题的方式、能力。

5）指导和把握谈话范围。

6）让患儿正确了解医生。

（2）会谈方式一般有三种：标准化会谈（主动询问法）、非标准化会谈（自由交谈）和半标准化会谈（漫谈形式，伺机提问）。

与唇腭裂患儿会谈应根据不同年龄掌握会谈技巧：幼儿会谈要在文娱室，时间不超过 10 min 之前先要让患儿熟悉周围环境，通过患儿感兴趣活动的主题来综合评估；学龄前和学龄期儿童会谈，首先要与之建立起和谐、融洽的关系，然后再询问，关键是掌握在会谈方式上让患儿感到没什么值得紧张的。会谈过程中医生始终应以柔和平静的眼光看着对方，而不是漫不经心或眼神游离望着别处。

与唇腭裂患儿父母会谈，要注意可能父母陈诉带有某些主观倾向性，采用半标准化会谈方式比较合适。

（3）在临床心理诊断性会谈时医患之间可产生各种情感，即所谓“移情”和“反移情”。

移情是指过去的情感体验（可能已遗忘）对一个人目前态度的影响，是患者对医生的反应和情感，如医生的个人特质（年龄、性别、气质或风格等）可引起患者的移情反应。有时患儿潜意识里甚至把医生看做父母。移情有正负两极化特征。正性移情，如患儿将医生理想化时，患者会在这种情感推动下产生满足感；负性移情，如患儿对医生感到失望或敌对时，患者会抵触、多疑或不配合治疗。

反移情是指医患交流中，医生既往的经历对他当前处理不同患者的方式上产生的影响，是由患者引起的，作用在医生身上。如患儿的家庭问题触动了医生既往同样的经历，导致医生对患者产生有意识或无意识的情感推动。同移情一样，反移情也具有正负两极化特征。

2. 临床资料（病史）的收集与检查

（1）搜集涉及儿童行为发育或心理问题的病史资料比较间接和具有很大不确定性，原因主要是：

1）信息来源不同。儿童自述感受能力有限，而父母所看到的外在表现，与患儿自身的体验有很大差异。如儿童伙伴关系问题，常常发生在学校，父母很少身临其境。

2）不同病史提供者观点及看法差异。不同家长或抚养者反映有时差异也很大。

3）儿童在不同场景中的表现不同。如抽动症的发作因场所不同而表现得轻重程度和形式不同。

（2）对于唇腭裂患儿心理问题资料收集要力求完善：

——个人生长发育史，要询问胎儿期母亲妊娠情况、出生时及新生儿期有无异常情况发生、婴幼儿期运动、言语、情绪等表达情况、学龄前期及学龄期抚养情况和在校学习、与老师和同学接触情况，同时要注意饮食、睡眠、二便等习惯有无特殊。病前性格特征和特殊爱好也要记录。

——家庭史，对病儿的教育方式和关心程度，兄弟姐妹情况，家庭中的亲子关系如何，家族中二系三代中有无精神病和性格异常者，以及家族中有无重大意外遭遇。

——现病史，要把握特征性症状、病程变化和发病次数。要重点了解：发病形式、症状、发病日期及病程、可能病因或诱因、过去就医情况、发病前后的活动产品（如儿童日记、绘画、作业本、成绩单或老师评语等）。

在病史收集时要注意几点：要向与患儿接触较多的亲属或抚养者进行调查；注意供史者对患儿的态度和就医目的，去伪存真；在校情况，有必要询问有关老师与同学；采集病史时，患儿不宜在场；尽量不打断家长介绍患儿病情的思路，但也要注意引导。

（3）对儿童少年心理问题检查注意几方面：

——一般表现，包括日常生活表现（仪态、睡眠、饮食等）、接触情况（主动还是畏缩，对外界刺激反应是灵活还是迟钝）、意识状态（有无意识障碍以及意识障碍程度）和定向力（时间、地点、人物和自我定向）的观察。

——情感活动，观察情绪变化，对周围事务是否有相应的情感反应。

——认识活动，包括注意力、有无错觉、幻觉及感知综合障碍。

——思维障碍，包括言语、思维形式、思维内容、记忆力等。

——动作和行为，有无怪异和强迫行为存在。

3. 临床评定量表

临床评定量表是用来收集、记录各种心理现象，包括智力、情绪、个性、行为等方面，和与心理活动有关的各种因素，并予以量化的测量工具，属于心理计量学范畴。

量表由名称、项目和评分系统构成。量表使用包括准备阶段（主要是对评定者进行训练）、填表评定（分自评量表和他评量表）、结果换算（原始分转换成量表分）和结果解释（每种评估方法都有一定局限性，切忌绝对化）。

几种常用的儿童精神医学的临床评定量表。

（1）Achenbach 儿童行为量表（Achenbach's Child Behavior Check List，CBCL）

是目前使用较为广泛的评定儿童行为和情绪的量表之一，适用于4～16岁儿童及青少年。主要用于评定儿童的社交能力和行为问题，包括父母评定（即CBCL）、教师评和青少年自评三套大同小异的量表。量表内容分为三部分：第一部分为一般资料（包括姓名、性别、年龄、父母职业等）；第二部分为社交能力（评分系统较繁杂，国内应用少），共有七大项：参加运动情况、参加活动情况、参加课余爱好小组情况、课余职业及家务劳动、交友情况、与家人及伙伴相处情况、在校学习情况等；第三部分由113个行为问题条目组成，是量表重点部分，包括：分裂症样、抑郁、不合群、强迫-冲动、躯体化诉述、社交退缩、多动、攻击性行为、违纪行为等9个分量表，采用0、1、2三级评分制。无问题评“0”分，轻微评“1”分，肯定存在评“2”分，113条得分相加为总分。分数越高行为问题越大。

（2）Rutter 儿童行为量表

由英国儿童精神病学专家Rutter设计的儿童行为量表于20世纪80年代初引入我国。本表适用于学龄儿童，分为家长用和教师用两种，前者包括32个项目，后者包括26个项目。行为问题分为两大类：第一类称“A行为”（违纪行为或反社会行为）；第二类称“N行为”（神经症行为）。问卷评分均分为三级：从来没有此种行为评“0”分；有时有或每周不到1次或症状轻微评“1”分；经常出现或每周1次以上或症状严重评“2”分。家长用表最高64分，临界值为13分；教师用表最高52分，临界值为9分。总分高于或等于临界分时视为有问题。本量表项目不多，易于掌握，所以较适合于学龄儿童行为问题的流行学调查使用，也可作为临床诊断儿童精神情绪问题和行为问题的参考（表21-4，21-5）。

表 21－4　Rutter 儿童行为量表(教师问卷)

姓名________年龄________性别________
学校名称______________________班级________
提供情况姓名________是儿童的________
填表日期________年________月________日
您平均每日观察孩子多长时间？________小时

0. 从来没有
1：a. 有时出现，不是每周 1 次
　b. 症状轻微
2：a. 至少每周 1 次
　b. 症状严重或经常出现

N　1. 头痛或腹痛 □
　2. 尿裤子或大便在裤子里 □
　3. 口吃 □
　4. 言语困难 □
　5. 为轻微理由就不上课 □
N　6. 到学校就哭，或拒绝上学 □
　7. 逃学 □
　8. 注意力不集中或短暂 □
　9. 非常不安，难于长时静坐 □
　10. 动作多，乱动，坐立不安 □
A　11. 经常破坏自己或别人东西 □
　12. 经常与别的儿童打架或争吵 □
　13. 别的儿童不喜欢他 □
N　14. 经常引起烦恼，对许多事都心烦 □
　15. 经常一个人待着 □
　16. 易激惹或勃然大怒 □
　17. 经常表现痛苦、流泪、不愉快或忧伤 □
　18. 面部或肢体抽动、作态 □
　19. 经常吮吸手指 □
　20. 经常咬指甲或手指 □
A　21. 经常不听管教 □
　22. 偷东西 □
N　23. 害怕新事物和新环境 □
　24. 神经质或过分特殊 □
A　25. 时常说谎 □
A　26. 欺负别的儿童 □

总分：________
A：________
N：________

表 21－5　Rutter 儿童行为量表(父母问卷)

一、有关健康问题(1～8 项)
　0. 从来没有
　1：有时出现，少于每周 1 次
　2：至少每周 1 次
　1. 头痛 （　）
N　2. 肚子痛或呕吐 （　）
　3. 支气管哮喘或哮喘发作 （　）
　4. 尿床或尿裤子 （　）
　5. 大便在床上或裤子里 （　）
　6. 发脾气(伴随叫喊或发怒动作) （　）
N　7. 到学校就哭或拒绝上学 （　）
　8. 逃学 （　）

二、其他行为问题
　0. 从来没有
　1：轻微或有时有
　2：严重或经常出现
　9. 非常不安，难于长期静坐 （　）
　10. 动作多，乱动，坐立不安 （　）
A　11. 经常破坏自己或别人的东西 （　）
　12. 经常与别的儿童打架或争吵 （　）
　13. 别的孩子不喜欢他 （　）
N　14. 经常烦恼，对许多事都心烦 （　）
　15. 经常一个人待着 （　）
　16. 易激惹或勃然大怒 （　）
　17. 经常表现出痛苦、不愉快、流泪或忧伤 （　）
　18. 面部或肢体抽动，作态 （　）
　19. 经常吮吸拇指或手指 （　）
　20. 经常咬指甲或手指 （　）
A　21. 经常不听管教 （　）
　22. 做事拿不定主意 （　）
N　23. 害怕新事物和新环境 （　）
　24. 神经质或过分特殊 （　）
A　25. 时常说谎 （　）
A　26. 欺负别的孩子 （　）

三、日常生活中的某些习惯问题
　0. 从来没有
　1：轻微或有时有
　2：程度严重或经常出现
　27. 有没有口吃(说话结巴) （　）
　28. 有没有言语困难，而不是口吃(如表达自己的或转述别人的话有困难) （　）
　如果有请描述其困难程度：________
*29. 是否偷东西
　(1)：
　1) 不严重，偷小东西如钢笔、糖、玩具、少量钱等
　2) 偷大东西
　3) 上述两类全偷
　(2)：
　1) 在家里头
　2) 在外边偷

续　表

3）在家里及外边都偷 （3）： 1）自己一个人偷 2）与别人一起偷 3）有时自己，有时与别人一起偷 * 30. 有没有进食不正常　（　） （1）偏食 （2）进食少 （3）进食过多 （4）其他：_______ * N　31. 睡眠困难　（　）	（1）入睡困难 （2）早晨早醒 （3）夜间惊醒 （4）其他：_______ * 29、30、31 三项各有(1)、(2)、(3)，请在所选的项目前画"√" 问卷总分_______ A _______ N _______ 调查者_______ 日　期_______

笔者曾采用 Rutter 儿童行为量表（父母问卷），以现场调查形式对上海地区 100 例学龄期唇腭裂儿童和 135 例正常儿童进行心理行为的研究。学龄期唇腭裂儿童，Rutter 行为问题的阳性检出率要高于正常儿童（$P<0.05$），男性检出率要高于女性，男生的 A 行为检出率显著高于女生。

（3）孤独症儿童行为检查量表（Autism Behavior Checklist，ABC）

适用于 8 个月到 28 岁，信度、效度均较好，鉴别能力强。有 57 个描述孤独症儿童的感觉、行为、情绪、语言等方面异常表现的项目，可归纳为 5 个因子：感觉 S、交往 R、躯体运动 B、语言 L 和生活自理 S。每项的评分是按其在量表中的负荷大小分别给评 1、2、3、4 分。只要患儿有该项表现，无论症状表现轻重都评所给分。评定只需 10～15 min 便可完成（由患儿父母或与患儿共同生活达 2 周以上的人评定即可）。

4. 临床辅助检查

儿童精神医学的临床辅助检查有心理测量、脑电生理检查、颅脑影像学检查和神经生化检查。对于唇腭裂儿童心理问题评估主要是心理测量。

心理测量（psychological measurement），就是根据一定的法则用数字对人的行为加以确定，即依据一定的心理学理论，使用一定的操作程序，给人的行为和心理属性确定出一种数量化的价值。心理测量的三要素是：行为样组、标准化和客观性。

（1）婴幼儿时期的心理发展与生理发育紧密联系，难以区分，所以用于婴幼儿的测验称"心理发展量表"

常用的有：贝利婴儿发展量表（Bayley Scales of Infant Development，BSID）、格塞尔发展诊断量表（Gesell Development Diagnosis Scale，GDDS）、丹佛发展筛查测验（Denver Developmental Screening Test，简称 DDST）。

（2）智力测验

L. M. Terman 在 1916 年修订 Stanford Binet 量表中首先采用智商（IQ）的概念。早期采用比率 IQ 估计智力不很准确，Wechsler 1939 年编制韦氏智力量表，用离差 IQ 代替比率 IQ。

常用的有：韦氏儿童智力量表（Wechsler Intelligence Scale for Children，WISC）和韦氏学前儿童智力量表（Wechsler preschool and Primary Scale of Intelligence，WPPSI）、中国韦氏儿童智力量表（C－WISC）和中国韦氏幼儿智力量表（C－WYCSI）、斯坦福-比奈智力量表（Stanford-Binet Intelligence Scale，S－B）、麦卡锡儿童智力量表（McCarthy Scale of Children's Abilities，MSCA）和瑞文渐进模型测验（Raven Progressive Matrices，RPM）。

上述使用最为广泛的首推 Wechsler 智力量表。中国韦氏儿童智力量表（C－WISC）适用于 6

岁半至16岁11个月儿童，中国韦氏幼儿智力量表(C－WYCSI)适用于3岁半至6岁9个月幼儿。这两个量表主要目的是测量儿童的一般智力水平、言语和操作智力水平，以及各种具体能力，如知识、计算、记忆、抽象思维等，是智力评估和智力低下儿童诊断的主要方法。

(3) 适应行为评定量表

个人独立处理日常生活与承担社会责任达到他的年龄和所处社会文化条件所期望的程度，称为适应行为。我国临床常用的有：儿童适应行为评定量表和婴儿-初中学生社会生活能力量表。前者于1990年在我国长沙编制，1992年完成了全国城乡常模的制定，适用对象为3～12岁智力正常或低下儿童；后者系我国对日本S－M社会生活能力检查的修订版，适用年龄范围为6个月至15岁。

(4) 学业评估

是测量各方面学习成就程度的一种心理测验手段，在学习无能或学习困难儿童诊断和安置中起重要作用。学业评估的主要目的是：

——评定儿童是否存在学习问题。

——测量儿童目前的成就与问题。

——分析儿童如何学习。

——探讨儿童不能学习的原因。

学业评估须考虑范畴包括知识、理解、应用、分析、综合和评价。在我国目前尚无适合于发育行为儿科学临床使用的学业评估测验。国外有Reinehr的广泛性成就测验(Wide Range Achievement Test-Revised，WRAT－R)，适用于测查5岁至成人的阅读、拼写和算术学业成就水平。

(5) 人格测验

人格(personality)作为一个由多层次、多侧面的心理特征结合构成的复合体，只是一种相对稳定的状态，表现出个人的独特性。随着人的生理、心理、生活环境的变化，人格中的各种特征都有可能发生或大或小的变化，从而在整体上表现出一个人人格的变化。人格测验的结果只是表示此人目前的人格特点，而非终身不变的人格定型。

人格测验可分为两大类，一类为结构不明确的投射测验，另一类为结构明确的问卷测验。

1) 投射测验

投射测验所用的刺激多为意义不明确的各种图形、墨迹或数字，让受测者在不受限制的情境下，自由地作出反应，由对反应结果的分析来推断其人格。这是基于人格结构大部分处于潜意识的精神分析理论。这类测验最著名的是洛夏墨迹测验(Rorschach Inkblot Test)，其他还有主题统觉测验(简称TAT)、文字联想测验、绘画测验等。

洛夏(H. Rorschach)是瑞士精神病学家，1921年设计和出版该测验，可用于5岁以上儿童。瑞士版的洛夏测验材料由10张结构模棱两可的墨迹图组成，其中5张全为黑色，2张是在黑色和灰色图外加了红色墨迹，另3张全为彩色。10张图片一一顺序交给受试者，要他说出看到了什么，时间不限制。整个测验的系统程序最多可以经过四个阶段：自由(联想)反应阶段、提问阶段、类比阶段和极限测试阶段。前两个阶段每个受试者必须接受，后两个阶段则是在经过前两个阶段仍不能确定受试者的反应类型时才考虑采用的。

在自由反应阶段，主试一般不作说明或暗示，对受试者的反应一般不予干涉，但要对受试者每一回答尽可能完整记录。提问包括：① 每一反应是根据图片中哪一部分做出的；② 引起该反应的因素是什么(形状、颜色、阴影等)。如果经过提问阶段尚不能确认受试者反应类型，需进一步通过类比阶段(询问受试者的某种考虑是否与其他一些反应相类似)和极限测试阶段(直接问受试者是否看到某种具体东西)。

洛夏墨迹测验最复杂也是最困难的部分为评分和解释。目前较常用的评分程序，记分考虑要素有：定位(location)，确定受试者每一反应着重墨迹图的哪一部分，分为整体(W)、部分(D)、小部分(d)、细节(Dd)和空白(S)；决定因素(determinants)，确定决定受试者反应的因素，分为形状(F)、黑白光度(K)、色彩(C)和运动(M)；内容(content)，确定答案的内容是什么，分为人(H)、动物(A)、解剖学上答案(AT)；独创和从众(original and popular)。根据这些结果可以作相应的解释。

2) 问卷式人格测验

问卷式人格测验包括自陈量表和人格评定量表两类。最有代表性的是根据经验校标法编制而且目前广为采用的人格测验问卷——明尼苏达多相人格问卷和艾森克个性问卷。

明尼苏达多相人格问卷(Minnesota Multiphasic Personality Inventory，MMPI)，不论是临床应用的频率，还是有关论文数，MMPI 高居各种心理测验的前茅。但其内容主要针对 16 岁以上具有初中以上文化程度者，完成所需时间 45～90 分钟，在儿童精神医学中适用对象较少。MMPI 由 10 个临床量表和 3 个有测题的效度量表组成，全量表共 566 个题(16 题重复)。量表测试结果将原始分转换成标准分(T 分)，并标出在 MMPI 剖析图上。一般某分量表 T 分高于 70 时则认为存在该分量表所反映的精神病理症状。

艾森克个性问卷(Eysenck Personality Questionaire，EPQ)有成人问卷和青少年问卷两种形式。适用于 7 岁以上，均为 88 题，包括 E 量表(内向外)、N 量表(情绪稳定性，又称神经质)、P 量表(精神质)和 L 量表(效度)四个分量表。分析测评结果可以制成剖析图和两个分量表的二维关系图。

(6) 儿童气质量表

比较典型的是 Chess 和 Thomas 等编制的婴幼儿和儿童气质量表，由家长填写，采用 6 级或 7 级评分方法。结果评定可分离出五种气质类型：容易抚育型(E 型)、抚育困难型(D 型)、发动缓慢型(S 型)、中间近抚育困难型(I－D 型)、中间近容易抚育型(I－E 型)。

五、唇腭裂患儿与家长心理问题的治疗

(一) 治疗的意义

帮助唇腭裂患儿及家长正确认识和评估唇腭裂的综合序列治疗，克服患儿的心理障碍，及时发现和矫正行为问题，增进患儿的心理健康，改善和提高患儿及其家庭的生活质量。

(二) 治疗需考虑的唇腭裂儿童心理特点

1. 不会因感到情绪问题而自行要求心理治疗——主动关注、消除恐惧。

2. 缺乏沟通能力，不善言语表达自己心情——重视非言语沟通方法。

3. 深受父母、抚养者或学校影响——重视家庭、学校治疗。

4. 儿童富于自身发展和成长潜力——排除心理障碍因素为主，建立可信赖关系，不需太多心理辅导。

(三) 治疗的原则

1. 细心建立良好的医患关系。使患儿与家长感到医生不但具有同情心与责任感，而且是诚恳、可以信赖的。

2. 从儿童青少年心理社会发展原则出发，及时调整、灵活运用治疗方式和方案。要根据具体情况，了解其心理问题的一般性和特殊性，体现治疗的个体化。

3. 尊重客观事实。既要消除患儿及家长不切实际的想法，又要避免治疗中主观臆断。

4. 争取最大限度的父母和亲情关系者的支持。不仅要改变患儿父母不正确的心理行为，而且要善用父母对患儿心理治疗的帮助。

5. 自觉维护心理治疗的职业道德，强调工作的保密性和科学性。

6. 善于运用非语言交流，注重情感治疗。给唇腭裂患儿多予以理解肯定，并积极影响周围人群改变对唇腭裂患儿畸形生理缺陷的不良看法。

7. 熟悉多种治疗方法，对症治疗和辅助治疗为主，谨慎使用药物治疗。这是由于唇腭裂患儿精神障碍大多与个体素质和环境因素有关。

8. 对于唇腭裂患儿及家长心理治疗要贯穿综合序列治疗始终，保证每阶段治疗取得令人满意效果。

（四）治疗的方法

研究显示，心理治疗对儿童行为问题的矫正具有积极意义。尽管不同心理治疗方法所基于理论不同，但在治疗程序上都可分为四步：

（1）通过医生的观察、医生与儿童的直接对话及家长对儿童病情的介绍，初步了解儿童存在的行为问题。

（2）根据疾病的诊断标准进行详细的诊断性评估，明确儿童的心理问题。

（3）制定详细的治疗计划并实施干预。

（4）监测治疗进展，必要时修订治疗计划。

1. 心理治疗（psychtherapy）

（1）精神分析性心理治疗

该治疗基于西格蒙德·弗洛伊德所创立的精神分析理论。精神分析治疗认为病态心理和行为源于早年的创伤性经历，这一理论相信每个人在愿望未能满足或产生不愉快、不可接受的情感时，会产生内在的心理冲突和紧张，个体往往通过保护性的防御机制，把这些冲突压抑在潜意识里，从而暂时缓解心理冲突和紧张。通常，个体在意识领域里注意不到这些心理冲突和压抑的过程。如果心理冲突过于激烈或防御机制无效，就会产生病态心理和行为。因此实施精神分析治疗，主要运用自由联想、移情等技术，让患者回忆早年的经历，分析潜意识里的矛盾冲突与症状的关系。一旦被压抑的心理冲突被患者识别和接受，他们就能尝试以更加成熟的防御机制去适应。

该治疗方法的特点是精细且有深度地探讨儿童心理结构，分析情绪上的创伤或症结，发觉与认识心理困扰有关的根源。适用于有心因性的情绪障碍患儿。

对于年龄小的患儿，可以采用“玩具游戏”、“编讲故事”、“叙说三样希望”等治疗技巧帮助患儿由投射作用来表达内心深层困扰。

1）玩具游戏

让患儿以一套人物或动物玩具代表自己和家人、老师、朋友等人物角色，在不知不觉中演出自己与他们的人际关系或生活情况，从而表露自己所面临的心理困扰。同时，通过玩具游戏让患儿谈谈希望，从而起到释放压抑情感的“游戏治疗”。值得提醒的是与现实的人物较有距离的动物玩具对治疗的阻抗作用更小。

2）编讲故事

治疗者先故事开场白，再由患儿接故事下一段，治疗者再提出故事中问题由患儿接下去。如此，使患儿在不知不觉中以故事中角色投射出自己心理。对于年龄较大儿童可改用看图讲故事的方法。

3）叙说“三样希望”

这是最简单方法，由患儿说出自己最希望的三样事情，由此，来推测心理困扰。

在分析性心理治疗时，一方面，对于患儿可以跳过解释工作，而直接诱导患儿改用何种方式去面对自己所面临困扰；另一方面，要向父母或抚养者了解患儿间接透露的事实真实性，并做好解释工作，以利配合；还有，患儿在治疗中与治疗者所形成的新关系，可以转移到与父母关系。

(2) 行为治疗(Behavior therapy)

行为治疗基于经典条件反射原理、操作性条件反射学说理论，认为个体的病态行为是通过学习并经条件反射固定下来，相反，通过条件反射、学习过程或强化手段，可以矫正病态行为或塑造良好的行为。

改治疗方法的特点是人的行为，不论是功能性还是非功能性，假如受“正性反应”的(鼓励或夸奖或获得令人满意的结果)，就容易学习到且能维持；相反受“负性反应”(如批评或处罚或获得令人不悦的结果)，就较不易学习或维持，或逐渐放弃该行为，通过适当选择且即时供给正性或负性的反应，就可控制行为的增减或方向改变。

儿童行为治疗的原则是：① 正性或负性反应量要因年龄而宜；② 年龄越小，给予反应越及时，越能起到条件反射作用；③ 同样的行为，要给予一定原则和固定方式的反应，不能随治疗者情绪任意更改。

常用的方法有：

1) 系统脱敏法(systematic desensitization)

由精神医学专家 Wolpe 创立，是一种逐步去除不良条件情绪反应的技术。Wople 认为恐惧或焦虑不可能与肌肉松弛同时存在，而克制焦虑(或恐惧)最有效的反应是肌肉松弛，故以肌肉松弛作为阳性刺激，削弱焦虑(恐惧)情绪。适用于儿童焦虑症、恐怖症、神经性厌食。步骤为肌肉松弛训练、设计想象的焦虑层次、将松弛训练与想象层次结合。

年幼儿童无法学会自我松弛，也不可能对焦虑情境进行想象，便可采取真实情景的逐级脱敏训练，所给予阳性刺激可以改为给吃喜爱的食物等。

2) 冲击疗法(implosive therapy)与暴露疗法(flooding therapy)

Stampf 1975 年认为，当患者体验到最可怕的恐惧时，看到自己仍安然无恙，恐惧便会降低或消退。方法是强迫患儿想象或面对接触焦虑(恐惧)的真正物体或情境，使其体验最强烈的焦虑(恐惧)，并维持这种水平，直至反应自行消退，然后再刺激反复，达到焦虑(恐惧)明显减退为止。一般进行 1～4 次治疗，每次治疗时间 30～60 min。尽管这种方法简单，见效快，但痛苦大，实施困难，应慎重使用。对于儿童焦虑症或恐怖症，在采用脱敏法疗效不明显时，才可考虑采用。

3) 正性强化法(positive reinforcement procedures)

又称阳性强化法，奖励强化法。是基于操作性条件反射原理。原则是每当儿童出现所期望的心理与目标行为，或者在一种符合要求的良好行为之后，采取奖励办法，立刻强化，以增加此种行为出现的频率。操作过程包括：了解病史、确认目标行为，划出基准线；选择有效增强物；拟定矫正方案；治疗过程中，每当目标行为出现，立即给予增强物；一旦目标行为多次按期望频率发生时，应当逐渐消除可见的增强物，而以社会性增强物继续维持；周期性地对该行为作出评价。代币制(token program)是正性强化疗法的一种，即在代币积累到一定数额，可以换取各种奖励物(如玩具、食品等)。

适用于多种行为问题，如儿童注意缺陷多动障碍、孤独症、神经性厌食等。

4) 消退法(extinction procedures)

是通过削弱或撤除某不良行为的强化因素来减少该项目不良行为的发生率。一般常用漠视、不理睬等方式。适用于治疗多种行为障碍、情绪障碍、神经性呕吐等。

5) 示范法(Modeling)

通过观察、学习产生共鸣。包括现场示范、参与模仿、自我示范、媒体或录像示范以及想象模仿等多种类型。

(3) 认知治疗(cognitive therapy)

认知治疗从20世纪60～70年代开始逐渐受到重视,其系统理论认为,个体对外界事物的认知过程是其心理状态和外在行为的决定因素,适应不良的情绪和行为往往缘于不正确的评价,纠正产生这些扭曲评价的认知过程就可以改变个体的情绪和行为。

该治疗方法的特点是通过认知和行为技术,改变患儿对自己、对人或对事的看法与态度,矫正不良认知,改善心理问题。20世纪70年代精神科医生Beck及同事首次将认知治疗用于临床。与精神分析法不同的是,认知治疗重视患儿认知对其心身的影响。重视意识,而不是潜意识;重视当时问题,而不是童年经历的影响。

适用于抑郁症、焦虑症、社交恐惧、情绪激怒等。治疗步骤包括:建立良好医患关系;了解和分析患儿的认知活动及其存在的错误想法;由易到难,依次帮助患儿根据事实,分析自己想法与客观现实的差异,确认自己认知方面的错误;有计划、分阶段地与患儿共同讨论合理化的思维方式,并逐步教会他一些新的正确的观念与思维方法;根据不同病情,教以不同的行为矫正技术。

(4) 家庭治疗(family therapy)

适用于当家庭功能失调时,将家庭作为一个动态的系统,对家庭的心理问题进行治疗,以改进家庭心理功能。其有别于个人心理治疗,不太注重个人的内在心理活动,而注重家庭成员间相互作用和整体的心理状况。

改治疗方法的特点是淡化家庭成员个体的心理与行为,而重视“家庭”整体、重视成员间“人际关系”。适用于4岁以上儿童,对于4岁以下治疗方式主要通过辅导父母关心患儿。在家庭会谈时,注意观察家庭行为、督促彼此沟通交流、指出家庭行为更改的方向。

组织唇腭裂儿童家长联谊会:联谊会是一个组织形式,其建立了医护与唇腭裂儿童及家长之间的联谊信息网络或交流与联系。通过联谊会可将儿童和家长的要求、建议、体会等与医生的评估、指导及社会的爱心联络起来。家长之间的交流,儿童之间的交流可以将经验共享,互相帮助。

(5) 集体心理治疗(group psychotherapy)

特点是以集体为对象进行的一种心理治疗。在选择对象时,一般选择病情不太重、病情相似、不会怪异行为而影响集体会谈的患儿可以参加。集体治疗可以由一、两位治疗者共同担任。治疗前,治疗者应当单独与参加小组的患儿逐一见面,以有所了解和准备。一般每个治疗小组5～7人为宜,最多不超过8人。集体心理治疗的发展进程大致为:互相认识的试探阶段;取悦治疗者的依赖阶段;表示愤怒的冲突阶段;相互信任的亲密阶段。

2. 心理咨询(psychological counseling)

心理咨询与心理治疗的差异仅为心理咨询是以心理发展方面的咨询为主,轻度心理问题较多,而心理治疗则以障碍、疾病的治疗为主,程度上相对严重些。目的在于利用有效的谈话方式,提供知识、增进自我认识、协助自己解决和消除困难,达到心身全面发展,起到“早期干预”作用。

3. 精神药物治疗

目前儿童精神科使用的药物,基本上都是成人用的,只是剂量不同。对于儿童使用精神药物要慎重,最好是在儿童精神专科医生指导下使用。根据适应证不同而主要分为以下几类:

(1) 抗精神病药。

(2) 抗抑郁和抗躁狂药。

(3) 抗焦虑药。

(4) 中枢神经兴奋药。

(5) 其他。

(吴正一)

参考文献

1. 陶国泰. 儿童少年精神医学[M]. 南京：江苏科学技术出版社，1999.
2. 邱蔚六. 口腔颌面外科理论与实践[M]. 北京：人民卫生出版社，1998.
3. 金瑜. 心理测量[M]. 上海：华东师范大学出版社，2001.
4. [加] Guy R. Lefrancois 著. 王志全等译. 孩子们——儿童心理发展[M]. 第 9 版. 北京：北京大学出版社，2004.
5. 邹小兵，静进. 发育行为儿科学[M]. 北京：人民卫生出版社，2005.
6. 邱蔚六. 邱蔚六口腔颌面外科学[M]. 上海：上海科学技术出版社，2008.
7. Diane E. Papalia. Human Development[M]. New York：McGraw-Hill，Inc，1989.
8. James W. Kalat. Introduction to Psychology[M]. Belmont：Wadsworth，Inc，1993.
9. 吴正一. 唇腭裂患者及家长心理问题的初步探讨[J]. 中华口腔医学杂志，2004，9：435 - 436.
10. 吴正一，张勇，陈利琴. 学龄期唇腭裂儿童 Rutter 心理行为问题的初步研究[J]. 2008，4：348 - 350.

后　　序

从事唇腭裂治疗和语音病理学的临床工作已整整 24 年了，自 1986 年赴日本师从道健一、田代英雄、岛田桂吉教授，后到美国师从 Warren DW 教授在他们的关爱和鼓励下使自己在这方面有了一些进步，并做了一些工作。1997 年回国后，在学校、医院、科室各届领导和师长的支持和关心下，以及同事们的共同努力下，使我们这个微小的团队发展成在国内外有一定影响力，并有一定学术地位的专业团队。这些年来，从自己和大家的成长过程中，以及在和同行间的讨论中常常会感到我们似乎缺乏一本比较专业的指导唇腭裂治疗和语音病理学临床方面的专著，尽管这些年来国内一些著名学者编写了不少优秀的类似专著，有些内容确实是他们长期积累的临床经验和教训，这些内容使我和读者有所受益，有些内容生动、形象、可看性强，但也有一些内容比较难以理解，部分内容他们引用了本团队人员在国内一些继续教育项目讲义和学术交流中有些还未经发表的内容。这也许能说明我们这些内容是受大家认可和在临床上是有用的，但由于他们缺乏自己真正的临床实践，仅仅是用了他人的文字，常常使有些内容仅仅像文献综述，很难真正能起到为年轻医生或同行引领入门的宗旨。

《唇腭裂修复术与语音治疗》一书旨在为国内同行医生的临床实践和技能训练提供比较实用和有益的指导；同时也为唇腭裂患者和他们的家属提供一些真实、实用的医疗服务和医疗咨询指南，使他们从中能找到一些有用的内容，从而弥补他们当时的一些困惑和迷茫或焦急。本书主要有局部解剖、唇裂、腭裂、牙槽突裂整复术；术前和术后正畸、语音病理学、唇腭裂麻醉等章节。值得高兴的是几乎每一位编写章节的作者都是真正长期工作在临床第一线的人员，因此每一章节都是他们长期临床工作的经验和教训，内容真实，可看性强，但有些内容难免存在一些争议，有争议是好事，学术间需要有争议，它也是推动学术发展的真正原动力。然而，也真是这些长处，折射出我们中有些人员平时忙于临床工作，所掌握知识面和深度还十分有限，同时由于时间上的仓促，篇幅的限制，有些章节的内容比较接近等问题，有些章节内容看似相同，但其所写内容还是有所区别。此书有不足或有误之处，实属难免，甚至有些观点不一定正确，请广大读者、国内同行给予批评和指正，我们欢迎并接受以任何形式的评论和建议。

在这里我和的团队特别要感谢我的老师——袁文化教授，正是她当年的远见和卓越的领导，她为我们这个团队的发展奠定了极其重要的基础。我们要“饮水思源”，就是走得再远，也别把起点忘掉；就是飞得再高，也不应把地平线忘记。如果没有她的培养和指导，不可能有我们今天如此有影响和规模的专业团队；同时，我更要感谢团队中的每一位同事和正畸科、手术麻醉科、护理部等的同事，离开了你们长期以来给予真情实意的合作和默默无闻的支持，能有我们这个团队如此理想的生存空间吗？这本书的出版，和你、我、他每个人长期以来的点滴奉献难以分开，我希望此书的出版，视作是我们团队又一个新的起点，让我们本着一切为了患者的满意、不断提高在唇腭裂专科医疗领域中的诊断和治疗水平而生生不息，勇往直前，造福于特殊人群。

我们不应忘记为了此书能尽早和读者见面，张涤生院士、邱蔚六院士、张志愿院长、上海口腔医学研究所的刘正名誉所长，以及上海市口腔医学会会长周曾同教授等老师给了多方面的实质性指点、帮助和关心以及鼓励。更要感谢世界图书出版公司的多位老师为本书在编写过程中给予方方面面的关心和支持。同时我们也更加缅怀已故张锡泽教授生前为我和团队在医学生涯的成长过程中给予的指导和鼓励。

最后我和我的团队应特别真诚地感谢世界颅颌面外科基金会创始人和现任主席、国际唇腭裂基金会现任主席、美国达拉斯大学颅颌面外科中心教授 Kennth E. Salyer，他在百忙中为本书作序，这些短短的文句也倾注了他对上海交通大学医学院唇腭裂治疗研究中心、中国、乃至世界唇腭裂事业的关爱和支持。

本书由吴忆来医生协助整理，在此致谢。

王国民

2012 年 6 月于上海